国家卫生健康委员会"十三五"规划教材

全国高等中医药院校研究生教材

供中医药、中西医结合等专业用

循证中医药临床研究方法

第2版

U0208136

主　编　刘建平

副 主 编（以姓氏笔画为序）

　　王　健　王泓午　李　洁　李晓枫　吴大嵘

编　委（以姓氏笔画为序）

王　健（长春中医药大学附属医院）　　　　吴大嵘（广东省中医院）

王净净（湖南中医药大学附属第一医院）　胡继宏（甘肃中医药大学公共卫生学院）

王泓午（天津中医药大学公共卫生学院）　费宇彤（北京中医药大学循证医学中心）

刘建平（北京中医药大学循证医学中心）　章红英（首都医科大学中药学院）

李　洁（上海中医药大学附属中医医院）　谢雁鸣（中国中医科学院中医临床基础医学

李国春（南京中医药大学基础医学院）　　　　　　研究所）

李晓枫（大连医科大学公共卫生学院）　　熊光轶（云南中医学院基础医学院）

学术秘书　费宇彤（兼）

人民卫生出版社

图书在版编目（CIP）数据

循证中医药临床研究方法 /刘建平主编. —2 版. —北京：
人民卫生出版社,2019
　ISBN 978-7-117-28166-9

　Ⅰ.①循… 　Ⅱ.①刘… 　Ⅲ.①中医药临床 - 研究方法 -
医学院校 - 教材 　Ⅳ.①R24-3

中国版本图书馆 CIP 数据核字（2019）第 030429 号

| 人卫智网 | www.ipmph.com | 医学教育、学术、考试、健康，
购书智慧智能综合服务平台 |
| 人卫官网 | www.pmph.com | 人卫官方资讯发布平台 |

循证中医药临床研究方法
第 2 版

主　　编：刘建平
出版发行：人民卫生出版社（中继线 010-59780011）
地　　址：北京市朝阳区潘家园南里 19 号
邮　　编：100021
E - mail：pmph @ pmph.com
购书热线：010-59787592　010-59787584　010-65264830
印　　刷：三河市君旺印务有限公司
经　　销：新华书店
开　　本：787 × 1092　1/16　印张：25
字　　数：608 千字
版　　次：2009 年 2 月第 1 版　　2019 年 5 月第 2 版
　　　　　2019 年 5 月第 2 版第 1 次印刷（总第 3 次印刷）
标准书号：ISBN 978-7-117-28166-9
定　　价：68.00 元
打击盗版举报电话：010-59787491　E-mail：WQ @ pmph.com
（凡属印装质量问题请与本社市场营销中心联系退换）

出版说明

为了更好地贯彻落实《国家中长期教育改革和发展规划纲要（2010—2020年）》和《医药卫生中长期人才发展规划（2011—2020年）》，进一步适应新时期中医药研究生教育和教学的需要，推动中医药研究生教育事业的发展，经人民卫生出版社研究决定，在总结汲取首版教材成功经验的基础上，开展全国高等中医药院校研究生教材（第二轮）的编写工作。

全套教材围绕教育部的培养目标，国家卫生健康委员会、国家中医药管理局的行业要求与用人需求，整体设计，科学规划，合理优化构建教材编写体系，加快教材内容改革，注重各学科之间的衔接，形成科学的教材课程体系。本套教材将以加强中医药类研究生临床能力（临床思维、临床技能）和科研能力（科研思维、科研方法）的培养、突出传承、坚持创新，着眼学生进一步获取知识、挖掘知识、提出问题、分析问题、解决问题能力的培养，正确引导研究生形成严谨的科研思维方式和严肃认真的求学态度为宗旨，同时强调实用性（临床实践、临床科研中用得上）和思想性（启发学生批判性思维、创新性思维），从内容、结构、形式等各个环节精益求精，力求使整套教材成为中医药研究生教育的精品教材。

本轮教材共规划、确定了基础、经典、临床、中药学、中西医结合5大系列55种。教材主编、副主编和编委的遴选按照公开、公平、公正的原则，在全国40余所高等院校1200余位专家和学者申报的基础上，1000余位申报者经全国高等中医药院校研究生教育国家卫生健康委员会"十三五"规划教材建设指导委员会批准，聘任为主编、主审、副主编和编委。

本套教材主要特色是：

1. 坚持创新，彰显特色　教材编写思路、框架设计、内容取舍等与本科教材有明显区别，具有前瞻性、启发性。强调知识的交叉性与综合性，教材框架设计注意引进创新的理念和教改成果，彰显特色，提高研究生学习的主动性。

2. 重难热疑，四点突出　教材编写紧跟时代发展，反映最新学术、临床进展，围绕本学科的重点、难点、热点、疑点，构建教材核心内容，引导研究生深入开展关于"四点"的理论探讨和实践研究。

3. 培养能力，授人以渔　研究生的培养要体现思维方式的训练，教材编写力求有利于培养研究生获取新知识的能力、分析问题和解决问题的能力，更注重培养研究生的思维方法。注重理论联系实际，加强案例分析、现代研究进展，使研究生学以致用。

4. 注重传承，不离根本　本套研究生教材是培养中医药类研究生的重要工具，使浸含在中医中的传统文化得到大力弘扬，在讲述现代医学知识的同时，中医的辨证论治特色也在教材中得以充分反映。学生通过本套教材的学习，将进一步坚定信念，成为我国伟大的中医药事业的接班人。

5. 认真规划，详略得当　编写团队在开展工作之前，进行了认真的顶层设计，确定教材编写内容，严格界定本科与研究生的知识差异，教材编写既不沿袭本科教材的框架，也不是本科教材内容的扩充。编写团队认真总结、详细讨论了现阶段研究生必备的学科知识，并使其在教材中得以凸显。

6. 纸质数字，相得益彰　本轮教材的编写同时鼓励各学科配备相应的数字教材，此为中医出版界引领风气之先的重要举措，图文并茂、人机互动，提高研究生学以致用的效率和学习的积极性。利用网络等开放课程及时补充或更新知识，保持研究生教材内容的先进性、弥补教材易滞后的局限性。

7. 面向实际，拓宽效用　本套教材在编写过程中应充分考虑硕士层次知识结构及实际需要，并适当兼顾初级博士层次研究生教学需要，在学术过渡、引导等方面予以考量。本套教材还与住院医师规范化培训要求相对接，在规培教学方面起到实际的引领作用。同时，本套教材亦可作为专科医生、在职医疗人员重要的参考用书，促进其学术精进。

本轮教材的修订编写，教育部、国家卫生健康委员会、国家中医药管理局有关领导和相关专家给予了大力支持和指导，得到了全国40余所院校和医院、科研机构领导、专家和教师的积极支持和参与，在此，对有关单位和个人致以衷心的感谢！希望各院校在教学使用中以及在探索课程体系、课程标准和教材建设与改革的进程中，及时提出宝贵意见或建议，以便不断修订和完善，为下一轮教材修订工作奠定坚实的基础。

人民卫生出版社有限公司

2019 年 1 月

全国高等中医药院校研究生教育
国家卫生健康委员会"十三五"
规划教材建设指导委员会名单

国家卫生健康委员会"十三五"规划教材
全国高等中医药院校研究生教材目录

一、基础系列

1　自然辩证法概论(第2版)　　　　　　　主编　崔瑞兰
2　医学统计学　　　　　　　　　　　　　主编　王泓午
3　科研思路与方法(第2版)　　　　　　　主编　季　光　赵宗江
4　医学文献检索(第2版)　　　　　　　　主编　高巧林　章新友
5　循证中医药临床研究方法(第2版)　　　主编　刘建平
6　中医基础理论专论(第2版)　　　　　　主编　郭霞珍　王　键
7　方剂学专论　　　　　　　　　　　　　主编　李　冀　谢　鸣
8　中药学专论　　　　　　　　　　　　　主编　钟赣生　杨柏灿
9　中医诊断学专论　　　　　　　　　　　主编　黄惠勇　李灿东
10　神经解剖学　　　　　　　　　　　　主编　孙红梅　申国明
11　中医文献学　　　　　　　　　　　　主编　严季澜　陈仁寿
12　中医药发展史专论　　　　　　　　　主编　程　伟　朱建平
13　医学英语　　　　　　　　　　　　　主编　姚　欣　桑　珍

二、经典系列

14　黄帝内经理论与实践(第2版)　　　　主编　王　平　贺　娟
15　伤寒论理论与实践(第2版)　　　　　主编　李赛美　李宇航
16　金匮要略理论与实践(第2版)　　　　主编　姜德友　贾春华
17　温病学理论与实践(第2版)　　　　　主编　谷晓红　杨　宇
18　难经理论与实践(第2版)　　　　　　主编　翟双庆

三、临床系列

19　中医内科学临床研究(第2版)　　　　主编　薛博瑜　吴　伟
20　中医外科学临床研究(第2版)　　　　主编　陈红风
21　中医妇科学临床研究(第2版)　　　　主编　罗颂平　刘雁峰
22　中医儿科学临床研究(第2版)　　　　主编　马　融
23　中医骨伤科学临床研究(第2版)　　　主编　王拥军　冷向阳

前　　言

循证医学的基础学科是临床流行病学,而后者是临床医学、流行病学和卫生统计学三门学科相结合的交叉学科。循证医学研究的成果是循证医学证据的主要来源,同时也成为决策的依据。作为指导临床医学科学决策的新兴学科,循证医学成为临床研究证据与临床实践之间的一座桥梁。循证决策包括疾病的临床诊治、政府和保险机构的卫生决策、新药的开发和审批、基本药物目录的制订、启动新的临床试验、医疗仪器设备的采购等。循证医学的应用范围覆盖了临床各科疾病的病因、诊断、治疗、预防、预后和卫生经济学以及医学教育和卫生决策,它通过系统地收集临床医学各领域开展的临床试验,进行全面、定量的综合分析与评价,以各种文字和电子出版物的形式发表结果,为临床医疗科研及医疗卫生决策提供可靠的科学依据。

世界卫生组织(WHO)倡导循证的传统医学(evidence-based traditional medicine),强调从基本药物目录的制订到临床研究与实践都应当按照循证医学的理念和方法来进行,以便为传统医疗卫生服务实践提供科学的证据。推动与发展循证中医药,需要将循证医学的理念和方法应用于中医药的临床研究与评价,从而促进循证中医药临床实践,这也必将成为中医药国际化发展的必由之路。

鉴于高等中医院校本科生较少开设临床流行病学课程,本教材将临床流行病学与循证医学的内容进行有机整合,全书分为上、下两篇共15章内容。上篇系统地介绍了临床流行病学的基本原理和方法,包括临床科研设计的基本原则、常用的临床科研设计方案及评价、临床科研中常见的偏倚及其控制、描述性研究方法、生活质量的测量与评价、与中医临床疗效评价相关的设计要点、临床研究的数据管理、质量控制和统计分析等。下篇介绍了循证医学基本概念与起源、循证医学与中医药临床评价的关系、临床证据的分级、中医药临床科研证据的检索与获取、临床研究证据的严格评价、系统综述、临床实践指南、卫生经济学评价方法和相关的国际中医药临床研究机构及基金组织。本教材末尾还提供了中医药规范化设计和报告的常用国际规范和指南,供学习参考。

本教材的主要读者为高等中医药院校临床医学专业研究生和长年制本科生,从事中医药、中西医结合专业工作的临床医师、研究人员和科研管理人员,也可以作为住院医师规范化培训教材和科研参考书使用。

本教材第1版为"十一五"规划教材,参加编写的编委薛长利教授、梁伟雄教授、熊宁宁教授和杨卫红教授没有再次参编,特此感谢他们对第1版教材编写所做出的重要贡献。

刘建平

2019年1月

目　录

上　篇

附　录

上　篇

第一章　临床科研设计的基本原则与设计要点

[提要] 本章内容介绍了临床科研的基本特点,研究设计的五大基本原则,包括对照、均衡、重复、盲法和伦理的原则,以及有关研究对象选择、确立合理对照及分组方法、选择可行的设计方案类型以及结局评价指标等的设计要点。

临床医学研究是以人为研究对象,尤其是以患者为研究对象,即使有些研究可借助动物模型来进行,但这些从动物实验中所得到的结果,最终必不可少的要经过人体试验之后,其理论假设才能够得到肯定。经典的西医临床研究的模式首先是研究疾病的病因和发病机制,设计干预的策略,经过基础实验研究或体外实验建立作用机制,然后采用动物实验进行临床前的药理毒理研究,再进一步过渡到临床研究,获得有关疗效的证据,最后推广应用到临床。国外的比较研究发现,采用动物疾病模型所获得的疗效证据,并不能够直接作为临床应用的依据,必须经过临床验证。临床医学研究最基本的出发点,在于阐明疾病的病因、诊断、治疗、预防、自然病程及其预后等重要问题,从而认识疾病的本质,并进行有效的防治,达到保障人类健康和促进医学科学进步的目的。因此,临床科研具有以下共同特点。

1. 个体差异大,试验条件不易控制　众所周知,人是最复杂的生命体,人体的生命现象是最高级的物质运动形式,不但有生理、病理活动还有心理思想活动;不但有生物性活动,还有社会活动。人体之间的差异十分显著,试验条件难以标准化是其一大特点,不同于一般生物实验,更不同于理化实验。因此,凡是临床科研必定有其复杂性和个体反应的差异性。

2. 临床研究涉及医德与伦理学问题　一切研究都必须保证在不危害受试者生命与健康及伦理准则的前提下才能进行。如病因及有关致病因素研究,就不允许用有可能致病或使病情加重的因素作为试验因素,用人来做试验,对一些疗效尚不确实或是否有可能引起严重的毒副作用尚未弄清楚之前,绝不允许贸然进行临床试验。也就是说有许多研究因医德问题,不允许用人来做试验研究,因而只能用论证强度较低的观察或调查分析的方法来进行研究。以中医药学为代表的传统医学在进行临床研究时,必须充分尊重患者的意愿和选择,不能在未获得知情同意的情况下进行试验,更不能蒙蔽患者进行临床研究。

3. 临床研究的内容广泛,涉及的学科众多　由于疾病发生的模式已从生物医学向生物—心理—社会—环境—精神的医学模式转变,因此,临床研究的范围涉及病理学、病理生物学、药学、流行病学、循证医学、心理学、社会学、卫生经济学、统计学等。从学科的联系和内部结构来看包括研究健康与疾病相互转化的机制与规律的基础医学、防止由健康向疾病转化的预防医学、患病后促使病人由患病向健康转化的临床医学三大部分。临床科研方法主要是运用流行病学和卫生统计学的原理和方法解决临床实践中所遇到的疾病病因学、疾病筛查、诊断、预后、预防及治疗等问题。以下就一些临床研究的共性问题,即影响其研究结果的科学性、准确性、可信性及实用性等方面的问题,做一概括的介绍。

第一节　临床研究的基本原则

临床研究必须遵守以下共同的原则。

一、医德与伦理学原则

前已述及,医学研究是以人为研究对象,涉及人道主义与伦理学的要求。原则上讲,不允许用人来做试验研究,而只能用观察或分析的设计方案进行研究。如吸烟与肺癌的因果关系研究,就不可能人为地规定一组人吸烟,一组人不吸烟,前瞻性观察若干年,比较两组肺癌的发病率以证实吸烟与肺癌的联系,而只能用病例对照或队列研究等论证强度较低的设计方案来进行。防治方法的研究也必须先对该种治疗药物的药理、毒理作用有比较全面的了解后才能进行临床试验。一切试验措施均需要得到受试者的同意后才能使用。1996年在南非召开的第48届世界医学大会所修订的《赫尔辛基宣言》,就是有关此问题的指导性文件。涉及临床干预措施,包括药物(新药或上市药物)和非药物的临床试验研究,必须经过伦理委员会的审批,并且获得患者的知情同意之后方可进行。

二、对比研究的原则

有比较才能鉴别,许多问题就是在对比中得到澄清。对照研究的思想在中国古代医书《本草图经》中就有记载。临床研究由于个体差异大,影响因素多,试验条件难以标准化。没有严格的对照,许多问题很难得到肯定的结论。例如感冒、肺结核、病毒性肝炎等许多疾病都有明显的自愈倾向。即使是恶性肿瘤等病死率极高的疾病也不一定100%死亡,存活时间也会长短不一。至于像高血压、类风湿关节炎、慢性肾炎等慢性病,整个病程中常有自行缓解与反复发作的情况。因此在判定某些药物的疗效、某种因素对预后的影响等研究中,没有严格的对照就难以说明问题。即使是无对照的叙述性研究,如某种疾病的自然史研究,疾病的临床表现分析以及对无对照的一组病例防治效果分析或流行情况调查等,在分析结果时也要与过去的经验或文献报告相比较。又如疾病的鉴别判断,流行病学的三间分布,在分析结果时还是要采用对比的方法。只不过这种对照是历史对照或称潜在对照而已。常用对照类型有以下几种。

(一)空白或安慰剂对照

"空白(blank)"是指对照组不施加任何处理。"安慰剂(placebo)"是指用一种没有药理活性的制剂,模拟试验药物来作为对照。常用者有淀粉、乳糖等,制成与试验组外形完全一样、气味相同的剂型以便于盲法的实施。二者共同的特点是保证对照组能够保持其固有的自然特征,可清楚地看出处理因素的作用。即凡能改变自然过程者,均可认为是有作用者,是一种论证强度很高的对照方法。

例如葡醛内酯、辅酶Q_{10}对急性肝炎的疗效分析。结果见表1-1。

表1-1　葡醛内酯、辅酶Q_{10}治疗急性肝炎的疗效分析

药物	总例数	临床痊愈		好转		无效	
		例数	%	例数	%	例数	%
葡醛内酯	40	33	82.5	4	10.0	3	7.5
辅酶Q_{10}	40	32	80.0	6	15.0	2	5.0
对照	40	35	87.5	2	5.0	3	7.5

*Kruskal-Wallis*秩和检验, Hc=0.650, P=0.7226

结论:不能肯定葡醛内酯与辅酶Q_{10}对急性肝炎的治疗有效。

因本研究的对照是安慰剂,原料为淀粉,做成与葡醛内酯、辅酶Q_{10}外形完全一致的糖衣片以供研究用。微量淀粉肯定不致影响肝炎病例的自然过程,外观完全一致又便于盲法的实施,因而此种对照方法论证强度很高。临床研究多采用安慰剂对照,空白对照很少使用,动物实验则以空白对照为常用。本对照方法的缺点为临床上容易产生医德纠纷。一般人常将其理解为“假药”,误认为欺骗病人而拒绝接受。因此安慰剂的使用应严格掌握适应证。安慰剂对照只适用于:①所研究的疾病是目前尚无特效治疗的疾病;②有明显自愈趋势的疾病;③自然病程复杂多样,个体差异很大或短时间不治疗对预后无明显影响者。凡不符合这三个条件者,均不允许采用。美国食品与药品管理局(FDA)要求所有申报的新药必须有与安慰剂对照的临床试验。

（二）标准对照

所谓“标准(standard)”是指肯定有效的处理方法,如杀灭病原菌有特效的抗生素或其他抗菌药;退热、抗心衰、降血压、降血糖等有肯定效果的对症处理,是治疗研究中最常用的对照方法。因其既能得到肯定的结果,又符合人道主义的医德要求,是一种很好的对照。但对一些目前尚无特效治疗方法的疾病,则无标准对照可寻,是其不足之处。有人主张将目前惯用的或大家讨论协定的方法也列入标准对照,例如,以已经上市的中成药作为标准对照,对此问题有不同意见。基础医学的研究中常采用此对照类型。

（三）实验对照

实验(experimental)对照指对照组给予除所研究的实验因素之外的其他伴随的因素以做对照。如用狗做胆总管结扎术,研究胆道梗阻后引起的胆道感染的感染来源与机制的问题。对照狗就必须给予同样的手术过程,只是不做结扎胆总管这一步骤,以排除手术过程的其他因素对结果的影响。这类研究很少能用人来做研究,大多是在动物实验时采用。有些治疗措施要通过静脉注射或静脉滴注来实施,对照组就应该采用同样的溶剂注射或滴注,以避免该种溶剂对结果的影响,此种方法也可算是实验对照。

（四）相互对照

相互(mutual)对照是指两种处理或同一种处理两种不同剂量或不同给药途径之间的相

互比较,可用以比较该两种试验措施的差异。因此种对照方法其用做比较的对照本身作用的效应就不能肯定,因而用其比较出来的结果,也就不能肯定。如表1-1所示,如没有安慰剂对照,就难以肯定葡醛内酯与辅酶Q_{10}两种药物治疗效果是全有效,还是全无效。有时还会发生以讹传讹的错误。

对照的种类还有多种,历史对照或潜在对照已介绍于前,自身前后交叉对照以及左右对照将于设计方案类型中介绍。

三、均衡原则

为了保证对比研究所得的结果准确、可靠,除要选择合适的论证强度较高的对照外,非常重要的是对比组之间的可比性问题。所谓可比性就是试验组与对照组之间比较的背景(background)相同或近似的程度。必须是两组差异无显著性,即均衡性良好的情况下才能排除其他伴随因素的混杂,保证对比结果的准确与可靠。常说的齐同对比(control at the same background)就是这个意思。

理论上讲,任何研究的效应(effect, E)都必须是该研究的处理因素(treatment, T)的处理结果,即T→E,才有实际价值,但以人为对象的研究,很难达到这个要求,不可避免地会受到同时伴随的其他非处理因素(S)的影响,而使结果发生偏倚,变为下列模式:

$$T+S \rightarrow E+S$$

如果两种处理因素(T_1, T_2)或研究因素(T)与安慰剂(O)的对比,则模式是:

$$T_1(T)+S_1 \rightarrow E_1+S_1$$
$$T_2(O)+S_2 \rightarrow E_2+S_2$$

由于个体差异的客观存在,研究中无法完全避免。即使是动物实验可以用纯种纯系动物来进行,以减少因动物种系间的差异造成偏差,但其效果也不是绝对的。以人为研究对象者更无法用此种方法来进行研究。因而非处理因素的影响,是难以完全避免的,只能用两组非处理因素分配均等($S_1=S_2$)的方法来抵消其影响,此将详述于第三章。齐同对比是保证结果准确可靠的非常重要的原则。达到均衡性良好的方法有以下几种。

(一)配对

以已知的对结果可能产生影响的非处理因素为配对条件,选择与试验背景条件相同者为对照同时进入研究,即称之为配对(matching)研究。本法适用于病例—对照设计方案的研究。多以病例组为准,再从对照组中找出合适的对象进行比较分析。配对背景条件常用者包括性别、年龄、职业、文化水平、经济收入、营养状况等一般情况及同种疾病、同种手术及病型、病情、病程等疾病情况均相似者。需注意,凡对结果有影响的非处理因素均不能漏掉。同时也必须注意防止要求过严,以免因过严而给挑选对照造成困难,有时甚至难以找到符合条件的对照。所研究的处理因素绝不能列入配对条件,因如果两组之间处理因素的构成无显著差异,则此种处理因素的实际意义将被掩盖,即称之为配对过度(over matching)。因此必须充分利用专业知识,选择好必要的配对条件,以利工作的顺利进行。

诊断试验研究中一份标本同时用两种方法进行检测,也是配对处理的另一种方式。前瞻性研究中的自身前后(左右)对照试验,交叉试验,也是配对的一种形式,可比性均较好。但以人为研究对象的研究,尤其是用病人来做前瞻性研究时,难以遇到有两个条件相似的病人同时入院接受研究,因而限制了配对设计的实施。

(二)分层

配对比较是在单个病人中按一定的条件进行配比,分层(stratification)则是先按对结果会有影响的因素进行分层,将一些条件近似的人群归入一层,再在此层中进行分组接受不同的处理,以求有较好的可比性。如按年龄分层,则老年人与老年人比;中青年与中青年比;儿童与儿童比,分别观察其结果,以防止年龄对结果的影响。再如,按疾病的轻、中、重程度分层,按照中医辨证类型进行分层等;其注意点与配对相同,关键是找准分层条件。分层不宜过细,以免实施困难。分层因素越多,则对样本量的要求越大。有人主张研究实施过程不分层,而在事后分析结果时进行分层分析,以排除混杂与交互作用对结果的影响。

(三)随机化

随机化(randomization)是指抽样调查或分组时,样本来自同一总体,按机会均等的原则而抽样或分组的方法。随机化分组或抽样是保证组间均衡的比较简便的方法,可以避免选择性偏倚。随机化方法详述于第二章第一节。

四、重复性原则

随机化分组与抽样可较好地达到"齐同对比"的目的,以消除非处理因素所造成的偏差。但这不是绝对的,因为齐同对比所能抵消的只是混杂、交互作用与一部分偏倚所造成的误差,并不能消除机遇所造成的误差。理论上讲只要是抽样研究,就一定会有因抽样误差造成的机遇存在,机遇只能减小而不能完全消除,此问题将详述于第三章。临床医师及基础研究人员在进行医学研究的过程中,常会遇到一些意想不到的成功或失败。如牛痘苗的发明就是Jenner在做实习医师时,偶然遇到一个挤牛奶女工,说她们挤牛奶女工很少患天花而得到启发。经过他锲而不舍的研究,终于肯定了牛痘苗预防天花的作用。这是一个很成功的例证。但更多的偶然发现常是机遇的偶然结果,大多经不起实践的考验而被自然淘汰。实践是检验真理的唯一标准,重复就是多次反复实践。因此,任何研究必须是经过多次重复得到相同或相似的,即可以复制的结果,才是准确可信的,由此可见重复性(replication)原则的重要性。一般地说,重复的次数越多,即样本数越大,越能反映机遇变异的客观真实情况。但这并不能说明样本量越大越好。因为样本越大,试验条件越难控制,并且对每一个具体受试对象的观察就不可能做得很细。另一方面,样本量增加,参加研究工作的人数也必须增加,彼此之间在操作、观察、评价等方面都很难做到完全一致,又反而会带来许多误差。从经济上讲,样本量越大,经费也一定会越大。因此,盲目追求大样本量是不值得提倡的。那么,要多大的样本量才算合适?这就需要事先做出估计,也就是样本量大小的估计问题,样本量大小的估计方法根据设计方案而定,共同的要求是:

1. 规定所允许的第一类错误(α)与第二类错误(β)标准,一般多定α为0.05,0.01;β为0.1,0.2。要求越高,所需样本数越多,可靠性就越强。

2. 根据可能出现的结果,确定是单侧检验还是双侧检验。确定正常值研究时如高于或低于正常范围均为不正常者为双侧分布;如只有高于正常或只有低于正常才定为不正常者则为单侧分布(图1-1)。

如定α=0.05,双侧检验2α=0.05,即每一侧的α=0.025。单侧检验α=0.05,β值无单双之分。

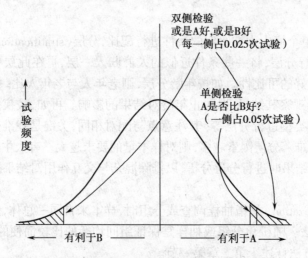

图1-1　统计学意义的单侧和双侧检验示意图

3. 根据资料性质规定必需的标准

（1）计数资料要求定出试验组与对照组总体率（π）：因实际中很难得到π值，一般均用样本率P_0、P_1代表。P_0为空白（安慰剂）对照的率，可从文献中查到，P_1为试验组的率，一般也可从文献中查到，或者通过一个小样本无对照的预试验来推算，如实在查不到时，可以人为地规定要求比空白（安慰剂）高出多少方能认为处理是有实际意义者计算出P_1。

（2）计算资料要求定出容许误差δ和标准差σ：常用的估计方法有查表法与公式计算法。查表法比较简便，但条件是固定的，不符合其条件者，无表可查。后者则计算比较繁琐。常见医学研究的样本量大小估计方法详见第二章相关部分。

五、盲法原则

为了避免临床研究中指标的测量误差，通常会采取设盲的方法使受试对象（单盲）、研究人员（与对象盲法一并称为双盲）或结局测量者处于盲的状态（与前两者一并使用称为"三盲"）。采用盲法（blinding）的试验必须交代盲的对象以及盲的实施过程，具体方法详见第二章相关内容。

第二节　临床研究的设计要点

任何临床科研设计应当是以问题为导向的。研究问题不明确，则难以确定适宜的设计方案。没有一种临床研究设计方案能够适用于所有的临床研究，即使是预防、治疗的干预措施评价也不可能只有一种评价的模式和方案。不同研究类型设计要点有其不同的特点，本节只能根据临床特点及应遵守的原则，就一些共性的问题简介如下。

（一）根据研究目的选择合适的研究对象

中医药学是一门实践性极强的临床医学，循证医学时代要求任何医疗干预措施的使用均应当建立在疗效证据的基础之上，也就是使用了上千年的传统医学需要进行疗效的评价研究。临床医学中的治疗研究多以病人为研究对象,观察治疗的效果。诊断性研究多在基础医学研究的基础上,用一定数量的确诊为某病的病人与健康人或与该病无关的其他病种的病人为对象进行对比,以了解其敏感度、特异度、假阳性率、假阴性率等,为过渡到临床试用提供必要的资料。病因与致病危险因素的研究则多以健康人为研究对象,观察潜在接受了致病因素后的暴露后发病的情况。预防医学的研究则多以易感人群为研究对象,观察其对接受了致病因子的攻击后的预防效果。可见不同领域的研究大小差异很大,但应该共同注意的事项如下。

1. 诊断要有确实的根据　　无论是试验组或对照组诊断都必须确凿无疑。上文已说明,一个新的诊断方法进行临床验证时除要包括确证为某病的病人外,还要有健康人或与该病无关的其他病种的病人两部分人群。这就要求,病例组必须确诊患有所研究的疾病;对照组同样必须肯定未患有该种疾病,包括必须排除患有该种疾病的隐性或亚临床的病例,前者比较容易确定,而后者对有些疾病是十分困难的,如早期动脉硬化、早期肝硬化等,没有组织学的检查,几乎无法确诊。诊断的重要性,不言而喻,如果不注意病原学诊断,只要是腹泻、脓血便就诊断为细菌性痢疾,只要是血清转氨酶升高就诊断为病毒性肝炎,无论是疾病自然史的研究,治疗研究,预后因素的研究都将会造成极大的混乱,因此也要求诊断必须有金标准(gold standard),即确凿无疑的证据,这是进行研究十分重要的前提。

一般地说,肿瘤及其他便于采集到组织(细胞)标本者要以病理检查为金标准;手术治疗的疾病要求以手术所见与病理检查为准;感染性疾病要求以临床表现加病原学、血清检查综合判断,单凭临床表现不能认为是金标准。如前所述腹泻、脓血便的病原仅细菌就不下20种,还有病毒、寄生虫也可引起腹泻,甚至肠癌、过敏性结肠炎等非感染性疾病也都会有腹泻、脓血便的表现。另一方面,因有带菌者的问题,故不能单凭粪便培养有真菌就诊断为真菌性肠炎。至于血清学检查,尤其是特异性抗体的检查,必须区别是既往感染还是现症感染。因此感染性疾病必须是临床表现与病原(血清)学检查相结合,进行综合分析才是金标准。有些病程较长,发展缓慢的疾病可根据随访观察,从整个病程的发展特点来做诊断,对于既无组织学病变,又无特殊检查可以诊断的功能性、心理性疾病,只能根据症状进行诊断者,应根据权威性的教科书或全国性会议的协定标准进行诊断,也可认为是金标准。中医的辨证分型目前尚没有一致性的标准,教科书及行业标准均有所不同,实践当中的差异更大,因此,在缺乏公认标准的情况下,采用行业标准或专家共识可以作为辨证分型的依据。

2. 要有明确的纳入标准与排除标准　　医学研究因个体差异大,研究条件难以进行严格的控制,因而容易受与研究因素伴随存在的其他非处理因素的干扰,而使结果发生变化,甚至可能会有很大的误差。如一次学术会议上关于重症肝炎的治疗研究,其近期存活率为13.1%~71.4%,相差较大。尤其有意思的是一个市有3篇文章,其近期存活率分别为13.1%、28.5%与39.6%,但分析其治疗方法则大同小异,无明显差别,进一步研究才发现两所医院的病理诊断标准不一致。近期有效率为36.9%者较13.1%的诊断标准相对较宽,也就是说将一部分不足以诊断为重症的病例也诊断为重症而纳入研究。疗效为28.5%的一篇文章是将两个医院的病例汇集在一起进行总结的结果,因而得出3个截然不同的结果,可见诊断与纳入标准对结果的影响多么巨大。

为了保证结果的准确,多将有并发症,病情复杂,病情特重或特轻者作为排除标准,将固定的性别、年龄范围、病程、病型、病情作为纳入标准。

3. 受试对象的代表性　临床医学科研多用抽样调查,即使是人群调查,也不过是在抽中的小单位中采用普查,这种情况对该单位而言是总体,但就更大人群来说仍然是抽样调查。因此就有抽样调查的结果能否代表总体实际情况的问题,这就是代表性。现况调查尤其需强调调查人群的代表性。

按要求这类研究必须要在不同的年龄、性别、职业、经济状况、文化程度等人群中分别抽取一定的人数参加。如调查范围较大,还应在不同的地域抽取一定人数参加。一定要是自然人群,而不应用病人集中的医院做此类型的研究。

诊断、治疗、预后等研究也存在代表性的问题。如果研究对象病情较重,会出现诊断指标的偏高或偏低,治疗效果偏差,预后较差的问题;反之病情较轻则会得到相反的结果。因此受试对象也要有代表性,各种情况的病人都应有一定的数量参加研究。所以临床试验有时会采取多中心选择对象,选择不同级别医院进行研究,提高代表性。但这一要求在实际工作中有时难以办到,一般多在文章中对所研究的对象加以具体的说明以供读者参考。

(二)确定合适的、可比性良好的对照

有关临床研究的常用对照已在本章前一部分加以介绍,本节只从选择要点问题进一步加以说明。诊断性研究大多为一些理化指标或生化、微生物、免疫学等技术用于临床诊断的指标,即使是一些症状或体征指标,也不过是通过问病史与体格检查而进行诊断,不会给病人造成伤害,也就不涉及医德问题,同基础研究一样在过渡到临床实际使用前,要求以确诊有病与确定无病的两组进行比较。

防治研究的对照问题,争论的焦点是可否采用安慰剂的问题。反对者的理由是安慰剂实际是假药,用假药给人防病治病,是不道德的,违法的。同意者的理由是安慰剂的使用有严格的适应证,其目的是获得准确的试验效应的信息,而不能理解为欺骗病人,如能严格掌握本章设计原则中所规定的采用安慰剂的3条适应证,就不能认为是违反医德。也有观点认为,在临床上使用疗效不确切的防治措施是不道德的。后一种意见正越来越多地被研究人员所接受。凡已知有较肯定的防治方法的防治研究则应采用此种已知的比较肯定的方法为对照,即用标准对照,而不允许用安慰剂对照。不过标准对照也可制成与试验措施同样的外形,以便盲法的实施。标准对照在目前的防治研究中比较常用。但如果用做比较的对照组本身的效果就不能肯定,用其做对照,也就不容易得到明确的结论,因而论证强度很低。比如,近年来看到的中药与中药比较的临床试验,针灸与针灸比较的临床试验就存在这样的问题。对于一些自然史了解得比较清楚的疾病,如无并发症的麻疹自然病程为10天左右,伤寒的自然热程一般为1个月左右;一些尚无特效治疗的病种公认其病死率极高。这些研究可以采用历史对照,即与文献或经验相比较,凡能明显改善其自然史的处理,都提示为有效。一些尚未有成功先例的手术或其他严重疾病也可以从历史对比中确定其效果。但这种情况,有很多是偶然的巧遇,并不一定有普遍的意义。故一般多指能提示为其有效而不能肯定其确实有效。要肯定其效果还需用论证强度较高的对照做进一步的验证。

病因研究因医德问题不允许用人来做试验,其问题不在于用什么对照,而是采用什么样的设计方案及能否用致病因子攻击人的问题,此将讨论于后。

(三)尽可能采用随机的方法抽样或分组

采用随机的方法抽样与分组可以保证所抽样本有较好的代表性与分组比较时有较好的可比性。

关于随机化的方法详见第二章第一节。

随机化方法以分层随机可比性最好,其次为简单完全随机与配对随机,半随机方法因易被破译而失去随机性,最好同时采用双盲法,以利于保密,防止其被破译。如用自然人群做大样本调查,采用上述方法难以实行,一般多采用整群随机或多级随机,虽论证强度较低但可行性较好。

(四)选定论证强度高且切实可行的设计方案类型

1.试验性研究与分析性研究的选择　评价干预措施效果的最佳设计方案为随机对照试验,在循证医学的干预证据分级列为一级证据;其次是非随机的对照试验。随机对照试验选择的原则是不确定性原则,即试验措施与对照之间的疗效存在不确定性。当随机化分组在实际操作当中不可行,或病人有强烈的选择倾向时,非随机的前瞻性对照研究或观察性队列研究则成为备选的方案。相对来说,随机对照试验适合于评价简单干预,如新药的Ⅱ期临床试验,而对于复杂性干预如慢性病的综合治疗措施,观察长期治疗的终点结局,则队列研究更为适合。

2.前瞻性研究与回顾性设计方案的选择　有时为了缩短研究周期,尽快获得有关防治措施的初步疗效,建立合理的假说,需要采取回顾性的设计方案,如病例—对照研究设计。这种研究可以通过建立相关性,为进一步的前瞻性研究奠定基础。而前瞻性研究是由因及果的研究,研究结果可以建立因果关联。两种方法可以在同一个研究的不同阶段使用,他们各自所提高的信息强度是不同的。

3.叙述性研究的选择　叙述性研究包括描述性研究或横断面调查,由于没有对照组或仅以历史资料作为对照,其论证强度较低。该种设计可以用于调查病因、危险因素、中医证候类型、疾病自然史、疾病预后,探讨病人对防治措施的体验和临床研究中病人的依从性。他只能建立假说和相关,而不能建立因—果关联。其研究结果可作为进一步研究的依据。

(五)试验处理因素要明确、标准与量化

防治研究中的防治措施即试验因素,一般地说可以受研究者控制。但有些防治研究论著是对过去病历资料的总结。因此,只能列入历史前瞻(又名回顾性队列研究),常因没有事先设计,资料残缺不全,可靠性差,论证强度大大下降,是研究中应该避免的。病因研究的致病因素一般不宜用于在人体中进行研究,因而常用客观存在的暴露因素为试验因素来研究,如从HBsAg慢性携带者观察HBV与肝癌的病因联系;从吸烟者观察吸烟与肺癌的关系等。HBsAg携带与吸烟嗜好都是客观存在而不能人为给予。但无论是能人为控制或不能人为控制,均要注意标准与量化,力争有准确的剂量,以便了解剂量效应梯度。处理因素还应该注意单一化,以防发生混杂与交互作用。

(六)结果评定指标要求客观、准确、先进、稳定

一般应注意尽可能采用以不受主观因素影响的硬指标为主,软指标只能作为辅助指标。当前对临床疗效指标的分类中有临床相关结局指标如症状或生活质量、终点结局如生存与死亡、替代结局如生化等实验室指标。结局指标的选择一定要基于研究目的来确定,尽可能采用国际公认的疾病疗效指标或临床结局,如有国际性标准就不宜采用全国性的,如果没有国际标准则可以选择全国性的评定标准,如根据课题的特殊目的需要改动,则应加以说明。对指标的测量要有质量控制措施。

（七）估计适当的样本含量

合适的样本量是研究下结论的前提。必须根据统计学把握度及相关参数计算样本量，详见第二章相关内容。

（八）选择正确的收集、整理与分析数据的统计学方法

制作统一的病例登记表（CRF），收集的临床资料应建立资料库，根据统计计划设计统计表格，实施数据核查、质量控制，根据主要及次要结局指标进行统计分析。

（九）尽可能采用盲法处理

在不违背医德的前提下，尽可能采用盲法处理，以防止主观因素对结论的影响。

[思　考　题]

临床研究设计的五大基本原则是什么？

（刘建平）

第二章　常用临床研究的设计与评价

[提要] 临床研究设计是对某一项临床研究的具体内容和方法的安排,是进行临床科研的前提和重要前期工作,主要解决提出合理的研究问题或假说,并根据提出的问题设计研究方案。本章介绍了临床研究常用的设计方案类型、基本原则和评价要点,包括随机对照试验、自身前后对照研究、队列研究、病例对照研究、无对照的病例系列研究以及循证的个案报告等。

　　临床研究是以人为研究对象,研究疾病的病因、诊断、治疗和预后,提高临床诊疗水平,促使疾病好转或痊愈,提高人体健康水平的科学。由于研究对象的复杂性和特殊性,影响研究效应的因素很多,许多因素无法消除,因此对研究设计的要求就更高。如果研究设计存在着缺陷(如样本代表性、可比性等),就可能影响研究结果的可靠性和研究价值。另一方面,还要考虑研究对象(样本)的数量,样本量过少或过多都会对研究结果造成影响。一个周密而完善的研究设计,能合理地安排各种研究因素,严格控制各种误差,用较少的人力、物力和时间,最大限度地获得足够而可靠的资料。因此,通过高水平的临床科研可以对一些应用于临床的中医药新技术、新方法、新药物进行评价,促进中医药临床医疗水平的提高。随着医学模式由经验医学向循证医学的转变,临床科学研究显得越来越重要,临床研究设计的方案或模式很多,本章将介绍中医临床科研设计中必须遵循的四项基本原则:随机化原则、对照原则、盲法原则和重复原则,同时也将介绍常用的中医药临床科研设计方案。

第一节　随机对照试验的设计基本原则

　　随着临床流行病学在中医药领域的引入,中医药临床研究质量已有明显的提高。临床流行病学中所强调的随机、对照、盲法和重复等原则的运用也逐年推广,采用随机、对照方法的中医药临床研究文献迅速增长。但同时采用随机、对照和盲法的临床研究报道并不多见,而且从随机、对照和盲法的文献看,方法学质量仍存在较大问题。

　　一项较好的研究工作,离不开合理的试验设计。一个设计优良的研究方案不仅可以保证研究结果的可靠性,而且可以将多种研究因素纳入研究当中,节省人力、物力和时间。临床科研设计原则主要包括:随机、对照、盲法、重复、伦理。人们已越来越认识到这些原则在保证临床研究结果真实性中所起的重要作用。虽然其内容在不断地发展和完善,具体应用在中医药临床研究中也有其一定特点,但这些原则的基本精神没有改变,按照这些原则开展中医药研究尤为必要。

一、随机

随机化(randomization)是临床科研的重要方法和基本原则之一。随机化是指抽样调查或分组时,样本来自同一总体,按机会均等的原则进行抽样或分组的方法,是保证组间均衡的比较简便的方法之一,可以防止选择性偏倚。随机化保证了非处理因素在各组间均衡一致,其核心是机会均等。在临床研究中,随机化包括两方面的内容:随机化抽样(random sampling)和随机化分组(random grouping)。通过随机化选择研究对象,可以得到一个有代表性的样本。当存在大量未知或不可控制的非处理因素时,随机化分组将研究对象随机分配到试验组和对照组之中,使这些非处理因素在试验组和对照组的分布一致。因此,随机化是试验性研究中保证组间均衡、可比的重要手段。

(一)随机化抽样

随机化抽样是指总体或目标人群中的每一个个体都有相同机会被抽中作为研究对象(样本)。在临床研究中,由于时间、人力、物力限制,通常不能把所有目标人群都作为研究对象,而只能选取其中一部分作为研究对象(样本)。对一组(或几组)研究对象(样本)进行调查或试验,获得原始数据,经过数据整理和统计分析得到样本信息(如均数、率等指标),并以样本的信息来推断总体人群的特征。要实现这一推断的前提条件是所采用的研究对象(样本)要有代表性,即能代表目标人群。否则,就不能实现这一推断。要获得一个有代表性样本的方法是采用随机化抽样的方法来选择研究对象,即目标人群中每一个个体被选中的概率相等。这样获得的样本称为随机样本。"随机"不等于"随意"或"随便"。一些社会学、新闻传播学采用典型调查,其调查的结果仅仅反映一部分特殊人群的情况,不一定要推论到普通人群。医学研究一般都需要推论,因此都需要采用随机化抽样的方法选择一组有代表性的研究对象。随机化抽样也是数据能统计分析的前提。

(二)常用随机化分组的方法

在治疗性临床研究中,将研究对象(连续的非随机抽样的样本)应用随机的方法进行分组,使其都有同等的机会进入"试验组"(experimental group)或"对照组"(control group)接受相应的干预措施。这样,就能使组间的若干已知的或未知的影响因素达到基本一致的水平,以确保组间的均衡性,使能被测量的和不能被测量的因素基本相等,减少偏倚因素的干扰,增强组间的可比性。常用的随机化分组方法很多,下面介绍完全随机化分组、区组随机化分组、分层随机化分组和整群随机化分组等。

1.完全随机化分组　完全随机化就是用抽签或随机化数字表等方法直接对试验单位进行随机化分组,分组后各组试验单位的个数可以相同也可以不同。若为小样本资料,当组间个体数目差异较大时,需重新随机分组,直至两组样本含量相近为止。完全随机化简单易行,是实施其他随机分组方法的基础,但样本含量较大时,工作量较大,不易实施。

(1)随机数字表法:在临床随机对照试验中,如果样本量不大,仅在一个研究单位进行时,采用随机数字表法是十分可行的。随机数字表是根据随机抽样的原理编制而成的,除可用于随机分配外,还可用于随机抽样。表中各个数字都是彼此独立的,无论从横向、纵向或

斜向的顺序数字都是随机出现,因此可以在任意一个方向从任意一处开始按顺序取用随机数。基本步骤如下:

1)将每个研究对象排序。

2)给每个对象分配一个随机数字,随机数可从随机数字表或随机数发生器获得。

3)事先确定分组的方法如单、双号,随机数字的大小或根据随机数字除以3后的余数。

4)根据随机数字进行分组。

例2-1 将12名患者用完全随机化的方法分成三组。

1)将12名患者依次编号1~12。

2)从随机数字表(附表15-1)中的任一行任一列开始,如第4行第1列开始,依次读取两位随机数分配给每名患者。

3)将随机数字除以3后记录余数。并规定余数为0为B组,1为C组,2为A组。

4)根据余数和选择方法,确定各患者的分组。

分组结果见表2-1。

表2-1 完全随机化分组方法

编号	1	2	3	4	5	6	7	8	9	10	11	12
随机数	58	59	88	97	54	14	10	12	56	85	99	26
除以3后的余数	1	2	1	1	0	2	1	0	2	1	0	2
分组结果	C	A	C	C	B	A	C	B	A	C	B	A

(2)计算机产生随机数字的方法:在计算机上可以应用在线随机数生成器、SPSS统计软件、excel表格、计算机C语言等方法产生随机数字。

2. 配对设计 配对设计是将受试对象按某些特征或条件配成对子,然后分别把每对中的两个受试对象随机分配到试验组与对照组(或不同处理组)。这种设计的优点是能缩小受试对象间的个体差异,从而减少试验误差,提高试验效率。受试对象配对的特征或条件,主要是指年龄、性别、体重、环境条件等非试验因素。

在临床研究中,用同一受试对象做比较,称为同体比较或自身对照。例如同一组病人用某药治疗前后某项指标的比较;同一批受试对象施加某种处理因素后不同部位或不同器官变化情况的比较;同一批受检样品施以不同检测方法或培养方法所得结果的比较。这些设计方法也属于配对试验。

3. 区组随机化 区组随机化是配对设计的扩大。配对设计是将多方面条件近似的受试对象配成对子(2个研究对象)。区组随机化设计是将非研究因素分布相同或相近的受试对象组成区组或配伍组。每个区组内受试对象数目取决于处理因素水平数。各区组间的受试对象不仅数目相等,而且生物学特点也较均衡,缩小了组间差别,实验效率提高。

例2-2 将12名患者,按区组要求设计,分成3个处理组。分组步骤:

(1)将12名患者按照性别相同、体重相近的原则分成4个区组,每个区组内有3名患者。

(2)给每一名患者分配一个随机数字。

（3）在每个区组内,根据随机数字的大小分至甲、乙、丙三组中; 分组结果见表2-2。

表2-2　随机区组分组方法

步骤	区组1			区组2			区组3			区组4		
按性别相同、体重高低排序	1	2	3	4	5	6	7	8	9	10	11	12
分配随机数字	31	57	24	55	6	88	77	4	74	47	67	21
按随机数字大小分组	乙	甲	丙	乙	丙	甲	甲	丙	乙	乙	甲	丙

4. 分层随机化　如果一组研究对象变异较大,按照完全随机化的方法进行分组,可能出现比较的各组间某些混杂因素如年龄、性别等分布不均。可先按研究对象某些特征如年龄、性别、种族、文化程度、居住条件等进行分层。在每层内分别随机地把研究对象分配到不同组间,这种方法称为分层随机化分组。分层设计可以更好地保证各处理组间达到良好的均衡性,提高检验效率。分层随机化的基本步骤如下:

（1）根据研究对象的某个非处理因素（混杂因素）对样本进行分层。

（2）在每一层内进行随机化分组分成试验组和对照组。

（3）各层试验组的研究对象组成试验组,对照组的研究对象组成对照组（图2-1）。

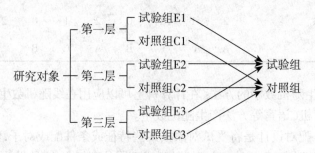

图2-1　分层随机化分组示意图

5. 整群随机化　按社区或一群组为单位分配,即以居民区、班级、村庄、医院、家庭等为单位进行随机分组,不直接涉及区组内的研究对象。该方法容易实施,可以节约人力、物力,适用于大规模调查和研究,但抽样误差较大。实施整群随机化分组要求各群组内变异较小、同质性较高。

（三）随机分组隐匿

在临床研究中,尽管上述随机化方法对防止主观偏倚影响研究结果有一定的积极意义,但进一步研究发现,一旦研究人员知道下一个（随机数字所对应的）病人治疗方案时,研究者可能会根据下一个病人的特征和自己对不同治疗方案的好恶,人为地决定纳入或排除该病人; 病人也会因此人为地决定是否参与研究。这样的分组受疾病转归因素的直接影响,与非随机的分组方式无异。容易导致研究过程中的选择偏倚和测量偏倚,从而影响研究质量。因此,为了防止招募病人的研究人员和病人在分组前知道随机分组的方案,可在研究设计阶段采用某种方法隐藏分配序列,使得研究人员所观测的患者经干预后的所有反应都能被如实记录,可更好地防止偏倚的发生并提高证据的真实性,这种方法称为随机分组隐匿

（allocation concealment）。有研究表明，与采用隐匿分组的随机临床试验比较，没有采用隐匿分组的随机对照试验会高估疗效达30%。随机分组联合分组隐匿，才是真正意义上的随机分组，否则，随机分组将和随意分组没有任何区别。

随机分组常见的隐匿方法有信封法、中心随机法等。信封法是将随机分组编号放入避光信封密封，按入组顺序依次拆开信封，按照信封内的分配方案确定患者的分组情况，采用相应的干预措施。该方法适用于中、小型随机对照研究的随机隐匿；对于大型多中心随机对照试验，中心电话随机化分组系统的隐匿措施较为理想。中心随机法可以应用交互式语音应答系统，每例患者入组时研究者致电随机中心，获得随机号。研究者也可以登录随机中心网站获得随机号，实现中心随机法。

随机化方法及其隐匿为临床科研设计过程中的第一原则，其具有重要意义。一是通过随机化分组可消除试验中混杂因素所产成的干扰，同时可以保持组间的相对均衡，增加组间可比性。二是可以防止研究者的主观任意性造成的选择偏倚和测量偏倚，从而得到更加真实可靠的试验结果。

（四）应用随机化分组的注意事项

1. 首先必须特别注意4个原则　①随机数字的分配实施必须在确定纳入一个病人后才能进行；②随机分配方案必须隐匿；③一个病人随机数字的分配必须一次完成，一旦确定绝对不能更换；④一个病人的分组时间应尽可能接近其治疗开始的时间。其次，随机对照试验中一个常被忽略的重要特征为样本量不仅与研究的把握度（power）有关，同时其也是保证组间可比性的重要因素，只有样本量足够大的研究，随机分组才能真正有效地控制组间不可比所带来的混杂影响。

2. 客观评价非随机对照　随机对照临床试验是前瞻性研究，是检验某种假设最有力的方法。采用随机化分组，两组均衡性好，可比性强，排除混杂偏倚；有严格的诊断、纳入、排除标准，入选对象均质性好，观察指标与判断统一，减少入选偏倚；如果配合使用双盲法又可减少测量偏倚，研究者按研究目的控制整个试验过程，保证了研究质量，增强结果真实性。但临床试验以人为研究对象，很多时候由于客观存在的问题及伦理道德因素，无法进行随机对照双盲的临床试验，非随机对照临床试验如果能执行相关的科研原则有时也同样具有一定价值。例如：病例报告（case report）是对罕见病进行临床研究的重要形式。对单个病例或10个以下病例临床报告应尽可能详尽，报告内容包括临床检查、血清生物化学、组织化学、细胞学、免疫学、电镜、遗传学等各方面资料，这样会提高其真实性。由于是个案报告，易产生偏倚，在临床研究中仅用于早期重大治疗措施的阐述，或重大疑难疾病的治疗分析。如果是病例分析（case analysis），病例在数十个病例以上，其结论虽然也有局限性，但在临床研究初期或外科重大手术研究中仍然是重要的研究方法。

总而言之，在临床研究应用随机化时应明确：哪位受试者被抽中或分到哪一组完全由随机数字决定；每个人在被抽中或分组前有同等或特定的机会；随机分组方案必须隐匿；样本量越大，组间可比性越好；尽可能避免非随机分组方法。

二、对照

有比较才有鉴别，在临床研究中，除了有研究因素或接受处理因素的暴露组或试验组外，还同时设立对照组。对照组（control group）是除了不接受试验组的干预措施外，其他非研究因素的分布与试验组完全一致的研究对象。通过与对照组的比较,才能评价研究因素的作用,并消除非研究因素的影响。

（一）设立对照的意义

与其他自然科学相比,生物医学研究更具复杂性。除了研究因素与研究效应有关外,还有其他许多非研究因素影响研究结果。这些因素可以分为:

1. 不能预知结局的因素　个体的人口学特征和其他生物学因素如年龄、性别、职业、饮食、营养、免疫、精神心理、种族、遗传因素等。由于这些因素的存在,导致在同样的暴露因素或同一干预因素的作用下,研究结局有差别。研究对象产生的研究效应是包括研究因素和众多的非研究因素共同作用的结果。如果不消除这些因素的影响,很难分析研究因素的真实效应。

2. 霍桑效应（Hawthorne effect）　是指研究对象由于意识到自己正在被别人观察,具有改变自己行为的倾向并因此产生一定的效应,这些效应与所接受的干预因素无关。

3. 安慰剂效应　安慰剂（placebo）是指不具有特异性治疗或致病效应的制剂,与干预药物在外形、颜色、气味、味道等方面没有差别。使用安慰剂作为对照的措施,要注意安慰剂效应。安慰剂效应是指由于安慰剂的使用,产生一些非特异的效应,包括类似于干预因素的效应。

要消除这些非研究因素的影响,把研究因素的真实效应表现出来,必须设立对照。可以用以下公式表示如何利用对照组将研究因素的真实效应表现出来:

试验组: $F+F_{11}+F_{12}+\cdots+F_{1n}\Rightarrow E_1$

对照组: $\overline{F}+F_{01}+F_{02}+\cdots+F_{0n}\Rightarrow E_2$

F因素的真实效应 $\Delta E=E_1-E_2$

上式成立的前提条件: $F_{11}=F_{01}$ 且 $F_{12}=F_{02}$ 且 $F_{1n}=F_{0n}$

即对照组的研究对象,除了研究因素之外,其他非研究因素的分布与试验组一致,即试验组和对照组在主要非研究因素上具有均衡性。有均衡性,才有可比性。这种对照称为有效的对照。只有正确设立对照,才能把处理因素的效应充分暴露出来,平衡非处理因素对试验结果的影响,有效控制各种混杂因素。均衡性也是研究设计中的一项基本要求,在有些论著中把它独立于对照,作为一项医学研究设计的基本原则。通过试验组和对照组的研究效应的比较,反映研究因素的真实效应效果。

在临床科研中,尤其是中医药早期临床疗效研究多是病案分析性质的临床经验总结,没有专门设立对照组,根据治疗后病情的变化用治愈率表示疗效。但是在多数情况下,需要设立对照组,尤其是一些效应随季节变化(如慢性支气管炎的发病或疗效)、自限性疾病(如甲型病毒性肝炎、流行性感冒等)、或以主观感觉或心理效应作为主要观察指标做研究时,必须设计严格的对照。例如20世纪60年代出现的卤碱疗法、鸡血疗法等,都没有严格设计对照,虽轰动一时,最终却造成许多不良影响。

（二）常见的对照形式

1. 平行同期对照

（1）随机同期对照

1）空白对照（blank control）:即无干预措施,对照组不加任何处理措施。常用于干预试验疗效研究,以评定测量方法的准确性,观察试验是否处于正常状态,也可排除自然因素或自愈因素对试验结果的影响。如观察某种新疫苗预防某种传染病的效果,试验组儿童接种该疫苗,对照组儿童不接种任何免疫制品,最后比较两组的血清学和流行病学指标。在对感冒、皮炎等有自愈倾向的疾病进行防治效果研究时,空白对照可以很好地说明疾病的痊愈是防治的效果还是自然痊愈。

空白对照的缺点是由于不给予患者任何治疗措施,在一些疾病的治疗试验中可能会违背医学伦理原则。此外由于不能实施盲法观察,故无法排除心理因素对结果的影响。

2)安慰剂对照(placebo control):对照组给予安慰剂。安慰剂是不具有特异性治疗或致病效应的制剂,常用乳糖、淀粉和生理盐水制成。使用安慰剂对照主要是为了避免心理因素对试验结果的影响,也可消除疾病自然进程的影响,观察到试验药物的真正作用。考虑到伦理学原则,安慰剂对照一般用于所研究的疾病尚无有效的防治药物或使用后不会影响到对照组研究对象的健康或病情时。同时,应用这一对照,要注意安慰剂效应的影响。

3)实验对照(experimental control):在某些情况下,为了有效控制影响试验结果的全部因素,仅采用空白对照是不够的。此时可以使用实验对照,即对照组的操作条件与试验组一致。例如青霉素过敏试验,以青霉素溶媒为实验对照,可排除由溶媒引起的过敏反应。再如观察某中药预防学生流感的效果,试验组服用该中药,同时每天进行教室的消毒、换气;对照组不服用中药,但和试验组一样每天进行教室的消毒、换气。实验对照可保证两组间非处理因素的均衡,排除伴随因素对试验结果的影响。

4)标准对照,即阳性药物对照(active control):在临床试验中,考虑到要保护对照组人群的健康不受损害,不宜设立安慰剂对照或空白对照。可以采用目前公认有效的药物或治疗方法作为对照组的措施,即标准对照。采用标准对照,一方面可以起到对照组的作用,即消除非研究因素对研究效应的影响。另一方面,保护对照组人群的健康,不违背医学伦理学原则。

5)配对对照(matching control):指为了消除某些混杂因素干扰组间的可比性,增强研究结果的真实性,将试验组的对象按配对因素(matching factor)选择并与对照组配对的对照方法。例如,年龄、性别或病情程度的相互配对,于是两组间的研究结果就可以消除其影响,增强可比性,通常以1∶1或1∶2配对,不宜大于1∶4。

(2)非随机同期对照(non-randomized control):即对照组的研究对象系“自然”构成的一组群体,他们不是人为规定的、使用某种对照因素而入组或是未接触过“某种致病性的危险因素”,或者因病自愿接受某种药物治疗等而作为对照组,与条件一致、研究目的和设计相同而“自然”构成的试验观察组,进行同步性、前瞻性的观察研究。常用于比较临床不同干预措施的效果。该试验在研究对象的分组分配上,由于人为的因素,往往会造成试验和对照两组之间在试验前即处于不同的基线状态,缺乏可比性。在研究过程中也难以盲法评价试验结果,造成许多已知和未知的偏倚影响观测结果的真实性。在分析和评价研究结果的价值及意义的时候,应持审慎的科学态度。

2. 前后—对照(before-after control)与交叉对照(cross-over control)　前—后对照是指对照和试验在同一研究对象中进行。研究对象在前、后两个阶段,分别使用两种不同的干预措施,比较干预的效果,或者某种方法治疗前、后的比较。该方法通常都是在同一患者身上进行,因而叫做自身前后对照设计(before-after study in the same patient),两种不同的干预措施的先后,可用随机法确定。如果自身前后对照设立两个组,并同比进行试验的话,两组的前后阶段都要分别接受试验和对照措施,从而构成两组试验与对照的交叉结果,称之为交叉对照,即两组自身的前后对照。自身前后对照设计简单,但是运用的前提是如果不给这些研究对象(如病人)以有效的治疗药物,其效应指标(如病情)将保持稳定不变。对于自限性疾病如流行性感冒、甲型病毒性肝炎等不宜设置自身对照。

3.历史对照(historical control)　用过去研究的结果作为对照称为历史对照。历史对照是非随机分配的非同期对照,病人的选择和试验的条件很难相同,所以历史资料与现有资料研究的基线可能不一致,诊断和治疗的方法随时间而改变,预后也随之发生变化,已证明历史对照组比随机的相似对照组的研究结果要差,历史对照一般是不宜采用的。要明确历史对照有局限性及偏倚,只有在下列情况下是有说服力的:①研究终点是客观的;②治疗组结果与外部对照明显不同,而且有显著的统计学差异时;③影响疾病的各个因素已明确时;④对照组与试验组在基线、治疗情况(除了试验药)、观察方法上是一致的。⑤研究结果有显著的统计学差别和明显的疗效差别。但是,即使在这些情况下,历史对照也发现有错误的结果。不过,历史对照比较节省时间和经济开支,不存在医德的问题,某些诊断和疗效指标比较稳定、不容易受到其他因素影响转归的疾病,还是可以考虑使用的,通过历史对照可以得到初步的印象,为进一步研究打下基础。

(三)对照应用的注意事项

对照通常可根据所接受治疗的类型和对照组的选择类型进行分类:空白对照、安慰剂对照、阳性药物对照、自身对照、配对对照五种中的任何一种都是以所接受治疗的类型来决定的,将受试者随机分配到各组,以接受上述不同类型的对照治疗,这五种通常为同期随机对照。历史对照不论接受何种比较治疗,由于它选择对照组的方法不是随机化而是选择一个历史对照组,所以它是以对照组的选择类型来决定的。出于保证试验组与对照组可比性及减少重大偏倚的考虑,历史对照设计只能在特殊情况下使用。目前,临床研究中选用一种以上对照的情况越来越普遍。每一种对照适合于某些情况,但没有一种可以用于或适于所有的情况。实际临床研究中不一定只有一个对照组,可以根据需要和可能设立多个对照组。常见的有以下几种类型:

1.三臂试验　在一个阳性药物的临床研究中,增加一个安慰剂对照组,从而形成同时使用安慰剂和阳性药物对照的研究,称为"三臂试验(three-arm study)"。它的好处是除了提供阳性药物对照的信息外,还能获得与安慰剂对照的信息,实用性更强。如果研究结果未能提示试验药物优于阳性对照药物,可能发现试验药物与安慰剂的差别。

2.标准治疗加安慰剂对照试验　临床研究时试验组给予试验药物,对照组给予安慰剂,同时每个受试者都给予一种标准治疗药物,称为"标准治疗加安慰剂对照试验(placebo-standard study)"。临床研究实际中有时发现试验药物不能完全控制或治愈所研究的疾病,为了保护受试者的安全,可以采用标准治疗加安慰剂对照设计,由于中医药临床研究的特点,目前这种设计应用较多。

三、盲法

在临床研究中,如果参加研究的观测执行者和受试者均不知道接受试验的组别和干预措施的具体情况,从而避免他们对试验结果的人为干扰,这种研究方法称为盲法(blinding)。临床研究要求研究者对每一个研究对象均可做出准确可靠的评价,但在实际研究中存在许多由于研究者和受试者造成的测量性偏倚和主观偏见,采用盲法试验可以有效地避免这些偏倚的产生,从而做到实事求是地报告结果,增加了试验结果的真实性和可信度。盲法还适用于对研究资料的分析与报告。

（一）盲法的分类

随机分组一定程度上保证了研究开始时组间的可比性,但是研究过程中若研究者或受试者知道具体的分组情况则容易产生各种偏倚。例如,研究者可能会因为担心安慰剂组的受试者,给予他们更多精神上的关怀,从而在该组引入更多的安慰作用;受试者可能会不满自己被分配到对照组,从其他医生处寻求研究方案以外的治疗或者研究方案不允许的治疗;资料收集者可能会因为知道治疗的分组情况,更仔细地询问和检查治疗组的病人,甚至有意地引入测量上的误差。盲法是一种“隐藏”治疗分组的措施,是在治疗和追踪随访期间,保密每一个研究对象的治疗分组,使参与研究的人员（包括研究者、受试者、资料收集人员和统计分析人员）不知道分组情况。临床研究使用的盲法大致有以下几种（表2-3）:

表2-3　常用盲法

盲法	设盲对象		
	受试者	研究者	疗效评估/数据处理人员
单盲	√	×	×
双盲	√	√	×
三盲	√	√	√

√=设盲　×=不设盲

1.单盲　“单盲”（single blind）是指受试者不知道自己是在试验组还是对照组,而研究者则知道。“单盲”法优点是操作简单,容易进行。由于研究者知道受试者分组的情况,对受试者的健康和安全有利。“单盲”法虽然可以减少来自受试者的偏倚,但不能避免研究者主观意愿的干扰。主管医生可能通过许多方法去影响患者的治疗,如果研究者对试验药物不了解,可能对接受试验药物的受试者观察特别细致;如果研究者认为试验药物是有效的,对一些疗效指标的判定就可能发生偏倚。尤其是较难客观、定量测量的指标,如中医的证候、神经精神科的各种量表等。

2.双盲　“双盲”（double blind）是指受试者和研究者双方都不知道分组情况,也不知道受试者接受的是哪一种干预措施。“双盲”的目的是确保研究者的主观评价和决定不会因了解试验措施的分配而受到影响。“双盲”法必须由研究的设计者、统计处理人员或药品管理者来执行,制定严格的操作标准,防止盲底编码的不必要扩散。临床研究过程中,一旦全部破盲,整个临床研究将被视为无效,需要重新实施新的临床研究。

“双盲”法的优点是减少收集资料和分析资料过程中偏倚的发生。该方法常用于评定药物的疗效,尤其在反映主观判断指标时（如心绞痛、头痛、眩晕、呼吸困难等）盲法试验更为重要。但在管理上会增加一些困难,临床研究如果使用有特殊副作用的药物容易被破密,如肾上腺皮质激素等。

“双盲”应用的注意事项:

1）应急信件:“双盲”法试验设计时必须考虑其受试者权益,在执行中要有严格的管理制度和方法。"双盲"法由于受试者和研究者都不知道试验措施的类别与内容,受试者与研究者只知道每个受试对象的药物编号,如A和B。待研究结束和资料分析后才公开A药和B药,何为研究药物,何为对照药物。因此,在双盲试验中对于每一份用药编号都应该设置一个应急信件,信件内容包括实际使用的药物名称和出现不良反应时的处理措施等,这是保护受试者权益的必要措施。

2)盲法技巧:"双盲"法试验设计时必须考虑其保密性,如果试验药品与对照药品剂型不相同,往往要采用双盲双模拟法。试验药品与对照药品剂型不相同(这种情况大都发生在使用阳性对照的临床试验中),如颗粒剂和片剂,胶囊剂和丸剂,注射剂和口服剂;即使两种药物剂型相同,如同为片剂,但两药外观不同,服用量不同(如试验药为2次/日,1片/次,而对照药每3次/日,2片/次),为了执行双盲试验,需要用双盲双模拟技巧由研究者制备一个与试验药外观相同的安慰剂,称为试验药的安慰剂;再制备一个与对照药外观相同的安慰剂,称为对照药品的安慰剂。安慰剂是一种没有活性成分的"药物",其物理特征如颜色、大小、重量、味道和气味都要尽可能与要与模拟的药物一致。临床研究时,按随机分组编码结果:如果一个受试者在试验药组,则服用试验药加上对照药的安慰剂;如为对照药组,则服用对照药加上试验药的安慰剂。各药和其安慰剂服用方法相同。因此从整个用药情况来看,每个人组病例所服用的药物,每日次数,每次片数都是一样的,这就保证了双盲法的实施。

3)伦理原则:"双盲"法试验设计时必须考虑其伦理原则,一种新研究药物用于尚无已知有效药物可以治疗的疾病进行研究时,对新研究药物和安慰剂进行比较研究通常不存在伦理学问题。但是,如果在计划进行的临床研究中,被研究的疾病已有有效的治疗时,采用安慰剂对照可能会出现伦理学、可接受性以及可行性的问题。当现行治疗已知可以防止受试人群发生如死亡或不可逆转的病态等危重伤害时,一般不宜用安慰剂对照。在其他情况下,当停用或延迟有效治疗不会造成大的健康风险时,即使可能会导致患者感到短时不适,但只要他们的参加是非强迫性的,而且他们对可能有的治疗以及延迟治疗的后果完全知情,要求患者参加安慰剂对照试验可以认为是合乎伦理原则的。

例如,在轻度原发性高血压且不伴有靶器官损害的受试者中,进行新降压药的短期安慰剂对照研究,一般可以考虑接受,如果是长期的或要有较严重的患者参加的研究,则原则上不会被接受。必须注意,采用安慰剂对照或无治疗对照并不意味着患者完全没有接受任何治疗。例如在肿瘤研究中,如果目前还没有被批准的有效药物,在安慰剂或无治疗组以及受试药物组的患者都会接受必要的姑息治疗,如镇痛剂和更好的支持疗法。许多安慰剂对照试验往往都是在基础治疗上应用的,所有纳入研究的患者接受一个标准的特定治疗。该基础治疗是有一定疗效和安全性的,在此基础上,试验组加用该研究药物,对照组加用该研究药物的安慰剂,这种双盲试验临床研究中也较常用。

3."三盲" 受试者、观察者和资料分析者均不知道参与研究的受试者分配在哪个组和接受哪种干预措施,全部采用编号密封,称为"三盲(triple blind)"。"三盲"法较"双盲"法在研究方法上更进一步。最后临床疗效由一位不参与研究的独立评估人员负责,它可避免双盲法在资料分析时的测量性偏倚。"三盲"法的优点是使偏倚减到最小,使评价的结果更符合客观情况。但操作比较复杂,执行过程中有一定困难。

4.非盲法 即指临床研究时不对研究者和受试者设盲,研究者和受试者均知道分组情况,以及所给予的干预措施。因为某些临床研究不可以采用盲法,如外科手术治疗、行为疗法或功能的训练等,只能使用非盲法进行观察。非盲法的优点是简单易行。其最主要的缺点是容易发生各种偏倚影响临床研究的真实性,例如,研究者主观上希望研究得到阳性的结果,可能将轻患者分配到治疗组,对受试者治疗后陈述的症状、体征以及实验室检查结果都可能受到偏倚的影响,带有主观的意愿,人为地扩大治疗效果。对治疗组的药物副作用,也会有意或无意地忽略,从而减少不良反应。受试者如果知道自己被分配到试验组应用的是新药,有时为了取悦研究者,不免夸大疗效,或者得到研究者的某些暗示也使疗效夸大。相反,某些患者知道自己被分配到对照组使用的是旧药时,可能对疗效没有信心或不满意,要求退出研究,最终导致不能客观评价临床研究的干预措施或药物。

(二)盲法应用的注意事项

使用盲法时需注意以下几个方面:

1. 应尽可能对所有参与研究的人员"隐藏"分组的编码。

2. 与无治疗比较时,最好使用安慰剂对照。

3. 比较两种不同药物剂型时也应该使用盲法,如双盲双模拟法等。

4. 如果盲法不可行时,采用第三方评价。如比较急性单纯性阑尾炎手术和中药大黄牡丹汤的临床疗效,这一类外科和药物治疗的对照时,由不知道患者具体治疗方案的第三方来负责分析和评价,减少研究者带来的偏倚,得到的结果就比较可靠。

四、重复原则

重复(replication)也是临床科研的重要方法和基本原则之一。重复是指在相同条件下进行多次观察或多次测量以提高研究的科学性和可靠性。广义的重复包括样本数量的重复、观察次数的重复和研究结果的重复。狭义的重复即样本数量的重复。观察次数重复指的是对同一试验对象进行多次观察或测量,以提高观测结果的精确性,一般要求对某项指标至少观测三次。研究结果的重复即重复试验以验证相同条件下结果的重现性,保证结果的可靠性。无法重现的研究是没有科学意义的。样本数量的重复就是对多个试验对象进行观察,防止把偶然现象当成必然现象,把个别情况当成普遍情况,甚至错误地推广到总体。本节主要讨论的是样本数量的重复。

(一)样本含量估计

重复设计的前提是有适量的样本量。确定样本含量的原则是在保证研究结论具有一定可靠性(精度和检验效能)的前提下,确定最小的样本例数。样本量过小,检验效能较低,容易导致假阴性错误,导致研究无法做出明确的结论。但是,并不是说样本量越大越好。样本量太大,将加大试验规模,延长试验时间,造成人力、物力和财力的浪费;另一方面过大的样本量也难以严格控制试验条件,增大系统误差,无法保证研究质量。因此,恰当的估计样本含量非常重要。

1. 样本含量估算的基本条件

(1)容许误差δ: 即在进行参数检验时希望发现的两个总体参数之间的最小差异。当容许误差为δ时,在α检验水准得出有差别结论的把握度为$1-\beta$。δ越大,所需样本数越小。

(2)检验水准α: 即发生第Ⅰ类错误的概率α。α越小,所需样本量越多。一般取$\alpha=0.05$。

(3)检验效能$1-\beta$: 即检验把握度。β越小,则检验效能越高,所需样本数越多。一般要求$1-\beta>0.75$。

（4）总体标准差σ或总体概率π: σ反映定量资料的变异度。σ越小，所需样本量越小。总体概率π越接近0.5，则所需样本数越多。无法得到总体参数时，可用样本统计量代替。可以根据同类研究结果、文献资料或预试验获得。

（5）单、双侧检验：根据专业知识，确定采用单侧还是双侧检验。

（6）研究效应：研究因素的生物学效应，如OR值、RR值或干预措施实施前后效应的差值。研究因素的效应越大，所需的样本含量越小。

2. 常用的估算样本含量的方法　样本含量估计的方法主要有经验法、公式计算法和查表法，目前也可以通过计算机软件估计样本量。

（1）经验法：临床试验可根据干预措施效果来决定：①如果一种治疗可降低5%的死亡率，则需要上万人的研究；②如果治疗效果远大于5%，则几百人的研究就可以了；③如果某种病的病死率为100%，那么治愈一个病例就足以说明治疗效果。通常来说，一般疾病每组需50~200个病例，危重病可少些。社区试验所需例数较多，一般每组需在100例以上。

（2）公式计算法：根据研究设计的方法和一些已知的条件，可以根据公式来估计样本含量。下面是几种常见的临床研究设计的样本含量估计：

1）优效性设计

①计量资料样本含量的估算

a）样本均数与已知总体均数比较的样本含量估计

公式为：
$$n_1 = n_2 = \frac{(u_\alpha + u_\beta)^2 \sigma^2}{\delta^2}$$
（式2-1）

式（2-1）中n为所需样本含量；σ为总体标准差，当σ未知时，用样本标准差s代替；δ为容许差值；u_α和u_β分别为与检验水准α和第Ⅱ类错误概率β相对应的u值，α有单、双侧之分，β只取单侧。

例2-3　用某药治疗矽肺患者，估计可增加尿矽排出量，其标准差为25mg/L，若要求以α=0.05，1-β=0.9的概率，能辨别出尿矽排出量平均增加10mg/L，则需要多少例矽肺病人做试验？

已知δ=10，S=25，单侧α=0.05，$u_{0.05}$=1.645（此处用单侧）；β=0.1，$u_{0.1}$=1.282。代入公式（2-1）

得$n = \left[\frac{(1.645+1.282) \times 25}{10} \right]^2 = 53.5 \approx 54$。故需治疗54例矽肺病人。

b）成组设计两样本均数比较的样本含量估计

公式为：
$$n = \frac{(u_\alpha + u_\beta)^2 (1+1/k) \sigma^2}{\delta^2}$$
（式2-2）

式中总体方差σ^2可用样本方差s^2估计，$s^2 = (s_e^2 + k s_c^2)/(1+k)$，差值$\delta = |\overline{X}_e - \overline{X}_c|$，$\overline{X}_c$、$\overline{X}_e$与$s_e$、$s_c$分别为试验组、对照组的均数和标准差，试验组样本量为n，对照组样本量为kn，当k=1时两组样本量相等。u_α和u_β意义同上。

例2-4　甲、乙两种药物都有降压作用，比较分别服用两种药物患者的平均血压降低值。假设两药效果的标准差相等。试问在α=0.05，β=0.1时，若能分辨出两者降低的差别是其标准差的60%，则需要多少试验对象？

已知δ/σ=0.6，双侧检验α=0.05，$u_{0.05}$=1.96；β=0.1，$u_{0.1}$=1.282，如取k=1。代入公式得：

$$n = \frac{(1.96+1.282)^2(1+1/1)}{0.6^2} = 58.392 \approx 59$$

故每组需试验对象59人。

c）完全随机设计多个样本均数比较样本含量估计

公式为：
$$n = \varphi^2 \left(\sum_{i=1}^{k} \sigma_i^2 / k \right) \Big/ \left(\sum_{i=1}^{k} (u_i - u)^2 / (k-1) \right) \tag{式2-3}$$

式中n为各组样本所需的例数，σ_i为各总体的标准差，u_i为各总体均数，$u = \sum u_i / k$，k为所比较的样本组数，φ值是由α、β、$\nu_1 = k-1$、$\nu_2 = \infty$查附表15-2得出。

例2-5 某项临床研究拟观察中药复方治疗高胆固醇血症患者，以血清胆固醇水平作为效应指标，采用中药复方1号、中药复方2号及中药复方3号药物进行对照观察，观察三种中药复方降脂的效果。根据以往的临床经验中药复方1号治疗的平均降脂水平为（1.77±0.21）mmol/L（两数字代表均数±标准差，下同），中药复方2号文献报道药物平均降脂水平为2.21±0.37，中药复方3号的平均降脂水平为2.14±0.71，问该项临床研究估计需要观察多少病例？

取$\alpha=0.05$，$\beta=0.1$，将各组的u_i的估计值1.77、2.21、2.14，及各组σ_i为0.21、0.37、0.71代入公式，计算$u = \sum u_i / k = (1.77+2.21+2.14)/3 = 2.04$，查表$\alpha=0.05$，$\beta=0.1$，$\nu_1 = 3-1 = 2$，$\nu_2 = \infty$，查附表15-2得$\varphi=2.52$，代入公式得：

$n = 2.52^2 [(0.21^2 + 0.37^2 + 0.71^2)/3] / [(1.77-2.04)^2 + (2.21-2.04)^2 + (2.14-2.04)^2/(3-1)] \approx 26$

每组样本含量至少为26例，三组共需78例。该例为三组平均降脂水平的比较，如果进行各组两两比较，则需对每次比较的α进行调整，以控制完成所有比较后的Ⅰ类错误（也称试验误差率），此时通常令调整的$\alpha' = \alpha/C$（C为比较的总次数），或$\alpha' = 1-(1-\alpha)^{1/C}$。故考虑各组两两比较时，样本含量估算应以$\alpha'$代替$\alpha$进行估算。

②计数资料样本含量的估算

a）样本率与总体率比较的样本含量估计

公式为：
$$n = \pi_0(1-\pi_0) \left[\frac{(u_\alpha + u_\beta)}{\delta} \right]^2 \tag{式2-4}$$

此公式适用于大样本。π_0式中为已知总体率，π_1为预期试验结果的总体率，$\delta = \pi_1 - \pi_0$；u_α和u_β意义同上。

例2-6 拟试验一种新药，预计治疗某病的有效率是90%，已知常规药物有效率是80%，若要发现这两种药物的有效率有10%的差别（假定$\alpha=0.05$，$\beta=0.1$），则需要观察多少病例？

已知$\pi_0=0.8$，$\pi_1=0.9$，$\delta=0.9-0.8=0.1$，单侧$\alpha=0.05$，$u_{0.05}=1.645$；$\beta=0.1$，$u_{0.1}=1.282$。代入公式得

$$n = 0.8 \times (1-0.8) \times \left[\frac{(1.645+1.282)}{0.1} \right]^2 = 137.07 \approx 138$$

故至少需要观察138例。

b）成组设计两独立样本率比较的样本含量估计

公式为：
$$n_1 = n_2 = 1641.6 \left[\frac{(u_\alpha + u_\beta)}{\sin^{-1}\sqrt{p_1} - \sin^{-1}\sqrt{p_2}} \right]^2 \tag{式2-5}$$

式中n_1和n_2分别为两样本所需含量；P_1、P_2分别为两总体率的估计值；u_α和u_β分别为与检

验水准α和第Ⅱ类错误概率β相对应的u值,α有单、双侧之分,β只取单侧。角度单位为度。

例2-7　观察A、B两种治疗方法对某病的疗效。A方法有效率为60%,B方法为85%。现欲做进一步的治疗试验,设α=0.05,β=0.10,则每组需要观察多少病例?

本例采用双侧检验。已知P_1=0.60,P_2=0.85,$u_{0.05/2}$=1.96,$u_{0.1}$=1.282。代入公式得

$$n_1 = n_2 = 1641.6 \times \left[\frac{(1.96+1.282)}{\sin^{-1}\sqrt{0.85}-\sin^{-1}\sqrt{0.60}} \right]^2 = 63.8 \approx 64$$

故每组需要病例64例,两组共计128例。

c)完全随机设计多个率样本比较样本含量的估计

公式为:
$$n = 1641.6\lambda/(\sin^{-1}\sqrt{\pi_{max}}-\sin^{-1}\sqrt{\pi_{min}})^2 \qquad (式2-6)$$

n为各样本所需的例数,π_{max}和π_{min}分别为最大的总体率和最小的总体率。λ值是以α、β、$v=k-1$,由附表15-3查得,k为分组数。

例2-8　某临床研究项目拟作观察两种中药制剂治疗糖尿病足的疗效。根据以往经验两种中药制剂治疗的有效率分别为67%和51%。现拟进行临床研究,比较两种中药制剂和对照药(有效率为40%)的临床疗效,该项临床研究至少需要多少病例?

取α=0.05,β=0.10,v=3-1,查附表15-3,λ=12.65,双侧检验,将有效率的最大值和最小值代入公式:

$$n = 1641.6 \times 12.65/(\sin^{-1}\sqrt{0.67}-\sin^{-1}\sqrt{0.40})^2 \approx 132$$

得每组样本含量为132,三组至少共需观察病例396。在考虑各组两两比较时,样本含量估算也应以α'代替α进行估算。

2)等效性设计

①计量资料样本含量的估算

a)样本均数与总体均数比较的样本量估计

公式为:
$$n = \frac{(u_\alpha+u_\beta)^2\sigma^2}{(\triangle-\sigma)^2} \qquad (式2-7)$$

式中σ^2为总体方差,一般由样本方差s^2估计,$\triangle$为等效性差值,δ为差值,α有单、双侧之分,β为单侧,u_α、u_β查u界值表。

例2-9　某医师用某中药治疗高血压,欲用10mg剂量预实验,治疗前后舒张压平均差值为26.5mmHg,标准差为5.10mmHg,代替20mg剂量(治疗前后舒张压差值为30.5mmHg),问需治疗多少例(α=0.05,β=0.10)?

本例单侧检验,s=5.10mmHg,δ=30.5-26.5=4.0(mmHg),等效性差值$\triangle$=5mmHg,以α=0.05、β=0.10查u界值表得$u_{0.05}$=1.6449,$u_{0.10}$=1.2816,则:n=(1.6449+1.2816)^2(5.10)^2/(5-4.0)^2=222.76≈223。即该试验需纳入观察223例高血压患者。

b)两独立样本均数比较的样本量估计

公式为:
$$n_e = \frac{(u_\alpha+u_\beta)^2(1+1/k)\sigma^2}{(\triangle-\delta)^2} \qquad (式2-8)$$

式中n_e为试验组的样本量,对照组的样本量为$n_c=kn_e$,σ^2为总体方差,常用样本方差s^2估计,α有单、双侧之分,β为单侧,u_α、u_β查u界值表;$\delta = |\overline{X_e} - \overline{X_c}|$,$\triangle$为等效差值,$\triangle>\delta$,$\overline{X_e}$、$\overline{X_c}$、

s_e、s_c分别为试验组、对照组的均数及其标准差。

例2-10　某医师欲使用某中药合剂代替卡托普利治疗高血压,预试验前后估计两药的疗效指标舒张压下降值相差3mmHg,标准差7mmHg。研究者认为,如果新药与原药的疗效相差不超过4mmHg(等效性检验界值为4mmHg)即可认为两药等效。当α=0.05、β=0.10、k=1时各需观察多少例数?

本例单侧检验,由题可知$\triangle$=4,δ=3,以α=0.05、β=0.10查u界值表得$u_{0.05}$=1.6449, $u_{0.10}$=1.2816,则:

$$n_e = n_c = (1.6449+1.2816)^2 \times (1+1/1) \times 7^2/(4-3)^2 = 839.31 \approx 840$$

故两组各需观察840例。

②计数资料样本含量的估算

a)样本率与总体率比较的样本量估计

Ⅰ. 当目标事件发生率介于0.2~0.8(或0.3~0.7)之间时,用下式估算:

$$n = \frac{(u_\alpha+u_\beta)^2 P_0(1-P_0)}{(\triangle-\delta)^2} \qquad (式2-9)$$

式中P_0为总体率,P为样本率,$\triangle$为等效性率差,$\delta = |P-P_0|$,u_α、u_β查u界值表。

例2-11　呋喃唑酮治疗消化性溃疡的近期愈合率一般为78%,某消化疾病研究是欲用该新药(预试验近期愈合率为80%)代替西咪替丁呋喃唑酮,当α=0.05、β=0.10、$\triangle$=0.1时需治疗多少例数?

本例双侧检验,P_0=0.78, P=0.80, $\triangle$=0.1, δ=0.80-0.78=0.02, $\triangle>\delta$,查u界值表得$u_{0.05/2}$=1.96, $u_{0.10}$=1.2816。

则: $n=(1.96+1.2816)^2 \times 0.78 \times (1-0.78)/(0.10-0.02)^2 = 281.75 \approx 282$。故本设计至少需治疗282例消化溃疡。

Ⅱ. 当目标事件发生率小于0.2(0.3)或大于0.8(或0.7)时,需要对公式中的总体率和样本率进行平方根反正弦变换,估算公式为:

$$n = \frac{(u_\alpha+u_\beta)^2}{4(\sin^{-1}\sqrt{\pi_1}-\sin^{-1}\sqrt{\pi_0})^2} \qquad (式2-10)$$

式中π_0、π_1分别为期望总体率、期望样本率,其度数以弧度计,可分别由总体率P_0和样本率P来估计。$\triangle$为等效性率差,$\delta = |P-P_0|$,u_α、u_β查u界值表。

$\pi_0=P_0$, $d=\triangle-\delta$, $\pi_1=P_0+d(P>P_0)$或$\pi_1=P_0-d(P<P_0)$。

例2-12　某市一般人群糖尿病患病率为8.5%,预调查某年龄组人群糖尿病患病率为9.4%,某医师欲观察该年龄组人群糖尿病患病率不高于一般人群需调查多少人(α=0.05、β=0.10、$\triangle$=0.05)?

本例P_0=0.085, P=0.094, $u_{0.05}$=1.6449, $u_{0.1}$=1.2816。

$$\delta = |0.085-0.094| = 0.009, d=0.05-0.009=0.041$$
$$\pi_0=0.085, \pi_1=0.085+0.041=0.126$$
$$n = (1.6449+1.2816)^2/4(\sin^{-1}\sqrt{0.126}-\sin^{-1}\sqrt{0.085})^2 = 63.79 \approx 64$$

因此,需从该年龄组人群调查64人。注意还应从临床意义角度考虑此设计及所需样本量是否可行。

b)两独立样本率比较的样本量估计

Ⅰ. 当目标事件发生率介于0.2~0.8（或0.3~0.7）之间时,用下式估算:

$$n = \frac{(u_\alpha + u_\beta)^2[p_1(1-p_1) + p_2(1-p_2)]}{(\triangle - \delta)^2}$$ （式2-11）

式中△为等效性差值,$\delta = |P_1 - P_2|$,u_α、u_β查u界值表,P_1、P_2分别为样本率,$\triangle > \delta$。

例2-13 某医师欲评价试验药与对照药是否等效。试验药治愈率为78%,对照药治愈率为75%。两药治愈率之差不超过10%即可认为两药等效。若需再试验,请估算样本量（α=0.05、β=0.10、$\triangle$=0.10）。

本例双侧检验,查u界值表得$u_{0.05/2}$=1.96,$u_{0.10}$=1.2816,P_1=0.78,P_2=0.75,$\triangle$=0.1。δ=0.78-0.75=0.08, $\triangle > \delta$,则: $n = (1.96+1.2816)^2[0.78 \times (1-0.78) + 0.75 \times (1-0.75)]/(0.1-0.03)^2 = 770.08 \approx 771$。故每组需观察771例。

Ⅱ. 当目标事件发生率小于0.2（或0.3）或大于0.8（或0.7）时,需要对公式中的率进行平方根反正弦变换,估算公式为:

$$n = \frac{(u_\alpha + u_\beta)^2}{2(\sin^{-1}\sqrt{\pi_e} - \sin^{-1}\sqrt{\pi_c})^2}$$ （式2-12）

式中π_e、π_c分别为试验组期望阳性率、对照组期望阳性率,其度数以弧度计,可分别由试验组阳性率P_e,对照组阳性率P_c来估计。△为等效性差值,$\delta = |P_e - P_c|$,u_α、u_β查u界值表。

$$P = (P_e - P_c)/2, d = |\triangle - \delta|/2$$
$$\pi_e = P + d(P_e > P_c) \text{ 或 } \pi_e = P - d(P_e < P_c)$$
$$\pi_c = P - d(P_e > P_c) \text{ 或 } \pi_c = P + d(P_e > P_c)$$

例2-14 对荨麻疹的治疗方法进行研究,对同病情荨麻疹患者预治疗试验,只服用内用药的治愈率为98.10%,只进行局部用药的治愈率93.20%,试问两种方法的等效性疗法研究需观察多少例数（α=0.05、β=0.10、$\triangle$=0.10）?

本例P_e=0.981、P_c=0.932,$u_{0.05/2}$=1.96,$u_{0.10}$=1.2816,

$\delta = |0.981 - 0.932| = 0.049$,$P = (0.981 + 0.932)/2 = 0.9565$,

$d = |0.10 - 0.049|/2 = 0.0255$,$\pi_e = 0.9565 + 0.0255 = 0.982$,$\pi_c = 0.9565 - 0.0255 = 0.9311$

$n = (1.96 + 1.2816)^2/[2(\sin^{-1}\sqrt{0.982} - \sin^{-1}\sqrt{0.9311})^2] = 3368.59 \approx 3369$。两组各需观察3369例荨麻疹患者。

3）非劣效性设计

①两独立样本均数比较的样本量估计

例2-15 试验药某量表评分为8.70±5.35,阳性对照药评分为7.88±6.30。试问试验药治疗该病的疗效不劣于阳性对照药,各需观察多少例数（α=0.05、β=0.10、$\triangle$=2）?

估算公式参照式2-8,α为单侧,β为单侧。本例单侧检验,两组例数相等（即k=1）,则$s^2 = [5.35^2 + 1 \times (6.30)^2]/(1+1) = 34.15625$。设$\triangle$=2。$\delta$=8.70-7.88=0.82。以$\alpha$=0.05、$\beta$=0.10查u界值表得$u_{0.05}$=1.6449,$u_{0.10}$=1.2816,则:

$$n = (1.6449 + 1.2816)^2 \times (1+1/1) \times 34.15625/(2-0.82)^2 = 301.77 \approx 302$$
$$n+2 = 302+2 = 304$$

故两组各需观察CCMD-Ⅲ抑郁症患者304例。

②两样本率比较的样本量估计

a）当目标事件发生率介于0.2~0.8（或0.3~0.7）之间时,按式2-11估算: 例2-16某医师研究某新药治疗肺结核,与异烟肼的效果进行比较,预试验异烟肼愈率为80.0%,新药治愈率为78.5%,试问若要证明新药不劣于异烟肼治疗肺结核的效果,各需观察多少例数($\alpha=0.05$、$\beta=0.10$、$\triangle=1$)?

本例单侧检验,查u界值表得$u_{0.05}=1.6449$,$u_{0.10}=1.2816$,$P_1=0.80$,$P_2=0.785$,$\triangle=0.1$,$\delta=0.80-0.785=0.015$,$\triangle>\delta$,则:

$n=(1.6449+1.2816)^2[0.80\times(1-0.80)+0.785\times(1-0.785)]/(0.1-0.015)^2=389.725\approx390$

故每组需观察肺结核患者390例。

b)当目标事件发生率小于0.2(或0.3)或大于0.8(或0.7)时,需要对率进行平方根反正弦变换,用式2-12计算。式中P_e、P_cP分别为试验组、对照组阳性率。π_e、π_c分别为试验组期望阳性率、对照组期望阳性率,其度数以弧度计。$\triangle$为等效性差值,$\delta=|P_e-P_c|$,u_α、u_β查u界值表。

$$P=(P_e-P_c)/2, d=|\triangle-\delta|/2$$
$$\pi_e=P-d, \pi_c=P+d$$

例2-17 某医师观察氯米帕明(甲组)与文拉法辛(乙组)治疗CCMD-Ⅲ抑郁症,预试验各治疗20例,两个月后,用HAMD量表评分,有效率甲组为91.0%,乙组为84.3%,试问乙组疗效不劣于甲组各需观察多少例数($\alpha=0.05$、$\beta=0.10$、$\triangle=1$)?

本例 $P_e=0.843$、$P_c=0.910$,$u_{0.05}=1.6449$,$u_{0.10}=1.2816$,

$\delta=|0.843-0.910|=0.067$,$P=(0.843+0.910)/2=0.8765$,

$d=|0.1-0.067|/2=0.0165$,$\pi_e=0.8765-0.0165=0.860$,$\pi_c=0.8765+0.0165=0.893$。

$n=(1.6449+1.2816)^2/2(\sin^{-1}\sqrt{0.860}-\sin^{-1}\sqrt{0.893})^2=6369.20\approx6370$。两组各需观察6370例结核患者。

(3)查表法进行样本含量估算:样本含量估算的计算公式比较复杂,用查表法进行样本含量估算,较为简便实用。数理统计工作者已经编制成工具表,附表15-2~附表15-5都是其中的一部分。但进行估算时同样需要了解统计学要求(Ⅰ类错误α、Ⅱ类错误或检验效能,单双侧检验)以及各样本均数或效应率等信息。以下仅以计量和计数资料的两样本比较的样本量估计为例,用查表法做一介绍。

1)计量资料两样本均数比较

例2-18 某临床研究项目拟观察中药制剂治疗高脂血症的疗效。根据以往经验,某型动脉硬化病人血清LDL-C的标准差为0.5mmol/L,现拟用某中药降低LDL-C,要求至少降低0.4mmol/L才能应用于临床,问最少需用多少病例才能使真正有效的中药得出可靠结果?

已知标准差(以对照组标准差代替合并标准差)$s=0.5$mmol/L,两组均数差值$\delta=0.4$mmol/L,则$\delta/s=0.4/0.5=0.8$,规定$\alpha=0.05$,$1-\beta=0.90$,双侧检验。

查附表15-4(双侧检验),以δ/s的值0.8查双侧检验一栏,再按$\alpha=0.05$、$\beta=0.10$查得一列,该列与0.8这一行交叉处得34,即$n=34$,故两组共需34×2=68例。

2)计数资料两样本率比较

例2-19 某临床研究计划观察调补肺肾胶囊对慢阻肺稳定期肺肾两虚证患者的疗效。设西药治疗慢阻肺近期控制率仅为25%,现拟用调补肺肾胶囊治疗,要求该中药近期控制率须达45%才能有推广意义,设$\alpha=0.05$,检验效能为90%,问需多少病例才能得到可靠的结论?

已知$P_1=20$,$P_2=40$,$\triangle=P_2-P_1=45-25=20$,$\alpha=0.05$,$1-\beta=90\%$,双侧检验。

查附表15-5,表左侧较小率(P_1)栏纵行内找到较小的反应率25所在行,从该数起向右与相应的δ行相交,按所规定的检验效能90%读取相应数字,即为每组所需的最少例数115。得$n=115$,则两组共需230例。

(4)计算机软件估计样本量:目前常用的估计样本量的软件有G*Power、PASS、PEMS软件等。下面简单介绍这三种软件并举例演示其进行样本量估计时的基本操作方法。

1)G*Power:是由德国的Erdfelder、Faul和Buchner等人开发,可用来进行多种检验的统计效能的计算和样本量的估计,包括t检验、F检验、χ^2检验、z检验和其他检验。G*Power软件为免费软件,界面清晰,操作简单。软件下载地址: http://www.gpower.hhu.de/。

2)PASS(power analysis and sample size):是用于效能分析和样本量估计的统计软件包,是市场研究中最好的效能检验的软件。软件可免费试用10天,后需付费购买。软件下载地址: http://www.ncss.com/pass.html。

3)PEMS(《中国医学百科全书·医学统计学》软件包3.2):由四川大学华西公共卫生学院卫生统计学教研室于1986年研制开发,V3.2版本发布于2014年9月。该软件方法齐全、功能完善、易学易用以及拥有完善的图形处理功能。全面、系统地精选110余种实用性较强的统计方法,包括meta分析、诊断性试验等内容。PEMS应用于样本量的估计时,方法全面、操作简单。该软件为付费软件,试用版软件只开通部分功能。软件下载地址: http://www.pems888.com/。

(二)样本含量估算时的注意事项

1. 假设检验的类型　临床研究的目的不同,所采用的样本含量估算方法也不同。在临床试验过程,需要区分是做显著性检验(significance test),还是区间假设检验(interval hypotheses test)。显著性检验用于推断两个样本是否来自同一总体,它的检验假设为两组相等的零假设,即样本来自同一总体。临床研究中,对于两组疗效的评价,显著性检验结果不能评价差别的实际大小,更不能说明差别是否有临床实际意义,只能说明两组的疗效是否来自不同的总体。目前,在临床中往往是要确认新药是否不差于或相当于甚至优于标准的有效药物,所以非劣效、等效、优效检验也就应运而生。它们的检验假设不再是一个点,而是一个区间,样本含量估算时有所不同。

2. 容许误差或差值δ　目前,很多疾病的疗效指标尚无统一的δ值,δ的不明确,不仅造成不同临床研究病例数要求不一致的情况,也导致了临床研究评价的困难。应该由临床专家和统计学家共同来确定,从专业角度针对适应证,反复论证并结合成本效益,估计出可允许的差值δ。

3. 试验中的主要目标　样本量大小通常以试验中的主要目标来确定。如以其他目标来确定,则需讲清楚并且依据合理。例如,从安全性评价确定临床试验样本量与有效性评价不同,安全性评价更关注药物不良反应发生率,并非常重视不良反应的个体化情况(如严重程度)。回答安全性问题或重要的次要目标所需样本量,要比回答疗效主要目标所需样本量大。

4. 两组的例数分配比例　两组比较时取相等的样本含量可使总的样本含量最少,而且同等的总样本含量下可达到最高的统计效能,因此经常使用的是等样本含量设计。当然,由于实际应用中一些原因,导致临床试验各组的分配比例可能不等时(如2:1,3:1等)需要采用一些校正表或校正公式进行处理。

5. 依从性　样本含量估算时要考虑受试者的依从性(compliance)。一些临床研究中,试验措施如果存在比较大的副作用,可能多数受试者不会长期忍耐,在开始治疗后不久就可能会发生不依从情况。如果估计该研究项目不依从的病例数可能过多,则需要对估算的样本含量进行校正。

6. 预计的脱落率　估算的样本含量是试验中必须得到的具有完整资料的受试对象数量,而不是纳入研究的例数,实际观察或随访过程中还需考虑脱落的情况。为了简便计算,一般可按照失访率为20%,对样本量进行偏大估计。

第二节　平行随机对照试验的设计

随机对照试验(randomized controlled trial,RCT)是按照事先规定的对象纳入和排除标准,选择合格的研究对象,严格按照随机化分组方法,将合格的研究对象分为试验组(或干预组)和对照组,然后接受相应的治疗或干预措施,在一致的条件和环境中,同步地进行观察,并用客观的效应指标,对试验结果进行科学的测量和评价,从而得出研究结论的试验设计。随机对照试验事实上是随机同期对照试验,目前在临床试验研究中应用最为广泛,主要用来评估医学干预措施的效果,也用以评估健康教育和管理方法的效果等。中医对疾病及其治疗的认识有别于西医,尤其中医"辨证论治"的治疗原则比西医分型分类更加复杂,其临床研究因而有不同于西医的特点。但无论多么复杂,无论哪种临床科研设计都应遵循随机、对照、盲法、重复几个基本原则。

在临床试验设计中,有些情况下无法完全遵循随机、对照、盲法、重复这几个原则。例如按照被研究者的入院顺序、生日或住院就诊日,或病历序号尾数的奇偶数,分别分配到试验组或对照组,接受各自的试验措施,进行观察研究,该试验方法叫做半随机对照试验(quasi-randomized control trial)。此方法易受到选择偏倚的影响,一般情况下不建议采用。再如将试验对象按一定比例(通常为2:1或3:2)随机分配入试验组或对照组的试验方法叫做非等量随机对照试验(unequal randomization control trial),该方法主要应用于新药疗效的验证,尤其当病例来源和研究经费有限同时研究者又希望尽快得到结论的情况下更为适用。

一、设计模式

随机对照试验的设计模式如图2-2。试验的研究对象必须采用公认的诊断标准确定,可从患病群体(目标人群)中随机抽样,也可来自住院或门诊的连续性非随机抽样的样本,再根据试验设计中确定的纳入和排除标准,选择符合标准且自愿参加试验的患者,采用明确的随机化方法将合格的研究对象随机分配入试验组或对照组,接受相应的干预措施,经过一段恰当的观察期后,测量治疗后的效果。根据结果的资料类型,采用相应的统计学方法进行分析、处理,以评价干预措施的真实疗效及其组间差异。

二、设计要点

1. 根据不同类别的临床研究特点和要求在试验方案设计中规定明确的病例诊断标准、入选标准、病例排除标准与病例退出标准。

2. 必须设对照组进行随机对照试验,常采用双盲随机平行对照试验。

3．根据试验需要，按统计学要求估算试验例数。

4．制定观察临床疗效与不良反应的技术指标和判定指标为正常或异常的标准。

5．制定数据处理和统计分析方法，既要符合统计学要求也要达到专业要求。

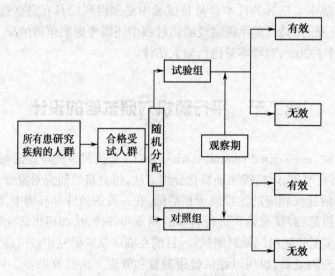

图2-2 随机对照试验的设计模式

三、结果分析模式

根据以上设计模式，可列出四格表（表2-4），将试验组和对照组的结果分别填入相应的表格内，对两种干预措施的疗效进行分析和比较评价。

表2-4 随机对照试验结果效果评价

	结局		合计
	有效	无效	
试验组（试验措施）	a	b	a+b
对照组（对照措施）	c	d	c+d
合计	a+c	b+d	a+b+c+d

两组比较可采用χ^2（卡方）检验。

四、优缺点

（一）优点

1．研究的可比性好　研究采用随机分组和同期对照，可以消除、控制或平衡许多已知或未知的偏倚；在一定样本含量的基础上，保证了试验组与对照组除处理因素以外，其他非处理因素（即基线情况）的相对均衡，增强了研究结果的可信度。

2．研究对象有明确的纳入及排除诊断标准，具有标化的防治研究措施和客观的结果评价标准，有利于重复验证。

3. 采用盲法观察和分析,可避免许多主观偏倚,使干扰减到最低限度。

(二)缺点

1. 在时间、人力、财力上花费较大,增加了研究开展的难度。

2. 研究的代表性仅限于合格的研究对象所能代表的总体,所以存在一定的局限性。

3. 需要特殊注意医德伦理问题,如安慰剂使用不当,会出现医德问题。

4. 随访时间较长时,对象失访增加,从而影响了研究结果的真实性。

RCT多用于中医药防治疾病的疗效评价、疾病预后因素的研究,以及某些类型的病因研究、药物不良反应的研究。虽然随机对照试验是评估干预效果的最佳研究,近年来中医药临床研究采用这种研究方法也很多,但是如果研究者未能掌握好随机对照试验的基本原则和设计方法也会影响临床研究结果。

五、应用范围

随机对照试验虽然被公认为"最佳的治疗性研究设计方案",但并不能用于研究和解决所有的临床问题。在某些情况下,使用随机对照试验是不可行或不恰当的,如诊断性研究、病因学研究、疾病预后的自然病史研究等。

(一)临床治疗或预防性研究

随机对照试验最常用于治疗性或预防性研究,借以探讨某一干预措施(如药物、治疗方案、筛查方法等)的确切疗效,为正确的医疗决策提供科学依据。目前,在以下两种情况出现时,往往会采用RCT对治疗措施的疗效和预后进行评价。一是用于新疗法与传统标准疗法的比较,应用的前提是尚无足够的证据支持新疗法的疗效肯定比标准疗法好或差,此时,RCT研究可采用标准对照的形式,即列入对照组的对象接受标准疗法。这一类RCT研究通常需要较长时间的观察随访期,以便对两种疗法的近、中、远期疗效进行综合比较评估。二是在相对短的观察期内暂且不予治疗不影响预后的疾病,此时,RCT研究采用空白对照的形式。应用空白对照的前提是目前尚未发现有肯定疗效的疗法,采用新的疗法对象可能受益的同时也存在一定的不可预知的风险。而若不予治疗,自行缓解的可能性也很小,多数或早或晚预后不良。空白对照的RCT试验必须慎用,且观察期限不能设置过长,一般以不超过1年为宜。

(二)在特定的条件下可用于病因学研究

多数情况下,病因学研究不适于采用随机对照试验,将某种致病因素和危险因素施加于人体,进行致病效应的研究是不符合伦理的。例如,要了解吸烟在肺癌发病中的作用,人为设计一随机对照试验,将原本不吸烟的研究对象随机分配入吸烟组或不吸烟组,随访数年,比较两组肺癌的发生率,显然既不可行,也有违伦理。

但在特定的条件下,随机对照试验也可以用于病因学因果效应研究。应用的前提是:尚无充分证据证明某种可能致病因素对人体有危害,但又不能排除它与疾病的发生有关。如果已有研究证明某一因素对人体有害,就不允许将该因素用于人体进行随机对照试验。

六、应用实例

近年来,WOS、TexCAPS、4S、CARE及LIPID等大型临床试验已经揭示:通过调整血脂可以明显改善冠心病患者的临床预后,提高生活质量,减轻社会负担。但是,以上试验都是使用国外研制的他汀类药物,在西方人群中进行的。"血脂康"是采用高科技生物技术,从特制红曲中提炼精制而成的血脂调节剂。通过应用血脂康调整血脂以判定:观察血脂康能否降低再次心肌梗死的发生率及冠心病死亡率,长期应用的疗效与安全性。临床试验采用随机、双盲、安慰剂对照方法,设计观察病例4000例(正式入选4870例)。主要终点冠心病事件包括:非致死性心肌再梗死、致死性心肌梗死、冠心病猝死、其他冠心病死亡。随诊时间平均4年。通过血脂康调整血脂对冠心病二级预防的研究显示:血脂康综合调脂疗效确切,在血清胆固醇水平相对较低的冠心病人群中,服用血脂康能显著降低临床事件,不良反应小,安全性高,耐受性好。

七、应用注意事项

虽然随机对照试验是评估干预效果的最佳研究,但是也有其局限性。在实际应用时应注意样本量的大小。很多研究没有足够的把握检出可能有用的效果,而且多数研究人员也没有意识到其研究的阴性结果可能是样本量不足造成的。其次,应注意随机分组的规范。随机分组是临床试验减少偏倚的主要措施之一。然而,对很多随机对照试验分析发现,多数研究对随机分组的操作程序没有清楚的交代。往往缺乏随机分组的详细描述时,会高估疗效,而且高估的部分比实际效果还大。在有偏倚的研究中,大多数研究的结果偏向所评估的干预措施,只有少数偏向对照组的干预措施,也就是说几乎所有低质量的研究都高估干预的实际效果。可见许多因素可能引起随机对照试验中的偏倚,低质量的临床试验会错误地估计疗效对于临床医生来说,最常见的错误是没有正确的随机分组方法;随机分组时没有采用分组隐匿;没有对结局资料收集人员实行盲法;没有能够追踪所有的研究对象。因此,临床研究时应注意严格评估随机对照试验方法质量。

八、其他形式的随机对照试验

严格的RCT设计在具体的实施过程中,由于设计严格,加之盲法,对于一些临床急症或某些危重疾病的治疗性研究,以及在某些基层医院实施RCT研究,可能会有不同的困难。临床科研工作者在长期的临床科研实践中积累了宝贵的经验,对经典的RCT设计有些变通和改变,从而诞生了一些RCT的特殊设计模式。

(一)整群随机对照试验

整群随机对照试验(cluster randomized control trial)又叫组群随机对照试验。有时在医学研究中常常遇到一些特殊情况,以单一个体作为研究对象做随机对照试验几乎是不可行的。

例2-20　比较低钠饮食对高血压的一级预防作用,并与普通饮食比较,随访若干年,观察两组高血压的发生情况。这时,以一个家庭为观察单位,假设这一家4口人中,有3人被选为合格的试验对象,其中有可能1人分配到试验组,2人分配到对照组。在日常生活中,一家人不可能长期做两种不同膳食供用;即使做到了,两组对象互食不同饮食的现象,也不可避免,于是就会发生偏差和干扰,影响研究结果。这种情况下选择群组随机对照试验就比较合适。

整群随机对照试验是指以一个家庭、一个车间、一个医院、一对夫妇、一个小组甚至一个乡镇作为随机试验的一个观察单位,进行随机对照试验。每个单独的观察单位也是随机地被分配到试验组和对照组,分别接受不同的治疗措施。

整群随机对照试验的设计和要求,原则上与一般随机对照试验一样,不同之处是在估算样本含量的方法上有差异,一般需要的试验样本含量较通常的随机对照试验要大得多。

(二)技能型随机对照试验

技能型随机对照试验(expertise-based randomized controlled trials)是指采用医生专业技能为重要分组依据的试验设计,即在对受试者进行随机分组时,充分考虑到干预实施者之间的经验和技能的差异,并将其作为分组的重要因素。

应用随机对照试验来评价非药物干预措施(外科、针灸、推拿等)的效果仍然存在问题。此时采取专业技能为基础的随机对照试验,参加者被随机分配给专长干预A或干预B的医生。试验中,医生只施行其专长的手术,这样可减少偏倚和伦理道德方面的问题,增加非药物干预随机对照试验的真实性、实用性和可行性。从伦理学角度,技能型随机对照试验充分考虑到了患者本身的利益。其次从临床实施角度来看,技能型随机对照试验充分尊重了医生的个人经验和技能,让医生能够提供自己认为最优的治疗方式,而不是将医生看做一个机械干预的实施者,相较一般的随机对照试验其更容易吸引到医生的兴趣同时也更贴近临床实际。但是技能型随机对照试验的重复难度较大且结果外推需要慎重。

第三节　随机交叉对照试验的设计

在临床研究中,无论是自身对照还是异体对照,每个对象只接受一种处理。因此,无论是自身前后对照设计还是异体对照都存在一定的缺陷。有学者指出,对于在相对短的观察试验期内病情相对稳定的慢性病患者,可通过采用交叉试验设计来同时发挥自身对照和异体对照的优势。随机交叉对照试验(randomized cross-over controlled trial)属于前瞻性研究,是对两组受试者使用两种不同的处理措施,然后互相交换处理措施,最后将结果进行对照比较的设计方法。用随机的方法把病人分为两组,每个受试者或先或后都接受试验组或对照组的处理和治疗,至于谁先进入试验组或对照组,可采用随机的方法确定。一组先用甲药试验,后用乙药对照;另一组先用乙药试验后用甲药对照。该方案有两个处理阶段,两个阶段之间有一个药物清洗期,以避免第一阶段的处理措施或治疗药物的残留效应。清洗期的长短需结合试验药物的半衰期,药物效应以及血药浓度等方面来决定,务必使受试者的情况在第二阶段开始前同第一阶段开始前基本相同。随机交叉对照试验适用于中医药临床治疗效果的研究,实施此类对照的条件是原有的治疗作用在间歇期内被洗脱掉,第二阶段开始前两组病例的基本情况应与第一阶段开始时完全一样,尤其适用于症状或体征在病程中反复出现的慢性疾病。

一、设计模式

随机交叉对照试验将研究对象随机分为两组后分两个阶段开展试验研究。在第一阶段,两组对象分别接受不同的处理作为试验组和对照组,治疗结束后,经过一定的间隔期待第一阶段的效应完全消失,研究对象的病情又恢复到基线水平时,两组对象对换进行第二阶段试验,即为交叉试验设计。交叉设计试验的设计模式如图2-3所示。

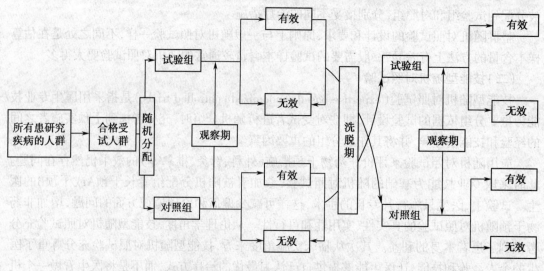

图2-3　随机交叉对照试验设计模式

二、设计要点

1. 随机分配　受试对象分配至哪一组是随机决定的,各组处理的先后顺序是不同的。随机化保证处理间的可比性,也为统计分析提供基础。

2. 整个临床研究过程将观察期分为两个阶段,每一位受试者在各个阶段各接受一种处理。

3. 临床研究的药物在短期内只能改善所研究疾病的症状,而不是能完全根治该疾病。

4. 第一、二阶段之间需要药物残效消除期,为了消除前一阶段处理的效应对后一阶段的处理产生"污染",故设立一个洗脱期以"洗脱"前一阶段处理的效应,在洗脱期不能接受任何可能对所观察的效应指标产生影响的处理措施。

5. 经过两阶段观察期的观测,并分别记录两组两阶段不同时点各有关指标,进行相应的统计分析。

三、结果分析模式

根据以上设计模式,可列出四格表(表2-5、表2-6),将试验组和对照组的结果分别填入相应的表格内,对两种干预措施的疗效进行分析和比较评价。

表2-5　随机交叉试验结果分析模式(第一阶段)

	结局		合计
	有效	无效	
试验组(试验措施)	a	b	a+b
对照组(对照措施)	c	d	c+d
合计	a+c	b+d	a+b+c+d

表2-6　随机交叉试验结果分析模式（汇总分析）

	试验组（试验措施）		合计
对照组（对照措施） 有效	a	b	a+b
无效	c	d	c+d
合计	a+c	b+d	a+b+c+d

四、优缺点

（一）优点

1. 每个受试者都先后接受两种方案的处理，得到两种结果，所需样本量小，且有同期对照。
2. 患者自身前后比较，可消除个体间的差异，增加两组间的可比性。
3. 随机分组可避免人为的选择性偏倚。

（二）缺点

1. 临床上只能用于慢性复发性疾病的对症治疗的研究，应用范围受限。
2. 两阶段处理措施之间需要一定的洗脱期，过短则难以避免治疗的重叠作用，过长则使病人长期得不到治疗，影响病情（如高血压、糖尿病等）。
3. 试验观察期限较长，患者失访、退出、依从性降低等事件概率增加。
4. 受试者在第二阶段治疗前的情况很难完全与第一阶段治疗前一样。
5. 如果受试者病情不复发，如溃疡病或哮喘，则第二阶段开始时间可能远远超过洗脱期所需的时间，拖延了研究周期。

尽管交叉试验设计有着独特的优势，但在临床研究中应用有一定局限性，究其原因有如下两点：①临床治疗过程中大多数慢性病疗效的观察需要较长时间；②临床治疗过程中很多疾病的转归是不可逆的。所以交叉试验设计适用于某些病情稳定，治疗后起效快，治疗结束后药物效应能迅速消除的临床研究。

五、应用范围

交叉试验设计适用临床治疗性研究，尤其适用于慢性疾病治疗效果的观察，特别适合症状或体征在病程中反复出现的慢性病，如溃疡病、支气管哮喘或抗高血压药物的筛选等。临床上主要用于对症治疗药物效果的研究，也可用于预防药物的效果观察。

并非所有疾病都能进行交叉试验研究，某些疾病可能一生只发生一次，如败血症、大叶肺炎等，病人患病后，要想在同一病例身上使用两种治疗方法的对比，显然是不可能的。因而也限制了交叉试验的应用范围。

六、应用实例

为了观察中药复方生脉口服液对冠心病患者的心功能效应，采用随机双盲安慰剂对照，交叉试验的方法进行研究，研究用心脏微阻抗图评价短期服用生脉口服液对冠心病患者的心功能效应。当时采用1973年世界卫生组织冠心病诊断标准入选病例40例，其中男35例，女5例，平均年龄（57.52 ± 10.78）岁，其中慢性稳定型心绞痛9例，陈旧性心肌梗死31例，心功能Ⅱ级37例。随机分成甲组和乙组，甲组服Ⅰ号药，乙组服Ⅱ号药。Ⅰ号药是生脉口服液：

10ml/支,每支相当于生药人参、麦冬、五味子5.5g;Ⅱ号药是安慰剂,由焦糖液配制而成。生脉口服液与安慰剂口服液均由统一的中药厂生产,外观相同,10ml/支。所有患者均停用心血管系统药物7天,再进入试验。第一阶段甲组服Ⅰ号药,乙组服Ⅱ号药,连续服用20天,停药清洗期10天。然后进入第二阶段,此时甲组服Ⅱ号药,乙组服Ⅰ号药,同样连续服用20天。治疗前后均进行相关检测,研究结果发现生脉口服液可改善患者的左室收缩功能,而安慰剂口服液无此作用。

七、应用注意事项

交叉设计有很多问题足以使其结论无效,主要的影响因素是残留效应。首先,每个时期的处理在后继时期中的残余影响,在一个相加模型中,不等的残留效应将使处理间的直接比较产生偏倚。在2×2设计中,从统计学上不能鉴别是残留效应还是处理与时期的交互作用。其次,可能的残留效应对在后续的处理时期出现的不良事件也难以判断是何种处理所致。因此,在进行交叉设计时,最重要的是避免残留效应。最好是在充分了解疾病与试验药有关知识的基础上有选择地精心设计,洗脱期必须足够长,以使药物的作用完全消退。这些条件是否满足,要利用已有信息及资料在临床研究前确定。另外,还要注意受试者的失访问题,应用交叉试验的受试者如果失访过多,则分析和解释也会变得十分复杂。

第四节　单样本随机对照试验设计

单样本随机对照试验是一种以单个病例自身作为对照,评价某种药物与安慰剂或另一种药物比较的疗效,对单个病例进行双盲、随机、多次交叉的试验。

英文名称有randomized controlled trial in individual patient、single case experiment、n-of-1 study、n-of-1trial, n-of-1 RCT, n = 1 design, intensive research design, intra subject-replication design等,常称为n-of-1试验。

试验本身的样本含量是1,不同患者的单病例随机对照试验研究结果也可以进行类似于荟萃分析的统计学合并,得出具有推广意义的结论。

一、设计模式

N of 1试验是一种基于单个病例进行双盲、随机、多周期二阶段交叉设计的临床试验,属随机对照试验(RCT),试验一般安排两种干预和3个或3个以上周期,每个周期形成一个二阶段交叉设计,随机分配每个周期两个阶段的干预,阶段间有一个洗脱期;相邻周期之间亦安排一个洗脱期,它的设计模式如图2-4。

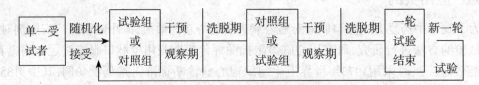

图2-4　单病例随机对照试验设计模式

每一轮治疗之间可有一段时间的空白期,也称为"洗脱期",以消除前一次干预措施残余的影响,使患者和实施治疗的医生对治疗顺序处于未知状态的双盲法是试验必不可少的重要条件。

二、设计要点

1. 整个临床研究过程将分为三轮或三轮以上的治疗周期,每一位受试者在各个阶段各接受一种处理,每个治疗之间有一段时间的洗脱期。

2. 确定受试者和试验药物　试验需要较长的时间,需要招募依从性高的受试者;药物应该选取起效快、半衰期短、停止使用后药效消失快的药物,以减少残余效应对结果的影响。

3. 确定试验的轮数、期数、每期天数及洗脱时间。

4. 合格受试者通过随机方法安排治疗期和对照期顺序;无论哪个阶段,最好保持双盲。

5. 将前后的研究结果进行分析。

三、结果分析模式

非参数符号检验是单病例随机对照试验最简单的检验方法,其根据每个周期内的治疗差别(即符号)来判断最终结果,越长的治疗周期越容易获得统计学意义的结果,然而其检验功效较低。在相同情况下,参数检验方法(t检验、配对t检验、方差分析)同时考虑了每个周期内治疗效果的方向和强度,有更高的检验功效。但是,这些分析方法没有考虑重复测量资料相关性的影响。时间序列分析也应用于n-of-l试验,但其得到的信息比较有限。基于个体资料或汇总资料的meta分析方法也应用于n-of-l试验的资料。固定/随机效应模型等方法是比较适合n-of-l试验资料的分析方法,其原理比较复杂,并没有被广泛使用。

根据设计模式,我们构建三轮配对资料的四格表(表2-7),配对检验比独立样本有更高的检验功效。将第一种干预措施和第二种干预措施的结果分别填入相应的表格内,对两种干预措施的疗效进行分析和比较。

表2-7　单病例随机对照试验结果分析

第一种干预措施	第二种干预措施		合计
	有效	无效	
有效	a	b	a+b
无效	c	d	c+d
合计	a+c	b+d	a+b+c+d

参与单病例随机对照试验研究的患者必须完成两个阶段的研究才能纳入结果分析,因此每例均有前后两种措施处理后获得的结果。受试对象可能有四种情况(表2-7),a为两种干预措施均有效,b为第一种干预措施有效而第二种干预措施无效,c为第一种干预措施无效而第二种干预措施有效,d为两种干预措施均无效。结果属于配对资料,故定量资料采用配对t检验;而定性资料采用配对χ^2检验。

四、优缺点

(一)优点

1. 为个体患者的决策提供最有力的证据。

2. 具有强大的临床实用性,可解决临床的特殊问题,如稀有疾病或非常规治疗的疾病。

3. 针对单个病例,易被接受,采用随机双盲对照,易于重复,可靠性高。

4. 通过多循环的设计,增加研究的功效。

(二)缺点

1. 短时间内从多种治疗中选出最有效者,患者从试验中可直接获益,易被患者接受,失访率低,减少伦理学争议。

2. 由于病情的自然变化、趋中现象等,导致各阶段的基线不一致,影响可比性。

3. 对少数患者的研究,其结果在其他患者身上不一定能得到重复。

4. 试验样本及数据较少,出现Ⅱ型错误的概率增大。

五、应用范围

单病例随机对照试验要求病情较为稳定而且需要长期服药的疾病,特别是病情稳定的慢性病。此外还多见于少见病的治疗试验;门诊患者的治疗试验;药物评价特别是对新药的早期评价;在异质人群中发现对某药物治疗有效的特殊亚组人群;选择药物或调整剂量,从多种药物中选择对单个病例"最"有效的药物或选择某种药物的"最"适剂量。

六、应用实例

通过对慢性肾脏病(CKD)Ⅱ期病例的中医个体化治疗,研究单病例随机对照试验,按照CKD分期标准纳入患者,合格病例采用单病例随机对照设计,每个病例研究共分为3轮,每轮为2期,即治疗期和对照期,每期为4周。每一轮以计算机随机数字法简单随机分组,拟定随机化方案,治疗期采用中医辨证治疗和常规基础治疗;对照期采用常规基础治疗,疗效指标为主要症状积分、血肌酐(Scr)和肌酐清除率(Ccr)。每天由患者在固定时间记录症状分值,实验室指标试验前和每期试验后各记录1次。结果共纳入CKD病例3例,3例患者中医症状积分在每轮均有不同程度的改善,其中1例部分改善,2例全部改善。3例患者每轮治疗期与对照期相比,Scr有不同程度的下降,Ccr有不同程度的升高,治疗期均好于对照期。3例患者全部3轮治疗期与对照期Scr和Ccr的数据合并后,显示差异有统计学意义。

一个针刺治疗脊髓损伤后下肢痉挛的单病例随机对照试验,对9例患者采用此试验方法,每例患者分别接受重手法、轻手法针刺下肢方案、物理治疗方案及其各自对照治疗方案(针刺或治疗上肢)的3个周期,共计29周治疗。疗效结局以患者临床痉挛指数、每日痉挛频率及基于患者结局意愿的报告为主。结果显示3种不同的治疗方案均没有使9例患者的临床痉挛指数加重(均$P > 0.05$),3种治疗方案间比较差异也没有统计学意义($P > 0.05$);在每日痉挛频率的改善方面,重手法针刺方案较其他两种治疗方案有明显不足($P < 0.05$);报告提示患者不愿接受重手法的刺激。针刺痉挛肢体穴位对脊髓损伤患者痉挛症状没有加重的趋势,是一种安全的痉挛症状治疗方案,但重手法的刺激是可能影响患者寻求针灸治疗的不良

因素。显示单病例随机对照试验的研究方法能体现中医个体化的优势,该设计方案应用于中医药临床研究具有可行性。

七、注意事项

中医药的临床研究以回顾性的经验总结为主,前瞻性的研究开始逐步受到重视。将长期积累的宝贵临床经验和治疗药物,进行前瞻性的、设计严谨、方法可靠的临床研究,是中医药从经验医学向循证医学转变的重要手段。单病例随机对照试验的设计和执行简单易行,其随机化可避免选择性偏倚,双盲法可避免实施和测量偏倚,个例研究可避免因个体差异带来的影响。它所体现的科学性使其在难以进行随机对照试验的情况下成为一种有效的方法。由于它是针对单个病例的研究,使直接受益的患者更乐于接受并主动配合试验,从而提高了患者的依从性。此外,还可以通过汇总分析,将不同患者的单个病例研究结果进行综合得出具有推广意义的结论。而简单运用n-of-l方法,不能全面评价中医药的临床疗效;其次患者病情的发展变化,环境、气候、心理因素也可能有较大变化等,可使基线不一、影响可比性;再次,样本及数据较少,犯Ⅱ型错误(得出假阴性结论)的可能性增大。试验结果并不能推论到其他患者,而且一个阶段干预治疗的效果可能被带入下一个阶段,成为重要的混杂因素。

第五节 队列研究的设计

队列研究(cohort study)是探讨疾病病因的常用方法之一,其论证强度较高,能较好地揭示两个事件间客观存在着的因果关系。队列(cohort)源于古罗马军队的一队,表示同一个群体中有相同属性的人。

队列研究的概念是将一群(组)研究对象(队列)按是否暴露(exposure)于某研究因素分为暴露组与非暴露组(对照组),随访观察适当长的时间,比较两组之间所研究疾病(或事件)的发病率(或发生率)或死亡率差异,从而判断这个(些)暴露因素与疾病之间有无关联及关联大小的一种观察性研究方法。

例如研究暴露因素与疾病的关系或防治措施的效能就常用到队列研究。如吸烟者和非吸烟者,随访观察一定期间,然后比较两组人群在这段时间内某临床事件的发生概率,如肺癌发病率和病死率,并以两组临床事件发生概率的差别判断危险因素与疾病的关联以及关联的强弱。

20世纪80年代,队列研究开始用于医疗防治措施的评价,此时,暴露指具有预防保健或治疗作用的医疗措施,研究目的也从最初疾病发生、发展、死亡等转为治疗结局的评价。治疗性队列研究是指将特定患病人群根据其是否接受某种(类)治疗措施或接受不同类别的治疗措施分为不同的亚组,然后追踪观察一定时间,比较治疗组和对照组结局事件的发生率(如病死率)或治愈率的差异。

队列研究一般分为前瞻性队列研究、回顾性队列研究、双向性队列研究。

前瞻性队列研究(prospective cohort study)的研究对象的分组是根据研究开始时(现时)研究对象的暴露状况而定的。此时,研究的结局还没有出现,还需要前瞻观察一段时间才能得到,这样的设计模式称为即时性或前瞻性队列研究。

回顾性队列研究(retrospective cohort study),又称为历史性队列研究(historical prospective study)研究对象的分组是根据研究开始时研究人员已掌握的有关研究对象在过去某个时点的暴露状况的历史材料做出的;研究开始时结局已经出现,其资料可从历史资料中获得,不需要前瞻性观察,这样的设计模式称为非即时性或历史性队列研究。

双向性队列研究(ambispective cohort study)也称混合型队列研究,队列研究多是前瞻性的,即从目前追踪观察到未来某一时间,也可以是二者结合的,即从过去某个时间追踪观察到未来某个时间。双向性队列研究即在历史性队列研究之后,继续前瞻性观察一段时间,它是将前瞻性队列研究与历史性队列研究结合起来的一种设计模式,因此兼有上述二类的优点,且相对地在一定程度上弥补了相互的不足。

一、设计模式

经典的队列研究是前瞻性研究设计,它的设计模式如图2-5。符合研究的纳入对象按是否暴露于某可疑因素及其暴露程度分为不同的队列,追踪其各自的结局,当完成研究后,比较不同队列之间结局的差异。

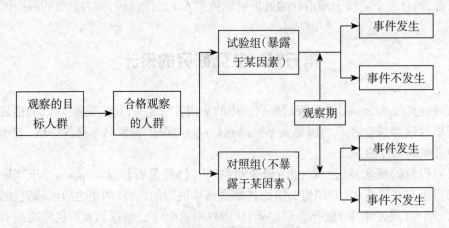

图2-5　前瞻性队列研究的设计模式

二、设计要点

1. 确定研究因素。根据研究因素选择具有某一特征的受试人群,受试者接受的暴露因素是在研究之前已客观存在的。

2. 设立对照组以资比较。对照组可与暴露组来自同一人群,也可以来自不同的人群。

3. 确定研究结局指标。按照国际或国内目前公认标准,判断结局指标。

4. 掌握研究对象的暴露状况,同时随访治疗组和对照组结局的发生,判断暴露因素与结局的因果联系。

三、结果分析模式

根据以上设计模式,可列出四格表(表2-8),将两个队列的结果分别填入相应的表格内,对暴露或接受某种因素的结局进行分析和比较。

表2-8　队列研究结果分析

暴露或接受某因素	结局		合计
	+	-	
暴露或接受	a	b	a+b
不暴露或不接受	c	d	c+d
合计	a+c	b+d	a+b+c+d

四、优缺点

(一)优点

1. 符合病因链先因后果的时间顺序,验证病因与疾病之间的因果关系论证强度高。

2. 研究病因时,可以直接获得暴露组和对照组人群的发病或死亡率,可获得RR、AR等指标,可以直接分析暴露的病因作用。

3. 研究病因时,有助于了解人群疾病的自然史,有时还可能获得多种预期以外的疾病的结局资料,可分析一种因素与多种疾病的关系。

(二)缺点

1. 不适于发病率很低的疾病的病因研究,因为在这种情况下需要的研究对象数量太大,一般难以达到。

2. 由于随访时间较长,对象不易保持依从性,容易产生失访偏倚。

3. 研究耗费的人力、物力、财力和时间较多,其组织工作相当困难。

五、应用范围

队列研究常用于:疾病预后研究;检验病因假设;评价预防效果;新药上市后检测及疗效比较研究;评估医疗卫生服务管理或组织方式改革的效果;研究疾病自然史等。队列研究的证据比病例对照研究更为可靠。如果由于医学伦理的限制,在不能使用随机对照试验时,可以用队列研究评估干预措施的疗效,通过比较不同的队列效果探讨中医治疗的优势病种、研究疾病的预后以及中医药的疗效比较效果研究(comparative effectiveness research,CER)等。

六、应用实例

2014年JAMA发表了关于美国男性西地那非的使用和黑色素瘤的发病率风险增加的一项前瞻性队列研究。研究从2000年开始,涵盖了有勃起功能障碍的、有专业卫生人员随访的、基线资料中没有癌症的25848名美国男性患者,主要结局指标有皮肤癌,包括黑色素瘤,鳞状细胞癌(SCC)和基底细胞癌(BCC)的发病率,自我评估问卷每两年一次,黑色素瘤和鳞状细胞癌的病理确定诊断。结果:在2000—2010年的随访期间确诊了142例黑色素瘤,580例鳞状细胞癌和3030例基底细胞癌。使用西地那非使黑色素瘤的风险增加(HR=1.84(95%CI为1.04~3.22),没有增加鳞状细胞癌(HR=0.84;95%CI为0.59~1.20)或基底细胞癌(HR=1.08;95%CI为0.93~1.25)的风险。结论:西地那非使用可能与黑素瘤发病的风险增加相关联。

七、注意事项

经典的队列研究是用于病因学研究的,研究的参与者是否暴露不是由研究者决定的,而是根据参与者自身长时间的习惯而形成的,这一点是队列研究与试验性研究的本质区别之一,疗效评价中队列研究在证据等级金字塔中属于二类证据,低于随机对照试验,原因主要在于队列研究的组别不是随机分配的结果,参与者与医生自身的选择性偏好左右了参与者最终的暴露归属,有较高的选择性偏倚风险;队列研究中的参与者与医生通常都非常清楚参与者的暴露状态,而且绝大多数的队列研究不会使用安慰剂,不会使用盲法评价结局,因此在主观性较强的结局信息采集过程中存在信息偏倚的可能性;队列研究的研究者不能规定参与者一定要坚持起始暴露,或坚持某一种暴露,参与者在日常生活环境中,饮食、锻炼、起居、用药等可能影响疾病预后的因素无法得到有效控制,混杂偏倚出现的风险也较高。

应用队列研究时首先是注意控制选择性偏倚。如果研究人群在一些重要因素方面与一般人群存在差异,将会引起选择性偏倚。入选受试者最重要的原则是完整性,也就是说在一个地区、一个时间段所有合格的研究对象都应该纳入研究。由于最初选定的参加研究的受试者中有人不愿意参加、另选他人代替,或者有些受试者的档案丢失或记录不全等都可能导致两组不均衡。如果采取抽样研究,任何非随机化的抽样,如只入选周末或早晨9点到下午5点的病人,都可能会引起选择偏倚,导致错误的结论。一个检查选择偏倚的方法是:分析病人没有被纳入的原因,是不是比较严重的病例都被送到其他医院了?该医院接受的病人是不是多属轻型病例?其次,是注意失访偏倚。队列研究的要点就是需要随访已经纳入观察的全部受试者,在长期随访过程中难免有些受试者由于各种原因退出研究,如果因为两组失访率不一导致研究结果产生偏倚,这就是所谓的失访偏倚。要减少选择性偏倚对结果的影响,对于已经纳入观察的受试者应努力提高受试者的应答率和依从性,减少失访。

评估队列研究质量时要考虑:该研究是否明确描述了研究对象的征募方式?是否可能有意地入选或排除了较重的病例?如果用死亡作为临床结局,是否采取了措施确保没有遗漏死亡报告?如果使用其他临床结局,收集资料方法的准确性是否预先经过考证?资料分析时是否控制了病情严重程度可能产生的混杂偏倚?

第六节　病例—对照研究的设计

病例—对照研究(case-control study)是临床上开展病因研究最具实用价值的一种设计方案,是探讨病因及危险因素的最为常用研究设计之一。

概念:是选择一组患有所研究疾病的人作为病例组,选择一组不患有所研究疾病的人作为对照组,通过调查这两组人对某个(些)因素的既往暴露情况,通过比较两组暴露率或者暴露水平的差异,用以判断该疾病与这个(些)因素的关系。因为这种研究方法是比较病例组与对照组既往的暴露史,从发病过去"追溯(retrospective)"假定的可能因素,故又称为回顾性研究(retrospective study)。

以肺癌和吸烟关系的病例对照研究为例,研究人员比较两组人群,一组为患肺癌的病人,称为病例;另一组为未患肺癌的健康人或患其他疾病的病人,称为对照。选择对照时,要求吸烟以外的肺癌危险因素,如年龄、性别和职业等,与病例组具有可比性。然后比较病例和对照组中过去吸烟与不吸烟人数的比值比(OR),两组比值比的大小反映吸烟与肺癌关系的强弱。

目前也逐步扩大到疗效评价,研究对象的临床结局(如治愈和未治愈,好转和无好转)成为分组的依据(而不是患病情况),既往的暴露因素为接受治疗措施(而不是既往暴露的危险因素),通过比较两组不同结局患者的既往治疗措施的不同,推论既往的治疗(暴露)和结局(病例)之间是否相关。

一、设计模式

病例—对照研究是一种回顾性研究设计,它的设计模式如图2-6。以现患某特定疾病的病人作为病例,以没有患该病的病人作为对照,收集既往危险因素的暴露史,测量并比较病例组与对照组之间危险因素的暴露比例,分析该因素与疾病之间是否存在着统计学上的关联。

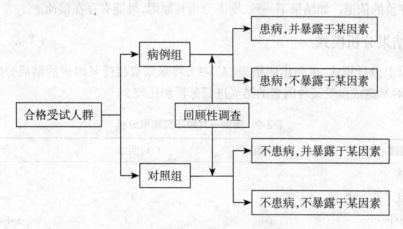

图2-6　病例—对照研究设计模式

二、设计要点

1. 研究开始时间是在疾病发生之后进行的。
2. 研究对象　根据研究目的和规定标准选择具有某一特征(患某种疾病)与否分为病例组与对照组,将另一组不具备这一特征(不患该种疾病)的人群作为对照组。
3. 被研究因素的暴露情况由研究对象通过对过去的回顾来提供。
4. 探讨疾病与暴露因素关联的顺序是由果到因,必须确定暴露是发生在疾病之前。
5. 只能判断暴露与疾病是否有关联及关联的程度,不能下因果联系的最终结论。

三、病例—对照研究中选择病例组与对照组的方法

(一)病例的选择

病例的选择主要有两种:一是医院的病例,来源于某一或若干所医院的门诊或住院部在一定时期内诊断的全部病例或随机样本。优点是较易进行,省经费;缺点是带有选择性,容

易产生选择偏倚,仅反映该机构的病人特点,而不是全人群该病的特点。另一来源是某一特定时间和地区内,通过普查、疾病统计或医院汇总得到的病例,然后选择其所有的病例或其中的一个随机样本。其优点是选择偏倚比医院的病例要小,结论推及该人群的可信程度较高。缺点是较难进行,要求有完善的疾病登记,否则,只能调查经过选择的一部分病例;不能代表全人群的情况。所选病例必须是患同一种疾病的病人,诊断标准、病例的年龄、性别、种族、职业等,选择时要有一个明确的规定。

(二)对照的选择

对照的选择更为复杂,关系到病例对照研究的成败。对照的来源有两个:一是从医院的其他病人中选对照,即在选择病例的医院内选择其他病种的病人做对照。这样比较方便,且这种对照的应答率和信息的质量均较高。另一来源是从与所选病例为一地区但未患该病的人中选取对照。其优点是研究结论推及总体的可靠性大。缺点是选择和调查时都较费事,且无应答率高。

同时选两种对照,既从一般人口中选择对照,又从住院病人中选择对照。研究结果一致,则能增强评价的依据。如结果不一致,则需分析其原因,可能有存在偏倚。

四、结果分析模式

根据以上设计模式,可列出四格表(表2-9),将暴露或接受某因素的结局分别填入相应的表格内,对暴露或接受某种因素的结局进行分析和比较。

表2-9 病例—对照研究结果分析

暴露	病例组	对照组	合计
有	a	b	a+b
无	c	d	c+d
合计	a+c	b+d	a+b+c+d

五、优缺点

(一)优点

1. 此法为回顾性研究,不影响住院病例的治疗,很少涉及伦理学问题。

2. 此法需要的样本量较小,比较适用于罕见病及潜伏期特别长的疾病的病因学研究。

3. 一般通过询问研究对象的既往暴露史,多数只进行一次性调查,所以研究时间较短,节省人力、物力、容易得出结论。

4. 在一次调查中,可同时调查多个因素的作用。

5. 可使用病历记录,很少发生病例失访情况。

(二)缺点

1. 论证强度较差,只能为病因研究提供重要线索,它所得出的结论不能作为病因学研究的最终结论,因进一步设计队列研究加以证实。

2. 由于较难选择性别相同、年龄和其他已知对发病有影响的危险因素相似的对照组,有时会影响两组的均衡性,可能遗漏与疾病有因果联系的暴露因素。

3. 由于回忆性偏倚难以避免,病例组和对照组对以往回忆的广度和深度不同,获得结果的可靠性也不一样。

4. 病例对照研究很难做到盲法,调查者偏倚有时不可避免。

5. 混杂因素不易控制,某些外来因素可能掩盖或夸大了所研究的暴露因素与疾病的关系。

六、应用范围

病例对照研究主要用于疾病危险因素的探索,但也可用于临床筛检、治疗效果评价等的研究。目前国内外医学期刊报道最多的调查疾病的致病因素或危险因素研究,例如肿瘤的病因学研究。此外,病例对照研究还可用于研究药物应用于临床后的疗效和不良反应的发生情况。不论病例对照研究用于什么内容的研究,它们都有一个共同的特点,就是在结果发生之后,以疾病的不同结局——死亡与痊愈、并发症的有无、药物不良反应的有无等来将研究对象分为病例组和对照组,进行回顾性分析,追溯产生这种结局的有关因素。

七、应用实例

(一)病因研究实例

例如一项52个国家心肌梗死(心脏病研究)相关的潜在可改变危险因素的病例对照研究。研究背景:超过80%的心血管疾病的总体负担在低收入和中等收入国家发生,而危险因素重要性的知识主要来自发达国家。因此,这些危险因素对冠状动脉心脏疾病在世界大部分地区的风险的效果是未知的。研究方法:建立了52个国家的急性心肌梗死规范化的病例对照研究。资料来源:15152个病例和14820个对照者,代表每一个有人居住的大陆。调查因素:吸烟,高血压或糖尿病史,腰/臀比,饮食模式,体力活动,酒精消费,血液载脂蛋白(APO),和心理因素的心肌梗死的关系。计算心肌梗死相关风险因素的OR和99%CI,以及人群归因风险度($PARP$)。结果:吸烟(与不吸烟相比,$OR=2.87$,$PARP$: 35.7%),载脂蛋白B/载脂蛋白A1(顶值vs最低的1/5人口,$OR=3.25$;前四的1/5人口vs最低的1/5人口,$PARP$: 49.2%),高血压病史($OR=1.91$,$PARP$: 17.9%),糖尿病($OR=2.37$,$PARP$: 9.9%),腹型肥胖(上方vs最低的前1/3,$OR=1.12$;中层vs最低的前1/3,$OR=1.62$;前两个四分位vs最低三分位,$PARP$: 20.1%),社会心理因素($OR=2.67$,$PARP$: 32.5%),每天食用水果和蔬菜(与缺乏日常消费相比,$OR=0.70$,$PARP$: 13.7%),经常饮酒($OR=0.91$,$PARP$: 6.7%)和规律的体力活动($OR=0.86$,$PARP$: 12.2%)等,这些因素均与急性心肌梗死有关(除经常饮酒的$p=0.03$之外,p值均<0.0001)。总的来说,这9种危险因素在急性心肌梗死的发生风险的PARP共占90%(男性)和94%(女性)。结论:血脂异常,吸烟,高血压,糖尿病,腹部肥胖,心理社会因素,水果,蔬菜的摄入,酒精和规律的体力活动占据了大部分心肌梗死的风险,部分地区、性别和年龄都有相关性。

(二)不良反应研究实例

一项关于降血压治疗与心肌梗死的病例对照研究,比较了623名首发心肌梗死的高血压患者和2032名没有心肌梗死的高血压患者抗高血压治疗的历史。该研究剔除了无高血压病史的患者、先前有心肌梗死的病人、外科手术引起的心肌梗死患者,以及其他心血管疾病的患者。该研究还规定,作为危险因素的抗高血压治疗必须超过30天。初步分析表明,近期使用β受体阻滞剂和钙通道阻滞剂治疗会增加心肌梗死的发病危险,急性心肌梗死的危险与钙阻滞剂的剂量以及是否与利尿剂联合使用有关,高剂量组是低剂量组危险的3倍。

八、注意事项

应用病例对照研究时要注意以下问题:

1. 要提出可疑危险因素。临床医生根据临床观察、病例总结及阅读医学文献,提出危险因素的假说。一种疾病可以有多种危险因素,但要结合资料获得的可能性及时间、经费等条件,尽可能缩小假说的范围,使研究的危险因素明确、具体。

2. 确定目标人群。病例对照研究所涉及的人群为目标人群,这个人群必须同时具有暴露于研究因素的可能和发生研究疾病的可能,病例和对照的选择都应是在目标人群中进行的。有时具有某病的病例及非病例(对照)不一定都符合研究条件,在选择病例组和对照组时都应予以排除。如,在研究近期应用口服避孕药和心肌梗死关系时,所有的绝经期妇女、做过绝育手术的妇女以及因某些慢性病而被禁用口服避孕药的妇女,都不属目标人群,因为这些个体根本就不具有使用口服避孕药的可能。所以,在进行病例对照研究时,首先要确立目标人群,确定目标人群之后,才能着手进行病例和对照的选择。

3. 要注意病例的选择。病例的选择首先要力求符合公认的诊断标准,保证病例的诊断准确无误,有时甚至要求疾病的病理分型也相同,对诊断有疑问的患者不应纳入病例组中,病例来源可以是社区居民中的某病患者,也可以是在医院就诊的患者。在选取病例时,尽可能选取病因学上同源的一组个体。还有就是注意病例与对照的配对比例。一般可为1∶1、1∶2、1∶3,最多不宜超过1∶4。

病例对照研究主要是用于探索病因和罕见的不良反应。病例对照研究不适合研究干预措施效果,所以应用病例对照研究时要考虑:病例和对照的选择是否与危险因素的暴露有关? 所收集的过去危险因素的暴露资料是否准确? 此外,如收集数据时,是否对资料收集者采用了盲法? 值得注意的是,有些研究人员把比较已经接受某种治疗(如降血压药)和没有接受该治疗的患者在临床结局上的区别当成病例对照研究,其实这是有缺陷的临床试验,并不是病例对照研究。因为除相关的治疗外,还有很多影响转归的因素在两组是不一致的。

第七节　无对照的病例观察性研究的设计

无对照的临床研究是对一个研究个体或者一组研究群体的详细临床资料或病史记录进行分析的观察性研究,其目的是探讨观察效应与特定的环境暴露因素之间的关联关系。无对照的临床研究可以包含一组病人治疗情况的报告,也可以包括单病例的报告。无对照的病例观察主要用于一些新的、有创伤的、或少见病的初步研究。在这些情况下,设置对照组往往有困难,进行无对照的病例观察是初步的研究,其价值在于为进一步的深入研究奠定基础,如介入治疗、外科手术方法的早期研究等,因为没有对照,可靠性较差,有待进一步研究。

一、设计模式

无对照的临床研究常见的有两种类型：病例系列（case series）研究和单个病例（case reports）研究。

（一）病例系列研究

1. 病例系列研究设计模式　病例系列研究设计是观察性研究，是对曾经暴露于某种相同干预（预防）措施的一批患者的临床结果进行描述和评价的报告方法。它的设计模式如图2-7。其目的是通过探讨一组研究群体的详细临床资料或病史记录，进行观察、分析干预措施与结果之间的关联关系。

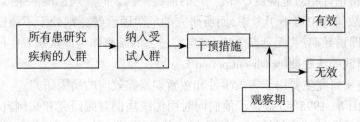

图2-7　病例系列研究模式

2. 设计要点

（1）仅对接受相同干预措施下的一组病人的临床表现、临床治疗及疗效情况等进行描述和评价。

（2）没有设立对照组。

（3）分析结局与干预措施的关系，提供的证据只能为经验性证据，不能下因果联系的最终结论。

3. 设计分类病例系列研究　具体应用包括两种类型：

（1）仅有治疗后（post-test）结果的病例系列研究：即指结局指标仅仅在干预措施之后被记录下来，并且没有一个同期平行对照组可以被比较。为了探讨影响病人结局的因素，通过对病人已经出现的结局，调查是否因接触致病因素或接受治疗措施而提出一系列叙述性资料。该设计不设对照组，有时可以采用本人或他人既往研究结果作为对照，也称为历史性对照。如果某种疾病（如癌肿）治疗过程总的非处理因素（如生活条件、心理、一般药物治疗）不易影响它的疗效，且误诊率低，疗效评价指标（如生存率、病死率）相当稳定，历史对照的结论还是可取的。因其是对现有的病例资料进行收集整理，也称为回顾性病例系列研究，这种类型在国内的中医研究中一直占重要地位，如现有的名老中医临床经验总结。

（2）无对照治疗前后（pre/post-test）比较的病例系列研究：指研究对象的结局指标在接受干预前和后各测量一次，采用自身对照，进行前后比较，总结疾病发展变化规律或观察疗效。因其有计划、前瞻性地观察，故也称为前瞻性病例系列研究。这种方法在临床干预性研究中较常应用，此外也用于某些新药的Ⅱ、Ⅲ期临床研究中评价药物的安全性和临床疗效。

设计病例系列时要充分考虑病种的选择，如符合"全"或"无"规律的疾病或者涉及伦理学的问题不能设置对照组，可以使用病例系列方法。

例如，许奕华等采用无对照病例描述性研究的方法，对高效抗逆转录病毒（HAART）

治疗181例艾滋病患者的效果进行评价,结果,对不规则发热、咳嗽、腹泻、淋巴结肿大、体重下降、皮疹、真菌感染有效率分别为81.39%、85.00%、84.62%、81.89%、82.86%、66.07%和45.45%。用药后CD4+ T淋巴细胞计数明显升高。停药者中死亡人数14例,病死率29.79%;未停药者死亡人数3例,病死率2.24%。结论: HAART治疗可明显改善艾滋病患者的临床症状,有效降低病毒载量,从而降低艾滋病患者的病死率。

在流行病学研究中,这种方法发展成病例自身交叉研究,它是Maclure(1991年)为了研究某种危险因素短暂暴露触发急性临床事件而提出的一种方法。其基本思想就是比较同一研究对象在事件(如发病、死亡)发生时或事件发作风险期(hazard period)的暴露情况和非风险期(对照时段, control period)的暴露情况,分析比较病例在风险时段和对照时段的暴露频率差异,可获得估计相对危险度OR值。它的前提是假设同一病例的混杂因子在整个观察期间相对稳定,故研究中可不予考虑,而所研究的危险因素暴露则处于不稳定状态,且暴露效应出现较快,即诱导期短,无延期效应,避免将过去的暴露作为此疾病发生的原因, 否则需考虑两次暴露间的洗脱期(wash-out period)。

病例自身交叉研究主要用于突发事件和短暂期暴露效应的病因研究。

例如,王来山等(1995年)报告了他们同时用传统病例对照研究和病例自身交叉对照研究两种方法研究消化性溃疡显性出血的诱发因素,获得了高度一致的结果(表2-10),提示如果病例选择得当,病例自身交叉对照研究有相当可靠性。

表2-10　配对及自身对照资料分析

因素	1:1配比分析		自身对照分析	
	OR(95%CI)	P	OR(95%CI)	P
剧烈运动	3.5(1.4~10.4)	<0.01	4.4(1.6~14.0)	<0.01
慢性过度疲劳	3.5(1.0~14.5)	<0.05	4.6(1.0~14.5)	<0.01
暴食	3.0(1.0~10.2)	<0.05	2.8(1.1~15.1)	<0.01
大量饮酒	3.4(1.2~11.5)	<0.025	4.0(0.9~8.5)	<0.01
未用H2-RA	4.7(1.0~11.0)	<0.005	6.5(1.6~7.9)	<0.01

(二)单个病例研究

1.单个病例研究设计模式　单个病例研究设计也属于观察性研究,它的设计模式如图2-8。其目的是通过探讨一个研究个体的详细临床资料或病史记录,进行观察、分析干预措施与结果之间的关联关系。

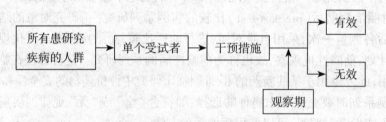

图2-8　单个病例研究设计模式

单个病例研究是对单个病人暴露于某种干预下产生的某种结果进行描述和评价。其具体内容包括对该病例的临床诊断、临床治疗、预后和随访等情况,同时也包括该病例一些的人口学特征(例如:年龄、性别和种族等)。由于每个个体间存在较大的生物学变异,单个病例研究为临床医生提供的经验证据较少。

2. 设计要点

(1)围绕研究目的,制作完善的研究方案、临床试验标准操作规程(standard operating procedure,SOP)及病例报告表(case report form,CRF)。

(2)根据具体研究内容,进行合适的样本含量估算。

(3)制定严格的诊断、纳入和排除标准,确定合适的病人。

(4)根据病例报告表(CRF)全面、完整地收集数据。

(5)研究人员独立、客观、清晰地对结局进行评估。

(6)评价研究结果的临床价值及为进一步研究提供有价值的线索。

3. 分类 大多数病病例报告可以分为以下六类:

(1)疾病或症状间可能的关联。

(2)观察或治疗患者过程中的意外事件。

(3)疾病的新病机或副反应。

(4)罕见疾病。

(5)独特的治疗方案。

(6)解剖结构部位或数量的变异。

二、结果分析模式

根据以上设计模式,可列出四格表(表2-11),将系列病例或单个病例暴露或接受某因素的结局分别填入相应的表格内,对暴露或接受某种因素的结局进行分析和比较。

表2-11 单个病例研究的结果分析

		结局		合计
		+	-	
暴露或接受某因素	是	a	b	a+b
	否	c	d	c+d

三、优缺点

(一)优点

1. 可用于因伦理等问题无法实现的对照研究设计。

2. 可用于观察临床对照试验排除的患病人群,而这些人群可以在病例系列和单个病例中被充分地记录下来,为将来进一步试验研究提供依据。

3. 观察特殊疾病(肿瘤、AIDS、非典型肺炎等)、罕见慢性病、暴露与结局时间较长的研究、并发症和不良反应。

4. 费用低廉,容易进行。

5. 提出假说,为未来指明研究方向。

(二)缺点

1. 不能证明因果关系。病例系列研究和单个病例报告由于不能提供因果关系解释,因此证据强度较低。

2. 外在真实性不确定。病例系列研究和单个病例报告结果是基于所选择的病人的,其结果能否对其他病人具有可应用性不明确。

3. 容易高估观察疗效。病例系列研究和单个病例报告通常未考虑很多潜在的混淆因素,故容易高估观察疗效。病例系列研究和单个病例报告中有不少的药物疗效都不能被合理设计的随机对照临床研究所证实。因此,在采用这些报告的结论时要非常谨慎。

四、应用范围

1. 适用于疾病预后清楚、患者有明显的选择倾向、无其他可用的或可接受的治疗方案。

2. 适用于罕见病、特殊病或者研究周期较长的疾病的危险因素、预后、疾病演变(自然史)等问题的研究。

3. 适用于被其他研究设计排除在外的特殊人群。

4. 特殊新药、新疗法疗效及药物不良反应监测等情况。

五、应用实例

仅有治疗后(post-test)结果的病例系列研究,例如既往在评价链霉素对于粟粒型肺结核的作用时,就是以历史对照为依据的。其研究方法也是在病例系列研究的基础上完成的。

无对照治疗前后(pre/post-test)比较的病例系列研究,例如,Rosenfeld等为了评价应用维替泊芬对眼组织胞浆霉菌综合征(OHS)进行光动力学治疗后2年的安全性、视觉功能的恢复以及中心凹下脉络膜新生血管(CNV)的眼底荧光血管造影像的影响,设计了三中心、无对照的开放性临床跟踪研究。纳入OHS患者26例,随访2年。结果:在完成整个历时2年随访的22例(85%)患者中,第24个月检查显示,视力平均提高6个字母,中位对比敏感度提高3.5个字母。其中10例患者(45%)的视力与各自基线水平相比,提高至少7个字母,4例患者(18%)视力下降了8个字母,其中2例(9%)视力下降至少15个字母。在20例可评价病变程度的患者中,17例(85%)眼底荧光血管造影未发现典型CNV的渗漏,而所有隐藏的CNV均未发现渗漏,且未出现严重的眼部及全身副作用。结论:在这项小样本、无对照的临床研究中,引起中心凹下CNV的OHS,经维替泊芬光动力学治疗后,中位视力有所提高,眼底荧光血管造影的渗漏减少,结果显示接受维替泊芬治疗的患者似乎具有一定的安全性。

单个病例研究(case reports)在一些专业杂志网页上可以查询(http://casereports.bmj.com/),例如,早期中医药治疗类风湿关节炎(RA)多进行临床评价,未进行体内免疫学方面的评价(如作为B细胞活化标志的血清可溶性CD23可用于评价自身免疫疾病的状态)。Kogure报道1例类风湿关节炎患者服用补中益气汤后血清中可溶性CD23浓度降低及关节症状改善的情况。该名患者32岁,女性,IgM-RF阳性,诊断为RA。治疗前患者CD23浓度为365U/ml,TNF-α浓度为108pg/ml。接受补中益气汤治疗3个月后,CD23降为137U/ml,TNF-α降至18.5pg/ml。因此研究者认为补中益气汤治疗RA,在降低RA活动性的同时,降低血清中

CD23和TNF-α的浓度,表明在RA的治疗中,补中益气汤不仅有抗炎作用,而且能具有免疫调节剂的作用,其作用机制可能与抑制RA患者B细胞活化有关。

六、注意事项

应用病例系列研究和单个病例研究时,首先要注意这一类研究很容易受到各种偏倚影响。常见的有:

1. 回忆偏倚(recall bias) 由于病例系列和单个病例报告研究通常是依靠回忆或记录来决定暴露的水平,因此,可能会由于对过去事件或经历回忆的准确性和完整性不同造成系统误差。例如,Brown等发现,因患白血病死亡的小儿母亲不但在本次怀孕时照射X线的频率高于对照组的母亲,而且在结婚前照射X线的频率也高于对照组。他们认为,两组妇女对既往照射X线的回忆可能有差别,病例组的母亲很可能由于孩子死于白血病而比一个健康孩子的妈妈更可能详细地回忆起过去暴露过X线的历史,而对照组母亲则容易遗忘。

2. 选择偏倚(selection bias) 由于病例不是通过随机抽样的,可能会造成被选定的研究对象与未被抽取的人群在某些特征上存在系统差异而出现的误差。例如,当采用志愿者作为研究对象,或者在特定时间、特定的场所选择观察对象,或者选取受到医疗照顾的住院病人,但没有选取因各种原因如病程短,病情轻,或者因经济困难,离医院太远等原因未能住院的病人等,其结果可使研究结论失真。

3. 发表偏倚(publication bias) 由于杂志编辑或作者过分重视"阳性结果",尤其是一些有"新"的发现或者有统计学显著性的文章,而造成有统计学差异结果的文章比没有统计学差异结果的文章被发表的可能性更大。结果为阴性的研究报告,被公开发表的可能性小于同等条件下结果为阳性的研究报告,由此引起了发表偏倚。病例系列研究和单个病例报告可能面临严重发表偏倚的困境。

其次,病例的有效程度还取决于报告的病例数、疾病的严重程度以及报告病例的准确性和详细程度等。Crace等(1966年)给出关于静脉吻合分流手术的51次随机对照研究、对照研究和无对照研究的结果,见表2-12。在32次无对照研究中,24次研究认为该手术显著有效;在15次非随机对照研究中,10次研究认为该手术显著有效;但是,在4次随机对照研究中,全部否定了该手术效果的显著性。

表2-12 关于静脉吻合分流手术的51次研究(摘自Freedman,1991)

设计	疗效		
	显著	中等	无
无对照	24	7	1
对照,但不随机	10	3	2
随机对照	0	1	3

一般而言,这一类研究设计不能证明因果关系,不能提供有直接应用价值的证据。因此,要认真考虑这些病例研究的结果,不要由于该研究结果而轻易地改变临床行为。

第八节 循证病例报告的方法

循证病例报告是伴随着循证医学的发展而出现的一种新的临床资料整理模式,也是随着循证临床实践开展而形成的一种新的文献类型。这类报告是循证医学或循证方法或循证思维实际应用的尝试和宣传,也是一种新的循证性文体,还可能是一种进步的临床工作模式和"带着问题学"的学习方式。

它既是一种新的思维方式,又是在这种认识方式指导下为临床研究和实践提供的方法论。其主要的实践程序包括循证问题、循证支持、循证评价及循证应用4个阶段。其核心是以总结经验或介绍特殊病例为基础的传统病例报告模式向以证据的论证强度为依据的循证病例报告模式发展。循证病例报告模式发展已经成为提高病例报告质量、为临床提供有价值的循证证据的必然趋势。

一、循证病例报告的基本内容和构架

循证病例报告一般由下面6个部分组成:

(一)病例摘要

内容与一般病例报告类似。包括病人的年龄、性别、病程、症状、体征、检查及治疗情况等,必要时还要说明籍贯、住地(例如,某些疾病的流行病学具有强烈的地域性)、种族及职业等。对有季节性的疾病尤其不要忽略发病日期及住院时间。

病情材料的介绍要有所选择,无关材料不必常规地罗列。总之,要选择与诊断和治疗有关的特征性内容。当然也要包括虽与本病无直接关系,但对排除其他相关疾病有意义的其他症状和检查结果。

(二)临床问题、困惑或争议

指从患者的情况中确定或提炼出具体的、待回答的临床问题,使临床医生有限的学习实践可以集中在与病人的临床需要直接相关的证据上。临床问题各种各样、千变万化,而且对于同样的病情,各个医生或患者的问题也不完全相同,但对于文献证据的应用和临床决策来说,临床问题一般有3种基本情况:①问题很简单,证据充分,干预效果较满意——医生积累的知识和经验已足以解决或处理的问题;②问题较复杂或生疏,证据相对不足或不为人知,干预措施多种多样且效果不定——采用循证方法可以或有助于解决问题;③问题很复杂或罕见,证据矛盾或匮乏,干预措施不明或效果不佳——专家的意见可能有助于解决的问题。循证病例报告可能主要介绍第二类临床问题。循证病例报告可以一次提出、回答和处理一个或几个临床问题,不同于系统性综述的"一篇回答一个具体问题",或循证性临床指南的"回答或处理可能的所有问题"。

针对任何疾病或健康状态、检测方法、治疗手段或干预措施或医疗实践的任何方面都可以提出问题,一般包括"背景"问题和"核心"问题。背景问题指询问某疾病或症状的常识问题,例如:心衰是如何引发腹水的? 什么原因引起了严重急性呼吸综合征(SARS)? 核心问题指关注疾病或状况的某个方面,这些问题可以直接指导医生对该病人进行一个或多个"核心"的临床决策,涉及广泛的生物、心理或社会问题。

Richardson等认为构建这样的"核心"问题通常包括4个成分：

（1）病人的情况或问题（例如，这类病人有何特点）。

（2）针对病人的对策（对策内容可以是一种暴露、一种诊断试验、一种预后因素、一种治疗措施等）。

（3）比较各种干预或暴露（例如，除了将要采用的干预措施，首选的替代措施是什么）。

（4）临床结局，包括时间范围（例如，这些暴露的结果是什么？不良反应是什么）。

例如，Hicks等在报告衣原体感染的病例时依据上述方法确定了以下疑问：

（1）生殖器衣原体感染是否是一种常见的临床致病原？发病率有多高？

（2）抗生素治疗是否能降低有性生活妇女无症状衣原体感染的发病率？

（3）如有可能，在人群中进行病例筛查对降低临床发病率是否有较好的卫生经济学（成本、效果）效益？

Sackett等在《循证医学：如何实践和教学循证医学》（Evidence-based medicine: how to practice and teach EBM, Sackett Dl, Straus SE, Richardson WS, et al. 2nd edition, London: Churchill Livingston, 2000）中对常见的核心问题进行了总结。包括以下10点：

（1）临床结果：如何适当地收集和解释病史和体格检查的结果。

（2）病因学：如何确定疾病的病因或危险因素（包括医源性损害）。

（3）疾病的临床表现：了解疾病引起临床表现的频率和时间，如何利用这类知识去分类疾病。

（4）鉴别诊断：当考虑病人遭遇的问题可能是因为某种原因时，如何选择其中可能的、严重的、敏感的进行治疗。

（5）诊断试验：为了确诊或排除某个诊断，如何根据可靠性、真实性、可接受性、安全性、成本等来选择和解释诊断试验。

（6）预后：如何估计病人可能的病程以及预期可能发生的并发症。

（7）治疗：如何选择治疗方案，使得收益大于危害，确定值得尝试和花费的成本。

（8）预防：如何通过确定和改变危险因素的水平而降低发生疾病的危险，如何通过筛查早期诊断疾病。

（9）经历和价值：如何设身处地地体会病人的遭遇，领会病人源自自身经历的价值观，理解这种价值观如何影响病人的康复。

（10）提高：如何跟上时代，不断提高自我的临床和其他技能，使医疗体系更完善、更高效。

以上方法均可以在实际进行循证实践时提供参考，循证实践中可参考上述要求构建问题。要抓住哪个问题对病人的健康最重要，生物的、心理的，还是社会的？哪个问题与你/你的学生所需要的知识最相关？在你可以支配的时间内，哪个问题最有可能得到解决？哪个问题，你或者你的病人最感兴趣？哪个问题在你的工作中最有可能再次碰到？只有这样才能将临床病例转换成明确的、可解答的实践问题，为进一步检索和实践问题提供查询策略。

（三）检索证据

要成功开展循证医学，重要的是检索证据。只有检索到对当前疾病诊断、治疗、预防等方面有参考价值的最佳证据才能成功地制定相应的诊疗措施。但是面对现有的如此丰富的信息资源，如何进行高效而准确的检索？哪些证据才是最有价值的最佳资料？

　　加拿大麦克马斯特大学（McMaster University, Canada）Brian Haynes博士提出了针对循证信息服务结构的"5S"模型（表2-13）：原始文献→系统评价→循证期刊摘要→循证教科书→计算机决策支持系统。"5S"模型要求研究者快速而自信地去查找他们所需的证据用于指导临床决策时，应首先从"5S"的最高层开始。最高层即是"计算机决策支持系统"，指的是将个体患者信息与相关研究的最佳证据相结合的决策支持系统，通常是非常详细的有关患者病情特定问题的目前最佳证据集合。目前尚无公认的"计算机决策支持系统"，尚未能实现证据的高度自动化更新，因此限制了这类系统的推广。

　　第二层是"循证教科书"。它总结整合了较低层次当前可得的最佳证据，强调尽量从综述即系统评价中筛选，针对某一具体疾病（如急性冠脉综合征，ACS）提供有关其治疗选择的全面证据。

　　第三层是"循证期刊摘要"。它总结了较低层次的证据，包括摘要、综述、原始研究，通常只评价治疗的一个方面（如治疗ACS的某一具体药物或药物种类，如血管紧张素转化酶抑制剂），让研究者自己去整合、自己去严格评价证据。如果目前有主题总结，它会总结与某种健康状况各方面相关的摘要、综述或研究。因此，现有的总结相对于单个摘要、综述或研究甚至它们的总和而言，都更具优势。

　　相关资料可通过循证教科书、循证期刊（例如BMJ系列等）以及相关网站等进行检索，常用的网站如下：

◇ Up To Date（http: //www.uptodate.com ）

◇ Clinical Evidence（http: //www.clinical evidence.com or OVID ）

◇ PIER（Physician Information and Evidence Resource ）（http: //pier.acponline.org ）

◇ Stat！Ref（http: //www.statref.com ）

◇ Evidence-Based On-Call（http: //www.eboncall.org ）

◇ CINAHL database

◇ PubMed database

　　若问题仍得不到解决，"循证期刊的摘要"或许能如您所愿，循证期刊摘要主要是简短描述原始文献和综述，这类文章经常以meta分析的形式出现。

　　常用的循证书籍、期刊例如ACP Journal Club, Evidence-Based Medicine, Evidence-Based Nursing, CAPs（Critically appraised Papers ）, CATs（Critically Appraised Topics ）, POEM（Patient-Oriented Evidence that Matters ）, PedsCCM Evidence-Based Journal Club等。

　　常用的数据库有：

◇ ACP Journal Club web site

◇ CINAHL database

◇ PubMed database

　　第四层是"系统评价"，又称为系统综述，它根据某一具体的临床问题，采用系统、明确的方法收集、选择和评估全世界已发表或未发表的相关医学原始研究，用统一的科学评价标准筛选出符合标准、质量好的文献，用统计学方法进行综合，得到定性或定量的结果，为疾病的诊治提供科学的依据。同时，随着新研究结果的出现进行及时更新，随时提供最新的知识和信息，为临床医疗实践和临床研究方向提供重要的决策依据。相关的资料可通过下面的数据库进行检索：

◇ Cochrane协作网（制作、保存、传播和更新医学各领域的系统评价），网址是http://www.cochrane.org，中国的网址是http://www.chinacochrane.org。

◇ British Medical Journal，最早介绍系统评价的著名医学杂志，网址是http://www.bmj.com。

◇ ACPJC，由美国内科医师学会出版的双月刊杂志，网址是http://www.acponline.org/index.html。

◇ Bandolier，牛津大学出版的免费月刊，网址是：http://www.jr2.ox.ac.uk。

◇ Effective Health Care Bulletins，由英国York大学出版的医学电子杂志，网址是http://www.york.ac.uk/inst/crd/ehcb.htm。

◇ PubMed Clinical Queries（http://www.ncbi.nlm.nih.gov/entrez/query/static/clini-cal.html）

当上述各层均不能解决问题时，就只有通过BMJ Updates、Clinical Queries、CINAHL database、PubMed database、Cochrane Central Register of Controlled Trials和Clinical Trials.gov等数据库和网站查找"原始研究文献"了。原始研究文献指报告一个研究的某方面全部内容的原始期刊文献，或处理一个卫生保健问题的文献。如果不熟悉针对某一具体临床问题采用哪种循证资源最好，或常用的资源无法解决手头的问题，则可借助"联合搜索引擎"，如TRIP（http://www.trip database.com）和SUM search（http://sumsearch.uthscsa.edu/），它可同时检索多种资源，并根据证据来源组织检索结果。但使用这些工具时必须严格评价证据质量，因为检索结果的质量取决于其来源，而许多资源并未对证据进行严格评价（表2-13）。

表2-13 5S模型及其相应的检索数据库系统

The 5S	Examples	Database
Systems	电脑决策支持系统	
Summaries	循证教科书	PIER
		Clinical Evidence
		UpToDate
Synopses	循证期刊摘要	ACP Journal Club
		Evidence-Based Medicine
Syntheses	系统评价	Cochrane Library
		PubMed Clinical Queries
Studies	原始期刊文献	PubMed
		Medline & Clinical Queries
		Google Scholar

在撰写循证病例报告时，一般要求清楚交代文献收集的范围和方法，以及纳入和排除标准；但目前在证据搜集的原则要求、策略、范围、途径、证据类型和具体方法等方面没有形成统一的要求，因此目前已发表各报告介绍的情况存在较大的差别。

（四）文献证据的介绍和评价

这是文章的主体内容，是论文分析的重点。可根据提出的疑问，对文题、摘要或全文进行浏览，筛选检索到的文献（内容筛选）；或预设研究类型方面的要求，对所获文献进行筛选。报告时需简介被选中文献所得出的结果或结论,建议在介绍文献证据的同时,评价其与临床问题的吻合程度和其质量。一般初步判定文献的临床价值应考虑下述几个方面。

1. 该文献所报道的研究结果是否具有效性

(1)是否随机地将病人分配入试验组和对照组。

(2)结果分析和报道是否包括了全部入选病人,是否已完成对象的随访。

(3)对医生及受试者是否实行了盲法。

(4)试验组和对照组其他干预因素和基线因素是否一致可比。

2. 研究效果的衡量

(1)治疗效果的大小。

(2)治疗效果的价值。

(3)试验结果对病人作用的大小。

(4)试验结果能否指导医疗实践。

(5)该项治疗的效益、风险和成本。

报告时可采用"边述边议"的方式,将文献证据的评价与文献证据结果或结论的简介结合起来进行。可以简要说明部分文献被剔除的方法学方面的原因。在同一研究类型中,对于被选中的文献,既介绍它们的优点或说明选用它们的方法学方面的依据,也应指出它们在方法学方面或要素设计方面的缺陷或不足。

(五)将证据应用于病例,进行循证处理或决策

针对患者的情况,结合临床的要求,根据文献提供的各种选择或可能性及其特点或优劣,分析、比较或权衡它们的利弊和可行性后,确定决策,进行处理。

在文献证据的应用过程中,涉及文献证据的主要情况可能有下面几种:①证据明确和可靠,且有较好的处理措施或方案,或证据不具体或无较好的措施,择优选用;②证据不太充分,但有一定的趋向性,只好按"常规"处理;③证据匮乏、相互矛盾或不可靠,按"常规"处理。患者的喜好或心理、治疗史、对结果的具体要求和处理措施的可行性也影响着处理措施的应用或落实。因此可能出现证据与临床问题较为吻合的情况或者两者不太一致的情况。

(六)结论、讨论或病例的结局

循证病例报告最后应说明患者接受处理措施的情况、处理后的结局或患者的去向;证据的结论及其可靠程度与医生或患者的预期或要求是否存在差距,差距表现在哪些方面,及需进一步研究的问题;对应用循证方法的体会及需要改进的方面或具备的条件。

在讨论病例循证研究的意义或作用时可能出现的情况有:得到了新的知识,但一例病例太少;所获证据未能解决全部的问题,但值得尝试;所得证据不足,但形成初步的循证基础;将获得的证据与临床经验结合起来分析后认为,某临床指南的一些建议不可行;促进了临床思维模式的转变,但搜集证据较困难,存在着证据不全和缺乏的情况;对患者进行了基于最佳信息的决策;获取了新知识,但得到的证据可信度较差等。

二、应用实例

循证病例报告: 丧失手术时机的Ⅲ期非小细胞肺癌治疗。

临床病例: 男性,75岁,因"发现肺部包块8月"入院。入院前8个月患者体检时肺部CT

发现右下肺基底段团块状影。痰细胞学示少量可疑性腺癌细胞患者无自觉症状。入院前20多天,复查CT示"右肺下叶基底段$2cm \times 2cm \times 2cm$块状影,与前次CT相比明显长大,与壁层胸膜相连,右肺门、气管前腔静脉后、隆突下淋巴结长大"。入院时查体:右锁骨上淋巴结$4.5cm \times 2cm \times 2cm$,质中,固定,无压痛。细针穿刺活检结果为腺癌。肿瘤标志物CEA:77.66ng/ml,CYFRA:21~15.87ng/ml,头部CT,腹部B超,全身骨扫描未发现远处转移灶。诊断:右下肺周围型腺癌伴纵隔、右锁骨上淋巴结转移,$T_3N_3M_0$,Ⅲ期。

问题:①对于丧失手术时机的Ⅲ期非小细胞肺癌放疗或化疗是否有益? ②单纯放疗或化疗与放疗加化疗相比较,疗效有无差别? ③以何种化疗为优? ④以何种放疗方案为优? ⑤不良反应如何? ⑥放疗或化疗的时机、先后顺序及疗程如何?

检索证据:检索Cochrane图书馆2002年第7期、Tripdatabase网站1980年1月—2002年12月、Clinical Evidence 2002年第4期等循证医学的三级文献数据库。并要求尽量采用A、B级证据(Cochrane系统评价或RCT);对于某些无法检索到高级证据的问题则采用专家意见(D级证据)。

文献证据的介绍和评价:根据提出的6个问题,分别评价检索到的相关文献。

1.对于丧失手术时机的Ⅲ期非小细胞肺癌放疗或化疗是否有益? 3篇相关系统评价及一项随机对照试验均提示支持治疗加放疗或化疗比单纯支持治疗相比,患者死亡风险下降(A级证据)。

2.单纯放疗或化疗与放疗加化疗相比较,疗效有无差别? 4篇系统评价及2项随机对照研究(A级证据)均得出相似结论:联合应用化疗和放疗对丧失手术时机的Ⅲ期非小细胞肺癌患者比单独用任何一种方法更有效,能降低死亡风险,提高生存率。

3.以何种化疗为优? 在化疗方案的选择方面,仍强调以铂类(顺铂或卡铂)为基础(D级证据)。吉西他丁、紫杉醇、长春瑞滨可作为Ⅲ期非小胞肺癌化疗的一线用药。且与铂类联用可望达到最佳疗效。二联化疗将仍是目前的标准方案(A级证据)。

4.以何种放疗方案为优? 在放疗方案的选择方面,近年来除了常规放疗方案外还提出了标准超分割方案和CHART方案(连续、多次、加速的放射治疗),但后两种方案与常规方案效果的比较尚需要更多的大型随机对照试验及Cochrane系统评价证实。

5.不良反应如何? 放疗的不良反应主要是放射性肺炎,通常发生在放疗后1~3个月。还有放射性食管炎、放射性心包炎和骨髓炎的报道。化疗的不良反应随使用化疗药物的不同而不同,但主要是骨髓抑制。不同放疗或化疗方案之间未做不良反应的比较。化疗加放疗与单纯放疗或化疗比较,其不良反应无显著差异(A级证据)。

6.放疗或化疗的时机、先后顺序及疗程如何? 对上述问题,均无可靠的大型研究结果,但专家意见是在诊断明确后尽快化疗,等到一般情况恶化后才化疗可能使治疗对生活质量的改善减少(D级证据)。建议两者同时进行,疗效似乎更好(D级证据)。对进行放化疗联合的丧失手术时机的Ⅲ期非小细胞肺癌的化疗疗程不超过8个周期(D级证据)。

循证决策及处理:根据以上证据,制订了针对该病人的治疗方案:顺铂(20mg/m,静脉滴注,d1~d5)联合紫杉醇(100mg/m,d1)化疗,每3周重复1次,疗程4~6周期,并同时行常规方案放疗(总剂量35~40Gy)。与病人家属进行交流,告知可供选择的治疗方案、现有的证据和可能发生的不良反应。家属认为病人现一般情况好,如行放疗或化疗,可能因其不良反应而降低患者生活质量,拒绝行放疗和化疗,最终给予支持治疗后出院。

结论: 证据虽未被采纳,但循证实践仍是必要的。这为治疗类似患者提供了有力证据。

评论: 本文是一个单个病例的研究,在临床中多见。很多临床医生通常有很好的办法对某种个案进行诊断治疗,但是没有一个科学的设计方法,将研究结果报告给读者,所以得不到认同。本文首先给出一份临床病例资料,然后按照循证病例报告的方法,首先提出问题,接着围绕问题查找证据、评价证据质量,在这个过程中注重证据的质量,尽量采用A级或B级证据。最后根据证据拟定患者的治疗方案,虽然未被患者接纳,但为今后采用相同方案处理类似病人提供了有力的证据。

三、循证病例报告注意事项

1. 文献证据的收集方面,循证病例报告表现得较灵活,着重于快捷使用,未提倡全面系统,故而有可能遗漏重要的有关文献证据。因而应介绍检索的结果,最好在报告的最后部分增加一些内容,介绍事后进一步搜集和评价文献证据的情况,验证、补充或修正前述的情况或不足。

2. 提倡"标准化"地评价文献证据,给出一个清晰的条目和标准,易于理解。

3. 一般不刻意进行文献证据的综合,而采用"择优选用"或"分析比较"的方法"解读",进而提取能回答或解决临床问题的证据,或可以借用的证据。

[思 考 题]

1. 随机对照试验、队列研究和病例对照研究的基本设计模式和方法学的优点和局限是什么?

2. 无对照的病例观察研究的优点和局限是什么?

3. 循证病例报告的主要方法和步骤是什么?

（李晓枫   熊光轶   胡继宏）

参 考 文 献

[1] 王家良. 临床流行病学-临床科研设计、衡量与评价. 第4版. 上海: 上海科学技术出版社, 2014.

[2] 陈坤, 陈忠. 医学科研方法. 北京: 科学出版社, 2011.

[3] 赖世隆. 中西医结合临床科研方法学. 北京: 科学出版社, 2003.

[4] 刘建平, 李昕雪. 临床科研设计的基本原则与常用方法概述(一). 内科急危重症杂志, 2012, 2: 120-123.

[5] 刘玉秀, 姚晨, 陈峰, 等. 非劣性/等效性试验的样本含量估计及统计推断. 中国新药杂志, 2003, 5: 371-376.

[6] 刘建平. 中医药与中西医结合临床研究方法指南. 中国中西医结合杂志, 2015, 35(8): 901-932.

[7] 刘建平. 单个病例随机对照试验的设计与应用. 中国中西医结合杂志, 2005, 25(3): 252-254.

[8] Porta M S, Greenland S, Hern A N M, et al. A dictionary of epidemiology. New York: Oxford University Press, 2014.

[9] Li W Q, Qureshi A A, Robinson K C, et al. Sildenafil use and increased risk of incident melanoma in US men: a prospective cohort study. JAMA Intern Med, 2014, 174(6): 964-970.

[10] 刘续宝, 王素萍. 临床流行病学与循证医学. 北京: 人民卫生出版社, 2013.

[11] 沈洪兵,齐秀英.流行病学.第8版.北京:人民卫生出版社,2013.

[12] 于大君,翁维良,陆芳,等.慢性肾脏病Ⅲ期单病例随机对照临床试验.中医杂志,2012,53(3):222-224.

[13] 费宇彤,张颖,刘建平.再论"队列研究"在中医药临床疗效评价中的应用.世界中医药,2014(10):1261-1263.

[14] 林果为.现代临床流行病学.第3版.上海:复旦大学出版社,2013.

[15] 徐德忠.循证医学入门——临床科研方法与实例评价.第2版.西安:第四军医大学出版社,2006.

[16] 刘建平.循证护理学方法与实践.北京:科学出版社.2007

[17] 于河,杨红,刘建平.专家临证验案与经验的报告方法-病例系列研究的设计和质量评价.中医杂志.2008,49(5):407-410

[18] Rosenfeld P. J. Saperstein D. A., Bressler N. M. et al. Photodynamic therapy with verteporfin in ocular histoplasmosis: Uncontrolled, open-label 2-year study. Ophthalmology. 2004,111(9):1725-1733.

[19] 傅鹰.循证病例报告简介.药物流行病学杂志,2003,12(1):37-41.

[20] 杨茗,周焱.循证病例讨论:丧失手术时机的Ⅲ期非小细胞肺癌治疗.中国循证医学杂志,2003,3(4):327-330.

第三章 临床科研中的机遇、偏倚及其控制

[提要] 要提高临床科学研究的真实性和可靠性,需要对科研环节中可能出现误差或错误之处加以识别和控制,以减少人为因素对研究结果的影响。临床科研中影响结果的主要因素有机遇的作用、偏倚、混杂、交互作用等,本章介绍了这些影响因素的定义、识别方法及控制措施。

在临床研究中,研究中的各种数据都是来自于研究群体中的每一个个体,在对每一个个体进行研究指标的测量中,会出现一些差异;另外,由于临床研究中我们研究的是抽样样本,因此样本与总体之间总会存在差异,所以,研究结果受三方面因素的影响:处理因素的作用、各种随机误差的干扰和各种偏倚的干扰。由于这些因素的影响,研究结果与真实情况往往有一定差异,有时甚至会得出错误的结论。这些差异情况就是临床研究中的误差。误差(error)是观察值与真实值之差。导致这种差异的原因有二,一为随机误差(random error),二为系统误差(systematic error)。随机误差是指随机抽样研究中由于个体间差异导致样本值与总体值间的误差,又称为机遇(chance),一般可以估计随机误差的大小。系统误差是指除随机误差外,所有可导致研究结果与真实情况的差异,又称为偏倚(bias),它可发生于研究的各个环节,包括研究设计、实施、资料分析、推论等阶段。偏倚的种类很多,一般将其分为三大类,即选择偏倚(selection bias)、信息偏倚(information bias)和混杂偏倚(confounding bias)。了解各类误差与偏倚,搞清楚其来源,以便在研究过程中采取适当的措施予以控制,这是保证研究质量的重要内容。

第一节 机遇及其控制

一、机遇的概念

临床医学研究是对样本中的个体进行试验、观察,并根据对样本研究的结果推论总体的情况。由于生物个体间存在差异,即使研究者从总体中随机无偏抽样,并排除了各种偏倚,所得样本与总体的情况也不会完全一致,这种由于抽样的随机性引起的偶然的代表性误差,称为随机误差(random error),又称为抽样误差(sampling error)或机遇(chance)。即由于非

研究因素影响造成的一类不恒定的、随机变化的误差,是不能完全避免而应该尽量减少的误差。

如观察某种中药治疗原发性高血压的效果,研究者从高血压患者中随机抽取一部分病人治疗、观察,样本的舒张压降低值平均为25mmHg,这是通过样本观察到的治疗效果。实际上,如果所有病人都用该中药治疗,舒张压平均降低值并不恰好为25mmHg,这种误差就是随机误差。随机误差除由于抽样所致之外,还可能包括随机测量误差,如同一人在同一时刻由同一医师反复测量血压数次,每次结果也不相同。如果研究者反复从同一总体中抽取若干个样本,会发现这些样本值总是围绕着总体值上下波动,样本值的平均值趋向总体值。由于样本值围绕总体值上下波动,因此得到样本值后,可认为总体值在样本值的周围,可根据样本值与随机误差估计总体值的置信区间,随机误差越小,估计总体值置信区间的精度就越高。

二、影响机遇的因素

影响抽样误差大小的因素主要有:

1. 总体单位的标志值的差异程度　差异程度愈大则抽样误差愈大,反之则愈小。

2. 样本单位数的多少　在其他条件相同的情况下,样本单位数愈多,则抽样误差愈小。

3. 抽样方法　抽样方法不同,抽样误差也不相同。选择适宜的抽样方法,可减小随机误差,四种基本抽样方法中,整群抽样的随机误差最大,而分层抽样的随机误差最小,四种抽样方法按随机误差大小排列依次为: 整群抽样＞单纯随机抽样＞系统抽样＞分层抽样。

三、机遇的控制

临床研究是通过随机抽样获得研究样本不是总体,所以,即使严格遵守随机原则,抽样误差也是不可避免的。临床研究中的随机误差无方向性,是不可避免的,但可以减少,却不能消除,并可通过抽样设计加以控制。在抽样研究中可以采取适当的措施减少随机误差,其措施有:

1. 增加样本例数。

2. 选择适当的抽样方式。例如,在同样条件下,重复抽样比不重复抽样的抽样误差小,又如在总体现象分类比较明显时,采用分层随机抽样比其他方法的抽样误差小。由于总体真正的参数值未知,真正的抽样误差也未知,所以抽样误差的计算一般都以抽样平均误差来代表真正的抽样误差。

第二节　偏倚及其控制

一、概念

偏倚(bias),又称系统误差,是由于非研究因素影响而造成的恒定不变的,或是遵循着一定规律变化的误差。应尽可能设法预见到各种系统误差的具体来源,并极力消除其影响,对不能消除的系统误差则应设法估计其误差的影响程度,以供分析资料时参考。

偏倚的存在总是造成研究结果或高于真值或低于真值,因而具有方向性。由于在研究工作中定量地估计偏倚的大小很困难,而确定偏倚的方向却相对较容易。当偏倚使研究结果高于真值时,称之为正偏倚,反之,偏倚使研究结果低于真值时,称之为负偏倚。

二、偏倚的分类

临床研究中的偏倚可以由许多原因引起,可以出现在临床研究中的各个阶段。主要包括两类,选择偏倚和信息偏倚。

(一)选择偏倚

选择偏倚(selection bias),指由于选择研究对象的方法存在问题而使研究结果偏离真实情况而产生偏倚。选择偏倚主要发生在研究设计阶段。研究设计上的缺陷是选择偏倚的主要来源,在确定研究对象时表现得最为突出。常见的情况是在研究开始时试验组和对照组就存在着除诊疗措施以外的差异,而缺乏可比性。根据选择偏倚产生的原因,归纳起来有下面常见的几种。

1. 入院率偏倚　入院率偏倚(admission rate bias),又称伯克森偏倚(Berkson bias),指由于各种疾病的病人因疾病的严重程度、就医条件、对疾病的认识水平等因素而出现的不同的就医水平的现象,使得以医院对象进行研究时产生的偏倚。如:当研究某病A与因素X的关系时,以B病病人为对照。由于A病B病和暴露于因素X者的入院率的不同,导致医院所得的样本不能反映人群中病例和对照人群的实际暴露情况,而错误地估计暴露与疾病间的联系。

2. 检出征候偏倚　检出征候偏倚(detection signal bias),又称揭露伪装偏倚(unmasking bias),或暴露偏倚(exposure bias),指选择病例时,部分病例因为某种与所研究疾病无关的症状或体征而就医,从而提高了所研究疾病的发现机会,而产生的偏倚。著名的例子是在研究雌激素与子宫内膜癌的关系中,因为服用雌激素会致绝经期妇女子宫出血而增加子宫内膜癌的发现机会,而错误地推断服用雌激素与子宫内膜癌发生有关。

3. 现患—新发病例偏倚　现患—新发病例偏倚(prevalence-incidence bias),又称奈曼偏倚(Neyman's bias)或患病率及发病率偏倚,指因现患病例与新病例的构成不同、只研究典型病例而排除轻症或非典型病例以及现患病例暴露状态发生改变而导致的偏倚。如以医院为基础研究药物治疗对冠心病心肌梗死预后情况的影响时,由于急性心肌梗死发作后,部分病例在送医院前死亡,而常未被计算在该病的总发病人数内。而部分轻症病例,发作后经一般医疗机构治疗得救,或有些病例是无痛发作,经检查才发现。这类病例都可能会被排除在研究之外。从而影响对心肌梗死药物治疗预后研究的判定,产生偏倚。这种偏倚在临床研究中最为常见。

4. 无应答偏倚　无应答偏倚(non-respondent bias)指研究对象因各种原因对研究的内容产生不同的反应,不予回答而产生的偏倚。如临床随访研究中,用通信方式随访患者出院后病情变化情况,病情仍然存在患者与病情好转甚至基本治愈患者的应答率可以相差悬殊。无应答的原因是多种多样的,如:研究对象不了解研究目的;调查内容过于繁琐或涉及隐私;对象的文化程度低不能正确了解研究内容;对象病重或外出等。由于无应答对象的存在,无应答者的暴露或患病状况与应答者可能不同。如果无应答者比例较高,则使以有应答者为对象的研究结果可能存在严重偏倚,使得从应答者中研究出的结论并不能反映研究因素与疾病的真实联系,所以在研究报告中必须如实说明应答率,并评价其对结果可能造成的影响。除非我们可以了解到无应答者在某些重要的特征或暴露上与应答者没有差异。此外,失访也可以认为是一种特殊的无应答,因研究对象未能按计划被随访,造成研究样本的选择偏倚。一般而言,在一项研究中应答率最低要在80%以上,否则会产生严重的偏性。

5. 志愿者偏倚 与一部分人无应答相反的情况是有一部分人特别乐意或自愿接受调查或测试。这些人往往是比较关心自身健康或自觉有某种疾病,而想得到检查机会的人。他们的特征或经历不能代表目标人群。由此造成的偏倚称为志愿者偏倚(volunteer bias)。

6. 易感性偏倚 研究对象是否发生疾病不仅与暴露有关,还与其自身对暴露的易感性有关。由于各比较组研究对象的易感性不同而产生的偏倚称之为易感性偏倚(susceptibility bias)。这类偏倚在传染性疾病临床研究或职业病临床研究中最为常见。近年来的分子生物学研究也表明个体之间对疾病的易感性存在着较大差异,因此在研究中应当注意这种差异的影响,在确定研究对象时避免这种偏倚。

7. 时间效应偏倚(time effect bias) 对于肿瘤、冠心病等慢性病,从开始暴露于内外危险因素到发病有一个漫长的发病过程。因此,在研究中如果把暴露后即将发病的人、已发生早期病变而未能检出的人作为非病例,就会产生这种偏倚。

(二)信息偏倚

信息偏倚(information bias),又称为观察偏倚(observation bias)或测量偏倚(measurement bias),是指研究过程中进行信息收集时产生的系统误差。测量方法的缺陷,诊断标准不明确或资料的缺失遗漏等都是信息偏倚的来源。信息偏倚主要发生在收集资料阶段。常见的信息偏倚有以下几种。

1. 诊断怀疑偏倚(diagnostic suspicion bias) 研究者事先已经知道了研究对象的某些情况,如服用某种药物或具有某种已知的暴露因素,因而会在研究过程中更加仔细地寻找某种结果,但对于不具有这些情况的研究对象则不会这样,从而产生偏倚。诊断亚临床病例或鉴别是否为药物副作用时常发生诊断怀疑偏倚。临床上有关特殊检查的检查者如放射科医生、病理科医生对结果的解释会很大程度上受他们已知的临床情况的影响,对某种不太肯定的现象,做出符合临床诊断的解释,称为期望偏倚。

2. 暴露怀疑偏倚(exposure suspicion bias) 暴露怀疑偏倚发生于研究者事先知道研究对象患有某种疾病,而在资料收集过程中对患病者会比对未患病者更仔细收集暴露因素,而产生偏倚。当研究者对可疑的致病因素与某病的关联有主观的见解时,最容易产生这类偏倚。例如对试验组患者病情详细询问,而对对照组患者病情漫不经心、不细致地询问。

3. 回忆偏倚(recall bias) 指各比较组回忆以前发生的事或经历时,在准确性和完整性上存在着系统差异而导致的偏倚。如在病例对照研究中,若选用的对照来自于社区的一般人群,由于与来自医院的病例组相比,该人群对于过去暴露的经历更易遗忘或不予重视,而发生回忆偏倚。在对有无类风湿关节炎的患者进行询问其疾病家族史时,患者会有较高的阳性家族史,但用患者亲属中无类风湿关节炎者与对照组进行比较时,这种差异就不存在。

4. 报告偏倚(reporting bias) 当研究因素涉及生活方式或隐私如收入、婚育史、婚外性行为时,研究对象会因种种原因隐瞒或编造虚假信息,从而产生偏倚。

5. 诱导偏倚（inducement bias） 研究者的询问技术不当，或为了取得阳性结果，诱使研究对象做出某一倾向性的回答。这种诱导偏倚往往表现为对试验组做诱导而对对照组不做诱导。比如临床研究者为了证明某治疗措施的疗效而对试验组患者进行诱导性提问或采集信息，使其更加倾向于获得阳性结果；同时对对照组患者不做诱导或负诱导。

6. 错分偏倚（misclassification bias） 或称归类错误偏倚，错误分类偏倚，是指由于检测的方法偏离金标准，产生了一定的假阳性和假阴性错误，即误诊和漏诊，产生了错分而导致的偏倚。如将试验组的患者分入对照组，或将对照组的患者分入试验组。

7. 沾染偏倚（contamination bias） 此种偏倚发生于对照组成员意外地接受了试验组的试验措施，而使得两组的最终结果差异缩小的情况。如观察阿司匹林预防血栓性疾病的队列研究中，曾因对照组患者因感冒多次服用阿司匹林，从而对最终结果产生影响。试验组成员有意或无意接受了研究因素以外的措施，而使结果有利于试验组，称为干扰（co-intervention bias）。干扰与沾染最容易在非盲法观察的条件下发生。

8. 文献偏倚（literature bias） 是指由于无法全面地获得相关的临床研究资料，从而影响循证医学系统综述结果的真实性。常见的文献偏倚主要包括：文献发表偏倚、文献定位偏倚和文献引用偏倚。

（1）文献发表偏倚：文献发表偏倚（publication bias）是最常见的文献偏倚，主要指阳性结果的研究更容易获得发表，而阴性的研究结果不能够被充分发表，某些研究的结果始终不能被发表，上述这三种现象造成评价干预措施时对效果的夸大。发表偏倚常与以下因素有关：

1）研究结果：如果临床研究得出有效结论的研究报告往往被发表，而同等研究质量的阴性结论报告常常由于研究者对阴性结果的研究缺乏写作的兴趣而根本没有投稿，或投稿后不易得到发表，或被拒绝发表。此时，如果对已发表的文献进行系统综述，其结果往往错误地证明该疗法有效。

2）经费来源：临床研究报告能否发表与其项目经费来源有直接关系。医药公司资助的研究项目比政府或其他学术团体资助的项目，更容易发表阳性结果的研究。其原因很明显，如果某医药公司资助的研究项目得出了阴性结论，而该结论与该医药公司的利益有冲突，资助者就不会鼓励公开发表这一研究结果。

3）课题组成员构成：多中心研究得以发表的可能性要大于单中心研究，但是多中心研究的研究质量不一定就高于单中心研究。另外，在研究质量相同的条件下，有著名专家或权威学者参与、来自发达国家或地区的研究得以发表的可能性大。

（2）定位偏倚：定位偏倚（location bias）是指系统综述过程中，由于阳性结果的文章更容易以英文发表在国际性杂志，被引用的次数可能更多，重复发表的可能性更大，从而带来的文献定位中的偏倚。又分为以下几个类型：

1）语言偏倚（language bias）：因为语言障碍和信息资源所限造成的系统综述结果偏倚问题非常普遍。由于英文日趋国际化，正在成为学术交流的主要语言，非英语国家的许多学者也愿意将其研究中的阳性发现发表在国际性的英文期刊上，而将阴性结论的文章发表在本国期刊上。如果进行系统综述只是基于英文报告，其结果有可能发生语言偏倚。

2）文献数据库偏倚（database bias）：当前没有一种文献数据库能够全面地收录所有已发表的医学文献。进行系统综述时最常应用的文献检索工具是美国生物医学文献数据库

MEDLINE和荷兰医学文摘电子版EMBase。但是,在所有被上述两个数据库索引的期刊中仅有2%来自欠发达国家和地区,这些文献被索引的速度也较慢,这就意味着许多欠发达国家和地区的文献不能被系统综述所利用。

3)重复发表偏倚(multiple publication bias):单个研究的重复发表可从两个途径造成偏倚。得出重要发现的研究往往会以多篇论文形式发表,该研究更容易经文献检索被发现,因此被纳入系统综述的可能性增加。另外,单个研究的重复发表有时会被认为是不同的研究而纳入系统综述,从而导致过度估计其作用大小。

4)数据提供偏倚:在系统综述中,常遇到研究数据描述不清的文献。多种原因可造成作者在文章中对数据描述不清。有些作者是出于重复发表或其他目的而隐去了部分数据,只在文章中提供与结论直接相关的数据。另一些作者则只选择那些阳性结果的数据加以报告(结局报告偏倚)。有的文献研究数据甚至明显有误,系统综述时有人将这些文献予以剔除。

(3)文献引用偏倚(citation bias):文献引用偏倚是由于文献筛选不当,错误地剔除了某些有用的文献。系统综述的检索结果中存在一些与系统综述的临床问题无关的文献,需要予以人工识别和剔除。此时,有可能错误地剔除某些阴性结论文献。另外,系统综述者由于还需要对入选的研究进行质量评价,试验设计不合理、研究质量低下的文献不能作为系统综述的对象,也应被剔除。如果质量评估不当,某些文献也会被误删除。

三、偏倚的控制

严格的临床随机对照试验加上双盲的观察方法,可以有效地控制各种已知和未知的偏倚对研究结果的影响。而其他研究设计方法,诸如队列研究、病例—对照研究等,均不可避免地存在这样或那样的偏倚对研究结果造成影响。

(一)选择偏倚的控制

由于选择偏倚发生在研究设计阶段,而且选择偏倚一旦发生就无法消除,因此,开展研究设计时应当十分慎重,尽量避免和减少产生选择偏倚的可能。可采用以下几种方法控制选择性偏倚。

1. 随机分配　尽量使比较组之间除研究因素以外其他各种条件保持均衡,对研究对象采取随机分配的方法分组。如可用单纯随机化(simple randomization)、区组随机化(block randomization)和分层随机化(stratified randomization)的方法,使每个研究对象有同等机会进入各比较组。将不同病情、不同特征的研究对象均衡地分配在各比较组中,可防止选择性偏倚的发生。

2. 设立对照　在临床试验中,可设立2个或多个对照组,其中之一应来自一般人群,其他对照组可以来自医院,这样既可以代表社区一般人群,又可以代表医院内不同类型的病人。或者选择多个医院的病例,或位于不同研究地区、不同方位,能代表不同水平的若干个医院的病例作为病例组,不同科室的非研究疾病的病人作为对照组,然后对试验组和不同对照组的主要基线状况进行比较, 以判断是否有选择性偏倚存在。若研究起点各对照组之间除了研究因素外的其他因素无明显差异,即可表明选择性偏倚存在的可能性比较小。同时还要注意考察不同对照组获得相似的结果是否会由于各对照组的选择性偏倚程度相同所致,以免影响结果的真实性。

3. 严格诊断标准　在设计阶段应明确研究对象的纳入标准和排除标准,尽可能选用国内外公认的诊断标准,并根据纳入(排除)标准选择研究对象。在研究实施阶段,要严格遵守,不能轻易改动。否则,影响入选对象导致对研究真实性的影响。

4. 提高应答率　在临床研究中应采取各种措施提高应答率,防止或减少失访。若出现了无应答或失访,要针对产生的原因采取补救措施。无应答率或失访率超过10%,研究结果的推论就应慎重。应争取在无应答者或失访者中进行随机抽样调查以获得应答,并将抽样结果与应答者的结果相比较,若结论一致,则表明无应答或失访对结果影响不大;若差异明显,则出现选择性偏倚的可能性很大。

此外,也可在资料分析时加以处理,即对试验组无应答或失访对象作为无效或阳性事件发生者,对照组中无应答或失访对象作为有效或阴性事件发生者,再进行统计学分析,假设两者的结果相近而无显著差异,则无应答或失访对研究无明显影响。否则,要慎重地做出结论。

(二)信息偏倚的控制

信息偏倚主要来自资料收集过程中的不正确信息,控制信息偏倚就是要在研究实施的不同阶段控制和消除影响信息准确性的各种因素。

1. 在研究设计阶段应对各种指标做出严格、客观、可操作的定义,并力求指标的定量化。对于疾病要有统一明确的诊断标准,各类指标要有明确的公认的标准,研究中使用的各种仪器、试剂、方法应当标准化,尽量采用金标准进行分类判断。研究者要向研究对象清楚地解释研究的目的、意义和要求,以获取其支持和配合。收集资料的人员要统一培训和考核,同时研究者还要定期检查资料的质量,并设立资料质量控制程序。

2. 在资料收集阶段,在研究进行中,不要随意更改标准,记录要准确。对试验组和对照组患者用同一临床研究者、采用相同询问方式和询问时间,最好采用盲法收集临床资料,以消除研究者和研究对象主观因素的影响。尽可能地选择起病不久的新发病例作为临床研究对象,以减少回忆偏倚。若可能存在回忆偏倚,可考虑对同一内容以不同的方式重复询问,以帮助其回忆并检验其应答的可靠性。向研究对象提供有关因素的形象照片帮其回忆也是一种可取的方法。

临床研究中应尽可能使用"盲法"来消除主观因素对研究结果的影响,根据条件许可,可分别采用"单盲""双盲""三盲"的试验方法,但要注意其伦理学可行性。在盲法收集资料不可行时,尽可能收集客观的定量指标(利用实验室方法、病历记录等)。

此外,对临床资料收集者,进行统一培训,保证资料收集者之间的一致性,以求达到高的卡帕值。

3. 循证医学系统综述时,文献偏倚中的发表性偏倚的控制:要努力收集未发表的研究或有阴性结果的研究;对所有准备进行的临床试验研究进行登记、注册,并建立相应的数据库。文献查询偏倚的控制:对多种语言文献进行检索,而不是只仅仅利用英文文献;尽可能地联合检索多种医学文献数据库;从文章作者、研究单位和试验设计中研究对象的描述等几个方面进行综合分析;在遇到常规无法解决的数据提供问题时,系统综述者应与作者直接取得联系、获得完整数据。文献筛选偏倚的控制:系统综述者具备相应的临床知识,制定合理的文献筛选标准和质量评估标准;这两个标准应具有良好的可重复性,不同研究者依照该标准应能够做出相似的判断。

第三节　混杂因素及其控制

一、概念

(一)混杂因子和混杂偏倚

临床研究中,由于一个或多个外来因素的存在,掩盖或夸大了研究因素与疾病或事件之间的联系,从而部分或全部地歪曲了两者间的真实联系,造成测量结果与真实结果的误差,称为混杂偏倚(confounding bias)或混杂(confounding)。这些引起混杂的因素称为混杂因素(confounding factor)或混杂因子(confounder)。

(二)混杂因子的特点

1. 混杂因素必须是所研究疾病的危险因素或保护因素,即与所研究疾病有联系。

2. 混杂因素必须与所研究的暴露有联系。

3. 混杂因素不应该是暴露与疾病之间因果链中的一个中间环节。

在以上条件成立的情况下,混杂因素在研究因素各分层间分布不均,即可产生混杂偏倚。

二、混杂偏倚的测量

测量某一可疑混杂因素的混杂作用,可以通过比较含有该因素时研究因素与疾病的效应的估计值(如 RR、OR),与排除该因素后的效应估计值来实现。

假设含有某可疑混杂因素(f)时,研究因素与研究疾病的效应估计值为 cRR 或 cOR,称为粗 RR 或粗 OR; 按该可疑混杂因素调整后的效应估计值,即排除掉该因素的可能混杂作用后的效应估计值为 $aRR(f)$ 或 $aOR(f)$,称为调整RR或调整 OR, $aRR(f)$ 可用 $Mantel\text{-}Haenszel$ 分层分析方法计算。

以效应估计值 RR 为例(OR 同),测量方法:

1. 若 $cRR=aRR(f)$,则无混杂作用,cRR 不存在混杂 f 的偏倚。

2. 若 $cRR \neq aRR(f)$,则 f 有混杂作用,cRR 存在 f 的混杂偏倚。

3. $cRR>aRR(f)$ 为正混杂,亦称阳性混杂,即由于 f 的混杂作用,使 cRR 高估了研究因素与研究疾病之间的联系。

4. 若 $cRR<aRR(f)$ 为负混杂,亦称阴性混杂,即由于 f 的混杂作用,使 cRR 低估了因素与研究疾病之间的联系。

混杂偏倚及其方向与程度用下式测量: 混杂偏倚=$(cRR-aRR)/aRR$。

若值=0,为无混杂。当值 $\neq$ 0时,若为正值,为正混杂; 若为负值,为负混杂。值的大小为混杂的程度。

三、混杂偏倚的识别

对混杂偏倚的识别可以根据混杂偏倚产生的机制,结合专业知识,并运用定量分析的方法进行判断。一般来说识别混杂偏倚的方法有下面几种:

（一）根据专业知识识别

根据专业知识提出研究中可能存在的混杂因子,常见的混杂因子分为两类,一类是人口统计学指标如年龄、性别、种族、职业、经济收入、文化程度等;另一类是除研究因素以外的危险因素,如研究氡气与肺癌关系时,吸烟就是一个可能的混杂因素。

（二）利用分层分析进行判断

表3-1　分层分析示意

分层前				分层1				分层2		
	D	$\overline{D}$			D	$\overline{D}$			D	$\overline{D}$
E	a	b	有F	E	a_1	b_1	无F	E	a_2	b_2
$\overline{E}$	c	d		$\overline{E}$	c_1	d_1		$\overline{E}$	c_2	d_2
	cRR				aRR_1				aRR_2	

对整理如上表(表3-1)的资料,在未分层的资料中用cRR来描述E与D的联系强度,此时的cRR未考虑混杂因子的作用。假定在此研究中,存在一个可疑混杂因子F,则cRR含有被混杂因子F的效应在内。为了去除因子F的作用,对是否有F因子进行分层,然后对各层的E与D的联系进行考察,按一般的逻辑,如果可疑混杂因素F不起作用,那么分层前后的效应值应是一致的。因此,我们可以通过对分层前后的RR值的比较来判断是否存在混杂。

总的来说,当外来因素符合混杂因素的三个基本条件,且在各比较组中分布不均衡时,高度怀疑其为混杂因子,当$cRR(cOR)\neq$分层后的$aRR_i(aOR_i)$,各分层$RR_i(OR_i)$相等或相近,则混杂偏倚存在。

但外来因素的作用并非仅为混杂,$cRR(cOR)\neq$分层后的$aRR_i(aOR_i)$也可以是由于因素间的交互作用所致。在$cRR(cOR)\neq$分层后的$aRR_i(aOR_i)$的情况下,理论上,当样本足够大时,如各分层的$RR_i(OR_i)$相等,则主要是混杂所致;如果分层的$RR_i(OR_i)$不等,则以因素间的交互作用为主。

（三）多元分析模型分析

当分层分析由于分层较细,或样本量较小无法进行分层分析时,可以考虑采用多元分析模型进行分析。

四、混杂偏倚的控制

（一）在研究设计阶段可以采用下列方法控制混杂

1. 对研究对象进行限制　指对研究对象的选择条件加以限制。如已知吸烟是冠心病的危险因素,在研究饮酒与冠心病关系时,排除吸烟者。研究服用避孕药与心肌梗死关系时,考虑到年龄是混杂因素,而只选取35~44岁年龄段的妇女进入研究。采用限制的方法在病例来源广泛时,最为方便,但这种方法只能针对最重要的混杂因子,并且不能研究混杂因素与暴露因素间的交互作用。

2. 配比　配比是较常用的控制混杂因素的方法。就是采用个体配比或频数配比的方法使可能的混杂因素在各比较组中分布均衡,从而达到控制混杂的目的。配比的因素过多可能会导致配比过头的情况,并且会增加工作的难度。近年来有学者认为配比会造成无法分析混杂因素与暴露因素的交互作用,而不主张在研究中使用配比。

3.分层抽样 在进行人群调查时,先按可能的混杂因素进行分层,然后在各层内进行随机抽样,这样可以较好地控制混杂。

4.随机分配或抽样 在试验性研究中,将研究对象随机分配到各组中去,可以提高各组的均衡性,使混杂因素在各组间分布均匀。而在大样本的研究中,采用随机抽样可以增加各组间的均衡性。

(二)在分析阶段可以采用下列方法控制混杂

1.分层分析 分层分析是按混杂因素分层后,分别就暴露与疾病的联系做分析,经常采用的方法是采用*Mantel-Haenszel*分层分析方法。分层分析的缺点就在于当因素分得较细或样本量较小时,分层分析就会十分困难,这时人们不得不进行层合并,或者直接采用多因素分析方法。

2.标化的方法 当不同暴露强度组间混杂因素分布不均匀时,可以采用标化的方法来调整原来分布的不均衡性。再计算相应的效应值*RR*或*OR*。

3.多因素分析方法 可以采用*logistic*回归,*Cox*模型、对数线性模型等方法进行分析。

第四节 交互作用及其控制

临床科研中很少仅对单因素进行分析,事实上临床研究中总是涉及多个因素。由于因素与因素间存在相互影响而表现出彼此间的交互作用,因此对于因素间交互作用的研究也是科研工作中的一项重要工作。

一、概念

一般认为,当两个或以上的因子共同作用于某一事件时,其效应明显不同于该两个或两个以上因子单独作用时的积或和时,称这些因子间存在交互作用(interaction)。

二、交互作用与混杂现象的区别

交互作用不同于混杂,这是因为交互作用是因子间的一种客观联系,是研究中需要寻找和进行描述的客观现象,它的存在与否与研究设计无关。而混杂,是对研究真实性的歪曲,是在研究中必须尽量避免和防止的,它存在与否取决于研究设计,可以通过设计的更改进行防止。对交互作用来说,暴露于两个或以上因素所产生的效应是恒定的,从数学上来说是常数。这样,研究交互作用可帮助人们了解这些因素的生物学特性。但是混杂并不是一个因素的固定不变的特性,即在一项研究中它起混杂作用,在另一项研究中却不是混杂因子。

三、交互作用的类型

当两个或两个以上的因子共同作用于某一事件时,其效应明显大于这些因子单独作用的和或积时,称这些因子间存在"协同作用"(synergism)或正交互。假定X与Z两个因子间存在交互作用, X与Z的联合作用大于X和Z的单独作用之和或积,或者X存在时, Z的作用增强了,或Z存在时X的作用增强了,则称X与Z之间存在协同作用。在有些地方也称之为超可加性。

而当两个或两个以上的因子共同作用于某一事件时,其效应明显小于这些因子单独作用的和或积时,称这些因子间存在"拮抗作用"(antagonism)或负交互。假定X与Z两个因子间存在交互作用,X与Z的联合作用小于X和Z的单独作用之和或积,或者X存在时,Z的作用减弱了,或Z存在时X的作用减弱了,则称X与Z之间存在拮抗作用。在有些地方也称之为亚可加性。

四、交互作用的模型

交互作用的判定与其选用的模型有关,交互作用的模型有两类,加法模型和乘法模型,分述如下:

(一)相加模型

相加模型(additive model)假定若交互作用不存在时,两个或两个以上的因子共同作用于某一事件时,其效应等于这些因子单独作用时的和,即具有可加性。

以两因素为例,假设两个因素X与Z为二分变量,X_0Z_0表示两因素均不存在;X_1Z_0表示X因素存在Z因素不存在;X_0Z_1表示X因素不存在Z因素存在;X_1Z_1表示X因素存在Z因素也存在。用R_{00}表示X和Z两因素均不存在时的危险,R_{11}表示X和Z两因素均存在时的危险;R_{01}表示X因素不存在而Z因素存在时的危险,R_{10}表示X因素存在而Z因素不存在时的危险。

相加模型可以表述为:$R_{11}=R_{10}+R_{01}-R_{00}$。

当采用不同的指标来描述因素对事件的效应时相加模型也有不同的表述形式(下列各式中脚标含义相同):

采用危险比为指标时,相加模型为:$(RR_{11}-1)=(RR_{10}-1)+(RR_{01}-1)$;

采用危险差为指标时,相加模型为:$(R_{11}-R_{00})=(RR_{10}-R_{00})+(RR_{01}-R_{00})$。

(二)相乘模型

相乘模型(multiplicative model)假定若交互作用不存在时,两个或两个以上因子共同作用于某一事件时,其效应等于这些因子单独作用时的积。

仍以两因素为例,假设同前。相乘模型可以表述为:

以危险比为指标,$RR_{11}/RR_{00}=(RR_{10}/RR_{00})(RR_{01}/RR_{00})$。

五、交互作用的识别与控制

(一)分层分析

分层分析法(stratified analysis)是识别交互作用比较经典的方法,可以通过比较按照可疑的交互因素分层后层间的效应测量值—相对危险度或率差来判断是否产生交互作用。如果各层之间的效应测量值不同,则可能存在交互作用。但是鉴于各层的效应测量值的差异可能是随机误差所致,因此必须进行统计学检验才能做出判断,常用的方法有*Mantel-Haenszel法*、*Woolf法*、直接分层分析、最大似然比检验等。

(二)多因素分析模型

在多因素分析模型中,我们可以识别因素间的交互作用是否存在。但需要说明的是,在这些模型中,交互作用一般是以相乘模型为基础估计因素间的交互作用,如我们常用的

*logistic*回归模型中就是如此。具体做法可以参见有关统计学书籍。

（三）采用交互作用指标进行估计

由于多因素分析模型中采用因子乘积项分析交互作用存在许多不足,有学者提出构造交互作用指标进行估计的方法。具体做法可以参见有关书籍。

（四）广义相对危险度模型

在了解所研究资料的联合作用时,通常可以通过广义相对危险度模型加以拟合,然后采用与研究资料最接近的模型来确定交互作用。由于这种模型分析方法无需像目前所用的多元分析方法那样事先假定研究资料的模型(这些方法一般假定为相乘模型),所以能够比较客观地分析因素之间的关系。具体做法可以参见有关书籍。

[思　考　题]

1. 在什么条件下,我们对临床研究的结果才认为是真实、可靠的?
2. 如何识别和控制临床研究中出现的各种偏倚?

（王泓午）

参　考　文　献

[1] 王家良. 临床流行病学——临床科研设计、衡量与评价. 上海: 上海科学技术出版社,2001: 163-182.

[2] 王建华. 实用医学科研方法. 北京: 人民卫生出版社,2003: 48-64.

[3] 傅华,段广才,黄国伟. 预防医学. 第5版. 北京: 人民卫生出版社,2008: 70-78.

[4] 梁万年. 医学科研方法学. 北京: 人民卫生出版社,2003: 496-516.

[5] 赖世隆. 中药临床试验. 广州: 广东人民出版社,2001: 66-71.

[6] 林国为,沈福民. 临床流行病学. 上海: 上海医科大学出版社,2000: 157-181.

[7] 耿贯一. 流行病学. 第2版. 北京: 人民卫生出版社,1995: 244-260.

[8] Matthias Egger, George Davey Smith, Martin Schneider, et al. Bias in metaanalysis detected by a simple, graphical test. British Medical Journal,315: 629-634.

[9] S. Duval, Richard Tweedie, Practical estimates of the effect of publication bias in metaanalysis. Australasian Epidemiologist,(1998)5: 14-17.

[10] Jonathan A C Sterne, Matthias Egger, and George Davey Smith. Systematic reviews in health care: Investigating and dealing with publication and other biases in meta-analysis. BMJ,2001,323: 101-105.

[11] Matthias Egger, George Davey Smith. metaanalysis bias in location and selection of studies. BMJ,1998,316: 61-66.

[12] Callaham M L, Wears R L, Weber E J, et al. Positive outcome bias and other limitations in the outcome of research abstracts submitted to a scientific meeting. JAMA,1998,280(3): 254 -257.

[13] Shields P G. Publication bias is a scientific problem with adverse ethical outcomes: the case for a section for null results . Cancer Epidemiology Biomarkers & Prevention,2000,9: 771- 772.

[14] Song F, Eastwood A, Gilbody S, et al. The role of electronic journals in reducing publication bias. Med Inform Internet Med,1999,24(3): 223-229.

[15] Chalmers T C, Frank C S, Reitman D. Minimizing the three stages of publication bias . JAMA,1990,263(10):

1392-1395.

[16] Liberati A. Publication bias and the editorial process. J Am Med Assoc, 1992, 267: 2891.

[17] 董碧蓉, 马春华. 偏倚对系统评价质量的影响. 中国临床康复, 2003, 7(3): 368-369.

[18] 周天枢, 陈崇帼. 肿瘤流行病学研究中交互作用的分析. 肿瘤, 1995, (S1): 238-239.

[19] 李辉. 临床流行病学(第四讲)临床流行病学研究中交互作用的判别及测量(一). 中华流行病学杂志, 1996, 17(4): 243-247.

[20] 李辉. 临床流行病学(第四讲)临床流行病学研究中交互作用的判别及测量(二). 中华流行病学杂志, 1996, 17(5): 305-307.

第四章 描述性研究方法

[提要] 重点介绍问卷调查法、量表的研制方法和定性研究中的访谈法。此章所涉及的研究方法不仅仅在医学领域用来调查发病率、患病率、健康负担,探索健康问题的原因,医患对于健康实践的态度、认知等,也是其他学科领域,如社会学、经济学等经常会用到的经典方法。

第一节 问卷调查法及其应用

问卷(questionnaire),又称调查表,问卷一词源于法文,意为"一种为了统计或调查用的问题表格"。它既是一种测量技术,也是一种科研手段。问卷是临床调查研究中收集可靠资料以便进行统计分析的重要工具,是记录调查内容的原始表格。研究者在进行试验设计或拟订调查计划时,需先制订问卷。问卷的质量优劣,直接影响调查研究的质量,甚至是其成败的关键。问卷没有固定的格式,内容的繁简、提问和回答的方式应服从于调查目的,并适应于整理和分析资料的要求。现在普遍采用的格式是把拟收集的数据项目用恰当的措词构成一系列的问题。

一、问卷设计

(一)问卷设计原则

研究者在设计问卷时,原则上问卷只要符合主题即可,因此,先将所要研究的主题理清,并将所要了解的问题罗列出来,然后依序编排即可。但是,问卷作为调查者用来收集资料的工具,如果只从研究者的需要来考虑,而不考虑到被调查者的实际情况,那么所设计的问卷往往会存在一些不妥的地方。比如,有些问卷长达50页、60页,问题的数目多达几百个;有些问卷中的问题设计得过于复杂,一个问题中包含着一至两百个子问题;有些问卷中的问题还需要回答者进行难度较大的回忆和计算等;这些情况都是设计时没有从被调查者的角度进行考虑。问卷设计的原则包括目的明确性原则,问题适当性原则,语句理解一致性原则,调查对象合适性原则。

(二)问卷的类型

问卷的类型是多种多样的,它随所研究的问题、对象和方式的不同而有所不同。一般来讲,根据研究课题性质和目的的不同,问卷通常可分为无结构型问卷和结构型问卷两大类。

1.无结构型问卷 又称为开放式问卷,它的特点是在问题的设置和安排上,没有严格的结构形式,被调查者可以依据本人的意愿做自由的回答。无结构型问卷一般较少作为单独的问卷进行使用,往往是在当某些问题需要做进一步深入调查时,和结构型问卷结合使用。通过无结构型问卷,我们可以收集到范围较广泛的资料,可以深入发现某些特殊问题,探询到某些特殊调查对象的特殊意见,也可以获得某项研究的补充和验证资料。有时候研究者可以根据调查对象的反应,形成另一个新问题,做进一步的调查,使研究者与调查对象之间形成交流,使研究更为深入。

对于文化程度不高,文字表达有一定困难的调查对象,不宜采用无结构问卷进行调查,而且问卷所收集到的资料也难以数量化,难以进行统计分析。研究者需要具有较高的研究分析能力,才可能从回收的问卷中做出判断和分析。因此,这类问卷多适合于做进一步深入调查时使用。

2.结构型问卷 又称为封闭式问卷,它的特点是问题的设置和安排具有结构化形式,问卷中提供有限量的答案,调查对象只能选择作答。

结构型问卷,由于已设置了有限的答案供调查对象选择作答,因此它适用于广泛的、不同阶层的调查对象;同时有利于控制和确定研究变量之间的关系,易于量化和进行数据的统计处理,因此,这类问卷被普遍使用。

但是,正因为限制性的选答,所以通过回收的问卷也难以发现特殊的问题,难以获得较深入、详尽的资料,因此,通常在结构型问卷为主的情况下,可以加入一两个无结构型问题,两类型式的问卷结合使用可以获得较好的效果。

(三)问卷的结构

任何一项调查研究均须拟订相应的问卷,一般来说,问卷没有固定的格式,其内容完全取决于设计者的意图与研究目的。研究者应查阅有关文献,借鉴他人的经验,拟订相应问卷。尽管实际调查中所用的问卷各不相同,调查问卷一般由几部分组成:卷首语(又称"开场白"或"封面信")、指导语、问题及回答方式、编码和其他资料等。

1.卷首语 它是问卷调查的自我介绍信,即是一封致被调查者的短信。卷首语的作用在于向被调查者介绍和说明调查的目的、意义、调查的主要内容、被调查对象的选取途径和方法、对被调查者的希望和要求、填写问卷的说明、回复问卷的方式和时间、调查的匿名和保密原则,以及调查单位或调查者的身份或名称等。为了能引起被调查者的重视和兴趣,争取他们的合作和支持,卷首语的语气要谦虚、诚恳、平易近人,语言文字要简明、通俗、有可读性,篇幅宜小不宜大,短短两三百字最好。卷首语一般放在问卷第一页的上面,也可单独作为一封信放在问卷的前面。卷首语在问卷调查过程中有着特殊的作用。研究者能否让被调查者接受调查并认真地填写问卷,在很大程度上取决于卷首语的质量。特别是对于采用邮寄问卷的方式进行的社会调查来说,卷首语的好坏影响就更大。因为有关调查的一切情况,都得靠封面信来说明和解释。在卷首语,我们应该说明以下几方面的内容:

首先,要说明调查者的身份,即说明"我是谁"。当然,调查者的身份也可以通过落款来说明,比如落款为:国家中医药管理局中医特色与优势问题调查组。但是,如果落款只写"中医特色与优势问题调查组"、"特色与优势调查组",而不注明具体单位,是不妥的。因为被调查者看到这样的署名,仍不知你们是哪里的,是些什么人,就会增加他们的疑虑和戒备心理。

所以,在这方面,调查者应该"襟怀坦白",大大方方,让被调查者越清楚越好。除了写清单位、组织机构外,最好还能附上单位的地址、电话号码、邮政编码和联系人的姓名等。以便消除被调查者的疑虑,体现调查的正式性。

其次,要说明调查的大致内容,即"调查什么"。但要注意的是,一方面,对调查内容的介绍不能欺骗被调查者,不能在卷首语中说调查甲类问题,而问卷中调查乙类问题。另一方面,我们对调查内容的说明,既不能含含糊糊,甚至完全不谈,也不能过于详细地去谈,通常的做法是用一两句话概括、笼统地指出其内容的大致范围就行了。

第三,要说明调查的主要目的,即"为什么调查"。对于调查的目的,应尽可能说明其对于整个社会,尤其是对于包括被调查者在内的研究对象的实际意义而不能只谈"为了进行科学研究"等。提出是为"政府制定有关政策提供决策的科学依据"等,诸如此类。

最后,要说明调查对象的选取方法和对调查结果保密的措施。对于来访和调查,一般人们或多或少总存在一定的戒心。为了消除被调查者的这种戒心,应该在卷首语中简明扼要地做必要的说明。比如,"我们按照科学的方法挑选了一部分居民作为全市居民的代表,您是其中的一位。本调查以不记名方式进行,并根据国家的统计法,我们将对统计资料保密,所有个人资料均以统计方式出现。"

另外,还应该明确说明"本次调查不用填写姓名和单位,答案无对错之分,请你不必有任何顾虑"。

在卷首语的结尾处,一定要真诚地感谢被调查者的合作与帮助等。

2. 指导语　即填写说明,用来解释问卷中某些问题的含义,及指导被调查者填写问卷的各种解释和说明,其作用和仪器使用说明相似。有些问卷的填答方法比较简单,指导语很少,常常只在卷首语中用一两句话说明即可。比如,"请根据自己的实际情况在合适的答案号码上打圈或者在空白处直接填写。"有些指导语则集中在卷首语之后,并标有"填表说明"的标题,其作用是对填表的方法、要求、注意事项等做一个总的说明,如: 请在每一个问题后适合你自己情况的答案序号上划圈,或在"＿＿＿"处填上适当的内容。有的在问卷中加以注明,其作用是针对具体某个问题做指示,如:(可选多个答案)、无特殊说明的情况下,一律只选一项。

3. 问题及答案　这是问卷的核心主体部分,也是问卷设计的主要内容,是收集调查研究资料信息的主要项目内容。

(1)问卷中的问题: 从形式上看,可分为开放式与封闭式两大类。所谓开放式问题,就是那种只提出问题,但不为回答者提供具体答案,由回答者根据自己的情况自由填答的问题。简言之,就是只提问题不给答案。而封闭式问题则是在提出问题的同时,还给出若干个答案,要求回答者根据实际情况进行选择。

开放式问题的主要优点,是允许回答者充分自由地发表自己的意见,因而,所得资料丰富生动。其缺点是资料难以编码和统计分析,对回答者的知识水平和文字表达能力有一定要求,填答所花费的时间和精力较多,还可能产生一些无用的资料。

封闭式问题的优点是填答方便,省时省力,资料易于统计分析。其缺点是资料失去了自发性和表现力,回答中的一些偏误也不易发现。

根据开放式问题与封闭式问题的不同特点,研究人员常常把他们用于不同的调查中。比如在探索性调查中,常用开放式问题构成的问卷;而在大规模正式调查中,则主要采用以封闭式问题构成的问卷。

（2）问卷问题通常包括两部分

1）一般问题，又叫识别项目，包括被调查者的基本信息，如姓名、性别、年龄、出生年月、出生地、文化程度、民族、职业、工作单位、现住址等。主要是用于对资料的核查。匿名调查时则不要求填写姓名。

2）分析问题，又叫调查研究项目或叫研究变量，指与研究目的直接相关的所有用于分析的问题，是问卷的核心内容。

4. 编码及其他资料　在较大规模的调查中，研究者常常采用以封闭式问题为主的问卷。为了将被调查者的回答转换成数字，以便输入计算机进行处理和定量分析，往往需要对回答结果进行编码。所谓编码，就是赋予每一个问题及其答案一个数字作为它的代码。编码既可以在问卷设计的同时就设计好，也可以等调查完成后再进行。前者称为预编码，后者称为后编码。在实际调查中，研究者大多采用预编码，因此，预编码也就成了问卷中的一个部分。编码一般放在问卷每一页的最右边，有时还可用一条竖线将它与问题及答案部分分开。

除了编码以外，有些访谈式问卷还需要在封面印上访问员姓名、访问日期、审核员姓名、被调查者住地等有关资料。

（四）问卷设计的步骤

1. 明确调查目的　设计一份调查问卷，首先要明确调查目的，之后，对各种问题的提法和可能的回答有一个初步的认识。常见方式是设计者围绕所要调查的问题，自然地、随便地与各种对象交谈，以避免在设计问卷时出现许多含糊的问题，也可以避免设计出不符合客观实际的答案。

2. 设计问卷初稿　具体做法有两种，一是卡片法，二是框图法。

（1）卡片法：第一步是根据调查目的所得到的印象和认识，把每一个问题写在一张卡片上。第二步是根据卡片上问题的主要内容，将卡片分成若干堆，即把询问相同事物的问题卡片放在一起。第三步是在每一堆卡片中，按合适的询问顺序将卡片前后排序。第四步是根据问卷整体的逻辑结构排出各堆的前后顺序，使卡片联成一个整体。第五步是从回答者阅读和填答问题是否方便、是否会形成心理压力等角度，反复检查问题前后顺序及连贯性，对不当之处逐一调整和补充。最后把调整好的问题卡片依次写到纸上，形成问卷初稿。

（2）框图法和卡片法不同，它的第一步是根据研究假设和所需资料的内容，在纸上画出整个问卷的各个部分及前后顺序的框图。第二步是具体地写出每一个部分中的问题及答案，并安排好这些问题相互间的顺序。第三步是根据回答者阅读和填写问卷是否方便等方面，对所有问题进行检查、调整和补充；最后将调整的结果重新抄在另一张纸上，形成问卷初稿。

这两种方法的差别在于：前者是从具体问题开始，然后到部分，最后到整体；而后者相反，先从总体结构开始，然后到部分，最后到具体问题。由于前者采用卡片形式，故很容易着手进行，尤其是在调整问题的前后顺序和修改问题方面，卡片法十分方便。但同时又由于每一问题散见在一张张卡片上，故往往难以从整体上进行安排、调整和修改。为了采用二者的长处，避免二者的不足，可以将两种方式结合进行。先根据调查内容的结构，在纸上画出问卷总体的各个部分及其前后顺序；然后将每个部分的内容编成一个个具体的问题，写在一张张小卡片上；最后，调整问题的顺序，并将整理好的问题卡片打印出来，形成问卷初稿。

3. 修改和预调查问卷　初稿设计好后，不能直接将它用于正式调查，而必须对问卷初稿进行预调查和修改。这一步在问卷设计的过程中至关重要,试用问卷初稿的具体方法有两种,一种叫客观检验法,另一种叫主观评价法。

(1)客观检验法的具体做法是将问卷初稿打印若干份,然后采取非随机抽样的方法选取一个小样本,用这些问卷初稿对他们进行调查。最后认真检查和分析试调查的结果,从中发现问题和缺陷并进行修改。检查和分析的方面有以下几个。

1)回收率:如果回收率较低,比如说60%以下,那么说明问卷设计上有较大的问题。

2)有效回收率:即扣除各种废卷后的回收率。它比回收率更能反映问卷初稿的质量。因为收回的废卷越多,说明回答者填答完整的就越少,这也就意味着问卷初稿中的问题可能较多。

3)填写错误:填写错误有两类,一类是填答内容的错误,即答非所问。这是由于对问题含义不理解或误解造成的。对于这种情况,一定要仔细检查题目的用语是否准确、清晰,含义是否明确、具体。另一类是填答方式的错误。这主要是由于问题形式过于复杂,指导语不明确等原因所致。

4)填答不完全:填答不完全的情形主要有两类。一是问卷中某几个问题普遍未回答;二是从某个问题开始,后面部分的问题都未回答。对于前一种情况,就要仔细检查这几个问题,分析出大部分被调查者未回答的原因,然后改进;对于后一种情况,则要仔细检查中断部分的问题,分析出回答者"卡壳"的原因。

(2)主观评价法的具体做法是将设计好的问卷初稿抄写或复印若干份,分别送给该研究领域的专家、研究人员以及典型的被调查者,请他们直接阅读和分析问卷初稿,并根据他们的经验和认识对问卷进行评论,指出不妥之处。

4.修改定稿并印制 根据上述方法找出问卷初稿中所存在的问题后,逐一对问卷初稿中的问题进行认真分析和修改,最后才能定稿。在对修改后的问卷进行印制的过程中同样要十分小心和仔细。无论是版面安排上的不妥,还是文字上、符号上的印刷错误,都将直接影响到最终的调查结果。只有经过了试用和修改,并对校样反复核查后,才能把问卷送去印刷,并用于正式调查。

(五)问题的设计

调查所要询问的问题,是问卷的主要内容。设计调查问卷,必须弄清楚设计问题应该遵循的原则、问题的种类和问题的结构。

1.设计问题的原则 要提高问卷回复率、有效率和回答质量,设计问题应遵循以下几个原则:

(1)客观性原则:即设计的问题必须符合客观实际情况。

(2)必要性原则:即必须围绕调查课题和研究假设设计必要的问题。设计的问题数量过少、过于简略,无法说明调查所要了解的问题;数量过多、过于繁杂,不仅会大大增加工作量和调查成本,而且会降低回答质量,降低问卷的回复率和有效率,也不利于正确说明调查所要说明的问题。

(3)可能性原则:即必须符合被调查者是否自愿真实回答的问题。凡被调查者不可能自愿真实回答的问题,都不应该正面提出。对这类问题,被调查者一般都不可能自愿做出真实回答,或者干脆不予理睬,因此一般都不宜正面提出。

2.问题的种类 问卷中要询问的问题,大体上可分为四类:

（1）背景性问题：主要是被调查者个人的基本情况，它们是对问卷进行分析研究的重要依据。

（2）客观性问题：是指已经发生和正在发生的各种事实和行为。

（3）主观性问题：是指人们的思想、感情、态度、愿望等一切主要世界观状况方面的问题。

（4）检验性问题：为检验回答是否真实、准确而设计的问题。这类问题，一般安排在问卷的不同位置，通过互相检验来判断回答的真实性和准确性。

四类问题中，背景性问题是任何问卷都不可缺少的。因为背景情况是对被调查者分类和不同类型被调查者进行对比研究的重要依据。

3. 问题的结构　即问题的排列组合方式。它是问卷设计的一个重要问题。为了便于被调查者回答问题，同时也便于调查者对资料进行整理和分析，设计的问题一般可采取以下几种方式排列：

（1）按问题的性质或类别排列，而不要把性质或类别的问题混杂在一起。

（2）按问题的复杂程度或困难程度排列。一般地说，应该先易后难，由浅入深；先客观事实方面的问题，后主观状况方面的问题；先一般性质的问题，后特殊性质的问题。特别是敏感性强、威胁性大的问题，更应安排在问卷的后面。

（3）按问题的时间顺序排列。一般地说，应该按照调查事物的过去、现在、将来的历史顺序来排列问题。无论是由远到近还是由近及远，问题的排列在时间顺序上都应该有连续性、渐进性，而不应该来回跳跃，打乱被调查者回答问题的思路。

问题的排列要有逻辑性。在特殊情况下，也不排除对某些问题做非逻辑安排。检验性问题也应分别设计在问卷的不同部位，否则就难以起到检验作用。

4. 提出问题的标准　研究者在设计问卷时必须先考虑所提出的问题是否适宜，以下所提的几项标准可作为参考：

（1）问题是否与研究目的一致：问卷里所提的题目必须和研究目的一致，才不会让作答者有离题的感觉。

（2）问题的类型是否合适：有些问卷的问题适合用封闭式的类型，有些则应该用开放式的类型。一般而言，开放式的问题比较能获得充足的数据，但其缺点是费时，而且作答的对象在教育程度上不能太低。因此，问题的类型应该视被调查的对象、研究的主题、可以应用的时间等因素而定。

（3）问题是否令人难以回答：在问卷里应避免提出让人不喜欢回答的问题，譬如关于调查医学院的学生学习态度问卷调查，问"你是否曾经有过花钱请人帮你考试的念头"，或是问"你在考试时是否曾经考虑过抄袭别人的答题答案？"像诸如此类的问题都非常敏感，即使有这种想法的人很可能也不会据实回答。

（4）问题是否涉及个人隐私：有关个人隐私的问题，研究者应该尽量避免将其列入，譬如问关于大学教师收入的调查，问教师"你每年有多少的收入不用报税"，除非这是研究者研究的主题，而且事先获得被调查者的认可，否则这种题目不可能得到真正的答案。

（5）问题是否有暗示作用：问卷的问题不应暗示被调查者做某种回答，如关于以学生健康知识问卷调查，问学生"有研究报告指出吸烟会影响人的心肺功能，你认为学生可以吸烟吗？"像此类的问题已经强调吸烟的坏处，当然会强烈地暗示被调查者选择不同意的答案。

（6）问题是否超出作答者的能力：问卷所问的问题应视被调查者的能力来提问，譬如对非医学专业居民进行医学专业知识问卷调查,已超出这类居民回答的能力范围,将会使被调查者无法反应。

5. 封闭式问卷题型及答案的设计

(1)二项选择法(dichotomous choice method):本方法又称为真伪法、两分法等,即回答项目为两个,回答者选择其一。例如:

"您看过中医没有?"

①有 ②没有

(2)多项选择法(multiple choice method):事先准备三个或三个以上的回答项目,提示给被调查者,使选择其中之一或多项的方法。这种方法较之二项选择法强制进行选择的缺点,有所缓和。例如:

"您去过下面哪些城市:"

①北京 ②上海 ③广州 ④天津 ⑤南京 ⑥成都 ⑦其他 _____

(3)顺位法(ranking method):在题目中列举若干项目,让被调查者决定其中较重要的等级。例如:

"您想去的城市有(请在方格内标出:①表示最常用的,②表示次常用的,依次类推):"

①北京 ②上海 ③广州 ④天津 ⑤南京 ⑥成都 ⑦其他 _____

这种方法的询问方式很多,可以有以下这些形式:

● 下面几项中最重要(最常用……)的是哪一项?

● 下面各项中,请将您认为最重要的选出两项(或三、四)项。

● 下面各项中,请把您认为重要的选出若干项。

● 将下列各项按照重要的次序,注上号码。

……

(4)李克特量表(Likert's method):拟定表示态度的问题若干个,被调查者可以在同意和不同意的量度之间选择。例如:

"请问您对以下说法的意见:大学教育是素质教育,而不是技能培训。"

⑤极同意 ④同意 ③无所谓 ②不同意 ①极不同意

其中的量度可以是示例中的5个阶段,或是"同意"、"无所谓"、"不同意"3个阶段。计分的方法为愈趋于下面的意见,分数愈高;总分为各项目得分的总和,分析时以总分的高低作为计算的标准。

(5)语意差别量表(sematic differencial scale,又称为SD法):在两个意义相反的词之间列上进度,由被调查者选择他愿意的方向或程度的某一点。例如:

"×× 医院"

实力雄厚	___ ___ ___ ___ ___ ___	实力弱小
有信誉	___ ___ ___ ___ ___ ___	无信誉
设备落后	___ ___ ___ ___ ___ ___	设备先进
服务优良	___ ___ ___ ___ ___ ___	服务恶劣

……

语意差别法的关键是要找出可以代表测量事物属性的若干个形容词及其反义词。一组形容词中约有一半肯定的形容词放在左边,而另一半将否定的形容词放在右边,项目的排列顺序是随机的。本法多用于测定对某事、某企业、某机构、某品牌等事物的印象。

（6）项目核对法（check list）：列举出某个问题（或事物）的各个特征，以探询被调查者的意见。例如：

"请问具备以下各条件的中医院，对您前去应聘的重要性如何？（请按个人意见在"重要"到"不重要"之间的某一数字下划一横线。

不重要　1　2　3　4　5　6　7　重要

容易的

安全的

低报酬

愉快的

……

（以不超过20个项目为宜）

（7）配合法（matching method）：在问题中把品牌、公司名、广告文案、社会事件等与提示文等两个项目间的某些关系连接起来作为提示被调查者记忆的媒介，从而发现认知程度以及了解程序。例如：

"这张表左侧列有各种营养保健品的品牌，右侧列有它们的'功效'，各营养保健品与哪一项功效有较深的关系呢？请将您的答案用划线的方式把它连接起来（两种以上功效亦可）"

营养保健品　　效能

××丸　　　　消除疲劳

美×春　　　　美容、平衡

维×格　　　　调节内分泌

××口服液　　养胃

××蜂王浆　　促进血液循环

（六）设计问题时的注意事项

1. 所列问题内容的多少，应以达到调查目的所需的信息资料的最低限度为宜。与本次调查有关的问题一项也不能缺，而与本次调查无关的问题一项也不应有。

2. 问卷中分析的问题必须是统计分析时不可缺少的内容，设计问卷时应预期其在统计分析时的作用。

3. 所列问题的含义、定义和标准必须明确，不致使人误解。每个问题只涵盖一个观念，以免作答者混淆。譬如"当你遇到挫折时，你是否会努力不懈而且尝试用新的方法去解决"。这个句子就涵盖了"努力不懈"及"尝试用新的方法"两个观念，有时被调查者只符合其中一个观念，这对于被调查者将会造成困扰。因此像上述的例子最好将其改为两个句子："当你遇到挫折时，你是否会努力不懈去解决"及"当你遇到挫折时，你是否会尝试用新的方法去解决"。

4. 句子避免过长。通常被调查者在填答一份问卷时，都不希望花太多的时间，假如问题简单清楚，一目了然，被调查者的配合度会较高；反之，若问题复杂又冗长，只会浪费被调查的时间，被调查者有可能会应付了事。

5. 用字浅显易懂。问题的文词应力求清楚明了、准确简练、简明扼要，通俗易懂、易于回答。用词应尽可能不用专业术语,避免引起被调查者对语意的误解或不同理解。而且用字简单易懂,可使被调查者节省回答的时间。

6.问题要尽可能确切、针对性强,避免使被调查者产生误解或多解,或分析时出现困难。

7.问题的选项应清楚界定。问题的选项应界定清楚,使被调查者很容易选出符合自己的答案。不要有选项重叠的情形出现,这将会造成被调查者无法正确回答,这是问卷设计者要避免的情形。

8.不用假设或猜测的语句。问题应避免带有诱导性的提问,或强制性的提问。例如关于中医学教育的问卷调查,问"假如你是中医药大学校长的话,你是否会只开设中医类课程?"像这种假设性的问题,因为作答者有太多的想象空间,以至于所得的结果不易归纳解释,并容易使所获资料出现偏倚。

9.避免主观及情绪化的字眼。问题应该采用客观、中性的字眼,不应用会引起作答者情绪的文字。

10.问题按逻辑顺序和心理反应排列,先易后难,先一般后隐私。不能遗漏可能的答案。例如询问"你爱吃酸还是爱吃甜",如果供选择的答案只有"爱吃酸"和"爱吃甜"两项,则漏了"酸甜都爱吃"和"酸甜都不爱吃"两种答案。正确的设计应列出全部四种答案。

11.问题的答案应尽量选用客观指标,尽量获取定量资料。例如询问"你吃水果是经常吃、不常吃还是偶尔吃",不如问"你每月吃多少水果? 21斤以上,11~20斤,10斤及以下"更好些。

一般来说,一份完善的问卷并不是一次就可以拟定的,需要研究设计者的不断修改与完善。如有可能,最好做几次包括设计人员参加的预调查,须几经试用和修改方可完善。

二、常用调查方法

问卷被用于收集调查的资料,以获得不同地区,不同时间和不同人群分组的疾病或健康状况的分布特征。常用的调查方法是现况调查。

(一)定义

现况调查(prevalence survey)是研究特定时点与特定范围人群中有关变量(因素)与疾病或健康状况的关系,既是调查这个特定的群体中个体是否患病和是否具有某些变量或特征的情况,从而探索具有不同特征的暴露组与非暴露组的患病情况或患病组与健康组的暴露情况。这种研究所得到的是在特定时点与范围内该群体的患病率,故也称为患病率研究(prevalence study)。又由于是在特定时间内即在某一时点或短暂时间内进行的,故又称横断面调查(cross-sectional study)。特性:现况调查不设对照;具有特定的时间;在确定因果联系时受到限制;定期重复进行可以获得发病率资料。

(二)目的和用途

1.描述疾病或健康状况　某特定时间内在某地区人群中分布情况及影响分布的因素。

2.描述某些因素或特征与疾病之间的关系,寻找病因及流行因素的线索,以逐步建立病因假设。

3.进行疾病监测,并为评价防治措施的效果提供信息。例如,在乙肝疫苗接种防治措施实施前后,进行两次现况调查,比较该人群乙肝患病率,从而评价疫苗对人群的保护作用。

4.了解人群的健康水平,为卫生保健工作的计划和决策提供科学依据。

5. 早期发现,早期诊断和早期治疗病人。

6. 确定人群中各项生理指标和正常参考值范围。

（三）现况调查方法

1. 普查

（1）概念: 普查（census）是指在特定时间对特定范围内人群中的每一个成员进行的全面调查或检查。特定时间一般较短,1~2天或1~2周,大规模的普查最长不应超过2~3个月。特定范围可以是某地区,某单位,某居民区的全部居民或具有某特征的全部人群。

普查可以同时调查几种疾病。普查比较适用于患病率较高的疾病,而且要求有比较容易且准确的监测手段和方法,并对调查出的病例要有有效的治疗方法和足够的人力、物力的支持才能进行普查。

（2）优缺点

1）优点: 普查能掌握疾病的分布情况,明确流行特征和相关的流行因素,提供病因线索。可普及医学科学知识教育,可发现人群中的全部病例,有利于管理和治疗。

2）缺点: 由于工作量大,常出现漏查调查对象,工作不易深入细致,不适合患病率很低的疾病,成本高,只能获得患病率的资料。

（3）普查注意事项

1）明确普查范围: 根据调查目的,规定调查地区和调查对象,并掌握该地区该人群人口学资料。

2）统一调查时间和期限: 所有参加调查工作的人员应在同一时间内开始调查,并在同一期间内完成。不宜拖延时间,否则会影响调查结果的真实性,对有时间波动的疾病尤其要限定调查期限。

3）普查中使用的诊断标准和检测方法必须统一,以保证资料之间的可比性。

4）普查时要尽量减少漏查率,不得高于30%,应答率一般要求高于85%,否则该调查的真实性和代表性很难保证。

2. 抽样调查

（1）概念: 抽样调查（sampling study）是指从研究对象的总体中随机抽取有代表性的部分人进行调查,统计学称为样本人群的调查,以所得的结果估计总体人群某病的患病率或某些特征的情况,即以局部推论总体的调查方法。

（2）优缺点

1）优点: 此法节省人力、物力、时间、工作量小,容易进行。适用于调查发病率较高的疾病。

2）缺点: 调查设计实施,资料分析均较复杂,遗漏不易发现,不适用于调查变异较大的资料,当发病率很低时,小样本不能提供足够信息,样本扩大到近于总体的75%时,直接普查更有意义。

（3）抽样调查的方法: 调查中常用的抽样方法有单纯随机抽样、系统抽样、分层抽样、整群抽样和多级抽样。在现况调查中,后三种方法较常用。

1）单纯随机抽样（simple random sampling）: 这种方法的基本原则是每个抽样单元被抽中选入样本的机会是相等的。简便、易行的科学分组方法是利用随机数字表。抽签、抓阄的方法严格地说不能达到完全随机化,但因其简单、实用,小范围的抽样仍可使用。简单随机抽样首先要有一份所有研究对象排列成序的编号名单,再用随机的方法选出进入样本的号码,已经入选的号码一般不能再次列入,直至达到预定的样本含量为止。

单纯随机抽样的优点是简便易行。其缺点是在抽样范围较大时,工作量太大难以采用;以及抽样比例较小而样本含量较小时,所得样本代表性差。

2)系统抽样(systematic sampling):此法是按照一定顺序,机械地每隔一定数量的单位抽取一个单位进入样本。每次抽样的起点必须是随机的,这样系统抽样才是一种随机抽样的方法。例如,拟选一个5%的样本(即抽样比为1/20),可先从1~20间随机选一个数,设为14,这就是选出的起点,再加上20,得34,34加20得54……。这样,14,34,54,74,94就是第一个100号内入选的数字,以后依次类推。

系统抽样代表性较好,但必须事先对总体的结构有所了解才能恰当地应用。

3)分层抽样(stratified sampling):这是从分布不均匀的研究人群中抽取有代表性样本的方法。先按照某些人口学特征或某些标志(如年龄、性别、住址、职业、教育程度、民族等)将研究人群分为若干组(统计学上称为层),然后从每层抽取一个随机样本。分层抽样又分为两类:一类叫按比例分配分层随机抽样,即各层内抽样比例相同;另一类叫最优分配分层随机抽样,即各层抽样比例不同,内部变异小的层抽样比例小,内部变异大的层抽样比例大,此时获得的样本均数或样本率的方差最小。

分层抽样要求层内变异越小越好,层间变异越大越好,因而可以提高每层的精确度,而且便于层间进行比较。

4)整群抽样(cluster sampling):抽样单位不是个体而是群体,如居民区、班级、连队、乡、村、县、工厂、学校等。然后用以上几种方法从相同类型的群体中随机抽样。抽到的样本包括若干个群体,对群体内所有个体均给予调查。群内个体数可以相等,也可以不等。

这种方法的优点是在实际工作中易为群众所接受,抽样和调查均比较方便,还可节约人力、物力和时间,因而适于大规模调查。但整群抽样要求群间的变异越小越好,否则抽样误差较大,不能提供总体的可靠信息。

5)两级或多级抽样(two-stage or multi-stage sampling):这是大型调查时常用的一种抽样方法。从总体中先抽取范围较大的单元,称为一级抽样单元(例如县、市),再从抽中的一级单元中抽取范围较小的二级单元(如区、街),这就是两级抽样。还可依次再抽取范围更小的单元,即为多级抽样。

多级抽样常与上述各种基本抽样方法结合使用。

(4)抽样调查样本含量估算:样本量过大可造成人力、物力的浪费,工作量大,工作易出差错,质量难以保证。样本量过小则抽样缺乏代表性,误差大,又不易得出有显著性差别的结果。

1)估计样本量大小的决定因素:①若预计现患率或阳性率高,则样本量可以小些;②调查单位之间的变异大,则样本量要大些;③对调查结果精确性要求高(即允许误差小),则样本量大;④若把握度(1-β)要求高,则样本量要大。

2)样本量计算公式调查计数资料时样本含量,用下式

$$n = \frac{t_\alpha^2 PQ}{d^2}$$

为了便于记忆,简化上述公式:假设α=0.05,t_α=2,允许误差d=0.1P

则
$$n = \frac{4}{(0.1)^2} \cdot \frac{PQ}{P^2} = 400 \times \frac{Q}{P}$$ 　　　　　（式4-1）

例4-1　某地区调查HBsAg阳性率,过去调查的结果为10%,本次调查容许误差不超过0.1P,α=0.05,估计应调查人数。

P=0.1　d=0.01　α=0.05　t_α=2

$$n = 400 \times \frac{0.9}{0.1} = 3600(人)$$

上述为简单随机抽样的计算方法,其他抽样方法也可按此法估计样本,但是有些差别,其所需样本的顺位如下:整群抽样(多)＞简单随机抽样＞系统抽样＞分层抽样(少)。

例4-2　当P=0.3时,现况调查多少人才知儿童蛔虫感染情况?

比较查表和公式计算的结果符合情况

d=0.1P　　d=0.15P　　d=0.2P

$$N = 4 \times \frac{0.7 \times 0.3}{(0.1 \times 0.3)^2} \qquad N = 4 \times \frac{0.7 \times 0.3}{(0.15 \times 0.3)^2} \qquad N = 4 \times \frac{0.7 \times 0.3}{(0.2 \times 0.3)^2}$$

$$= 933(人) \qquad\qquad\qquad = 420(人) \qquad\qquad\qquad = 233(人)$$

查表法(表4-1):

表4-1　不同估计阳性率与容许误差时的样本量大小

预期阳性率(P)	容许误差		
	0.1P	0.15P	0.2P
0.05	7600	3382	1900
0.07	4933	2193	1328
0.10	3600	1602	900
0.15	2264	1009	566
0.20	1600	712	400
0.25	1200	533	300
0.30	930	415	233
0.35	743	330	186
0.40	600	267	150

查表法同公式法结果非常相似。

上述结果也可知,当允许误差越大时,所需样本就越少。

调查计量资料时样本计算公式:

$$N = \left(\frac{U_\alpha S}{d}\right)^2 = \frac{4S^2}{d^2}$$ 　　　　　（式4-2）

u_α为α值确定后的u值,当α=0.05时,$u_\alpha \approx 1.96$,d为允许误差。

例4-3　某厂有职工6500人,用简单随机抽样调查该厂职工的白细胞水平,希望绝对误差不超过100个/mm^3,根据该厂以往的资料,职工白细胞总数的标准差为950个/mm^3,若取

α=0.05,问应调查多少人?

n=6500 d=100个/mm³ S=950个/mm³ α=0.05 U_α=1.96

$$N = \frac{4 \times 950^2}{100^2}(人)$$

以上公式或查表法适用于呈二项分布性质的资料,阳性率不太小或不太大时应用。当某种事件的发生概率很低,呈高度离散型分布时,其抽样的样本量大小可查普哇松分布期望值可信表。

(四)研究设计要点

1. 明确调查目的是考核预防、治疗措施的效果,还是探索病因或危险因素;描述疾病的分布为社区诊断提供基线资料,为卫生保健工作决策提供参考,还是确定高危人群等。

2. 掌握有关的背景资料　只有充分地掌握背景资料,了解该问题现有的知识水平,国内、外进展情况,才能阐明该研究的科学性、创新性和可行性,才能估计其社会效益和经济效益。掌握背景资料有三种途径:

(1)自己经验的总结。

(2)向有关专家请教。

(3)查阅文献资料: 这项工作不仅是制订计划时的工作,而且应当贯穿于研究的全过程,是一个十分重要的环节。

3. 确定研究人群　调查者往往是在抽样后才测量暴露。这时可在一个确定的地理区域内的人口、家庭或其他单位抽取样本。有时根据暴露状态选择人群,特别是暴露容易识别时。例如,想比较天津市不同区的精神紊乱患病率,则可从不同区抽样。如果对某职业暴露有兴趣,可选择有暴露的工厂的工人与无暴露的工厂的工人,比较其患病率;或选择工厂中有暴露的部分工人与另一部分无暴露的工人比较。如果是相对小的人群,则可包括全部人群;如果不实际或花费太大,则可选择暴露组与非暴露组。

在横断面研究中,抽样过程使调查者有可能得到最有效的研究设计,以能代表将结果推及的目标人群为原则。

4. 暴露的测量　暴露即我们所研究的因素,比如研究对象所具有的特征,所发生的事件。暴露并不仅限于与研究对象有关的外界因素,同时也包括机体内部的因素如遗传因素、内分泌因素和精神因素等。暴露又称变量。暴露必须有明确的定义和测量尺度。应尽量采用定量或半定量尺度和客观的指标。用问卷、记录、实验室检查、体检和其他手段来测量暴露。知道暴露于这些因素多长时间,什么时候暴露很重要。例如调查者常想知道是否吸烟时间越长,疾病患病率越高。

5. 疾病发生的测量　在人群中进行现况调查时,应尽量采用简单、易行的技术和灵敏度高的方法。同时需注意检验结果中的假阳性,特别在患病率较低的疾病的现况研究中尤为重要。例如,某项方法检出肺癌,其假阳性率为1%。假定调查人群肺癌患病率为5/10万,也即调查10万人有5名病人,而同时在其余99995名中检出假阳性病人999.95人,即1000人。这时,如不能鉴别5例病人和1000名假阳性病人,就会误认为患病率为1000/10万或1%。由此可见,在人群中通过现况调查研究发现病人与在医院中诊断一例病人是性质不同的两件事。

对疾病必须提前建立严格的诊断标准,标准要利于不同地区的比较。问卷、体检或一些特殊检查常联合应用。如果可能,应测定疾病首次症状发作的时间。有时由于疾病逐渐发生难以确定发作时点,或直到现况调查时才知道疾病存在。

对有恶化期或缓解期的疾病,重要的是询问没有症状或体征的人过去是否曾有过症状。虽然调查者或许不能据此肯定他们是否有病,但可以考虑他们可能有病或分析时将他们分开分析。

6. 拟定调查问卷　按照问卷设计要求拟定问卷。

7. 对调查员的要求　对调查员的最基本要求是实事求是的科学工作态度和高度的责任心。调查员要有一定的文化水平,但是并非医学水平越高的人越适合做调查工作。相反,有医学知识的人易于掺入自己的假设和看法,调查时易于诱导性地提问题而产生信息偏倚。从这个意义上讲,倒不如非医务人员调查更客观。对调查员应经过严格的培训和考核再决定取舍。

三、应用

问卷主要用于研究资料的收集,主要应用于三个方面:

1. 医疗卫生工作等常规原始记录资料,指不断积累并长期保存可供随时查阅,提供医学研究信息,评价防治工作的资料。例如:传染病登记报告,医院病案,门诊登记资料,疾病监测,地方病防治资料,健康体检资料等。

2. 专门为某一目的而进行的专题调查资料,通过问卷询问研究对象和通过检测方法而获取研究对象的情况。

3. 临床检查及其他特殊检查资料,收集各种医学检查数据和为特殊目的进行的检查。

举例,某校期刊使用情况调查表。

本校图书馆期刊使用调查表

亲爱的老师、同学:

图书馆为了解师生对于图书馆所订购期刊之看法与建议,作为日后期刊采购之重要参考。请您拨冗填覆,让我们共同建置更符合教学需求的期刊馆藏,谢谢!

图书馆采编组谨启

说明: 1. 为协助您顺利完成以下问卷,在此先说明查询期刊馆藏方法:

1)利用馆藏目录,输入期刊名称,可得知图书馆是否有该期刊

2)链接图书馆首页→查询→各项书目清单→现期期刊目录

2. 联络人:采编组××老师分机0000　e-mail: library@library.tcm.edu.cn

3. 本问卷请于×月××日以前回复至library@library.tcm.edu.cn或以纸本式交图书馆服务台

◆第一部分——个人资料

(　　)身份:

　　1. 教师(专、兼任)

　　2. 研究生(博、硕士)

　　3. 大学生

　　4. 七年制学生

　　5. 行政同仁、计划助理

　　6. 校友

( )部门:

    1. 基础学院

    2. 管理学院

    3. 中药学院

    4. 国际学院

    5. 研究生院

    6. 针灸学院

    7. 各处室中心及其他单位

◆第二部分——期刊的使用情况与建议

( )一、您觉得目前图书馆期刊馆藏符合您教学、学术研究或专业发展的需求程度为何?

    1. 100%(请跳答第四题)

    2. 80%~99%

    3. 60%~79%

    4. 40%~59%

    5. 20%~39%

    6. 20%以下

( )二、您觉得无法完全满足的原因为何?

    1. 核心专业期刊不足

    2. 核心专业期刊以外的期刊不足

    3. 索引数据库不足,无法得知有何期刊文献可利用

    4. 不知如何使用期刊

    5. 其他:_____

    三、您认为图书馆应增订的

    □核心专业期刊刊名为:

    _____

    □核心专业以外,相关期刊刊名为:

    _____

( )四、若您在查询期刊数据时,得知某一篇文献在本校图书馆同时拥有纸本形式及电子形式,您会如何取得此笔数据?

    1. 连接至图书馆的电子期刊网页,下载电子版本

    2. 前往图书馆,取得纸本形式

    3. 其他:_____

( )五、您认为图书馆在经费有限的情况下,订购的期刊形式应朝何种方向进行?

    1. 全部购买纸本期刊

    2. 全部购买电子期刊

    3. 两者皆订,但以纸本期刊为主

    4. 两者皆订,但以电子期刊为主

    5. 无意见

六、其他意见或补充说明:

===============本问卷到此结束,感谢您的填答! ====================

第二节　量表学研究方法及其应用

量表(scale)是研究者用来收集数据的一种技术或手段,也可以说是对个人行为和态度的一种测量技术。它的用处在于量度,特别是对某些主要变项的量化测量。

一、概述

(一)量表的基本概念

量表是由若干问题或自我评分指标组成的,可以通过测量或询问研究对象的某些特征、感觉、态度和行为而获得的,定性或定量的主观量度数据的,标准化测定表格。量表又常称为测量工具(instrument)。

量表的指标或问题可能涉及总目标的某些方面,因此又可以将其分成若干领域(又称维度,domain)。显然量表的测评结果具有多维性。量表的指标和问题可以是定性的,也可以是定量的,但最终都会得到一个总的定量的评分。该总评分将定量地描述研究对象的测评特征,并且方便进行对象间的比较。因此,量表测评具有定量化特性。

(二)量表与调查表区别

调查表可以包含完全不同的独立的内容,用于评价不同的指标。如调查表可以询问调查对象的吸烟史、生育史、体育锻炼情况和饮食嗜好,这些内容可能是完全独立互不相关的,用于评价研究人群的不同特征。量表是用于描述研究对象的一个特征,虽然量表用多个条目(item)从各个方面来描述该特征,但各条目一般都是相关联的。例如评价医院医疗服务满意度的量表,可以包含对医院诊疗程序安排、医生诊疗的水平和态度、护士服务和态度、诊疗收费等各方面的问题,但这些问题都是围绕着一个核心,就是医院医疗服务提供的质量,因此各指标都是相关联的。量表评价的最终指标只有一个。因此,在调查表和量表的设计和质量考核时,考虑的问题和评价指标有所不同。

二、量表编制

(一)量表编制原则

1. 量表需要理论依据　量表的编制都是根据学者所提的理论来决定其编制的架构。

2. 量表的各分量表都要有明确的定义　在编制量表时,若没有分量表,编制者就直接将此量表的定义加以说明。若所编制的量表包含有若干个分量表,各个分量表亦需将其定义加以界定清楚。一方面让编制者在编题时能切合各个分量表的主题,另一方面是让阅读者能了解此量表的各个分量表究竟是做何解释。

(二)量表编制步骤

1. 拟定编制量表计划　当研究者决定编制一份量表时,首先须拟定编制量表的计划。此份计划包括决定应搜集哪些相关的数据、编制的进度、样本的选取、经费预算、编制完成所需的时间等。

2. 搜集资料　不同目的的量表在文献的搜集上有很大的差别,所涉及的数据资料理所当然就有所不同。编制者必须先了解量表的性质,然后才决定所搜集资料的方向。

3. 拟定量表架构 一个量表究竟需要多少个分量表,主要是视所根据的理论而定。编制者可以参考某一个学者的看法,或是综合数个学者的理论拟出所要编制量表的架构。假如此量表有若干个分量表,编制者应先将其定义写出来,以利今后编制题目之用。若是属于探索性的研究,并没有理论的基础,则其因素的多寡就需要用探索性的因素分析来决定。一般而言,若抽出的因素其特征值大于1的话,此项因素即可保留。

4. 选择量表类型 根据精确程度由低级到高级可分成四种类型:定类量表(命名量表)、次序量表、定距量表和定比率量表。

(1)定类量表(nominal scale):定类量表,又称为命名量表,是最低水平的量表,它是用数字来识别调查对象或对调查对象进行分类,而且数字与个体之间是严格的一一对应的。下面是两个定类量表的例子:

"被调查者的性别(记录)"

1男 2女

一般用来识别的工具有身份证号码、各种职业的编码、品牌编码等。用做分类的例子有控制组(称为第1组)和试验组(称为第2组)等,所分类别是相互排斥又是全包括的,即答案要详尽无遗漏。在同一类别中的所有个体都有着相同的数字,每两个不同的类别中都有不同的数字与之相对应。

这里的数字(编码)没有数量化的关系。例如,身份证号码的大小并不意味着个人的优劣。

定类量表所得的资料适用的统计方法有频数分析,例如百分数、众数、Φ相关和χ^2检验。

(2)定序量表(ordinal scale):定序量表是一种排序量表,它比定类量表的水平高,不仅指明了各类别,同时还对个体给出数字表示其具有某种特征的相对程度,如质量等级。这里给出的只是相对的程度,并不能指明其绝对差距。

定序量表一般是关于看法或态度的问题。普通的等级有:

1)非常重要/重要/一般/不重要/不知道

2)很好/好/一般/不好/很不好

3)非常同意/同意/无所谓/不同意/非常不同意

定序量表所测量的是定序变量,所能应用的统计方法有百分数、四分位数、中位数、秩相关系数等。

(3)定距量表(interval scale):定距量表比定序量表又进了一步,它不仅指明大小,而且还给出距离,以表示对应个体在所测量特征之间距离的相同数值,即可以让我们比较个体之间的实际差值,它就等于定距量表上对应值之差,但它没有绝对零点。量表上1与2之差等于3与4之差。在调查中,用得分给出的态度数据、满意度数据等也常按定距数据来处理。

可以运用定距量表测量数据的统计方法除了适用于定类量表和定序量表的全部方法之外,还可以计算算术平均值、标准差、积距相关系数、t检验和F检验等。

(4)定比率量表(ratio scale):定比率量表具有定类量表、定序量表和定距量表所有属性,还具有绝对零点。例如:对出生率、性别比例、工资增长速度等反映两个数值之间的比例或比率关系的测量。

定比率量表的数量化程度比定距量表更高了一个层次。其测量结果不仅能进行加减运算,而且可以进行乘除运算,并能做各种统计分析。

5．编制题目　当量表的架构定出来之后,编制者即可参考所搜集来的其他量表资料来编题。通常为了将来有删题的空间,编制者大约预定的题数要比正式的多编一半。如一个分量表需要10题,此时就需编15题。对于常常编制量表的专家而言,预编的题数大约比正式的题数稍多几题即可。如正式的题数定为10题,则只要预编12或13题就可供筛选。但对于初学的编制者而言,最好多编几题,以免有太多不具鉴别力的题目出现。

6．决定量表的量尺　通常量表的量尺以五点或四点的形式为多,如五点量尺为“非常同意”“同意”“没意见”“不同意”“非常不同意”,四点量尺则将“没意见”去掉。究竟五点量尺或是四点量尺较佳,学者们各有不同的意见。有的学者认为比较不认真作答的人会有选“没意见”的倾向,结果造成所得的数据没有太大意义,因此以四点量尺较能看出作答者的态度。而有的学者则认为四点量尺有强迫作答者表态的意思,事实上有的问题是作答者所不了解的,“没意见”一项还是值得保留。这两种量尺都各有其优缺点,编制问卷的人可视其需要而采用其中的一种。有的学者将量表分成六点、七点,或甚至九点的量尺,因为人类的感觉知觉并不是那么灵敏,将量尺分得太多类,其实并没有太大的意义。

其次,有的学者认为将量尺分为“非常同意”“同意”“没意见”“不同意”“非常不同意”或是“非常同意”“同意”“不同意”“非常不同意”,然后用加权计分可得分量表的总分。如在五点量尺时,“非常同意”得5分,“同意”得4分,以下以此类推。可是事实上,从“非常同意”至“非常不同意”之间并不是等距变量,而是次序变量。如“非常同意”至“同意”之间的距离,并不等于“同意”至“无意见”之间的距离。因此,在语意上不等距的情形下,予以等距的加权计分,并不符合统计的原则。因此,有学者认为只标示两端的语意,中间不标示各个量尺的名称,而只显示出其数字即可(图4-1)。

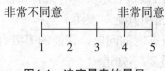

图4-1　决定量表的量尺

以此种方式来表示量尺,当可避免不等距的加权计分,比较能符合统计的计分原则。

7．预试　当题目编好后,编制者即需进行预试。亦即编制者要找一些被调查者先对此量表试做,以了解哪些题目是可用的。预试的样本至少应有200人,以利以后的项目分析之用。

8．项目分析　项目分析(item analysis)的主要目的是针对预试的题目加以分析,以作为正式选题的参考。进行项目分析时,通常有两种方法可以使用,第一种方法是用t检验法,第二种是用相关法。在做项目分析时,这两种方法都是以单题为单位来进行分析。以t检验而言,在进行项目分析时,是以该分量表总得分的高分组(前25%的受试者)和低分组(后25%的受试者)在每一题得分的平均数进行差异比较。所得的值称为决断值(critical ratio,简称CR),必须高于查表的临界值,才具有鉴别力,有的学者建议CR值至少应达3以上为佳。在进行相关法时,有两种方式,一种是含本题在内所得的相关,另一种是不含本题在内的相关。进行第一种相关法时,首先将每个受试者分量表的总得分算出来,然后以题为单位,计算每一题与总得分的相关。一般而言,相关系数至少应达0.4以上为佳。进行第二种相关法时,以每一题和该题所在的分量表的总得分(不含该题)求相关。一般而言,相关系数应达显著水平才算是具有鉴别力的题目。

9. 编制正式题目　编制者可根据项目分析的结果来进行选题,只要鉴别力合乎标准的题目都可以选为正式的题目。若项目分析所得各题的决断值都合于要求,则由高而低选出预定要的题数。

10. 建立信度、效度和反应度　一份好的量表必须具有相当的信度和效度。所谓信度(reliability)即是指可靠的程度,而效度则是指有效的程度。有信度的量表通常具有一致性(consistency)、稳定性(stability)、可靠性(dependability)及可预测性(predictability)等。一份稳定可靠的量表,几次所得的结果一定是相当一致的,而且可透过此量表对被调查者做预测用。效度是指一个量表能够有效的测量到它所要测量的特质的程度。

(1)信度考验: 信度(reliability)主要评价量表的精确性、稳定性和一致性,即测量过程中随机误差造成的测定值的变异程度的大小。常用的信度指标有重测信度(test-retest reliability)、分半信度(split-half reliability)和克朗巴赫α(Cronbach' alpha或Cronbach α)系数。

1)稳定性系数(重测信度): 重测信度是用同一批受试者做同一份量表,然后以前、后两次测验的分数做积差相关。通常两次测验的间隔多以两周为度,有的量表甚至因其需要也有高达一个月或数个月的情形。两次测验的相关若越高,则代表其越具有稳定性。一般而言,0.7~0.9属高相关,0.4~0.6属中度相关,而0.3以下则是低相关。

2)内部一致性系数(Cronbach α、折半信度): 只根据一次的测验结果来估计信度的方法是属于内部一致性的信度。最常用的系数是Cronbach α系数。假如所得的Cronbach α系数越高,则代表其测验的内容越趋于一致,一般认为Cronbach α系数应达到0.7以上。其次,内部一致性系数还可用折半信度来求得,但由于折半信度是将题目分成两半分别求得两个总分(通常是分为奇数题和偶数题),然后再以积差相关求两个分数的相关。由于题目被分为两半,常会造成信度偏低的现象。因此,需要再加以校正。较常用的校正方法有斯布(Spearman-Brown)、福乐兰根(Flanagan)、卢隆(Rulon)等校正公式。

(2)效度的考验: 效度(validity)主要评价量表的准确度、有效性和正确性,即测定值与目标真实值的偏差大小。效度意在反映某测量工具是否有效地测定到了它所打算测定的内容,即实际测定结果与预想结果的符合程度。由于无法确定目标真实值,因此效度的评价较为复杂,常常需要与外部标准做比较才能判断。常用的效度指标有内容效度(content validity)、标准关联效度(criterion-related validity)和结构效度(contract validity)。

1)内容效度指量表的各条目是否测定其希望测量的内容,即测定对象对问题的理解和回答是否与条目设计者希望询问的内容一致。内容效度一般通过专家评议打分。内容效度与结构效度也有相关性,因此评价结构效度的量化指标也间接反映了内容效度。

2)标准关联效度,又称效标效度,为了要验证所编的量表是否具有效度,最常用的一种方法即是效标关联效度。此种方法是针对所编的量表找一个公认、可参照的有效的量表作为标准效标,用新量表与标准量表测定结果的相关性,以两种量表测定得分的相关系数表示效标效度。假如所得的积差相关系数达中度相关以上(0.4以上),即代表此份量表具有相当的效标关联效度。一般而言,适当的效标需具有相当的可靠性,否则无法有效预测所编制的量表。

3)结构效度又称构想效度或建构效度(因素分析),说明量表的结构是否与制表的理论设想相符,测量结果的各内在成分是否与设计者打算测量的领域一致。

因素分析用在效度的考验方面可分为探索性因素分析（exploratory factor analysis）和验证性因素分析（confirmatory factor analysis）两种。当编制者在编制量表而没有理论作为根据时，只是由编制者依其概念将有关的题目编制出来，然后透过探索性因素分析了解所编的题目中究竟含有多少个因素。而当编制者采用某个理论来编制量表时，因为一个理论通常都会包含几个向度，亦即所编的量表相对的也会包含这几个分量表。为了验证此项量表所包含的分量表是否和所用的理论一致，验证性因素分析就可用来考验其效度。

在用探索性因素分析时，通常量表的编制者并不会预先知道会有几个因素，而是看特征值（eigenvalue）大于 1 的因素有几个，就决定有几个分量表。此外，虽然在统计软件包（如SPSS）上有多种方法可抽取因素时，但是一般多半用主轴法（principal axis method）。至于在转轴方面，有正交转轴（一般较常用最大变异法 varimax）和斜交转轴（oblimin）两种。通常可先用斜交转轴试做，看其各因素之间的相关，若各因素之间是零相关，可改用正交转轴。若各因素之间有低相关（0.1~0.3），当然是用斜交法进行转轴。此时，以斜交转轴所抽取的因素就可加以命名，并将各因素中各题的因素负荷量较小的题目剔除（一般小于0.4的题目可加以剔除），然后重新再做一次因素分析，直至各因素所有题目的因素负荷量都达到0.4以上。假如是用正交法进行转轴，也是同样的方式，先将各因素命名，然后剔除因素负荷量未达0.4的题目，再重新做因素分析。

另外在进行探索性因素分析时，若是编制者综合若干个理论而合成一个量表（其中有几个分量表），此时亦可先用斜交转轴做，但可指定因素的数目。如编制的量表有五个分量表，就可指定以五个因素来做因素分析。因素分析后的各因素间没有相关存在，可改用正交转轴。若各因素间的相关是低相关（0.1~0.3），就以此斜交转轴的结果呈现各题的因素负荷量。若有两个因素间的相关达0.4（含）以上，即表示这两个因素有很大的重叠，应该将这两个因素合并为一个因素，然后再重新做斜交转轴，直到没有因素间的相关达0.4以上为止。

至于验证性因素分析则是量表的编制者根据某一个理论编出一个量表（其中有若干个分量表），为了验证所编的量表是否符合原先的理论，用验证性因素分析加以验证。

验证性因子分析是确定存在几个因子，以及各实测变量与各因子的关系，用实际数据拟合特定的因子模型，分析拟合优度，评价实测指标性质与设计目标是否吻合。验证性因子分析将量表的每个条目作为一项指标，分析所有指标的内在公因子。如果因子分析提取的公因子与量表设计时确定的各领域有密切的逻辑关系，则说明量表有较好的结构效度。进行验证时，有SPSS的LISREL（linear structural relations）软件包可以使用。譬如所根据的理论若有五个因素，而验证性因素分析所做出来的结果也证明是这五个因素，此时即可说此量表具有建构效度。

（3）量表的反应度分析：临床医学用的量表常用于评价不同治疗措施的治疗效果比较，因此量表必须反映出对象细微的疗效差别，即具有一定的反应度（responsibility）。反应度指量表能测出不同对象、不同时间目标特征变化的能力，即反映对象特征值变化的敏感度。量表得分（X）评价常用的统计量是效应尺度（effect size）。

（三）量表编制的注意事项

1. 量表的条目数量　量表条目数量应该与完成量表测定的时间协调，根据大量调查的经验表明，个人访谈的时间在15~30分钟左右比较合适。超过半小时，被访者的回答质量就可能下降。根据时间限制，量表的条目应该在30~50项左右，所以一般量表的条目数目大多在此范围。如果量表的条目数目超出此范围,需要采取相应的措施保证调查质量。

2. 量表问题的措词要明确具体,避免一个条目包含多个问题,避免提引导性的问题,避免提断定性的问题,避免提笼统、抽象的问题。

3. 量表的测评内容可能包含客观指标和主观指标,在设计条目时要注意两种属性指标提问方式的区别,客观指标的提问需要具体、客观和数量化,而主观指标的提问更注重被访者的感受和态度,定量也更模糊。

4. 在编制过程中,量表的各项指标或问题都必须标准化和规范化,包括测量手段、过程、记录结果的形式,问题的询问方式、语气、答案选择等,都采取统一、固定的格式,各指标(项目)的权重和总分的计算也做出明确规定。一般量表研制过程,还做出正常参照人群的量表常模,即标准值,供使用时参考。

三、量表的应用

(一)量表适用范围

量表适合评价无法直接做客观定量测量的指标。由于医学现象中,许多生理、心理和社会特征属于这种类型,因此量表在医学研究中得到广泛应用。量表的适用范围可以具体地分成以下几种情形:

1. 无法直接测量的指标,如临床医学研究中常见的病痛评价指标,包括疼痛、失眠、疲乏、活动能力障碍、生存质量、残疾等。

2. 抽象的概念和态度,如社会医学中常常涉及的指标,包括幸福感、满意度、生活质量等。

3. 复杂的行为或神经心理状态,如心理学研究中的儿童多动症、认知障碍、阅读障碍、运动协调性低下、情绪压抑等。

(二)量表优缺点

量表测量具有客观性强,可比性好,程序标准化,易于操作的优点。应用量表测评的缺点是受研究对象个体差异影响大,量表制定要求高,量表的编制不是一代人能够完成的,需要几代人不断的编制和完善,并形成不同语言应用版本。如果量表设计有缺陷,可能导致结果偏倚。

(三)量表的临床应用

量表测评早期多用于心理学、教育学和社会学的调查测评中,20世纪60年代逐渐引入医学研究中。特别是当医学模式从生物医学模式向生理、心理和社会综合模型转变后,量表测评显得日益重要,并且已经改变了一些传统的医学研究指标。

1. 临床疾病治疗效果评价指标　传统的临床治疗疗效评价指标主要是患者的生理病理改变,如临床症状、体征和实验室检验指标的改善,病原微生物的消除,病理组织细胞学的恢复等。但近年来疗效的评价已经远远超出了生理学的范畴,例如生存质量的评价,就是利用量表的形式对患者自身的体验,患者对自己身体、精神和社会适应的满意度进行测评,从一个全新的角度评价临床治疗疗效。生存质量测评是人类从追求生理健康向追求精神生活健康发展的深层次需要。患者健康状况的好坏,不是医生所能决定的,而是患者自己感觉到的。生存质量评价更体现了以患者为中心的思想。美国FDA已经接受将生存质量作为临床疗效评价的指标体系之一,这给传统的治疗方案确定提出新的挑战,可能完全改变原有的治疗方案和护理规范。

2. 疾病与健康统计的新指标　目前我国疾病流行模式从传染病和营养缺乏疾病向慢性退行性疾病转变,传统的发病率、死亡率和期望寿命,已不能适应新形势的需要。以量表评价为基础的一些新的统计指标也就应运而生,如以生存质量评价为基础的生存质量调整寿命年(QALYs),以残疾率为基础的残疾调整寿命年(DALYs)等。这些指标不仅通过寿命反映人群的健康状况,还结合对生存质量和残疾状况的量表测评结果,反映生存人群的健康状况,综合健康和死亡两方面信息,更全面地反映人群总体健康状况,是更好的健康统计指标。

3. 量表测评在护理学的应用　量表测评在护理学的应用非常广泛,包括对患者护理效果的评价,对护理质量与效率的评价,对护理人员素质的评价,患者满意度的评价,患者心理护理的效果评价等。

4. 量表测评在卫生管理学的应用　吸取社会学中的经验,量表测评在卫生管理学也被广泛应用,并且逐渐深入到管理学的各领域中。

第三节　定性研究方法及其应用

一、定性研究的基本概念

定量研究(quantitative research)是经典的自然科学研究方法,而定性研究(qualitative research)属于社会科学范畴。医学有明显的社会科学属性。定性研究是指在自然环境条件下,通过现场观察、体验或访谈收集资料,对社会现象进行分析和深入研究,并归纳总结出理性概念,对事物加以合理地解释的过程。

定性研究起源于20世纪20~30年代之间。最初,人类学家和社会学家将其用于研究在自然环境下人类的行为和表象。20世纪80年代初在心理学和护理学领域率先引入了定性研究的方法,近10年来开始运用于医疗卫生领域的研究。循证医学时代所面临的挑战来自于两方面:一是要求产出高质量的研究证据,如临床试验和系统评价,另一方面,需要将这些证据应用于实践,从而提高医疗卫生的质量和患者的结局。循证医学在过去的发展过程中,发现即使有研究证据存在,临床的医疗行为仍然难以改变,究其原因,一方面是医务工作者和决策者未能及时查找、评价和使用证据;但另一方面,科研证据落实到纷繁复杂的临床实践中,还存在种种社会学、文化学的障碍。诸如此类用定量研究无法回答的问题,人们将依靠定性研究的方法寻找答案。

二、定性研究与定量研究的关系

定量研究较易被人们理解,简单地说就是通过数理统计学方法探讨事物之间的因果关联,例如,病因或危险因素与疾病发生之间的关系(病因研究),实施某种治疗与发生某一结局之间的关系(疗效评价)。定量研究是验证预先设定的假说,例如抗生素治疗咽喉疼痛是否有效? 而定性研究力求说明"是什么""怎样"和"为什么"这样的问题,结果不以数据表示,通常以文本的形式用于解释某一现象,阐述观点。例如,医生为什么要给咽喉痛的病人使用抗生素治疗? 定性研究与定量研究在医学科研领域可以互为补充,取长补短(表4-2)。

表4-2 定性研究与定量研究的比较

项目	定性研究	定量研究
研究的问题	（1）普遍性的、结构松散的问题； （2）通过研究产生假说（归纳）； （3）主题源于资料	（1）准确的、特定的问题； （2）研究之前形成假说，通过研究验证（推理）； （3）预知的可测量变量
研究的方法	个体访谈与焦点组访谈；参与观察法；开放式问卷调查；文献分析；谈话分析；主题、内容与谈话分析	实验室研究；随机对照试验；心理测量实验；问卷调查法；定量内容分析；统计学显著性检验、多变量分析
资料采集形式	小样本、目的性抽样；视听材料整理的文本	大样本、随机抽样；根据事先设计收集的数据资料
研究特征	非线性的	线性的

翻译自：Silverman D.Qualitative/Quantitative.in: doing qualitative research: a practical handbook.London: Sage Publications, 2006：79.

三、定性研究的适用范围

国际上已经在21世纪初期成立了与Cochrane协作网平行的组织——Campbell协作网，从事评价医学领域中涉及医疗服务体系、教育、心理和司法的干预性评价。其中，很多系统综合研究是基于定性研究的资料。定性研究主要应用于探讨人们的观点、态度、信念、动机、经验、体验等，并对现象加以合理地解释。例如，抗结核治疗是一种有效的疗法，然而，现实中只有一半左右的患者能够依从治疗方案并完成治疗，依从性差导致了结核治疗失败或产生耐药，使该病的治疗更加困难。通过采用定性研究，人们发现，导致依从性差的原因主要是病人的观点，即一旦症状缓解就认为疾病得到控制，因而就不再需要继续治疗[The PLoS Medicine editors. Qualitative research: understanding patient's needs and experiences. PLoSMed, 2007, 4（8）: e258.doi: 10.1371/journal. pmed. 0040258]。因此，定性研究可用于理解患者的需求和经验，从而更好地提高疗效。

四、定性研究的主要方法

本节将介绍一对一深入访谈法、焦点组访谈法和参与观察法这三种定性研究中最为常用的方法。

（一）研究样本的选择

作为实施研究的第一步，需要确定研究样本。定性研究样本选择方法与定量研究有所不同。研究者可以选择极端/偏离标准的案例，已获得特别丰富且不同寻常的信息；可以选择变化最大的案例，涵盖方方面面各种情形；可以选择临界案例，其信息可能对于分析全部情形都可以有所借鉴；可以选择模范案例，通过典型情形的分析，以总结一个准则或理论。定性研究样本的数量往往远少于定量研究。样本量的决定方法最常用的是利用信息饱和法来判断停止纳入更多研究对象的时间。信息饱和是指当研究进行到一定时间，纳入一定数量的样本后，发现即便再纳入更多的研究对象，也无法再获得新的信息（观点、态度等），即后续的研究对象所提供的信息（观点、态度等）都已经被前面的研究对象提出过。这时，我们认为达到了信息饱和，可以停止纳入更多的受试者。

（二）一对一深入访谈

1. **定义**　定性研究访谈是基于日常生活的专业性的谈话。分为一对一深入访谈和焦点组访谈。一对一深入访谈由两个人组成：访谈者和接受访谈的对象。访谈由研究者引导和维持，根据既定研究目的，研究者采用预先设计好的结构化程度较低的（可以临时增加问题以及追问）访谈提纲，与被访者进行深入交谈，即所谓的半结构化访谈（semi-structured interview）。结构化访谈（structured interview）相比之下是采用完全固定的问题，要求访谈员接受标准化培训，以保证访谈过程也是标准化的执行，往往收集更多人的回答，也收集更为简洁的答案，有学者认为这种访谈最为接近定量的问卷调查形式。非结构化访谈（unstructured interview）是不存在既定问题和访谈提纲（或非常笼统）的访谈，通常用于探索一个完全未知的领域，用于"拓荒"或"探路"，为接下来的半结构化访谈制订访谈问题和提纲来服务。在科研活动中，半结构化访谈最为常用。进行定性研究访谈的首要条件是研究者对引出访谈的话题要有充分的准备，使答问人可以"用他自己的话"或基于他自己的前提来回答问题。访谈不是日常会话中的自然语句交流，而是询问的一种形式。研究者（访谈者）需要针对接受访谈对象对问题的回答进行追问，以探讨访谈对象所使用的单个的概念，探索对象的答案的背景，并尽可能地深入了解对象陈述的意义。研究者倾听并尊重研究对象所给出的信息。研究过程中要注意伦理和道德的问题。

2. **优点与要求**　优点是有可能深入到主题或问题。访谈法要求研究者应能够创造一个安全、信任和率直的氛围。一对一访谈法比较费时，每一位研究对象的访谈时间通常为15~40分钟。一对一访谈法的优点是当研究者具备良好素养和自身投入时，其理论知识和对现实的态度可以深入洞察被研究的现象。不过，为了获取富含知识的信息，研究者的个性、态度、直觉等都可能在研究过程及结果中引起研究者偏倚。定性访谈研究结果的客观性一直受到某些学者的挑战。

3. **访谈的准备**　访谈指南的制定须列出主题、关键词及问题。由多个问题按照顺序排列就形成访谈提纲。当阐述主题、关键词和（或）问题时，重要的是将它们与研究者要访谈的题目联系起来。需要考虑访谈对象对有关主题的知识了解的程度和种类，以及如何应用该知识推动访谈的进行。有时形成包含主题的思路图（mind map）来帮助理解。其中，最关键的步骤是列出访谈提纲。访谈提纲一般由5~10个问题构成。问题的排列顺序非常重要，通常由经验、经历、常识开始，过渡到态度、看法、原因、意见和建议等更难以回答的问题。所有的问题都需要紧密围绕主题，不能过于分散。访谈提纲的顺序可以是先有问题，之后将问题排列；也可以是先有几个大的构思，再在里面补充具体问题。这可以根据研究者个人思维习惯来选择。

4. **提供给受访者有关选择访谈的信息**　选定的受访者应收到一封介绍信，包含研究目的、研究背景、研究实施机构的描述、研究者的背景、访谈的重点，以及受访对象为何被选择参加访谈等方面的简要介绍；以及访谈将在何时、何地进行，访谈的持续时间，寻求参与研究的知情同意信息，受访者任何时间退出研究的可能性，信任以及受访者参与研究的可能后果。

5. **访谈的实施**　访谈具有三个阶段——介绍阶段、主要阶段和结局阶段。

介绍阶段主要是建立联系和信任。研究者简单复述他是谁、访谈的目的和程序，以及为什么选择受访者。需采用匿名的方式确保受访者的利益，确定公布来自访谈资料的条件。

可以向受访者分发思路图或仅提供大标题的访谈指南。访谈前需要对录音器材(如录音笔)或声音文件进行测试。

在访谈的主要阶段,访谈者按照访谈指南提出不同类型的问题,这包括引导性的问题、追访的问题、探索性的问题、针对受访者对所讲事件反映的问题,像"你对你所描述的情况会采取什么样的行动""你如何评价该事件""你从何处得到该信息";间接问题比如询问受访者认为其他人会对指定的现象做何考虑,尤其是当你在处理禁忌问题时特别有效;针对受访者讲述故事的叙述性问题、确认性问题(如访谈者跟受访者核实理解的正确性)、概括和解释性的问题。

访谈者有责任在访谈过程中组织访谈议程、为受访者提供思考和准备回答的时间,允许保持沉默,访谈者有时的角色类似于起到一个积极的听众的作用。

在访谈的最后阶段,研究者有责任从伦理上可接受的方式结束访谈。访谈的结束是由研究者提出并且以礼貌而合理的方式实现。若需要对被访者进行后续的二次或多次访谈,研究者需要在这个时候对受访者进行告知,并需要向被访者提供下一次访谈的有关内容,并询问受访者期望从研究者处得到何种反馈。

6. 资料处理　为了整理从访谈中收集的信息,研究者需要对信息加以处理。该过程包括许多工作步骤。

(1)为了评价录音的技术质量,访谈的录音需要重新听一遍,从而决定是否整个录音带或仅仅部分录音需要抄录成文字。

(2)选择录音(通常是全部)转录成文字,转录的内容需要使用最初的录音仔细核对以保证可靠性。

(3)编码(code)。实际上在此阶段,分析就已经开始了。编码可以根据研究者的理念、习惯进行,也可以按照研究组内部形成的规范进行。通常,在多位访谈员共同实施的大型访谈性研究中,采用第二种方式。但对于由一位访谈员完成的访谈,则采用第一种方式。编码的形成可以来自于受访者原话中的字、词、词组、短语,甚至是短句,也可以是编码人根据被访者的话,总结归纳的点。多个相关的编码,经过归纳总结后会形成一个主题(theme),多个相关的主题可以归纳成为领域(domain)。编码及后续的分析可以采用专用软件来进行,如Nvivo、ATLAS等,但也可以应用日常文档、数据处理的基本软件来实现。

(三)焦点组访谈法

1. 定义　焦点组访谈法(focus group interview)是针对某一特定问题选取具有代表性的8~12个参与者进行渐进的、引导式的访谈。访谈通常持续2~3小时,由调解人(moderator)或引导者(facilitator)主持会议。主持人的身份并不是作为一般访谈者,而是协调和鼓励小组成员发言,互相交流和影响。通常,访谈的过程要进行录音或录像。

2. 优点和局限

(1)优点:焦点组访谈法的主要优点是它能够提供详细的信息,并且从多个参与者中获得比单个访谈更丰富的信息。其原因在于小组中各参与者之间受到启发和相互影响,可能会唤起他们平时不会出现的想法和见解。

该法的第二个优点是访谈和观察可以互相结合。主持人可以将参加访谈者的身体语言和面部表情的观察作为对言语回答的补充,这有时可能比言语回答更"真实"。

第三个优点是对相同数量的人群,焦点组访谈法可能比进行个体访谈更有时间效率。

另外,焦点组访谈法能够间接为参与者提供互相学习和交流的机会。

为了进行焦点组访谈,主持人首先需要通过学习和练习积累制订和执行访谈研究计划的理论知识和实践经验;其次必须有与参加访谈者相关的背景知识,能胜任主持人的角色;还需要有激发集体能动性的技巧。

(2)局限:与个体访谈相比,焦点组访谈时要增加重要的问题或题目的数量是困难的;另一个缺点是一些较为敏感的问题或禁忌的问题几乎不能在集体中公开讨论。

3. 焦点组访谈的准备步骤

(1)主持人的选择:选择合适的主持人是十分重要的。主持人需要具备相关的集体领导的能力,同时他本人也可以是研究小组的成员之一。主持人可在研究小组以外寻找,例如具有所需背景知识和经验的访谈专业人士。

(2)构建访谈指南:指南中应当明确主要的访谈问题(通常为4~8个问题),但有时也需添加探索性的问题。为了不妨碍小组内部公开的交流和互相影响,正常情况下以最重要的问题和最不受限制的问题开始是最适宜的。主持者应了解并熟记访谈指南,而不应当在访谈期间进行反复阅读。

(3)征募参加访谈者:征募什么样的参加访谈者首先取决于研究的问题。参加者可以是同一职业的人,也可以是在同一机构或同一地域的人,但他们也可以是随机样本人群。选择参加访谈者的一般性原则是参加访谈者具备能够参与研究问题的相互讨论的背景知识和能力。如果小组中构成人员的异质性太大,则可能使得他们之间的谈话无法正常继续。如果小组成员的同质性很高,则集体讨论可能会太琐碎而不能揭示一些潜在的问题。

(4)访谈地点的选择和安排:焦点组访谈的地点通常选择日常生活中的环境。但是应当注意不要只选择某类特殊的参与者所主导的环境,例如,当有病人、医生和护士作为参与者的访谈,将会议室设在医院就可能是不恰当的。因为这样的一种场合会显示出医学的权威,而影响病人正常地表达其观点。在访谈时应该提供一些饮料和点心来慰劳参与者。也可以考虑给参与者适当的补偿或报酬。补偿的种类和多少完全取决于参与者的身份以及当地的文化习惯,比如纪念品、日用品、食物或一定数量的资金补助等。

(5)向参加访谈者提供的信息:访谈会议开始前应以书面形式向参加者提供访谈信息,当会议开始时应口头介绍,重复书面的信息。提供的信息应当包括:研究计划的目的、焦点组访谈的特定目的、以后结果公开的方法,如果公开结果,参与者是否匿名,其身份如何得到保护,参与者签署完全自愿参与的声明。

4. 实施焦点组访谈　焦点组访谈需要由一位主持人(访谈员)与2~3位辅助研究人员共同实施。被访者通常为5~15人。圆桌会议室往往是最合适的场所,摄影机或录音机应放置妥当并检查可以正常使用。

首先主持人要重复宣读发放给受访者的书面知情同意和其他必要信息,并询问是否有任何疑问。接下来应陈述焦点组访谈的目的和内容,之后正式开始介绍各位受访者和主持者。

由主持人介绍第一个主要问题而开始正式访谈。如果没有人主动发言,主持人可以建议按桌子座位的顺序轮流发言。为了获得集中的效果和相互激发的影响,根据问题可使用多种工具,如一个简短的问卷、一个模型、一段视频片子等。提出所探讨的问题通常包括以下几种类型:

(1)“继续式”的问题,主持人通过诸如点头表示认真听到并正在认真思考参与者的观点;

（2）细节导向的问题,要求参与者做出更加详细的说明;

（3）为了获得更加准确的阐述,要求举例说明;

（4）澄清问题;

（5）对比问题,以促使更为详尽的回答。

主持焦点组访谈的必要条件是主持人心中清楚访谈的目的,即通过集体发言的开放气氛和相互影响获得参与者诚实、可靠的观点。主持人总体的态度和行为应当能够反映出这一目的。

5. 询问详情　焦点组访谈应按照预定的时间表按时结束会议。正式的会议结束后,通常可以安排一些非正式的询问,了解一些更为详尽的情况。主持者应与访谈过程中表现"突出"的参与者在会后即刻或预约进行单独交流。交流的结果可以在研究人员内分享,作为对于正式访谈的补充。

6. 分析和解释　焦点组访谈的解释有时是由研究小组来决定的。在那样的情况下,访谈所录制的影像资料会播放给研究小组委员观看,主持人或小组其他成员根据影像内容做出他们自己的解释,并得出结论。除此以外,资料分析的过程也可以按照上述关于访谈部分提到的类似的方法进行,结果也以类似的方式报告。

（四）参与者观察

1. 定义和形式　参与者观察(participant observation)是一种没有固定结构类型的观察方法。在参与者观察中,研究者成为他正在观察的自然社会环境中的一部分。也就是说,研究者以观察者的身份进入他所研究的被观察对象的日常生活或自然环境当中,观察对象的行动、他们的相互影响以及他们周围的事件与情境。有学者认为研究者的身份在此过程中是不被察觉的,也有学者认为,当参与者观察发生在一个固定范围的小群体中时,必要的知情告知和身份的说明也是应该做到的,虽然,由于这样会导致被观察者的言语或行为与平时不一致。与参与者观察法相对应的,是非参与者观察法(non-participant observation)。二者之不同,在于观察者参与/融入被观察的人(群)中与否,或者程度上的深或浅。有学者认为,有的时候这二者无法截然分开,只是程度上的差别。本书中,我们重点介绍参与者观察。

2. 优点和局限　在参与者观察中,研究者自己能够充分地接触所研究的领域,能够把自己的印象和感受作为资料的一部分。通过较长一段时间的观察获得的资料极为丰富,使其能够对该研究领域形成一个更加完整的图像。研究者不必只依靠研究中角色们的陈述(如像在访谈中获取的信息那样),他可获得关于敏感性的问题或禁忌情境的信息,而这些是角色们在访谈中不愿意讲述的,或者他们根本就没有意识到的问题。因而,观察法有可能超越角色们自己选择的观点。

3. 进行参与者观察的步骤

（1）观察前的准备: 选择观察的方法同任何其他资料收集方法一样,涉及同样的研究过程。也就是说,观察应是收集各种信息的适当的手段,这些信息使研究者能以正确的方法回答所提出的研究问题。

然而,观察法需要的准备工作比其他方法要多,因为你将要进入一种自然社会的场景之中。进入一个"陌生的"社会环境,通常需要得到该背景下至少一些关键人物"看门人"的许可。此外,观察者应为研究领域特殊的背景做好充分准备,例如为了能够被场景所接纳,并且能够理解场景中所发生的事情,他需要具备足够的知识,来了解研究对象的文化和习惯。为了获得"看门人"的许可,观察者应制订一个详细的研究介绍和研究计划。

（2）使用现场笔记:写现场笔记是把变化过程的、瞬间的事件记录在纸上(或电脑上,甚至口述录音的电子版本中),这些记录可在以后进行浏览和加工。笔记的内容应包含对所观察到的现象进行详细的记录。把发生的行为和谈话的所有细节记录下来是不大可能的,观察者必须有所选择,根据研究的问题来选择。笔记可连续记录,可让场景中的角色们看见,也可以是观察者单独地做现场笔记。内容的取舍取决于实际情况,也取决于对于辅助解释观察获得的资料的重要性。回忆观察内容的时间间隔是非常重要的。观察者应形成定期做笔记的习惯。一些观察者在写笔记时分门别类地做笔记,而其他一些观察者则在事后进行分类整理。

一般情况下,观察者的笔记类型有:①观察性笔记:仅做描述而不做更多的解释。②推理性笔记:从观察中提出解释、假设或初步的结论和反映。③方法性笔记:观察者报告他自己的感受和思考,做出自我评论和考虑下一步的行动。

4.分析和解释观察资料　在研究的各个阶段中,对于获取资料的解释性工作可以在完成观察之后进行,也可以利用研究者在现场收集资料的间隙时间进行。在参与者观察中,观察者与角色们之间有各种言语交流和互动作用,人们可以从观察性资料的三个层次上进行解释。第一层次的解释是使用描述性语言,介绍所见所闻,其解释接近于被观察者自己的理解。第一层次的解释提供了初级的知识。第二层次的解释使用超越被观察者自己使用的概念,由研究者归纳总结。比如,当观察到病人在医生的候诊室中等待60~90分钟时,可以归纳为患者候诊时间较长。第三层次的解释涉及概念的提升,即研究者参照研究框架的结构提纲,融合文化、社会、背景知识等因素,分析行为和言语背后的潜在意义和原因。比如,当病人在医生的候诊室中等待60~90分钟时,可解释为医生很忙,需要看很多患者,但也可解释为医生向病人显示其权威的方法。研究者应意识到他自身背景的局限性,包括对科学理论和他所经历的谈话方面的限制。

（五）定性和定量方法相结合

在许多大的研究项目中,研究问题经常会涉及采用两种方法加以应用,因为:①涉及大样本人群总体特征的问题,需要大量数据得到具有代表性的结果和结论;②同一研究设计中涉及对研究过程和结果原因的探索和解释性问题,需要深入了解原因,以及发现个别或典型案例。

原则上,对这两种方法的结合可采用以下几种方式:

1.序贯结合（combination in sequence）　首先,在构建定量的方法之前,采用定性的方法进行探索性的研究以提供参考变量。或者是先用定量方法找出关键的问题,再用定性方法进行调查。

2.平行结合（combination in parallel）　两组方法同时应用,并互为补充。例如,在许多工业企业中进行对健康危险因素意识的大型调查。同时有许多公司被选择进行案例研究。在企业中每一个案例研究包含一个从事参与者观察和访谈工作的专家对企业的访问。资料分析时,用定性和定量的方法对两组数据进行比较。目的之一是通过调查来验证答案;目的之二是从企业获取工作环境与预防性措施间相互关系的信息。

定性和定量方法可以很好地结合和互相补充,为我们的医疗实践和医疗体系提供更为宽广、深入的知识和证据。

五、定性研究在中医药研究中的应用

中医药学离不开大量临床实践经验。经验是实践者(临床医生)通过长期医疗活动中的观察、反思和判断形成的,对于指导日常的临床实践具有重要的作用。然而,个人的经验通常难以被他人重复,因此,其推广应用的意义就受到限制。在循证医学的证据分级当中,经验被列为最低级别的证据。定性研究发现,研究的证据很难改变临床医生的实践行为,反而经验性的知识更容易被临床医生所接受。因此,在传统医学领域,定性研究能够研究医生和患者的知识、态度、观点、动机、期望,观察其医疗行为、医患关系,了解干预措施实施过程中的障碍,能够更好地促进临床证据在医疗实践中的应用,充分体现以"患者为中心"的医疗模式。

通过引入定性的研究方法,可以用来回答问题,如中医药的干预对患者意味着什么? 为什么医生和患者认为干预措施有效? 是怎么起作用的? 患者的治疗体验和期望是什么? 从而对干预的过程和实施的内外环境等因素加以解释。此外,定性研究还有助于确定患者关心的结局评价和治疗期望。因此,中医药研究领域引入定性研究的方法可以更丰富地探索中医药的特点和临床关键问题。

(一)定性研究与肿瘤临床研究专题

当前人们已经认识到了应该广泛应用更加人性化的方法治疗需要更多人文关怀的肿瘤患者。

以医生为研究对象开展的研究集中于医生对于肿瘤患者的地位和作用,被患者接受的程度、医患关系、医生的态度、知识等方面。以患者及家属为研究对象开展的研究集中于患者的需要、病因、对于诊疗方法的理解、知识、医疗服务、对于预后的期望、家庭关怀及帮助等方面。方法涉及电话访谈、焦点组访谈、个体深入访谈等定性研究手段。但样本量一般比较小,扎根理论、主题分析等是访谈最常用的方法,焦点组和其他方法也有应用。

2006年欧洲肿瘤护理杂志上发表题为《中医药肿瘤护理: 中国医生和患者的感知和经验》的论文,该研究在北京某肿瘤医院和某中医药肿瘤诊所开展,对中医药防治肿瘤的从业人员和患者进行了3次焦点组访谈,探讨肿瘤医生和患者的期望和经验。当前,大多数肿瘤领域的定性研究文章都是发表自国外,中国的研究还处于起步阶段。深入发掘医生和患者的非数字化信息,让我们能够走进医患及其家属的世界,从他们的视角去看待各种临床问题,可以更好地发现中医治疗肿瘤的特点。例如,我们可以在特定的医疗环境中开展一项肿瘤的定性研究,去对肿瘤患者进行访谈,试图了解他们就医的目的是什么,是期待生活质量的提高,还是生存期的延长,或者是理化指标的改善,并和肿瘤医生临床最为关注的肿瘤患者的临床结局做一对比,去检验肿瘤医生和患者的期望是否一致。现在国内外都在大力倡导以患者为中心的个体化、人性化治疗,开展这样一项定性研究可以分别从医患的角度阐明我们当前所给予肿瘤患者的治疗是否是患者期待的治疗,是以患者为中心的治疗模式,还是医生主导治疗权的治疗模式。这对于给予患者最佳的临床治疗,最人性化的个体治疗有着非常重要的意义。

(二)定性研究在针灸临床研究中的应用

针灸临床定性研究已经成为国外医学定性研究的关注点之一,迄今已有近百篇学术研究发表,内容涉及针灸临床的各个关键方面。与定量研究不同,定性研究不仅可以展现人们

的经验和经历,更可以揭示人们对针灸疗法的深层次理念和感受,因此是更加适合研究传统针灸整体干预过程和本质的现代研究方法。本文介绍现有针灸临床定性研究方法和主要成果,对其在国内针灸临床研究中的应用做出展望。

国外早期的针灸定性研究可以追溯到20世纪70年代,甚至更早。主要是将针灸作为一种护理手段引入西方社会。在此后的近20年时间里,国外针灸定性研究更加注重于通过定性的方法对比较针灸与整脊疗法、顺势疗法等补充替代医学疗法的临床应用针灸疗效的定性研究。

2000年以后,除了疗效评价的主题以外,关于针灸副作用、患者接受度、针灸师资历与诊疗方式、针灸师对现代医学模式和循证医学的态度等多方面的研究都已经见诸报道。当前对针灸干预的复杂性、整体性的研究,对针灸临床疗效评价方法的研究等深层次问题已经成为了研究的焦点。

一些国际针灸研究专家已经认识到针灸治疗疾病的模式与现代医学模式有着很大的差别,而且这种模式上的差别直接导致临床疗效评价手段应该有所不同。

英国著名医学定性研究专家Charlotte博士等在一篇名为《针灸——复杂性干预的整体医疗模式》中指出:"我们对针灸和中医的了解受限于缺乏对其动态治疗过程的研究。"他们采用固定对比纵向定性研究方法来研究患者对针灸的体验和针灸的作用。研究发现患者认为针灸的效果体现在症状变化、精力变化,以及自我认同感和社会认同感的改变。而且患者对针灸的体验存在复杂性和个体差异性。他们认为针灸这种"整体疗效大于局部疗效之和"的整体观念对卫生医疗服务系统和临床试验设计都很有启发。

另一项名为《不仅仅是扎针——针灸临床治疗过程》的报告从针灸师的角度对针灸临床诊疗过程进行了的研究。该研究发现中医理论知识在临床决策和治疗中起到了指导性作用。针灸师通过各种方法以实现远期疗效,构建有治疗性作用的医患关系,实现个体化治疗,以及促使患者积极参与促进自身的康复过程。

以上两项研究从西方人的角度,用可以被广泛认可和接受的现代研究方法和语言展现并说明了针灸,乃至整个中医的许多核心理念和内容,而这些若用定量的方法是难以反映的,某些甚至无法实现。

与国外相比,在国内进行针灸定性研究的大环境有所不同。一则国内的患者对针灸临床诊治疾病的中医理论基础和诊疗过程(诊疗方法、医患交流方式和医患关系)有一定知识背景,存在心理预期和心理取向;二则对于大多数的临床针灸医生而言,与其说他们是特别留意诊疗过程和疗效的整体性、复杂性,还不如说是一种几近于"我本自然"的临床诊疗传统。所以,西方学者进行的某些针灸定性研究在国内难以,甚至无法开展。

但是,国内有庞大而稳定的针灸临床应用和患者群体,也有相对健全的针灸诊疗规范,更有对针灸有着深刻理解的针灸医师,而这些,都是西方无法比拟的优势。在这样的大环境中,在国内开展针灸的定性研究可以比较容易地找到合适的研究对象(针灸医师和患者),可以对针灸师的诊疗思路和方法进行深入地解读和探讨,也可以对全社会性的针灸医疗体制进行评价。

第四节　生态学研究方法及其应用

一、生态学研究的概念

(一)定义

生态学研究(ecological study)又称相关性研究(correlational study),是描述性研究的一种。它是以群体为基本单位收集和分析资料,从而进行暴露与疾病关系的研究,即用代表群体特征的量度来描述某些因素与疾病的关系,例如年龄、时间、卫生服务的利用,或者食品、药物及其他产品的消耗等。它描述某种疾病或健康状态在各人群中所占的百分数或比例,以及有各项特征者在各人群中所占的百分数或比例。从上述两类群体数据可以分析某种疾病或健康状态的分布与人群中哪个特征分布相接近。

(二)特点

1. 生态学研究在收集资料时不是以个体为分析单位,而是以群体为分析单位。这个群体有时可以大到一省、一国,也可以是一个单位或一组特殊人群。

2. 生态学研究是从许多因素中探求病因线索的一种方法。例如用饮用水中氟含量以探讨其与龋齿发病率的关系;以人群中肉和脂肪的消耗量探讨其与直肠癌的关系。

3. 生态学研究是一种粗线条的描述性研究。它不是以收集群体中每个成员的暴露量或暴露经历为基础,提供的信息是不完全的。尽管如此,当对某病的病因很不了解时,生态学研究可以从群体的角度提供病因线索以供进一步研究。

(三)范畴

1. 可以提出与疾病的分布有关的病因假设,可以探讨中医药的使用与一些常见慢性疾病的发生及分布的关系。

2. 可以用于评价干预试验或现场试验的效果。例如在某人群中推广低钠盐,然后比较推广低钠盐前后人群平均摄入水平的变化与人群平均血压值的变化趋势,以评价低钠盐干预的效果;采用某项中医药的保健养生措施对于一些社区和农村常见病的预防干预试验;采用中医的适宜技术如贴敷疗法进行冬病夏治的生态学研究,以了解该疗法对常见的呼吸道疾病如哮喘、慢性阻塞性肺病及上呼吸道感染的预防作用。

3. 可用于疾病检测工作。生态趋势研究可用以估计某疾病的趋势,有利于疾病的预防和控制。

二、生态学研究的类型

生态学研究分为生态比较研究和生态趋势研究两种类型。

(一)生态比较研究(ecological comparison study)

生态比较研究是生态学研究中应用比较多的一种方法。

生态比较研究中最简单的方法是观察不同人群或地区某种疾病的分布,然后根据疾病分布的差异,提出病因假设。这种研究不需要暴露情况的资料,也不需要复杂的资料分析方法,例如描述胃癌在全国各地区的分布,得到沿海地区的胃癌死亡率较其他地区高,从而提出沿海地区环境中如饮食结构等可能是胃癌的危险因素之一。

生态比较研究更常用来比较在不同人群中疾病的发病率或死亡率的差别,了解这些人群中某些因素出现的频率或水平,并与疾病的发病率或死亡率做对比分析,从而为探求疾病病因提供线索。例如大肠癌在发达国家比发展中国家更为常见,促使人们考虑饮食习惯和环境污染是否与大肠癌发病有关;大肠癌的发病率和死亡率的性别比接近1,提示有关的暴露在男性和女性中应该是相近的;大肠癌的发病率城市高于农村,提示某些危险因素在城市比农村更为普遍,因此工业活动导致的污染应考虑可能是与大肠癌有关的因素。

生态比较研究还可应用于评价社会设施、人群干预以及在政策、法令的实施等方面的效果。

(二)生态趋势研究(ecological trend study)

生态趋势研究是指连续观察一个或多个人群中某因素平均暴露水平的改变和某种疾病的发病率、死亡率变化的关系,了解其变动趋势;通过比较暴露水平变化前后疾病频率的变化情况,来判断某因素与某疾病的联系。

例如著名的MONICA方案。世界卫生组织资助的心血管病趋势监测方案:1984—1993年,包括27个国家、39个中心、113个报告单位和1300万人口。其主要目的是测量心血管病发生和死亡的趋势,并将其与危险因素的变化,卫生保健和社会经济条件联系起来分析。我国北京心肺血管中心1984年正式参加这个方案。北京市7个地区70万自然人群,通过三级心血管病监测网进行监测。就一个人群来讲,属于单组时间趋势研究;就整个MONICA方案来讲,则属于多组时间趋势研究。根据MONICA协作组和北京心肺血管中心已经报告的部分结果来看,心血管疾病的发生率和死亡率的变化与某些危险因素的变化,例如吸烟率、血压的平均水平、血清胆固醇水平等的变化有显著的相关关系。这不仅再次说明了吸烟、高血压和高胆固醇血症等为心血管病的危险因素;同时明确地提示心血管病是可以预防的,人们可以按计划采取行动,减少心血管病的发生和死亡。

三、生态学研究的优缺点

生态学研究对于调查某些因素与疾病或健康状态之间的关系时,通常能够快速、经济地完成,并且可以利用现有的资料,例如人口学和各种产品的数据资料、疾病发生和死亡的资料、卫生资源利用情况的资料以及监测规划和疾病登记的资料等。

但是,生态学研究只是一种粗线条的描述性研究。生态学上某疾病与某因素分布的一致性,可能是因为该疾病与某因素真正有联系,也可能毫无联系。当生态学上的联系与事实不相符时称其为生态学谬误(ecological fallacy)或生态偏倚(ecological bias)。产生生态偏倚的原因有以下几个方面:

1. 缺乏暴露与疾病联合分布的资料　这是指研究者只知道每个研究人群内的暴露数和非暴露数,患病数和非患病数,但不知道在暴露者中或非暴露者中有多少发生了疾病。即生态学研究不能在特定的个体中将暴露与疾病联系起来。例如,有人研究了1950—1954年和1965—1969年间宫颈癌死亡的减少与每年进行巴氏涂片筛检妇女的百分比的相关情况。结果发现,筛检妇女百分比越高,宫颈癌死亡下降越大,二者之间有很强的统计学意义的正相关。因而认为,筛检规划可能导致宫颈癌死亡率减少。很显然,只根据该资料不可能决定经过筛检的妇女的死亡危险是否确实下降,因此不能检验该假设。

2. 缺乏控制可能的混杂因素的能力　1964—1965年在28个国家里的一项研究表明,平均每人每天摄入猪肉量与乳腺癌死亡率之间有很强的正相关,提示猪肉摄入和乳腺癌死亡之间可能有联系。然而,增加猪肉消耗可能只是与乳腺癌危险增加有关的其他一些因素的一个标记,如增加了脂肪摄入,减少了蔬菜摄入或猪肉摄入多的人有较高的社会经济地位等。利用相关资料不可能将这些潜在的混杂因素的影响分离开。因而,相关的存在并不一定表明真实联系的存在。反过来,相关性研究缺乏相关,也并不一定表明缺乏真实的联系。例如,20世纪70年代的早期,美国口服避孕药的使用增加,而同时育龄妇女中冠心病死亡率下降约30%。这些相关资料提示使用口服避孕药与致死性冠心病间有负相关的联系。然而,大量分析性研究一致表明,使用口服避孕药者比不使用者平均致死性冠心病危险增加约1倍。

3. 相关资料中的暴露水平只是近似值或平均水平,而不是个体试验的值。因此,有时相关并不能精确地解释暴露的改变量与所致疾病发病率或死亡率的改变量的关系。有时还可能在疾病和暴露之间蒙上了更复杂的联系。例如,有人研究了19个国家酒精消耗与冠心病死亡之间的相关性。结果为明显的负相关,酒精消耗越多,冠心病死亡越低。实际上,分析性研究表明,酒精消耗与冠心病死亡之间不是一个简单的负相关的联系。重度饮酒者冠心病死亡危险最大,中等量饮酒者致死性冠心病的危险比重度饮酒者和不饮酒者均低。相关性研究很难看出这种非线性关系。

四、生态学研究的步骤

1. 确定研究人群　研究人群根据具体情况的不同可大可小,可以是不同行政区或地理区域的全部人群,也可以是由其中不同年龄、性别、种族、职业宗教信仰和社会经济地位的人群组成。确定研究人群时必须充分考虑到是否能收集到有关研究人群疾病的发病率、死亡率及相关暴露的资料。

2. 收集资料　以群体为基本单位收集资料。例如以全县为基本观察和分析单位,可以从各县的统计资料中得到相关的人口学和社会经济学方面的资料。如不同人群的年龄、性别构成,家庭平均收入,成年人受教育情况,人口密度,各民族人口所占比例,城乡人口所占比例,各职业人口所占比例,烟、酒的人均消费情况以及环境情况等资料;从卫生当局可以收集到不同年龄组各种疾病的发病率、死亡率、各种疫苗的接种情况,动物传染源和媒介昆虫消长情况等资料。做生态趋势研究,还可以收集到有关疾病时间趋势的资料。

3. 分析资料　比较不同群体的特征,进行生态比较研究,观察疾病与相关暴露之间的联系;生态趋势分析,则观察不同群体的特征变化及疾病变化之间的联系。

五、生态学研究的实例

(一)1998—2003年间阿姆斯特丹机场周边癌症发病率的人群生态学研究

背景:阿姆斯特丹机场是荷兰最大的机场,周边遍布居民区,因此机场噪音、安全隐患以及长期的健康负面影响包括癌症成为人们普遍关注和抱怨的问题。本研究旨在观察机场周边居民的癌症发病率是否高于一般荷兰人群。

方法:在人群研究中运用区域癌症登记,估计从1988—2003年间机场周边居民的癌症发病率。根据飞机噪音周线和四位数邮政编码来确定研究范围。

结果：研究范围内的居民有13207例癌症患者，以全国发病率作为参考（标准发病率SIR 1.02）。研究发现恶性血液病发病率增长具有显著的统计学差异（SIR 1.12，95% CI: 1.05，1.19），主要是由非霍奇金淋巴瘤（SIR 1.22，95%CI: 1.12，1.33）和急性淋巴细胞性白血病（SIR 1.34，95% CI: 0.95）的高发病率造成的。呼吸系统癌症的发病率显著性增高（SIR 0.94，95% CI: 0.90，0.99），主要是由于其在男性中发病率较低（SIR 0.89）。机场周边核心区癌症发病率较环区略高（RR 1.05，95% CI: 1.01，1.10）。这主要是与核心区呼吸系统癌症、前列腺癌症和女性生殖器官癌症的高发病率有关。

结论：机场周边癌症总发病率与全国发病率近似。本研究中恶性血液病发病中度风险增高不能以机场地区较高程度的大气污染加以解释。

（二）中泰阿卡族传统医学药用植物使用的生态比较研究——文化一致还是生态差异

背景：阿卡族在100~120年前分为中国和泰国两支，这两支阿卡族有着相似的文化背景，但在居住的地理环境上存在着差别。本研究旨在探索地理环境的分割对于同种族同文化的民族在药用植物方面认识的影响。

方法：在五个阿卡族村落（泰国三个，中国两个）中，分别对10名村民就平时使用的植物以及如何使用进行调查。

结果：研究总共涉及95种药用植物，但只有16种是中泰两国通用的。此外，对于其他不同的药用植物，两支部落的人们对植物种属及药用部位的认识和应用十分相似。

结论：由于迁徙导致的地理环境差别，迫使阿卡族人在新的环境中寻找新的植物物种以供药用，然而在应用新药的时候，他们对药用植物的认识、选择和具体应用还是沿袭最初的传统。

第五节　文化人类学研究方法及其应用

文化人类学是人类学的主要部分，在西方人文科学中有较大影响力，但在中国仍属于新学科。目前，随着定性研究方法和社会学方法在中医学研究中的开展，中医学者开始思考应用文化人类学方法对中医开展研究。文化人类学可以从人文科学的角度阐释和分析中医的理论、特征、相关行为和文化现象。但目前仍然没有发现中医领域的文化人类学实质性研究。

现任芝加哥大学人类学系主任的Judith Farquhar教授与另外两位合作者于2001年用中文发表了名为《文化人类学研究与中医》[Judith Farquhar, Eric Karchmer, 赖立理. 文化人类学研究与中医. 北京中医药大学学报, 2001, 24（6）: 4-9]的文章，介绍了文化人类学与中医研究相关的基本概念、具体运用方法和代表性研究。提出文化人类学研究对中医学具有很大潜力，并指出了一些新的研究方向。该文系统深入，针对性强，是将文化人类学及其分支和相关学科引入中医研究领域的具有重要影响力的文章。故将其原文中要点引录如下，以供学习使用。

文化人类学是人类学的主要组成部分之一，属于人文科学范畴。简单地说，文化人类学研究文化与各种人类活动的关系。第一次世界大战以后，出现的"田野调查"研究方法，使文化人类学逐渐发展成为一门独立的学科。田野调查强调在研究地居住多年，学习当地语言，参与和观察当地的日常生活，尽力从当地人的角度全面了解当地社会与文化。文化人类学也重视文献研究,但"参与观察"是田野调查的核心。文化人类学属于阐释性研究,目的不是发现真理,而是分析文化现象。

文化人类学对于文化的第一个定义是"大众生活",包括人们的衣、食、住、行。这个定义强调生活的各种活动及其相互之间的关系。第二个定义称为"文化的制造",即文化不是一成不变的,它是一种过程,产生于社会实践。文化作为一种过程,是可以观察的。在许多不同活动中存在着某些普遍的文化模式。作为集体过程,文化强调交流。人类学家把这些交流作为研究对象。文化可以改变我们,也可以被我们改变。同时文化概念也有缺点,即唯心主义、本质化、浪漫化。

20世纪70年代末文化人类学界兴起了研究医学的热潮,发展出医学人类学这一分支。这种研究重视医疗体系的实践、患病经历、医学与社会的关系等。文化翻译理论对中医研究也有很大的潜力,尤其是中医理论体系和中国医学史的研究。

以上内容是Judith Farquhar教授发表的《文化人类学研究与中医》一文的节选。除此以外,在复旦大学潘天舒和张乐天于2007年发表的《流行病瘟疫与集体生存意识——关于海宁地区应对禽流感威胁的文化人类学考察》(潘天舒,张乐天.流行病瘟疫与集体生存意识——关于海宁地区应对禽流感威胁的文化人类学考察.社会,2007,27:34-47)也是我国将文化人类学方法用于医学研究的较好实例。

[思 考 题]

1. 常用调查方法有哪些?
2. 量表的效度有哪几种? 分别代表什么意义?
3. 量表的信度是评价量表哪些方面的特性? 量表的反应度反映量表的什么特征?
4. 定性研究与定量研究的区别,定性研究的优势是什么?

(王泓午 刘建平 费宇彤)

参 考 文 献

[1] XuW, Towers AD, L i P, et al. Traditional Chinese medicine in cancer care: perspectives and experiences of patients and professionals in China. Euro J Cancer Care(Engl),2006; 15(4): 397-403.

[2] Charlotte Paterson, Nicky Britten. Acupuncture as a Complex Intervention: A Holistic Model. The Journal of Alternative and Complementary Medicine,2004,10(5): 791-801.

[3] Hugh MacPherson, Lucy Thorpe, Kate Thomas. Beyond needling--therapeutic processes in acupuncture care- a qualitative study nested within a low-back pain trial. The Journal of Alternative and Complementary Medicine, 2006,12(9): 873-880.

[4] Alison Gould, Hugh MacPherson. Patient Perspectives on Outcomes After Treatment with Acupuncture. The Journal of Alternative and Complementary Medicine,2001,7(3): 261-268.

[5] Paterson C. Patients'experiences of Western-style acupuncture: the influence of acupuncture 'dose', self-care strategies and integration. J Health Serv Res Policy,2007,12 Suppl 1: S1-39-45.

[6] Charlotte Paterson, Nicky Britten. Acupuncture for people with chronic illness-combining qualitative and quantitative outcome assessment. The Journal of Alternative and Complementary Medicine,2003,9(5): 671-681.

[7] Charlotte Paterson. Measuring changes in self-concept-a qualitative evaluation of outcome questionnaires in people having acupuncture for their chronic health problems. BMC Complementary and Alternative Medicine, 2006,6: 7. http: //www. biomedcentral. com/1472-6882/6/7

[8] Otto Visser, Joop H van Wijnen, Flora E van Leeuwen. BMC Public Health. 2005,5: 127

[9] Inta A,Shengji P,Balslev H,et al. A comparative study on medicinal plants used in Akha's traditional medicine in China and Thailand, cultural coherence or ecological divergence？. Journal of Ethnopharmacology,2008, 116(3): 508.

第五章 生存质量在中医疗效评价中的应用

[提要] 本章主要介绍生存质量的概念、范畴以及在中医疗效评价中的意义,生存质量测量中常用的量表,建立和选择量表的要点,以及生存质量测评在中医临床疗效评价中的应用。

第一节 生存质量与中医疗效评价

一、生存质量的概念

生存质量(quality of life)的概念源于20世纪30~40年代,以适应医学发展从单纯生物医学模式转变为生物医学社会环境模式的需要,比起其他单纯的疾病相关生物学指标,生存质量更能体现人的生理、精神和社会活动方面的多维的状态,而且这些状态可以有健康和疾病两个方面的体现。生存质量没有一个统一的定义,通常是指人们对基本需要、社会需要的满意程度、享受生活和社会关系的自主性。其产生的原因也在于医学模式的转变,即从疾病为中心的生物医学模式向生物、心理和社会适应能力的转变,因此,要求对患者生活满意度进行整体评估。一项调查研究表明,影响人们生存质量的四大因素先后顺序是家庭或亲属、自身健康、其生命中重要人物的健康,以及财务状况和生活标准。

世界卫生组织认为"健康不仅仅是没有疾病或羸弱,而是一种在身体上、精神上的完满状态,以及良好的适应力"。健康的这个概念也反映在生存质量的定义中。世界卫生组织生存质量研究组认为生存质量是一个多维概念,是在不同文化背景和价值体系中的个体对与他们的目标、期望、标准以及所关心的事情有关的生存状况的体验,包括生理功能、心理功能、独立性、社会关系、个人信仰以及与环境的关系等。生存质量是一种主观评价,与所存在的文化和社会环境密切相关。

在医学领域,生存质量通常是指与健康有关的生存质量(health-related quality of life)。"生存质量"这一术语第一次出现于1966年的Annals of Internal Medicine杂志中,该文章用来讨论生存质量在移植医学中的问题。与健康有关的生存质量的定义很多,绝大多数定义均包括情志状态、生活职责、社会职责和医疗症状。最有影响的是该领域的先锋,英国的Anne Bowling的定义,是指身体作用(例如工作、护理人员、父母等)和社会职责(包括社会关系和对健康、生活满意度和幸福的感觉)的理想状态,也应该包括病人对治疗、结果和健康状态的满意程度的评价。

1970年后，生存质量方面的研究在医学中逐年增加，增加幅度在1990年后尤为明显。1992年，一本专门出版有关治疗、护理和康复的生存质量方面论著的国际杂志——生存质量研究（Quality of Life Research-An International Journal of Quality of Life Aspects of Treatment, Care and Rehabilitation）正式发行。

在中医领域，从1990年以来，生存质量研究日益受到关注，从临床应用、研究到生存质量测评工具的研发等，经历了多个不同阶段，生存质量已经成为较多中医有优势病种的重要疗效评价指标之一。

二、生存质量的范畴

生存质量的范畴非常广泛，有广义和狭义之分。广义的生存质量包含了诸多领域，如社会、环境、经济和对健康的满意度。狭义的生存质量是指个体生理和心理的健康状况，包括疾病的治疗决策、诊断决策以及与健康相关的经济决策。与健康相关的生存质量属狭义的范畴。

生存质量是个体对身体在心理幸福感、社会和感情功能、健康状态、功能表现、生活满意度、社会支持等方面的判断。评价与健康相关的生存质量可以帮助决定可预防的疾病、伤害和残疾的负担，可以为生活健康与风险因素之间的关系提供有价值的新观念，可以更全面地反映干预措施的效果，可以帮助检测实现国家的健康目标，帮助引导干预措施以改善他们的状况，避免更严重的后果发生。不过，生存质量的应用或评价并不适用于所有的情况。

在以下几种情况中，可以考虑使用生存质量评价：

1. 患者病情严重或患有不可治愈的疾病，新疗法对临床结局（例如远期存活、治愈等）只产生很小的影响，需要应用生存质量来说明其作用，这涉及很多慢性疾病（例如癌症）；

2. 新的治疗方法疗效预期与现有疗法相当，但新的疗法可以改善生存质量；

3. 试验组和对照组治疗都取得相似的疗效，而预期对生存质量的影响会不同，这时，生存质量应该作为一个主要效应指标来观察；

4. 试图缓解症状、提高生存质量的疗法的临床试验（例如改善癌症放疗、化疗副作用的试验等），通常将生存质量作为主要效应指标；

5. 治疗在近期疗效上与对照组有显著差异，但是如果整体失败率很高，即需要考虑生存质量问题；

6. 卫生经济学研究成本效益平衡时，生存质量是重要指标。

需要注意的是生存质量是一个与临床症状范畴不同的概念，生存质量是多维的，从生理、心理、社会等角度去综合评价人体的健康状况，条目之间是有内在关联性的，而且多是由被调查人自己进行评价的。而临床症状往往是单维的，例如疼痛、呕吐、疲劳，即使由多个临床症状在一起组成的临床症状评价表，如中医症状评分表，由于条目之间没有内在的系统关联结构，而且症状评价量表多由医务人员进行评价，不属于生存质量的范畴。

三、生存质量评价的意义

与健康有关的生存质量的研究旨在为临床审核、系统回顾医疗服务的质量、临床管理等提供证据。目前国际上公认的中医药疗法比较或可能有优势的领域，如痛症、过敏性疾病、某些皮肤病等,其疗效大多都是通过病人报告结局或健康相关生存质量的测评工具得到反映的。因而,将生存质量引入中医临床及研究,有利于更全面地反映中医药干预措施的效果。

生存质量的评价主要具有以下几个方面的意义:

1. 以治疗为目的的临床试验需要评价生存质量　治疗疾病的重点在于治愈疾病或延长生命,生存质量是其效应指标之一。但是在治疗一些严重疾病(例如癌症、艾滋病)时,很少能够在一些客观指标上取得明显疗效;而在同时,治疗方法很可能引起严重副作用和功能性损害。生存质量的评价可在解释临床试验结论时发挥重要作用。在有些临床试验中,生存质量是研究人员和(或)病人最关心的效应指标。

2. 以缓解症状为目的的临床试验需要评价生存质量　慢性病的治疗通常不能达到治愈疾病的目的,但通过治疗减轻症状或延长没有症状的时间后可以提高病人的幸福感。全面评价生存质量应该视为与评估症状的改善同等重要。药物试验侧重于减轻症状,而使用生存质量评价可以揭示其他对病人来讲更重要的问题。

3. 康复疗法需要评价生存质量　康复疗法着重于健康的生理功能方面,生理功能指标通常由医疗工作者来评价。而病人自己的评估通常与医务工作者的评价有显著差异。病人自己完成的生存质量评价被认为是评价康复成功与否的重要指标。由此发现的问题可以帮助修改和完善康复计划,或者指出根本没有益处的康复方法。

4. 通过评价生存质量加强与病人沟通　生存质量评价还可以帮助发现治疗对病人产生的影响。例如有些试验的重点并不是发现试验组与对照组之间有什么不同的治疗效果,而是着眼于两组病人都会经历相似水平的生存质量。而收集到的资料将会用于日后与病人进行沟通,使他们了解疾病并预期治疗结果。

5. 远期效应指标可以与生存质量评价相结合　治愈的和获得长期生存的病人可能在治疗以后很长时间发现连续不断的问题。这些问题很可能被忽视。而生存质量的评价可能得到截然不同的预期。

6. 医疗决策需要生存质量评价　生存质量是治疗成功的预测性指标。生存质量的评价结果可以预期整体生存质量、生理幸福感、情绪和疼痛等,以便做出正确的医疗决策。

第二节　生存质量的测量

一、生存质量的测量工具

生存质量的定义显示出其注重个人的感觉,属于临床上的软指标,其测量主要依靠病人主观的评价。因此,生存质量的测量方法或是由病人自己评价,或是在访谈中询问病人的看法。

生存质量的测量分定性和定量两种。定性分析运用个人经验方式,是人们对自身健康生存质量的主观评价、满意度。在生存质量测量的研究中,可以直接提出重要的问题;可以对常识性问题进行提问,而不必运用专业术语进行表述;研究设计和分析方法可以直接与研究问题联系起来;可以认识到所采取的研究伦理上和方法上的局限性和困难。

　　而定量方法可以从公众中选取有代表性的样本,回答假设问题,运用统计学方法进行数据分析,因而是一种比较客观、科学的方式,在临床效果成本效益分析中发挥重要作用。在定量方法的指引下,产生了相当数量的测量方法,最为普遍的应用包括两种:寿命年(life year)和时间权衡取舍(time trade-offs)。这两种方法均使用健康的年数作为计量单位。通过计算年数成本,具有截然不同疗效的两种治疗方法可以进行成本效益的比较,成本效益好的方法在一个健康寿命年中的开销较低。最著名的寿命年计算方法是"质量调整寿命年(quality-adjusted life years,简称为QALYs)"。另一种版本是计算"伤残调节寿命年(disability-adjusted life years,简称为DALYs)"。时间权衡取舍的计算方法,是在完全健康年数与不同残疾状态年数之间的一种选择。QALYs和DALYs的出现试图把不同干预措施提供的生存质量的测量标准化。但一些业内人士认为这些计算方法不能反映生存质量的可靠性或真实性,与主观的生存质量没有任何关系,因此不应该用于健康领域。

　　目前最普遍采用的测量生存质量的方法是量表形式,专业人士已研制出数以百计的量表。由观察者(医疗工作者或病人家属)或病人本人来打分。很多研究表明,观察者通常会根据自己对症状和毒性的观念来评价生存质量,通常低估心理因素,而注重症状对病人的影响。由他们独立为病人的生存质量打分,通常会过高或过低地估计病人的真实生存质量,经常忽略可预期的症状和药物毒性。例如癌症患者放疗或化疗后,医生可预期病人会出现恶心呕吐,因此只报告更严重的反应。因而建议使用由病人自己完成的生存质量测量量表。这种评测工具也被称为病人报告结局(patient-reported outcome, PRO),采用的原因是由于有一些效果只有病人自己知道;需要从病人的角度去了解治疗效果;系统评估病人的感受比单纯从医生的角度做出判断提供更多有价值的信息。

　　常用的与健康相关的生存质量量表分为两类:一类是普适量表,可以用于患有任何疾病的病人,例如世界卫生组织生存质量量表(WHOQOL-100和WHOQOL-BREF),疾病影响程度量表(Sickness Impact Profile; SIP),诺丁汉健康问卷(Nottingham Health Profile; NHP),健康状况调查问卷(Medical Outcomes Study 36-Item Short Form; SF-36)和欧洲生存质量协会制定的EuroQol(EQ-5D)量表;另一类是疾病特异性量表,例如EORTC(European Organisation for Research and Treatment of Cancer)QLQ-C30量表,这是欧洲癌症研究治疗组织为评价癌症病人生存质量设计的核心量表;QOLIE-89(Quality of Life in Epilepsy)量表用来测量癫痫病人的生存质量;PAQLQ(Paediatric Asthma Quality of Life Questionnaire)量表是用来评价儿童哮喘的生存质量。研究人员为了深入探讨一些问题,还研制了专门研究生存质量某些方面的专用量表用于临床试验之中,例如BDI(Beck Depression Inventory)量表评价抑郁症的存在和严重程度;MPQ(McGill Pain Questionnaire)是广泛应用于测量疼痛的量表之一;MFI-20(Multidimensional Fatigue Inventory)是用来测量疲劳的量表。

　　如果临床试验的结果将用来与其他人群、甚至其他疾病的人群进行比较时;卫生经济学研究中,需要覆盖一系列的疾病,比较不同疾病之间的治疗成本与治疗收益时,需要使用普适量表。例如世界卫生组织生存质量组推出的整体评价生存质量的WHOQOL-100量表,由6个领域(躯体功能、心理功能、独立性功能、社会关系、环境和精神/宗教/信仰)、24个方面的100个问题组成。随后的研究表明其简略版(WHOQOL-BREF)更适合应用,该简略版包括4个领域的24个方面,每个方面一个条目,再加上两个有关"整体生存质量"和"整体健康"的额外条目,共计26个条目。这些成熟的国际量表已经广泛地应用到中医临床科研之中。

当临床试验是用来比较治疗组与对照组之间治疗某病效果的不同时,或探索可能出现的副作用以及对生存质量产生的影响时,应考虑选择疾病特异性量表。这些可为以后的临床治疗提供重要的信息。

普适量表和疾病特异性量表的作用表现在不同的方面,有时可以同时在同一病人上使用。例如EORTC QLQ-C30量表用来评价综合指标,Hamilton抑郁自评量表用来评价抑郁症中的分项,在中医心理干预方案提高肿瘤患者生存质量的临床研究中,两个量表结合使用,来评估治疗对病人产生的影响。

中医学与西医学有着各自不同的特点,尤其在思维方式、诊断和治疗措施上存在较大的差异,这种差异也是以中医理论为基础的生存质量量表产生的缘由。自2005年以来,已研制了8个普适性中医健康相关量表,分别为中华生存质量量表、中华PRO量表、中医健康状况量表(修订版)、中医健康量表、中医生存质量自评量表、中医五脏系统健康状况自评问卷、健康状态简单评估问卷、中医健康状态自评问卷。其中多数量表都遵循国际量表研制步骤,较清晰地描述了条目池的建立、量表初稿编制、初稿调试和预调查、正式调查及特性考评等内容。从寒热、脏腑、气血、精力、饮食、二便、声音、情志等角度不同程度地反映了中医关注的内容。

二、量表的建立与选择

研制新的量表是一个复杂而漫长的过程。与其他科研项目一样,首先要明确一个要回答的研究问题,然后确定所面向的人群,再通过文献检索、专家和(或)病人访谈收集数据,进行指标选择,形成量表,修饰文字,分析信度(reliability)、效度(validity)、敏感性(sensitivity)、反应性(responsiveness)等,在可能的情况下,进行指标精简。

信度的检测是为了确保使用同一量表测量同一状况时,不同评分者之间和同一评分者重复测量能够得到相同结果。前者是不同评分者之间信度(inter-rater reliability),后者是同一评分者信度(intra-rater reliability)。效度是指测量结果与被测试的真实情况的一致性,包括内容效度(content validity)、标准效度(criterion validity)和结构效度(construct validity)。敏感性是指在随机对照临床试验中,量表能否检测出两组间的不同,或者轻度病人与重度病人之间的不同。反应性是量表检测出变化的能力,当病人情况发生变化时,量表应测量出相应变化的结果。

量表研制通常应用因子分析(factor analysis)、*Cronbach's α*、内在一致性(internal consistency)等多种分析方法于信度和效度的分析中,很多专业书籍在这方面都有非常详尽的论述,本章节就不在此赘述。

国际上普遍应用的量表很多都经过信度和效度的验证,质量可靠。例如,健康状况调查问卷SF-36是应用极其广泛的测量与健康有关的生存质量的量表。它由36个条目组成,内容涉及8个维度,包括躯体功能、躯体职能、身体疼痛、总体健康、活力、社会功能、情感角色以及心理卫生。这个量表中文版的信度和效度已经得到了验证。

在临床试验中,建议研究人员根据其研究目的和所面向的人群尽量选择现有的、质量可靠的生存质量量表,或在现有的量表基础上进行改动,自行研制量表是一项非常耗时的工作,不要轻易做出选择。

选择量表时应考虑到研究的目的和使用的人群。一些研究使用普适量表比较病人之间的差异,或是使用一个比较昂贵的疗法,使用量表的结果进行卫生经济学方面的分析。在另一些研究中,可能找出新疗法影响病人生存质量的哪些方面更重要,病人报告的副作用也是研究的目的之一。研究人员要确认所选的量表是经过严格的步骤研制出来的,符合量表所应具有的信度、效度、敏感性以及其他一些特征。

Fayers and Machin提出了一套完整的量表选择标准,包括文档(documentation)、研制(development)、验证(validation)、面向人群(target population)、可行性(feasibility)、语言和文化(languages and cultures)、打分(scoring)和解释(interpretation)8个方面,共30个条目。但几乎没有量表能够满足所有的条款,因此在实际操作中,需要根据所有可得到的信息做出适当的判断,选择合适的量表。

研究人员可以从很多书籍中选择适合的普适量表和疾病特异性量表于临床试验中;也可以从网上数据库中寻找到相关量表信息,例如病人报告结局和生存质量量表数据库(Patient-Reported Outcome and Quality of Life Instruments Database, http://www.proqolid.org)。

三、中医临床疗效评价中常用生存质量量表

中医临床研究中采用生存质量评测工具的病种涉及恶性肿瘤、冠心病、高血压、糖尿病、肠易激综合征、过敏性鼻炎、带状疱疹等,其中以恶性肿瘤的临床试验应用得最为普遍。在中医的各种疗法中(中药、针灸、推拿、气功等),以评价中药疗效的临床试验使用生存质量量表的频率最高。

WHOQOL-BREF是世界卫生组织推荐使用的普适量表,在中药扶正解毒方治疗急性白血病、中药抗病毒胶囊治疗复发性生殖器疱疹、中药治疗慢性盆腔炎、电针治疗中风后抑郁症、针灸结合行为疗法治疗老年单纯性肥胖病的临床试验中都有应用。

另一个应用比较广泛的普适量表是健康状况调查问卷SF-36,例如顺激合剂治疗肠易激综合征、针药结合对绝经后妇女生存质量的影响、滋阴潜阳法缓解原发性高血压患者症状、中药治疗系统性红斑狼疮的临床试验等。

EORTC QLQ-C30是一个被广泛应用于恶性肿瘤临床试验中的普适量表,例如扶正消瘤汤治疗乳腺癌、中药干预治疗结肠癌化疗患者、益气健脾清热解毒中药治疗肺癌患者化疗间歇期负性情绪、健脾理气中药结合介入治疗乳腺癌肝转移等,这些临床试验均侧重于观察患者的生存质量。

另外,一些疾病特异性量表也应用于中医临床试验中,例如IBS-36健康状况调查问卷应用于肠易激综合征的临床研究、皮肤病生存质量(Dermatology Quality of Life Scale)应用于皮炎的临床研究、明尼苏达心衰生存质量量表(Minnesota Living with Heart Failure Questionnaire; LHFQ)慢性心力衰竭的临床研究、鼻咽炎和鼻炎生存质量问卷(Rhinoconjunctivitis and Rhinitis Quality of Life Questionnaire)应用于过敏性鼻炎的临床研究等。卡氏评分标准(Karnofsky performance scale)是目前在恶性肿瘤的临床研究中使用频率最高的量表,但从严格意义上讲,卡氏评分标准只是计算活动能力分数,不具备生存质量所需覆盖的范畴,不是真正意义上的生存质量量表。另外,被中医临床研究采用过的生存质量量表还有西雅图心绞痛调查问卷(Seattle Angina Questionnaire; SAQ)、Hamilton抑郁自评量表、肺癌治疗功能评价量表(Functional Assessment of Cancer Therapy-Lung; FACT-L)、焦虑自评量表(Self-rating Anxiety Scale; SAS)等。此外,还有一些研究者自行设计的量表。针灸临床试验的生存质量测量主要是对疼痛等级的衡量。

由于生存质量研究在中医疗效评价中的应用刚刚起步,绝大多数临床试验应用量表时都存在以下问题:

1. 没有提供相应的生存质量定义;

2. 未能提供所使用量表的原因;

3. 所选择量表的信度、效度和反应度不确定,或量表评测所选样本量均较小,使其测试的可信度受到限制;

4. 自拟量表未经过严格步骤进行研制,条目构成存在选择性偏倚,辨证指标的筛选、各指标权重的合理性有待考证,量表的信度、效度和反应度等有待检验;

5. 大部分临床试验未报告生存质量各部分的具体结果(均值和标准差);

6. 随访资料中未提供有关生存质量数据;

7. 未讨论所测量的生存质量治疗后发生改变的临床意义;

8. 临床试验中所选择的量表没有可比性。

2013年生存质量研究国际学会(International Society for Quality of Life Research,ISOQOL)提出了一个病人报告结局测量在临床研究中应用的基本报告标准,包括概念和测量框架、信度、效度(包括表面效度、结构效度、反应度)、得分的解释、测量工具的翻译、病人和调查人员的负担6个方面。今后中医领域的生存质量相关临床研究也应遵循这个报告标准。

第三节　生存质量测评在中医临床疗效评价中的应用

一、生存质量在评价中医治疗恶性肿瘤中的应用

在恶性肿瘤的治疗中,患者通常选择接受放疗、化疗,之后出现难以承受的毒副作用,甚至缩短生存时间。因此中医治疗应从整体出发,减轻毒副作用,延长生存时间,提高生存质量。生存质量评价在中医肿瘤临床研究的作用包括评价疗法对近期症状缓解的作用以及不良反应,进行疗法的选择;有利于对中药的筛选及评价;有助于了解肿瘤患者治疗后的远期生存状态。

在中医领域,应用生存质量评价最多的是恶性肿瘤(包括肝癌、肺癌等)的临床研究。已报道的很多中医治疗恶性肿瘤的临床试验都把评价患者的生存质量作为评价疗效的重要指标,如Poonthananiwatkul B回顾了49个草药用于癌症病人的临床研究,其中有22项研究都采用了病人报告问卷作为主要效应指标,涉及的病种包括乳腺癌、肺癌、妇科肿瘤等。

亦有学者发现对癌症手术或系统治疗后的不良反应,如焦虑、失眠、疼痛、疲劳等,采用补充医学包括针灸等对症治疗,对提升患者的生存质量有帮助。

另外,还有一些临床研究旨在评价中药干预对癌症患者生存质量的影响,但是没有提供具体的量表名称和(或)结构,使得研究人员在借鉴、比较、整合研究时有一定的困难。

对于所应用的量表,近年来,亦有学者指出目前使用引进的国外生存质量评价量表不能完全适用于肿瘤临床的客观现状,不能显示中医治疗肿瘤的疗效特点,认为有必要研制肿瘤患者生存质量量表中医版。

二、生存质量在评价中医治疗关节病中的应用

生存质量的测量也应用于中医治疗关节病的临床研究中。一则针灸治疗膝骨性关节炎的系统综述(systematic review),全面、系统地检索了8个数据库和62本会议论文集,最终纳入了包括393名患者的7个随机和半随机临床试验。但没有一篇试验评价了患者的生存质量。这篇系统综述指出,现有证据表明针灸可能对治疗膝骨性关节炎有效,但今后的研究需要测量针灸治疗对患者生存质量的影响,以决定针灸是否是一种理想的疗法。该建议被此后的临床研究所采纳。例如,2005年柳叶刀杂志(The Lancet)上发表的一则在德国进行的针灸治疗膝骨性关节炎的随机对照临床试验,比较了经过8周12次治疗后,针灸组(150例)、假针灸组(76例)和不针灸组(74例)之间的差异。主要应用Western Ontario and McMaster大学骨性关节炎指数量表[Western Ontario and McMaster Universities Osteoarthritis(WOMAC)index]从疼痛、僵硬、生理功能、社会功能、情感功能方面来评价疗效。研究者对所收集的数据采用意向治疗分析(intention-to-treat analysis)。结果显示,治疗8周后,针灸组的疼痛和关节功能改善比假针灸组和不针灸组明显;但随访26周和52周时,针灸组与假针灸组之间没有差异。

近年来国际上越来越重视核心效应指标集(core outcome set)的概念,尤其在关节病的临床研究中被较多的学者应用。某个病种或某领域的核心效应指标集近年来被认为是该病种(领域)临床研究在选择效应指标时必须参考的一个标准,而且至少有其中的一个指标被选择作为研究的主要效应指标。在关节病的核心效应指标集中包括了疼痛、病人总体评估等健康相关生存质量指标。一个系统评价显示这类指标集在临床研究中的应用还是相当理想的。不过,这些研究主要还是西医领域的研究,中医临床研究有用到这些指标,但极少明确提出是依据核心效应指标集来选择效应指标的。

三、生存质量在评价中医治疗心脑血管病中的应用

生存质量评价在心脑血管疾病的防治中发挥着越来越重要的作用。用于冠心病的特殊量表有西雅图心绞痛调查问卷(SAQ)、心肌梗死多维度评估量表(Myocardial Infarction Dimensional Assessment Scale; MIDAS)、心肌梗死生存质量量表(Quality of Life After Myocardial Infarction Questionnaire; QLMI)和心绞痛生存质量调查问卷(Angina Pectoris Quality of Life uestionnaire; APQLQ)等。其中以西雅图心绞痛调查问卷(SAQ)较为著名,包括躯体活动受限程度、心绞痛稳定程度、心绞痛发作频率、治疗满意程度和疾病主观感受5个方面的内容。该量表经过严格的信度和效度检测,有良好的信度、效度和反应度。

四、生存质量在评价中医治疗胃肠功能性疾病中的应用

很多中医临床研究已应用健康状况调查问卷SF-36来评定患者的生存质量。不仅如此,科研人员还应用SF-36量表探讨了影响生存质量的因素与中医辨证分型之间的关系。例如,为探讨慢性胃炎患者生存质量影响因素及其与中医辨证分型的关系,研究者将245例慢性胃炎患者按照中医证型分型,并由不知道患者证型的研究人员运用SF-36量表对患者治疗前后进行评分比较。结果显示,慢性胃炎患者生存质量评分与性别、年龄和症状有关:女性患者的生存质量评分低于男性;患者的生存质量与年龄呈负相关,即年龄越大,生存质量得分越低;患者的生存质量与症状积分呈负相关,即症状越明显,生存质量得分越低。虚证(脾胃虚

弱和胃阴不足）患者的生存质量低于实证（肝胃不和、脾胃湿热和胃络瘀血）患者。

五、生存质量在评价中医治疗过敏性鼻炎中的应用

过敏性鼻炎的临床试验通常采用鼻咽炎和鼻炎生存质量问卷（Rhinoconjunctivitis and Rhinitis Quality of Life Questionnaire），这一量表经过信度和效度的验证，质量可靠，在国外的中医临床中已被广泛应用，但尚未发现国内的过敏性鼻炎的临床试验采用此问卷。

一则在澳大利亚进行的中药治疗季节性过敏性鼻炎的随机、双盲、安慰剂对照的临床试验，55名患者被随机分入中药治疗组（28人）和安慰剂对照组（27人），分别治疗8周，两组分别有24人（中药治疗组）和25人（安慰剂对照组）完成试验。中药治疗组的鼻部和非鼻部症状均比安慰剂对照组显著缓解。意向治疗分析显示中药治疗组和安慰剂对照组分别取得了60.7%和29.6%的症状改善。鼻咽炎和鼻炎生存质量问卷结果表明在治疗前、治疗第14、28、42天时两组间无显著差异，但在治疗第56天和第70天时，中药治疗组显著优于安慰剂对照组。11个患者报告了轻度不良反应。

另一则在澳大利亚进行的常年性过敏性鼻炎的随机、双盲、安慰剂对照的临床试验，同样采用了鼻咽炎和鼻炎生存质量问卷来测量生存质量。58名病人被随机分配到中药治疗组（26人）和安慰剂对照组（32人），治疗12周后，中药治疗组在打喷嚏、鼻痒、不能入睡、整体改善等症状和生存质量上比安慰剂对照组有显著改善。随访一年，中药治疗组（27%）在症状改善上仍与安慰剂对照组（3%）有显著差异，但生存质量问卷并未显示出两组之间存在统计学上的显著差异。中药治疗组的IgE水平在治疗12周后明显下降，而对照组没改变。治疗组3人和对照组4人报告了轻度不良反应。

六、生存质量在评价中医治疗其他疾病中的应用

生存质量测量还应用于中医治疗其他疾病，如血液病、精神疾病、骨质疏松症等。

一则中药扶正解毒方对急性白血病生存质量影响的随机对照临床试验，研究者观察了36例急性白血病患者（治疗组和对照组各18例），治疗组使用化疗加中药扶正解毒方，对照组仅使用化疗。生存质量是此研究的核心效应指标，研究者使用普适量表WHOQOL-BREF来评价。结果表明，化疗后，中药组在症状感觉、心理状态、自我评分三方面显著优于对照组。

一则临床研究观察了43例慢性疲劳综合征患者服用中药消疲怡神口服液（由黄芪、人参、枳壳、柴胡、陈皮等组成）的疗效，用疲劳评定量表、焦虑量表、抑郁量表、生活事件量表对疗效进行了评价。结果显示消疲怡神口服液能明显改善慢性疲劳综合征患者的临床症状、精神抑郁和焦虑状态，临床治疗总有效率达86.05%。

一则临床研究探讨了绝经后骨质疏松症患者的生存质量，研究人员利用健康状况调查问卷SF-36对421名社区绝经后妇女进行了调查。结果显示绝经后骨质疏松症患者的生存质量低于非骨质疏松症患者，尤其在身体疼痛、健康感受、精神健康、身体功能和社会功能5个方面具有显著性差异（$P < 0.05$）。

生存质量评测在中医临床疗效评价中的应用越来越深入和广泛，不过，在选择研究结果制定临床决策时，需要全面综合评价临床相关信息，并针对具体疾病运用严格的方法进行系统综述，再慎重做出决定。这也为在今后科研工作中选择恰当的生存质量测量工具提供更有价值的依据。

[思 考 题]

中医临床研究中,生存质量评价可以采用哪些方式?

(吴大嵘)

参 考 文 献

[1] World Health Organisation. Constitution of the World Health Organisation, Basic Documents. Geneva: WHO 1948.

[2] WHOQOL Group. The World Health Organisation Quality of Life Assessment(WHOQOL): Position paper from the World Health Organisation. Social Science and Medicine, 1995, 41: 1403-1409.

[3] Fayers PM, Machin D. Quality of life: The assessment, analysis and interpretation of patient-reported outcomes. London: John Wiley & Sons Ltd, 2007.

[4] U. S. Department of Health and Human Services FDA Center for Drug Evaluation and Research, U. S. Department of Health and Human Services FDA Center for Biologics Evaluation and Research, U. S. Department of Health and Human Services FDA Center for Devices and Radiological Health. Guidance for industry: patient-reported outcome measures: use in medical product development to support labeling claims: draft guidance. Health Qual Life Outcomes, 2006, 4: 79.

[5] Melzack R. The McGill Pain Questionnaire: Major properties and scoring methods. Pain, 1975, 1: 277-299.

[6] 方积乾,郝元涛,李彩霞. 世界卫生组织生活质量量表中文版的信度与效度. 中国心理卫生杂志, 1999, 13(4): 203-205.

[7] Bowling A. Measuring health: A review of quality of life measurement scales. 3rd ed. Buckingham: Open University Press, 2004.

[8] McDowell I, Newell C. Measuring health: A guide to rating scales and questionnaires. 2nd ed. New York: Oxford University Press, 1996.

[9] Salek S. Compendium of quality of life instruments: Volume 6. Haslemere: Euromed Communications Ltd, 2004.

[10] Reeve BB, Wyrwich KW, Wu AW, et al. ISOQOL recommends minimum standards for patient-reported outcome measures used in patient-centered outcomes and comparative effectiveness research. Qual Life Res, 2013, 22(8): 1889-1905.

[11] Poonthananiwatkul B, Howard RL, Williamson EM, et al. Cancer patients taking herbal medicines: A review of clinical purposes, associated factors, and perceptions of benefit or harm. J Ethnopharmacol, 2015, S0378-8741(15)30119-7.

[12] van der Heijde D1, Bellamy N, Calin A, et al. Preliminary core sets for endpoints in ankylosing spondylitis. Assessments in Ankylosing Spondylitis Working Group. J Rheumatol, 1997, 24(11): 2225-2229.

第六章　中医临床疗效评价研究的设计与方法

[提要] 本章讨论中医临床疗效评价中遇到的特殊挑战。中医个体化辨证论治、同病异治、异病同治、动态诊疗体系、复杂性干预等特点，致使在评价疗效的时候比起经典的现代医学干预措施的疗效评价往往更为复杂。

第一节　中医药临床疗效评价的基本原则

中医药临床评价是在中医药基本理论的指导下，从中医药的临床优势和特点出发，应用现代科学技术和方法学，建立系统、科学、客观的中医药临床研究评价体系，以期提高中医药临床研究的质量和水平，促进中医药科学的发展。随着科学方法学的发展，临床流行病学和循证医学的理论和方法被广泛地应用于中医临床研究，这也使得中医的临床研究能够更加科学化和客观化。中医药治疗临床疗效的优势在于"整体调节，辨证论治"，如何能够客观、准确地应用临床疗效评价方法，使中医药临床疗效评价被认可和推广，需要遵循以下原则：

一、遵循中医药传统理论的思维和原则

中医药学"整体观念、辨证论治"的理论体系是中医药临床实践的重要理论依据。中医药临床研究中，应遵循中医药传统理论的思维和原则，来阐述治疗方法的合理性。在中医药临床研究中，特别是中药复方、单味药物及其提取物或活性成分的临床应用，力求符合中医药传统理论的思维和原则，体现其临床应用特点。重视综合复杂干预的研究特点，进行方法学设计。

二、辨病与辨证相结合的原则

"整体观念、辨证论治"是中医学独特的理论，其疗效的体现很大程度上依赖于辨证施治，但在临床疗效评价中，个体化的治疗方案很难得到公认的、可以重复的疗效验证；中医的临床疗效评价研究模式多数是在疾病共性规律与患者个体特征相结合的基础上进行的，即病证结合模式。"辨病"与"辨证"相结合即现代医学的疾病特征与传统中医的证候特点相结合，其疗效的评价也应该采用病证结合的模式，既要应用现代医学公认的临床疗效评价的

客观指标,特别是一些临床疗效、结局评价的最新研究成果,也要采用主观、客观相结合评价方法,反映干预措施对病人机体影响的"证候"变化的中医证候的疗效评价指标。目前,中医证候评价多应用证候积分量表的改善或主要症状消失率等进行观察。选择能够体现中医学治疗特色与疗效优势的评价指标,尽可能将"望、闻、问、切"信息的量化与中医辨证指标结合,构建公认的中医证候疗效评价方法,是中医药临床疗效评价的趋势之一。

三、分层随机应用的原则

临床疗效评价是科研方法学、临床流行病学、统计学相结合的产物,这些也可以说是循证医学的手段与方法,无论中医还是西医,临床疗效评价的过程都是在经验与科学相结合的模式下逐步建立的,而其争论的焦点问题是评价过程中的方法学问题。中医药临床多为复杂干预措施,其疗效往往是综合疗效的结果,故影响疗效的混杂因素亦复杂多样。在临床疗效评价体系中,随机化是去除混杂因素的重要方法之一,在中医药临床疗效评价中分层随机化是减少干预措施、疾病等混杂因素的最佳方法。通过分层来确保这些变量在两组之间的平衡。

第二节　中医临床诊疗的特点

在长期与疾病斗争的过程中,中医学形成了独特的理论体系、诊疗方法和临床思维模式。中医学从整体观出发,建立了认知人体健康、疾病及其规律、防病治病的独特体系;在临床思维上强调辨证论治;治疗上着重应用综合治疗或复方对人体进行整体调节。这些特点是中医药取得临床疗效的基石,也是中医药学赖以生存、发展的优势。随着人类对生命科学认识的深化以及疾病谱的改变,中医药学理论及其临床模式的优势越发显示其价值。在进行中医药临床疗效评价研究时,必须充分尊重中医药理论体系与临床治疗学的基本特点和优势,因为这与临床研究思路的形成、选题的产生、假说的建立、研究对象的确定以及合理地选择结局指标、研究方法密切相关。

在把握中医药理论和临床治疗学的特点与优势进行相关问题研究时,以下的几个方面,在研究设计之初可能需要特别重视。

一、临床经验的特点

在中医药的形成和发展过程中,对于"假说"的检验、理论的产生、方法的形成,主要通过长期的临床实践积累经验,然后上升到理论,再反复地实践修正才最终完成。因此,临床实践与经验,在整个中医药学理论体系和治疗方法的构建和发展中具有不可估量的价值。这一点与现代医学新技术、新药物应用于临床的过程有着显著的差异。今天,从临床的观察和经验积累所获取的提示仍然是中医药临床研究假说产生的重要来源。如果照搬西医动物实验—临床研究的模式,将可能会错失对许多有价值的中医药防治方法进一步研究的机会。当然,这并不否定动物实验—临床研究模式的重要性,因为这也是发现有效防治方法的一种途径。直接的临床研究的优势是可以避免结论外推过程中从动物到人的种属差异,劣势是与动物实验比较,研究因素的误差较难控制,还可能由于医学伦理的原因,有些假说难以直接通过临床研究加以验证。在中医药临床研究中,辅以必要的动物实验以支持假说或验证假说是有价值的。另一方面也需注意,临床经验不是高等级证据,因为获得临床经验的病人是天然形成的,其经验可外推人群的范围、证候类型、地域等还须通过设计良好的临床试验进一步研究。

此外,需要注意的是现代中药制剂(如提取的有效部位或有效成分)以及采用现代制备工艺后,中药制剂的物质成分发生了变化,以往临床经验的利用就可能受到限制。

二、复杂干预的特点

中医学基于对生命活动规律和疾病发生学的整体观,对疾病的治疗通常立足于通过对脏腑、经络、气血整体功能的调节,建立机体内环境的稳态,维持机体气机出入升降、功能活动的有序性,以提高机体对外环境(自然环境与社会环境)的适应能力。复方或综合干预是体现这种治疗思维的重要方法。针对疾病发生、发展的多因素和多环节,运用复方防治疾病是中医学的特点和优势之一,尽管这并不主要通过作用于单一靶点、特异对抗(allopathy)疾病的某单一环节而显示其功效,其有效性的物质基础(这里指有效成分)也不一定清楚或完全清楚,但这不应成为对其进行临床评价研究的障碍。美国国立卫生研究院(National Institutes of Health,NIH)的报告指出:"复杂的补充医学体系可以当成'完全形态(gestalts)'来研究",或者看成结合的整体(integrated whole)。WHO的报告也指出:"当不可能确定草药(herbal medicine)的活性成分时,整个草药可以看成一个活性成分"。复方对机体的多层次、多环节、多靶点的作用及在此基础上的整合所产生的对机体的整体调节已引起广泛重视,被认为是产生疗效的依据所在。

因此评定干预措施有效性结局指标的选择不应从单纯生物医学模式出发,仅着眼于某些外来致病因子或生物学发病机制的微观改变和局部征象,仅从解剖学指标、病理损害指标、生化指标改变等来评价干预措施的有效性。从整体水平上选择包括重要临床事件、功能状态、证候相关症状和体征、受试者对治疗效果的总体满意度和生存质量在内的多维结局指标用于中医药干预措施的评价是十分必要的。否则可能难以正确反映复方的治疗优势,难以确切真实地评价干预措施的效能。

特别需要指出的是,中药产品是混合物,多种成分往往以相加或协同方式发挥作用,具备效应点广泛和效应强度低的特点。对于广泛的效应点,应注意合理选择疗效观察指标,最好选择干预措施的目标效应指标;对于低的效应强度,可以考虑采用安慰剂对照。同时要关注中药产品质量可控,可重复,包括原料药材、制备工艺、质量标准能够控制中药产品的质量和一致性。

三、辨证论治的特点

辨证论治是中医临床的核心思想和方法,中医的"证"是对疾病或亚健康状态通过望、闻、问、切等手段获得的表象,证候则是这种表象及其动态变化的综合表述,辨证的理论和实践,贯穿于疾病诊断、治疗、康复、疗效评价的全过程。在很多情况下,"辨证"是"论治"的前提,"辨证"具有与现代医学"诊断疾病"同等重要的意义,因此在进行中医药临床疗效评价时,特别是复方制剂的治疗效能时,证候的确立是很重要的研究内容。

同时,医生的临床诊疗活动,目的是治疗"疾病","疾病"有其本质规律,具体的辨证和辨病统一于这些本质规律,辨证和辨病从不同角度探求疾病的本质规律,因此运用"病证结合"模式选择研究对象,是深入认识疾病本质和变化、发展,以及更有效地探索辨证论治规律,确切评价干预措施治疗效能的重要途径。

在中医药临床评价研究中,病例选择往往采用病证双重诊断的方法,对于疾病多有确切、公认的诊断标准,而证候的诊断标准则比较模糊,有根据医生的经验判断,有根据公认的疾病的证候分类标准,有根据药物的效应指标制定适应证候的辨证标准。

辨证论治的另一特点是强调因人、因时、因地而异,随证治之,"同病异证、同病异治","异病同证、异病同治",体现了个体化诊疗的特点。诊疗活动的中心是患病的人,而非人患的病或证,这是有别于现代医学诊疗体系的特色和优势。但这种个体化诊疗的过程,可能会对中医药临床疗效的评价带来一些困难。首先是病人个体之间存在差异,由于体质、生活环境、生活习惯、致病因素、病理产物、机体反应等方面的不同,病人外在的病理表现变化较大;而医生的诊断主要通过望、闻、问、切等主观性较强的手段对病人外在的病理表现进行判断、分析、归纳,得出辨证结论,由于医生社会阅历、医疗知识、临床经验的差异,不同的医生可能产生不同的认识,放大了临床观察的不一致性。其结果是难以形成规范化的干预研究方案,评价结论难以重复。如何在强调标准、统一、同质,倡导大样本、多中心、随机、双盲、安慰剂对照临床试验的现代临床评价体系基础上,体现中医辨证论治、个体化诊疗的特点,还需要努力探寻研究方案。

总之,任何实证性科学研究,都包含建立假说和检验假说两个过程。如何科学地建立假说,是临床研究成败的前提。没有科学的假说,不可能合理地确定试验病证、选择相应的效应结局指标、应用恰当的研究方法。即使检验假说的过程十分严格,但由于无的放矢,最终将导致研究归于失败。如果研究的目的在于评价干预措施的治疗效能,如果设计中排除了中医药的特点,其结果必然无法客观反映中医药干预措施的真正作用。

第三节 中医临床疗效评价研究需要注意的问题

中医临床疗效评价研究,需要对既往研究进行整理、归纳、系统综述,从而找出研究的切入点和创新性。一般需要考虑以下内容:

一、确定干预方案

中医临床疗效评价研究,首先要制定干预措施,包括干预方案、剂量、实施途径、疗程、合并治疗的规定等。中药临床试验的干预剂量通常根据既往临床应用经验或前期研究结果确定。安全性也是干预剂量设计时需要考虑的重要因素。疗程应根据疾病的发展变化规律和干预措施的作用特点确定。合并治疗包括基础治疗和联合治疗。合并治疗应预先规定,否则会严重干扰有效性和安全性的评价。

二、样本量估算

样本量估算是临床试验设计的关键点之一,每个临床试验所需的样本量最低应满足统计学要求,以确保对试验目的进行可靠回答。样本量大小通常依据试验的主要结局指标来确定,同时应考虑试验设计的类型,比较类型,检验假设、Ⅰ类和Ⅱ类错误参数等。

三、选择合理的对照

临床疗效评价研究中需要根据研究的目的确定对照的设置,并非所有的临床研究都需要设置对照组。如无对照的观察性研究,在自然状态下对研究的对象进行观察、记录,并对研究结果进行描述和分析。但在临床疗效评价的比较性试验中,需设计对照组来比较研究因素对研究对象造成的影响。如:等效性试验中,中医药治疗可与标准西医治疗或其他中医药治疗方法对比;剂量—效应研究中采用不同剂量互为对照;当研究中医药的确切疗效时,在伦理学允许的情况下,可选用安慰剂作为对照。

四、明确结局指标

临床观测与评价指标包括有效性评价指标和安全性评价指标。干预性指标主要包括疗效观测指标及其判定标准。在病证结合模式下的中医药有效性评价,主要包括疾病有效性评价和中医证候改善的评价。中医药临床疗效评价应选择公认的临床终点指标、患者相关的结局指标或一些代替指标,也可以根据试验目的选择其他适宜指标。针对中医证候疗效的评价,尽量采用经科学研究、信度和效度检验的中医症状积分量表。

安全性指标的选择要根据研究药物或疗法的目标适应证、纳入受试人群的特点、疗程、干预途径、已知毒性靶器官和既往临床应用经验等全面设计,并有足够的暴露时间及病例数以评价其安全性。根据临床试验目的,安全性指标也可以作为主要效应指标。

五、随访的设计

中医药在远期疗效和促进健康等方面具有一定优势,因此可设置足够长的随访时间,以便更客观地评价中医药疗效。根据药物或中医疗法的不同作用特点和试验目的,设计随访的期限与次数、间隔时间,随访可以针对进入试验的所有受试者。如果随访目的是观察疗效的稳定性及疾病复发情况,可以只选择观察临床疗效为痊愈、显效的病例数据。

第四节　中医药干预措施临床疗效研究的设计与特点

中医药干预措施临床疗效研究设计过程中,要注意结合中医药自身的特点和需要回答临床研究问题,选择研究方案。

一、随机对照试验（RCT）

RCT是在人群中进行的前瞻性、用于评估医学干预措施效果的临床研究方法。在中医药干预措施临床疗效研究中有多种RCT设计可供选择。

（一）解释性随机对照试验(explanatory randomized controlled trial, eRCT)

解释性随机对照试验其设计在于能够控制所有可能存在的混杂因素影响,从而精确测评与安慰剂或阳性对照相比其干预措施的特定疗效。这种方法的优点在于可用于研究某种具体干预措施与效力之间的因果关系;缺点则是可能不适用于评估受特定环境因素影响的复杂个体化治疗的疗效。eRCT也常被用于检测在理想条件下,某种单一疗法对经过精选的同类人群的疗效。这种情况通常不能在"现实世界"的临床实践中推广。

（二）实用性随机对照试验（pragmatic randomized controlled trial，pRCT）

与eRCT相比，pRCT对各种因素的控制相对宽松，并且不试图排除治疗的背景效应。这种设计强调在现实世界中，对异质性较高的人群采用以患者为中心的结局指标来检测某种疗法的实际效果。它的内部设计严谨度较低，因此无法建立某种特定疗法与效力的因果关系，但是与eRCT相比，pRCT具有更高的外部真实性和外推性。

（三）交叉试验（cross-over trial）

交叉试验是指在试验的第一个阶段，按照随机的方法将患者分配到治疗组或安慰剂组接受相应的治疗，之后经过一段无治疗措施的洗脱期，然后接受与之前相反的治疗。每位受试者都会接受两种治疗，只是接受这两种治疗的先后顺序是随机决定的。交叉试验的优点是将差异最小化，每位受试者都是自身对照，因此个体间差异就可以最小化，从而使需要的样本量更小。交叉试验只适用于研究病情稳定的疾病或者干预措施的短期疗效。由于中医药可能存在长期疗效，因此，这种试验设计可能并不适用于中医药研究。

（四）单病例随机对照试验（n-of-one RCT）

单病例随机对照试验可以被认为是只有一名受试者的交叉试验。n-of-one RCT有很多实施方法，常用的方法是使受试者按照随机分组的方法接受A治疗或B治疗，一段时间之后采用另一种可能有效的疗法或安慰剂。这种方法可反复多次进行，从而来确证某种特定疗法的疗效。这种方法比使用传统病例的方法更加严格，也更为科学。n-of-one RCT可用于检测个体而非群体对于某种治疗的反应，可调查基于药物选择和剂量改变的治疗变化。但是，试验的结果并不能推论到其他患者，而且一个阶段干预治疗的效果可能被带入下一个阶段，这有可能是非常重要的混杂因素。

（五）加载设计（add-on-design）

加载设计是中西医结合临床研究的一种设计方法，它是在现有临床标准治疗（如西医）基础上加用中医药或安慰剂。一般在所研究的疾病已经有一种标准治疗并且被证实疗效，从伦理学考虑不宜中断原来的标准治疗时，考虑加载设计。

在采用加载设计时，所选择的标准治疗应被公认，疗效指标要明确和恰当，应能反映出加载的试验药物的添加疗效。受试者选择应有可比性，一般筛选出既往使用标准治疗已经取得最大疗效，但未达到治疗目标，同时病情保持稳定的疾病人群作为受试者。在采用加载设计时，应注意治疗的标准化和一致性，其中包括规定允许标准治疗的条件，允许使用药物的种类、剂量、方法、时间等。观测指标选择应全面，除了评价受试者疾病主要疗效指标外，标准治疗药物的耗用量或使用频率及某些标准治疗已知不良反应发生的频率或严重程度的改变，均可作为评价试验药物作用的指标。

由于加载设计得到的疗效是多种施加因素的综合结果，中医药效应的确认易受混杂偏倚的影响。当出现罕见或不常见的不良反应时，往往无法确定是由哪种药物或两种药物共同造成的，受试者需要承担两种药物未知的混合作用的风险，解释有时显得较为复杂或困难。当标准治疗本身的疗效过高时，"天花板"效应可导致无法鉴别试验药物的疗效。基于此，应用加载设计需慎重，并仔细考虑标准治疗的确定和一致性、受试人群的选择等。

（六）剂量—效应研究设计

剂量—效应研究是评价中药疗效，选择最佳治疗剂量的一种有效研究方法，其设计类型一般可以分为平行量效研究、交叉量效研究、强制剂量滴定和供选择的剂量滴定等。

平行量效研究是剂量研究中的常用设计方法。即将受试者随机分为多个有各自固定剂量的组。固定剂量指最终或维持剂量,受试者可开始时即用此剂量,也可以安全地逐渐滴定到此剂量(通常通过强制的滴定方案)。通常应设置多个剂量组,通过试验获得剂量—效应曲线,以证明剂量—效应关系。一般不要求各剂量组间两两比较显示出统计学差异。对于中药复方制剂,由于剂量组设置相对较少,则应采用组间效应两两比较来确定量效关系。

(七)析因分析(factorial design)

析因设计是一种非常好且有效的研究设计类型,可以同时回答多个研究问题。从统计学计算上来看,这样的设计可以降低样本量。以中药与安慰剂对照试验为例,在各组基线水平可比的情况下,治疗方案分为辨证个体化治疗或标准化治疗方案,而同种治疗方案下中药剂型分为汤剂和胶囊。通过这样的设计就可以实现如下多种对比:①汤剂与汤剂安慰剂比较;②粉末胶囊与胶囊安慰剂比较;③个体化汤剂与标准化汤剂比较;④个体化胶囊与统一标准化胶囊比较;⑤统一标准化汤剂与统一标准化胶囊比较;⑥个体化汤剂与个体化胶囊比较。

这些数据对于验证中药不同剂型疗效差异是非常重要的。但是在比较中药与安慰剂对照的疗效差异方面,这种设计方法的把握度就下降了,并且需要纳入更大样本量的受试者。

(八)整群随机试验(cluster randomized trial)

在整群随机试验中,相对离散的群体在参与试验之前进行整群随机,例如对社区全科医疗机构或临床病房进行随机分配。这种方法适用于不能或不适合对单个受试者进行随机分配,例如当对照组可能会因暴露于试验组干预措施而受到沾染,或者所需样本量巨大。在中药研究中,这种方法可以用于掩盖真药和安慰剂草药味的差异,避免破坏受试者盲法的实施。

(九)技能型随机对照试验(expertise-based randomized controlled trial)

技能型随机对照试验是将受试者随机分配到医师具有A技能的干预组或医师具有B技能的干预组,两组医师运用他们擅长的技能对受试者施行干预。这种设计可用于测试非药物疗效。

(十)Zelen设计

Zelen设计是RCT的变异类型,可以解决随机化所带来的问题(当患者随机分配后发现无法接受他们想要的治疗时,他们的依从性就会下降,同时有可能带来患者招募问题以及研究偏倚问题)。Zelen设计的核心是在患者知情同意前就对患者进行随机分配,包括单组知情同意和双组知情同意。单组知情同意是被随机分配到治疗组的患者必须签署知情同意,知情后不同意的患者会被给予标准治疗。双组知情同意的患者首先被告知提供随机分配的治疗方法,如果患者拒绝,那么再调换成另一组(包括调换成治疗组)。只对保留原始分配的患者进行数据分析。Zelen设计优势在于更容易招募受试者,并且有利于招募那些在治疗上有偏好的患者,患者纳入不受医生的倾向影响,样本更具有代表性,并且可以避免霍桑效应,主要应用于人群筛查以及患者对干预措施有明显偏好的情况。但同时Zelen设计也存在一定缺点,包括单组知情同意对照组未经知情同意而造成的伦理问题,因换组率增加而导致结果稀释效应以及样本量增加等问题,在做统计时无法进行意向性分析(intentional analysis, ITT)。

二、队列研究

(一)定义

队列研究最早用于研究与疾病发生相关的病因或危险因素,将一群研究对象按是否暴露于某个研究因素分为暴露组和非暴露组,随访一定时间,比较两组之间所研究疾病或结局发生率的差异,以研究这项(些)暴露因素与疾病或结局之间的关系。

20世纪80年代,队列研究开始用于医疗防治措施的评价,此时,暴露指具有预防保健或治疗作用的医疗措施,研究目的也从最初疾病发生、发展、死亡等转为治疗结局的评价。治疗性队列研究是指将特定患病人群根据其是否接受某种(类)治疗措施或接受不同类别的治疗措施分为不同的亚组,然后追踪观察一定时间,比较治疗组和对照组结局事件的发生率(如病死率)或治愈率的差异。

注册研究(registry study)和数据库研究(databases research)是近几年在中医药疗效研究中新兴的队列研究,也称之为"真实世界研究"。数据库研究如中国台湾自1996年建立健康保险研究资料库(health insurance research database),包括门诊、住院病历的中医、西医治疗方案、物理疗法、口腔科服务、处方药、医疗机构等登记信息,研究者利用这些数据库资源设计回顾性队列研究来比较干预措施的疗效。

应用范围:在中医药临床研究中,可以通过比较不同的队列效果探讨中医治疗的优势病种、研究疾病的预后以及中医药的疗效比较效果研究(comparative effectiveness research,CER)等。

(二)研究设计与特点

按照研究结局在研究开始时是否已经发生,可以将队列研究分为前瞻性队列研究、回顾性队列研究和双向队列研究3类。根据暴露因素(干预措施)与研究结局之间诱导期(从给予干预措施到发生预期研究结局之间的时间)的长短及预期研究结局发生率的大小,选择不同类型的队列研究方法。

1. 前瞻性队列研究是从现在时点开始,随访相当时期,比较两队列之间预期结局发生率的差异,以明确该暴露因素(干预措施)与预期结局之间的关系。随访过程可同期进行,并可选用最好的检测方法,按时记录,采用统一的判断标准,使两队列间具有很好的可比性。同时还可以观察其他次要因素对被观察对象预期结局的影响。在前瞻性队列研究中,根据被观察的人群不同,可以分为同群体队列研究和不同群体队列研究。同群体队列研究的被观察对象无论给予何种暴露因素(干预措施),都在同一个群体中,如同一个医院,同一个社区收集的观察对象。不同群体队列研究是指被观察人群的不同暴露因素(干预措施)不在一个群体里,但基本条件是相似的,如在一些中医院收集给予单纯中医药干预措施的研究对象较容易,但收集单纯西医药干预措施的研究对象较困难,故也可选择同级别西医院,按统一的纳入标准,选择单纯西药干预的研究对象作为对照组,比较两种干预措施的疗效。

2. 回顾性队列研究(历史性队列研究)的研究工作是从现在开始,而研究对象则是回顾性地追踪到过去某个时间作为始点,进入观测队列,也就是过去时点开始;研究对象的分组是依照当时的群体中是否暴露于干预措施而制定的,研究的结局在目前开始研究时已发生,从而探讨过去的暴露因素(干预措施)与目前发生预期结局之间的因果关系。该研究通常基于对既往医疗记录的数据进行分析,是当前"大数据"时代研究方法之一。该研究节省时间、人力和财力,观察药物不良反应或疗效的因果推断可采用此种研究设计。

3. 双向性队列研究是从过去时点开始直到现在,又从现在时点开始继续做同期随访到将来某个时期为止。这种方法在人力、财力和时间方面都可以节约很多,而且具有观察时间短的优点。

4. 病例队列研究(case cohort study)是将队列设计和病例对照研究设计相互交叉,融合两者的优点后形成的一种设计方法。该研究设计也称为巢式病例对照研究(nested case-control study)。病例队列研究是在队列内套用病例对照研究的一种设计,其研究对象是在队列研究的基础上确定的,以队列中所有的病例作为病例组,再根据病例发病时间,在研究队列的非病例中随机匹配一个或多个对照,组成对照组。但是其研究方法和分析方法仍与病例对照研究相同(主要是配比病例对照研究)。此种研究设计尤其适合于研究因素包括复杂的化学或生化分析的前瞻性研究,也是数据库挖掘的方法之一。它只需要收集那些被选为巢式病例对照研究的对象而不是全队列的完整资料,从而减少了资料收集所花费的人力和物力。其次,随着时间的推移,一项队列研究很可能要增加原设计中没有的某一暴露或混杂因素的内容,巢式病例对照研究能妥善解决这一问题。

5. 样本量计算。队列研究样本含量的估算有两个问题要考虑:一是对照组的样本量不能少于暴露组,两组相等时统计效率最高;二是需要考虑失访率,通常按照10%估计失访率,即按计算出的样本量再增加10%作为样本量。样本量的估算与4个因素有关: ①非暴露组发病率(P_0);②该因素引起的相对危险度的估计值(relative risk, RR);③希望达到检验水准 α (通常取0.05);④检验的把握度($1-\beta$, β 通常取0.20或0.10)。

三、病例对照研究

(一)定义

病例对照研究属于临床流行病学的观察性研究方法,属于因果关联推论的一种分析性研究,是将现在确诊的患有某种特定疾病的患者作为病例,以未患该病但具有可比性的个体作为对照,通过询问、实验室检查或复查病史,搜集既往各种可能的危险因素的暴露史,测量并比较病例组与对照组中各因素的暴露比例,经统计学检验,若两组差异有意义,则可认为因素与疾病之间存在着统计学关联。经典的病例对照研究主要用于病因推论。目前,有学者将该方法从病因与危险因素研究逐步扩大到疗效评价。此时,研究对象的临床结局(如治愈和未治愈,好转和无好转)成为分组的依据(而不是患病情况),既往的暴露因素为接受的治疗措施(而不是既往暴露的危险因素),通过比较两组不同结局患者的既往治疗措施的不同,推论既往的治疗(暴露)和结局(病例)之间是否相关。

(二)研究设计与特点

病例对照研究的设计原理: 首先根据一定的条件将某一个人群中患有研究疾病的人群作为研究对象,组成病例组,并为每个病例选取一定数量的研究对象作为对照组,对照组均产生于该人群内部,属于其对应的病例发病时尚未发生相同疾病的人,并且按年龄、性别、社会阶层等因素进行匹配(即危险集抽样),然后分别抽出病例组和对照组的相关资料及生物标本进行检查、整理,最后按病例对照研究(主要是匹配病例对照研究)的分析方法进行资料的统计分析和推论。研究设计特点如下:

1. 明确研究目的 研究目的是确定设计步骤的出发点,确定本次研究所要分析的结局(终点事件)、暴露(干预措施)、协变量等。

2. 确定结局组 当病例对照研究用于疗效评价时,分组依据不再为是否患病,而是是否出现某个临床结局,因此,在本节中采用"结局组"和"对照组"的说法,而不是原来的"病例组"和"对照组"。结局指的是研究者预期的结果事件,可以是定性的指标,如治愈和无效,也可以是定量的指标,如某个血清指标的水平。对于结局的确定需要采用国际或国内通用的标准,并对结局组和对照组使用统一的判断标准。

3. 确定对照组 即在患该病的人群中选择一定数量的,尚未发生临床结局的病例,按年龄和性别等因素与结局组进行匹配。对照的来源可以有人群对照和医院对照两种模式。人群对照的代表性比较好,但人力、物力花费较大,且应答情况较差。医院患者对照合作性好,但是容易出现选择性偏倚。事实上,并不存在完全理想的对照,最好的办法就是设置多组不同类型的对照,而这又会增加研究成本和分析的复杂程度。现实中就是不断使各种矛盾处于最佳平衡,这是病例对照研究的一个难点,也是容易产生偏倚的环节。

4. 样本量计算 目前,尚未查到用于疗效评价的病例对照研究样本量特殊的计算公式,可以参照经典病因学推断时病例对照研究的计算公式。

四、病例系列研究

(一)定义

病例系列研究是对单个病例报告的集中描述与分析,一般包括10个以上病例的详尽临床报告,包括临床表现(症状、体征和实验室检查结果)、治疗、治疗后的反应及结局,是作者对多年积累的病例总结。其目的在于通过探讨一组研究群体的详细临床资料或病史记录,进行观察、分析干预措施与结果之间的关联。

(二)研究设计与特点

病例系列研究适用于如下范围:

1. 疾病预后清楚、受试者有明显的选择倾向、无其他可用的或可接受的治疗方案;

2. 罕见病、特殊病或者研究周期较长的疾病危险因素、预后、疾病演变等问题的研究;

3. 被其他研究设计排除在外的特殊人群;

4. 特殊新药、新疗法疗效及药物不良反应监测等。

其优点还在于费用低廉、容易进行、可以提出假说,为未来指明研究方向。然而,病例系列研究由于不能提供因果关系解释,因此证据强度较低;其结果基于所选的受试者,因此将该结果用于其他受试者的可应用性不明确;另外,病例系列研究在设计时通常未考虑很多潜在的混杂因素,故容易高估观察疗效,因此在采用该研究报告的结论时要非常谨慎。

病例系列研究基本的设计模式是在所研究疾病的人群中挑选出符合纳入标准的接受某种干预措施的受试人群,在一定观察期后观察某种既定结局指标的情况,探讨干预措施与结局之间可能的关联。其设计要点包括仅对接受相同干预的一组受试者的临床表现、临床治疗及疗效情况等进行描述和评价;未设立对照组;分析结局与干预措施的关系,提供的证据只能为经验型证据,不能作为因果联系的最终结论。

病例系列研究常见的偏倚有:由于对过去事件或经历回忆的准确性和完整性不同造成的回忆偏倚;由于非随机抽样,造成选定研究对象与未被抽取的人群在某些特征上存在系统差异而出现的选择性偏倚;由于杂志编辑或作者过分重视"阳性结果",而造成有统计学差异结果的文章,比没有统计学差异结果的文章被发表可能性更大的发表偏倚。

五、定性研究

定性研究是指在自然情境下采用多种资料互动对其行为和意义建构获得解释性理解的一种方法。从通俗意义上讲,定性研究能够回答一些定量研究和统计数据所不能回答的,诸如"为什么""怎么办"等问题。

定性研究在目前的医疗卫生研究领域主要有3种方法:

1. 观察研究　研究者从对事件现象或人的行为观察中获得资料,最原始但是能够提供最直接的第一手资料。

2. 访谈研究　研究者通过有目的地询问被访问者并与其交谈获得资料的方法,主要分为结构化访谈和非结构化访谈,处在两者中间的也是医学研究适合使用的半结构化访谈和深度访谈。结构化访谈多用于社会调查,非结构化访谈多是在自然情境下的对话中进行自由交流。

3. 实物资料研究　是对从各种渠道获得的既成资料与信息进行分析。

此外,定性研究的方法还有焦点组讨论法、德尔菲法、群体决策法、共识法以及案例研究法等。较为典型的定性研究方法包括访谈法、焦点组讨论法、扎根式参与观察法、自传式民族志、基于受试者报告的症状量表、共识会议法、受试者报告结局等。

无论哪种方法,都需要基于文献学习、专业背景知识等,通过共识、讨论等方式凝练出需要进行研究的观察提纲或者问题提纲。具体的提炼方式包括头脑风暴、小组讨论、专家咨询等。提出的观察或者访谈提纲经过预访谈等方式确定其可行性和合理性,最终确立。基于确定的观察或者访谈提纲,进行定性研究的资料收集,对资料进行分析,从而生成研究报告。

六、系统综述

(一)定义

系统综述是循证医学中二次研究的方法,采用的是定性和定量相结合的方法,基于当前的临床一次研究信息,进行系统综合的评价,从而为临床决策提供最佳证据。作为评价干预措施疗效的金标准,对所纳入的临床研究进行定性的方法学质量评价,对所收集的研究资料进行定量的数据合并和综合分析,系统的评价干预措施的疗效和安全性,从而为临床决策提供循证医学依据。

系统综述的定量分析常用的统计方法是meta分析,即对两个或两个以上的研究资料进行合并和综合的统计学过程,一般定义为定量的系统综述。在临床疗效评价研究中,如果两项或者以上的研究间的一致性在合理的解释范围内,或具有相同的干预措施、对照、同样标准的结局指标以及测量方法,可以通过meta分析将多个独立临床研究的数据进行合并。

(二)研究设计与特点

系统综述在循证医学范围内被视为获取证据的最佳方法。系统综述通常是纳入某一类研究类型的研究文献,对于疗效评价研究来说,RCT的系统综述被国际公认为高质量的系统综述,进行系统综述通常包括以下步骤。

1. 提出临床问题,形成研究方案。系统综述是一项前瞻性研究,目前在设计阶段进行研究方案的注册是越来越被接受和重视的步骤。研究者首先要预先确定研究方案,要考虑到题目、研究背景、研究目的,纳入评价的标准、检索策略、评价方法、利益冲突等问题,将临床问题转化成应用循证医学PICO原则提出的临床问题。

2. 研究的获得与选择。根据制订的检索策略,尽可能全地收集针对某一临床问题研究相关的所有文献,是系统综述与传统综述的区别之一。系统综述要根据循证医学中PICO原则制定检索策略,除常用的PubMed、EMBASE、Cochrane图书馆等英文数据库,中国知网(CNKI)、维普、万方等中文数据库外,还要手工检索已发表和未发表的文献,注重"灰色文献"的获得。继而根据研究方案中规定的纳入排除标准,对检索到的文献进行筛选。一般情况下,文献的筛选及方法学质量评价要求有两名研究人员独立完成,当出现不一致的情况时可通过双方讨论或第三人进行解决。

3. 资料提取。主要涉及研究特征(如方法、对象、干预措施、结局)。方法通常包括设计类型、质量(如随机分配方案的产生、随机方案隐藏、盲法、病例退出情况、潜在混杂因素等);研究对象包括研究背景、病例来源、种族、性别、年龄、诊断标准、纳入/排除标准等,干预措施包括试验和对照干预的名称、使用剂量与途径,结局包括发病率、生活质量、不良反应等,或同一结局采用不同的测量方法和测量时点。

4. 对纳入研究的质量评估。包括真实性和可能存在的各种偏倚。目前尚无质量评估的金标准方法。

5. 分析与结果描述。根据系统综述所纳入的资料性质有定性和定量两种分析方法。定量的统计学分析又称meta分析,而定性的分析主要指对单个研究进行描述性综合。

6. 结果解释(讨论)。主要涉及证据的强度、结果的可应用性、其他与决策有关的信息和临床实践的现状以及干预措施的利与弊、费用的权衡。

7. 系统综述的改进与更新。当有新的临床研究证据出现,就应当进行系统综述的更新。

第五节　循证针灸临床研究的现状与方法

一、概述

(一)循证针灸临床研究的现状

1. 循证针灸临床研究的概况　针灸是以中医基础理论为指导的传统中医治疗手段,早在两千多年前,在《黄帝内经》时期系统的针灸知识体系已经形成。《黄帝内经》中已经较详细地论述了腧穴、针具、刺灸方法、适用范围、针刺操作方法、影响针刺效果的关键因素与针灸密切相关的经络系统、针灸的基本原理等。但是,由于许多针灸临床研究在设计和实施方面存在不足,使其结果不具有足够说服力,致使针灸的临床疗效受到来自国际医学界的质疑。虽然针灸在我国广泛使用,但是1979年世界卫生组织仅承认针灸有43种治疗适应证。

从20世纪90年代初,我国的针灸研究者就开始学习、借鉴循证医学的理论和方法,开展针灸临床实践和研究。近10年来,在针灸领域运用循证医学方法开展针灸临床研究已成共识,2008年成立了中国针灸学会循证针灸学专业委员会,2009年梁繁荣主编的《循证针灸学》公开出版。

2. 针灸临床系统综述与meta分析 系统综述（系统评价）与meta分析被公认为评价临床疗效，制定临床指南和规范的基石；而且在针灸临床研究和实践中扮演着越来越重要的角色。开展针灸系统综述与meta分析研究可对针灸防治病症的有效性、安全性和社会经济效益等做出较为客观的评估，为针灸相关决策提供高级别证据，也可为进一步开展高质量的针灸临床研究在方法学上提出建议。

2002年《中国针灸》发表了国内第一篇针灸治疗面瘫的系统综述论文，2002年《成都中医药大学学报》刊登了关于针灸治疗中风偏瘫的meta分析文章，至2017年2月已有系统综述（系统评价）310余篇，meta分析290余篇，而且近年呈快速增长的趋势；涉及中风、头痛、化疗后白细胞减少症、焦虑症、老年性痴呆、阿尔茨海默病、中风后抑郁症、中风后吞咽困难、中风后痉挛瘫痪、椎基底动脉供血不足综合征、颈动脉粥样硬化、慢性疲劳综合征、耳鸣、原发性三叉神经痛、坐骨神经痛、失语症、颈椎病、脑瘫、围绝经期抑郁症、认知功能障碍、帕金森病、失眠、面瘫、阻塞性睡眠呼吸暂停、慢性盆腔炎、卵巢早衰、原发性痛经、子宫内膜异位症、乳腺增生、慢性浅表性胃炎、粘连性肠梗阻、肠易激综合征、溃疡性结肠炎、慢性腹泻、高脂血症、亚健康、哮喘、糖尿病、慢性前列腺炎、神经性膀胱尿潴留、白癜风、慢性湿疹、类风湿关节炎等病症。虽然国内针灸领域的系统综述与meta分析数量上不断增加，但其研究方法学质量仍有待提高。

英国Cochrane图书馆发表了40多个针灸临床研究的系统综述，但是国内多数临床研究并没有被纳入，究其原因，是国内绝大多数临床研究经过Cochrane系统综述和严格的文献质量评估，因其病症诊断标准和疗效评价标准、随机隐藏等方面的质量较低而被排除了。

3. 针灸临床实践指南 怎样根据当前针灸的研究水平，结合针灸临床应用的经验，包括古代文献记载的经验与专家临床应用的经验，采用适当的方法来制定临床实践指南，提高针灸临床水平和疗效，是针灸界面临的机遇和挑战。

针灸已经在100多个国家得到广泛应用，同一病症的针灸治疗效果，来自不同国家、不同地区的研究报告差异较大。究其原因，可能与缺乏高质量的临床实践指南相关。

2007年，中国中医科学院与世界卫生组织西太平洋地区达成合作意向，编写一套基于证据、有中医诊疗特色和优势的28种疾病的中医临床实践指南和5种疾病的针灸临床实践指南。其中5个针灸指南由中国针灸学会主持编写，病种为：面瘫、带状疱疹、抑郁症、偏头痛和中风假性延髓麻痹。这一系列指南于2011年由中国中医药出版社出版。其中《循证针灸临床实践指南：偏头痛》在2011年版的基础上，2014年予以更新。更新版《指南》在方法学上采用证据质量分级和推荐强度系统（GRADE）进行证据评估并形成推荐分级，同时重视临床实用性；在内容上更新了本病的现代医学认识，强调了偏头痛的针灸分期治疗，扩充了纳入文献，增加并突出了重要的疗效评价指标。近几年，又增加了成人支气管哮喘、原发性三叉神经痛、腰痛、慢性萎缩性胃炎、失眠等病症的针灸临床实践指南。

该针灸临床实践指南制定时注重以下特点：①适用性：鉴于目前针灸临床研究的状况，针灸指南的适用性尤为重要，应使大部分临床医生，尤其是基层医生及全科医生能在指南的指导下循序渐进地规范行为，提高水平。在产生了新的高质量干预方法，证明现有干预方法有利/有弊的新证据后，及时进行指南的更新，就会有新的发展和进步。②学科特色：针灸临床实践指南中回答的是围绕针灸学科特色的问题，如针灸治疗的优势和特点是什么？针刺选取什么穴位临床疗效最佳？面瘫急性期能否采用电针？该指南充分体现了针灸自然疗法和辨证论治的特色,包括重视人体自身的经络辨证、强调选穴和刺穴方法的处方及无毒副作用等。③传承性:针灸学是在千百年的实践中形成的,这些历经检验的临床验案具有一脉相承的特点,同时具有证据学意义。作为针灸临床实践指南形成的证据,针灸古代文献是不可忽略的重要部分,指南的制定者对针灸古代文献也进行了深入的研究,体现了针灸学一脉相承的学科特色。④整体观:该指南在整合形成推荐方案的同时,兼顾了疾病临床治疗的实际情况。针灸学是中医学的重要组成部分,具有中医整体观的特点。针灸治疗的同时,往往需要患者配合情志和饮食起居等调护,因此该指南也体现了针灸治病复杂干预、整体调理的特点,在推荐最佳针灸治疗方案的同时,也要求患者自我护理,积极配合治疗,促进康复。如针灸是治疗中风后吞咽困难的重要方法,同时指南推荐,对于吞咽功能0~1级的患者,建议尽早针灸治疗,但不拔除鼻饲管;在吞咽功能达到2级或以上时,可拔除鼻饲管,还需配合吞咽功能康复训练,促进吞咽功能康复。

针灸在国际上日益受到人们的关注,但它对于西方医学来说是一种"尚没有科学依据的"替代疗法,属于补充替代医学范畴,所以以循证医学为基础的针灸临床实践指南的产生具有重要意义。制定针灸临床实践指南的主要目的在于规范针灸临床诊疗技术,用中医方法维护患者人群的健康利益,通过降低临床实践的不一致性,减少不必要的诊断试验和防止采用无效的治疗手段,从而成为提高医疗质量的有用工具。同时由于临床指南的重要性、实用性和科学性,临床指南的质量尤其重要。只有高质量的临床实践指南才能有效发挥其临床指导作用。前述的5个针灸临床实践指南在指南的范围和目的、相关利益方介入、制定的严谨性、清晰性与可读性、编辑独立性5个领域的质量均较高,但是指南应用性领域的质量相对较低,这可能与我国在中医临床指南研制中往往注重制定而忽略推广应用有关,在今后的指南制定和推广应用中需要加以重视。从针灸临床发展的需要来看,针灸领域今后需要制定大量的高质量的临床实践指南。

(二)国内循证针灸临床研究中存在的问题

1. 针灸随机对照试验方法学存在的缺陷与不足 针灸随机对照试验的目的是为临床决策和制定卫生政策提供客观依据,是评价干预措施疗效的标准设计方案,它能较好地控制各种偏倚因素对疗效的影响,被认为是证据级别和论证强度很高的试验类型。1995年世界卫生组织西太平洋地区发布《针灸临床研究方法指南》以来,随机对照试验明显增多,近2年针灸专业期刊发表的随机对照研究论文也越来越多,从总体来看,严格地随机对照临床研究文献仍较少。由于针灸学科自身的特点和针灸临床研究的特殊性,针灸临床研究仍存在以下缺陷与不足:

(1)随机化及分配隐藏:没有正确掌握随机分组方法,撰写论文时很少详细描述随机方法及过程,分配隐藏方法很少提及,甚至错误地把分配隐藏与盲法相混淆。

(2)样本含量估算:缺乏正确的样本含量估算方法或很少提及样本含量估算,几乎均为研究者主观决定样本数。普遍无预备试验,没有计算样本含量。未进行样本含量估算,使临床研究结果的可靠性降低。

(3)盲法的实施:由于针灸技术操作的特点,针灸临床研究很难实施研究者盲法,只有少数临床试验采用了疗效评价者与数据分析者盲法。国外应用较多的假针刺对照的受试者盲法也存在一些缺陷,国内很少有人使用。

(4)对照组的选择:许多针灸临床研究未选择目前公认的效果肯定的标准疗法作为对

照组,缺乏合理的对照。

（5）缺少公认的诊断标准,缺少纳入标准和排除标准:不同的研究常常采用不同的诊断标准,没有采用国际或国内公认的疾病诊断标准。很多论文都没有纳入和排除标准,临床研究制定纳入与排除标准,就是要选择符合要求的受试者,排除非研究因素的干扰,使研究因素相对单一,确保研究质量。

（6）疗效评价标准不规范:缺乏公认的疗效评价标准,与国际标准并不一致,其中客观指标不多,缺乏影响生命质量的评价及对远期结局的评价。

（7）基线水平描述不清:基线资料描述不清楚,缺少基线状况的详细比较,不能证明治疗组与对照组基线资料是否均衡可比。多数试验是治疗前的评价,未进行药物和其他干预措施效应的洗脱。

（8）很少描述病例脱落、随访和依从性、不良反应:缺乏脱落病例的详细描述,很少提及随访或随访时间短或未记录分析随访期间的药物和其他相关治疗措施。很少有对患者依从性、不良反应的描述。

（9）统计方法选用不当:不少研究报告的统计方法选择不正确,对于统计分析与试验结果解释不正确,没有注意统计分析结论与临床意义之间关系。很少详细说明缺失数据的统计处理方法、重复测量数据及混杂因素分析方法。

（10）质量控制不严:缺乏针灸临床试验质量控制的描述,缺乏严格的质量控制标准。针灸的临床疗效与穴位的选择、针刺手法、插针的数目、插针的深度及人体功能状态等多因素密切相关,严格的质量控制是保证高质量针灸临床试验的关键因素。

2. 针刺干预措施中针刺手法未达到统一标准　2001年国际针灸专家制作了《针刺临床试验干预措施报告的标准》(standards for reporting interventions in clinical trials of acupuncture, STRICTA),旨在提高针灸临床试验质量,促进临床试验报告规范化。2010年,该标准经修订后再次出版。该标准包括针刺治疗的合理性、针刺的细节、治疗方案、辅助干预措施、实施针刺者的资历以及对照干预的类型六个方面。显然该标准明确地描述了针刺干预的过程,但并未强调针刺手法要达到统一标准。

针灸治疗疾病具有明显的量效关系趋势。针刺手法是提高临床疗效的关键因素之一。根据传统针灸理论,针刺得气是针刺获取疗效的基础,而在得气基础上基于辨证选择适当的针刺手法达到有效刺激量是取得疗效的关键环节。因此,保证针刺手法操作一致性是影响试验结果可重复性的关键因素之一。

针灸临床研究中针刺手法的规范性操作可以参考中国针灸学会制定的国家标准《针灸技术操作规范》第20部分:毫针基本刺法;第21部分:毫针基本手法。

（三）经典RCT用于针灸临床疗效评价具有局限性

经典的RCT方法,即解释性随机对照试验,用来衡量一种治疗方法在理想的试验条件下对严格符合受试条件的受试者所能达到的治疗作用的大小,属于效力(efficacy)研究,其目的在于评价某种治疗的特异性效应。经典的RCT方法有众多的优点,是确定干预措施特异性治疗效应的最佳试验方法。它的原型特征是针对药物试验而设计的,是以理想化的类似于实验室条件下的研究,强调内部真实性,偏倚最小化,评价药物的特异性效应,对于临床药物模型的简单干预研究比较适用,但是也存在以下不足:

1. 不适于评价由多个要素构成的复杂性干预或特异性疗效不十分确切的干预。

2. 其严格的纳入与排除标准,使试验在一种理想化的、高度选择的同质人群中进行,使其在临床实践的推广应用性受到限制。

3. 双盲设计忽略了医患之间的交流、信任、信心和治疗的知情选择,对于那些有治疗期望和选择的患者存在伦理学的问题。

4. 安慰剂对照评价的组分疗效并不能代替复杂干预的整体疗效。

5. 在评价具有人文背景的传统医学方法治疗时存在着方法学上的限制。

针灸疗法具有复杂干预,技术操作,以人为核心,个体化治疗等临床诊疗特点,所以用经典的RCT方法评价针灸的临床疗效具有一定的局限性。

(四)循证针灸临床研究方法的发展

实用性随机对照试验测量干预措施的实际效果,属于效果(effectiveness)研究,是在实际医疗卫生条件下干预措施所能达到的治疗作用的大小。该试验不需改变现有治疗方案即能评价某种特定干预措施的效果,主要用于常规临床实践中疗效对比研究。实用性随机对照试验干预属于复杂干预、综合干预或防治方案等,能体现个体化诊疗特点,强调外部真实性。对试验对象的纳入、排除标准不严格,范围广,样本要求尽可能反映出临床实际中有变化的异质性人群,如病人可以合并有其他疾病或症状。实用性随机对照试验不强调受试者和医生盲法的必要性,建议采用协同作用最大化设计,强调结局测量者、数据收集者和统计分析者盲法。

根据研究目的不同,可采用:

1. 标准对照　　对照组采用西医的标准治疗方案,试验组正常针灸治疗;

2. 不同针灸方法对照　　对照组采用针灸临床标准治疗方法,试验组采用创新针灸方法;

3. 不同治疗手段对照　　对照组采用临床公认的其他治疗方法,如中药、推拿等,而试验组采用针灸治疗;

4. 空白/等待对照　　选用等待治疗的患者均为对照组,与治疗组同时接受疗效评价,但不接受治疗,等待时间同治疗组,在等待期结束接受与治疗组同样的治疗;

5. 其他对照方法。

《中国针灸》杂志对投寄该刊的研究性论文提出对照组命名的基本要求:

1. 直接以对照两组的具体方法命名,如针刺组、艾灸组、西药组、中药组、××穴位组、××疗法组等,在组名字数较少的情况下,药物组也可以直接写出药物的名称。这种命名方式直接反映了对照的主体和客体,明确表示研究者的目的,在文章中反复出现,起到了强化主题的作用。

2. 如果所采用的方法较多,可称"综合组"。

3. 尽量避免使用"治疗组""对照组",避免两种命名同时出现,因为多数情况下对照组也有治疗措施,如果是空白对照可例外。这些规定对我们有很好的借鉴作用。

关于疗效评价指标,实用性随机对照试验强调多重结局测量,包括病人报告的结局指标、生活质量和卫生经济学评价等,尽可能测量代表健康收益的全过程。设计长期随访以观察针灸干预的远期疗效,强调临床终点结局。

实用性随机对照试验虽然外部真实性较高,但是需要获取内部真实性与外部真实性最大平衡。

近年来,国际上在实用性RCT的基础上,还提出了真实世界研究(real world study, RWS)

的概念和方法,其核心是临床科研一体化,其鲜明的特征是以人为中心,以数据为导向,以问题为驱动,医疗实践与科学计算交替,从临床中来到临床中去。将此前沿的理念运用于针刺临床研究可以有效弥补现有RCT研究的不足,更真实地反映针灸这一复杂的治疗干预模式,并在大量临床研究数据的指引下促进临床研究成果有效转化为临床资源以指导临床治疗。这一模式与RCT研究协同作用或将开启针刺临床研究的新篇章。

2017年2月,中国针灸学会针灸病例注册登记研究联盟成立,针灸学界建立了首个国际范围内的病例注册登记研究平台,重视对临床实际诊疗数据的规范及广泛收集,全面评估治疗效果,为进一步深化研究奠定基础。其结论可提供科学依据,确定某一治疗措施的临床疗效、安全性、成本效益,评价或改善临床治疗效果。这些临床数据,也是针灸循证医学研究很好的证据。如何规范临床科研、做好临床随机对照试验、借鉴循证医学的优势,使研究结论更具有真实性和说服力、使临床研究可以更好地指导临床,是我们临床工作面临的重要问题。

二、针灸治疗急性脑梗死的循证医学应用实例

(一)临床情景

魏某,男,64岁,干部,住院号: PT167239。

主诉: 右侧肢体活动不利1天。

现病史:患者于1天前,晨起活动时出现右侧肢体活动不利,但可行走,伴右侧肢体麻木。发病过程中无发热、头痛、呕吐,无意识丧失及手足抽搐。今日肢体活动不利症状加重,为寻求诊断及治疗而来我医院就诊。

既往史: 高血压病史10年,最高血压190/120mmHg,目前应用降压药物氯沙坦钾氢氯噻嗪片62.5mg/次,每日1次,口服,血压控制在130/90mmHg左右。高脂血症病史4年,脂肪肝病史4年。吸烟史44年,每天吸烟20支左右。无饮酒史。患者否认糖尿病病史,否认肺结核、病毒性肝炎等传染病病史。

家族史: 母亲患有高血压、脑梗死。

入院查体: T: 36.8℃, P: 84次/分, R: 18次/分, BP: 150/100mmHg。神志清楚,查体合作,呼吸平稳,双肺呼吸音清,未闻及干湿啰音,心率84次/分,心律整齐,各瓣膜听诊区未闻及杂音。神经系统查体: 语言流利,检测智能正常,双侧瞳孔等大等圆,直径3mm,对光反射灵敏,右侧鼻唇沟浅,伸舌右偏,咽反射正常,右侧上肢肌力2级,下肢肌力2级,右侧面部及上下肢针刺痛觉减退,右侧音叉振动觉减退,右侧上下肢肌张力减低,腱反射减弱。右侧Brudzinski征(–),Kernig征(–),Babinski征(+)。左侧肢体肌力5级,肌张力正常,腱反射正常。舌质紫黯,苔白腻,脉弦滑。

辅助检查结果: 入院行头颅CT检查示: 左侧基底节区低密度影,边界模糊。

临床诊断: 脑梗死; 高血压3级,极高危险组。

(二)临床问题

针刺治疗急性脑梗死的疗效和安全性如何?

(三)文献检索

为了回答如上临床问题,我们按照如下顺序逐级检索现有证据。

1. Cochrane图书馆　Cochrane图书馆中收录的系统综述是方法学水平较高的系统综述

证据,是对已经发表的原始研究的科学汇总、评价和总结。经检索,Cochrane图书馆中关于针刺治疗脑卒中的系统综述有4篇,分别是针灸用于急性脑卒中、卒中后康复、卒中后失眠和卒中后失语。经初步评价,这4篇Cochrane系统综述没有直接相关的可应用证据(评价详情见下文文献评价)。

2. PubMed　为进一步查询针刺治疗急性脑梗死的随机对照试验证据,我们检索了PubMed中针刺治疗急性脑梗死的随机对照试验。

检索策略:

#1 Search acupuncture Limits: Randomized Controlled Trial

#2 Search acute cerebral infarction Limits: Randomized Controlled Trial

#3 Search acute ischemic stroke Limits: Randomized Controlled Trial

#4 Search(#2)OR #3 Limits: Randomized Controlled Trial

#5 Search(#1)AND #4 Limits: Randomized Controlled Trial

检索结果发现26篇相关文章,其中发表于中文期刊的文章11篇,这11篇文章将通过中文数据库进一步查询。通过阅读摘要,排除动物试验、机制研究等类型的研究,找到与本临床问题相关的英文随机对照试验3篇。

3. VIP和CNKI检索　在VIP和CNKI中检索针灸治疗急性脑梗死的随机对照试验。检索词为"针灸""针刺""电针""急性脑梗死""急性脑梗死""急性中风""急性脑卒中""随机"等。最终入选1篇相关性较好的随机对照试验。

(四)文献评价

1. Cochrane图书馆中检索到的4篇系统综述　针刺治疗卒中后失眠和卒中后失语的2篇系统综述与本实例患者病情不相关,主要针对卒中后期并发症的治疗。针刺治疗卒中后康复的系统综述与当前要解决的临床问题无关。经进一步阅读全文,针灸治疗急性脑卒中的系统综述里纳入了急性缺血性脑梗死和急性出血性中风两种类型的脑卒中,但是该系统综述没有就这两类疾病进行亚组分析。而且纳入综述的原始研究中针刺的具体方法包括手针、头针、电针等多种方法,该综述也没有就针刺治疗的干预类型进行亚组分析。因此,该综述的结果和结论不能用于指导本例的临床决策。

2. PubMed检索到的3篇随机对照试验

文献1:该研究是一项系统综述(Jae Cheol Kong, Myeong Soo Lee, Byung Cheul Shin, et al. Acupuncture for functional recovery after stroke: a systematic review of sham-controlled randomized clinical trials.CMAJ,2010, DOI: 10.1503/cmaj.091113),该研究并非针对急性缺血性脑梗死,纳入了缺血性脑梗死和出血性卒中,没有就此进行亚组分析。而且纳入综述的原始研究中针刺的具体方法包括有手针、头针、电针等多种方法,该综述也没有就此进行亚组分析。所以该综述的结果和结论不能为本实例的临床决策提供直接的参考。

文献2:该研究是一篇随机对照试验 [Yan T, Hui-Chan CW.Transcutaneous electrical stimulation on acupuncture points improves muscle function in subjects after acute stroke: a randomized controlled trial.Journal of Rehabilitation Medicine,2009,41(5): 312-316],入组病例接受针刺治疗的时间是急性脑卒中后9.2±3.4天,且入组患者同时包含急性脑梗死和急性出血性脑卒中患者,由于纳入试验对象的临床异质性,该研究结果难以推断到急性脑梗死,因此其结果和结论不能为本实例的临床决策提供直接的参考。

文献3：该研究发表于1998年，由瑞典学者完成（Gunilla Gosman-Hedström, Lisbet Claesson, Ulrika Klingenstierna, et al. Effects of acupuncture treatment on daily life activities and quality of life: a controlled, prospective, and randomized study of acute stroke patients.Stroke,1998,29：2100-2108）。该研究仅纳入40岁以上急性脑梗死的患者，患者入组时必须是急性脑梗死发生后1周之内，但是开始针刺治疗的时间是在随机分组后4~10天。所以该研究的患者特征与本研究的临床情景也不直接相关。但是该研究可以为本研究临床情景中的患者在度过现阶段后的针灸治疗提供参考。该研究将入组的104例患者随机分为深刺组（37例）、浅刺组（34例）和无针刺干预组（33例）。三组患者均接受常规脑卒中康复治疗。针刺组腧穴：合谷（双侧）、曲池（双侧）、条口（双侧）、Ex mob（双侧，无法对应该腧穴汉语名称）、外关（患侧）、百会。以上穴位，深刺组用30mm毫针，在患侧手针针刺得气，每5分钟行针1次，健侧用电针2Hz，强度为局部肌肉抽搐。手针、电针治疗均为30分钟/次，2次/周，治疗10周。浅刺组用15mm毫针，仅针刺曲池（双侧）和Ex mob（双侧），深度仅达皮下，不用针刺手法，30分钟/次，2次/周，治疗10周。无针刺干预组仅接受常规康复治疗。该研究发现在3个月和12月时，深刺组、浅刺组和无针刺干预组之间神经功能评分、Barthel评分和Sunnaas日常生活活动指数均无差别。深刺组患者有4位患者死亡，心源性死亡（2例）、肺炎（1例）、脑梗死（1例）；浅刺组患者有10位患者死亡，心源性死亡（6例）、脑梗死（2例）、肾衰（1例）、消化道出血（1例）。无针刺干预组死亡5例，心源性死亡（3例）、脑梗死（1例）、肺炎（1）。该研究作者未就以上死亡病例与针刺的关系进行评价。该小样本临床试验未能就针刺的疗效得到有效的证据。

3. VIP和CNKI 在VIP和CNKI中检索到1篇针刺治疗急性脑梗死的随机对照试验[饶萍，周莉，茅敏，等. 针刺治疗急性缺血性脑卒中随机对照观察. 中国针灸,2006,26（10）：694-696]。该研究纳入急性脑梗死发病3~10天的患者40例。通过计算机产生随机号，采用系列编号的、不透光的、密封的信封将符合入选标准的病例随机分为针刺组和非针刺组各20例。疗效及不良反应均由未参加患者纳入和治疗过程的医生对各观察时点的指标进行盲法评价。两组患者均给予常规治疗，即对症、支持和防治并发症等治疗。针刺组在常规治疗基础上加用针刺治疗。针具选用毫针，针身长15~40mm，直径0.38~0.32mm。选穴主要参考石学敏创立的醒脑开窍针法。针刺时患者取平卧位，主穴选内关、水沟、患侧三阴交；配穴选患侧足三里、丰隆、太冲、尺泽及气海、风池、百会等。针刺治疗每日1次，每周5次，共计治疗3~4周。出院时或治疗1个月时针刺组神经功能缺损评分较非针刺组略有改善，但差异无显著意义（$P > 0.05$）；3个月及6个月时针刺组Barthel指数、改良的Rankin量表（MRS）均稍高于非针刺组，但两组在两个时段相比，差异均无显著意义（$P > 0.05$）；3个月时，针刺组残障5例，无1例死亡，非针刺组残障7例，死亡2例；6个月时，针刺组残障2例，死亡1例，非针刺组残障6例，死亡2例。未交代3个月和6个月时的残障和死亡病例是否重复。死亡原因未交代。未报告其他不良事件。

（五）文献结果

综合以上文献检索和评价的结果，尚未发现针刺对急性脑梗死发病1天左右的患者而进行的研究。与本研究临床情景较为接近的两篇研究（Gunilla 1998,饶萍2006）均提示针刺加常规治疗基础组与单纯常规治疗组相比在神经功能缺损、生存质量方面均无显著性差异。两篇研究中均有患者死亡的情况，Gunilla的研究中患者的死因似与针刺无关，饶萍的研究没有报告死亡原因，无法判断。两篇研究均未报告其他严重不良事件。

（六）结果应用

根据以上研究结果,目前没有直接的证据表明急性脑梗死患者在发病1天的时候是否应该使用针刺治疗。但是,通过上述两项研究可以初步认为对于急性脑梗死患者在发病3天到半个月左右的时候使用针刺治疗并不能改善神经功能缺损情况和患者的生存质量,故基于当前证据可以考虑暂时不使用针刺治疗。目前没有证据表明急性脑梗死患者接受针刺治疗会增加不良事件的发生。鉴于本研究检索的数据库有限,临床实际中针灸医生的针灸方法与研究中的可能有所不同,针灸医生的经验与技能存在差异,患者存在对针灸治疗的选择性偏好等情况,针灸医生可以根据具体情况酌情使用。

第六节　中西医结合防治方案临床疗效研究的设计与特点

一、中西医结合防治方案临床研究的概况

中西医结合是指传统的中医中药知识和方法与西医西药的知识和方法结合起来,在提高临床疗效的基础上,阐明机制进而获得新的医学认识的一种途径。中西医结合是我国政府长期坚持的方针;属于中、西医学的交叉领域,也是中国医疗卫生事业的一项工作方针。中西医结合发轫于清代之"西学东渐"后的临床实践。1949—1958年之间,中西医结合尚处于摸索阶段,其临床医疗活动带有一定的尝试性,总体医疗水平提高不显著。尔后,中西医结合医疗活动内容越来越丰富,医疗领域也越来越宽,总体医疗水平得到了很大提高,从起初仅仅只是在某几类疾病的中西药治疗结合,到现在几乎各科的疾病都采用过中西医结合治疗,并且结合形式也是多种多样的,以后逐渐演进为有明确发展目标和独特方法论的学术体系;至1992年,国家标准《学科分类与代码》又将"中西医结合医学"设置为一门新学科,促进了中西医结合研究把学科建设作为主要发展方向和历史任务。

中西医结合医学以其疗效突出、优势互补等特点越来越多地被医生和广大患者所接受,成为我国医疗实践的三大医学体系之一。但是,由于基础认识与研究问题,许多中西医结合防治方案相关临床研究在设计和实施方面存在不足,致使其临床疗效受到医学界的多重质疑。随着循证医学理念的深入人心,构建循证临床实践指南已逐渐成为制定指南的趋势,它强调证据的分级与评价,更重视来自于临床试验(如RCT)而非临床实践的证据。

二、中西医结合防治方案临床研究中存在的问题

（一）中西医结合医学临床试验随机对照方法学存在的缺陷与不足

循证中西医结合是指将EBM的理念和方法应用于中西医结合的临床实践和科学研究中,即中西医结合医学(integrated traditional Chinese and western medicine)。循证医学的引入给中西医结合医学的发展带来了巨大的推动作用,越来越多的研究人员将循证医学理念引入了中西医结合的研究中,但是我国的相关研究存在低水平重复、质量不高的问题,被一些学者称为"缺乏有效科学证据的医学技术或方法"。我国中西医结合的高质量循证研究文章数量有限,质量不高,很少有明确回答中西医治疗方案的确切疗效问题,尚不能指导临床实践和医疗决策,其临床研究仍存在以下缺陷与不足:

1. 临床研究方法不明确　大多文献报道只有"随机"字样,无具体方法;即使个别有记载也过于简单,甚至混淆,随机、半随机和随意都没有分别清楚;随机分配是RCT研究在组间非试验因素相似或相等,以减少非试验因素对试验因素影响的有效措施。故而,随机化是RCT研究的灵魂所在,在文中应详细描述随机化步骤,才能保证研究的可信性和可重复性。甚至有部分文献分组情况不完善,或者分组错误,使得组间缺乏可比性。

2. 盲法使用率低,导致选择性偏倚、安慰剂效应、霍桑效应等的产生;未采用分配隐匿,致选择性/测量性偏倚的发生。盲法的运用可有效避免研究人员或受试者人为主观因素对试验结果的影响,是避免各种实施偏倚和测量偏倚的有效手段,从而增强研究结论可信性。

3. 未设立对照,或者有对照的设立不恰当　多选择药物作为对照组,很少使用安慰剂对照,或选择的阳性对照药疗效不肯定。

4. 缺乏统一的诊断标准　许多研究采用的诊断标准以西医为主,或以个体经验为主。部分研究无病例排除标准和纳入标准,一些研究将诊断标准完全等同于纳入标准。研究标准不明,试验不能够很好地推广,其结果也难以进行同行交流。一般而言,采用病证结合的模式进行中西医结合临床研究较为普遍,有些研究只注重了西医病的诊断标准,而忽视了中医证的诊断标准。

5. 未采用意向性分析,未介绍样本失访、无应答、干扰、沾染及退出的情况,影响研究结论的可信度。且大多研究缺乏长期生存质量的随访,观察时间太短,缺乏对治疗的终末疗效的观察。

6. 样本量的估算不正确　从医学统计学的理论角度看,样本量越大,试验的真实性就越强,其结果就越富有说服力。临床试验中的样本量估计是研究者进行试验设计的重要环节,样本量估计是在保证一定精确度的前提下,确定足够的样本含量,从而达到减少误差,排除偶然现象对试验结果的影响,保证试验的再现性。许多临床试验研究样本含量偏少或组间样本含量相差过大,循证医学强调对治疗的评价应基于大样本人群的研究,样本量过少,导致结论缺乏充分依据。

7. 统计学使用不当,方法应用错误是临床试验研究主要问题之一。如将χ^2检验和*Ridit*检验相混淆;有的研究将*P*值解释为代表临床意义的大小,且未说明具体的*P*值;统计分析不进行置信区间估计;部分研究组间基线均衡性差,较少进行显著性检验。

8. 结局指标、随访、不良反应及依从性情况报道不规范　大多文献以有效率和治愈率作为疗效判定标准,绝大部分研究缺乏后期随访报道,致使研究远程疗效不能全面确定,更加无法代表全程治疗的健康收益;大部分文献报道中未提及不良反应发生,从而导致安全性的隐患无法排除,研究的结果说服力不强;大多文献均未介绍患者依从性情况,不依从性高于20%将影响研究质量,使结论失去真实性。

9. 未详细说明干预措施,如药物的剂量、剂型、给药的方法和观察措施大多没有提到安慰剂的感官指标;即使提及安慰剂,数据也过分简单,不足以保证使用的安慰剂不易被识别;或者研究仅报道了不同的药物剂型、配伍和对照,忽视构成、剂量、疗程和对照干预等成分。

10. 大多研究仅发表于我国的中文学术期刊,鲜为西方医学界所知,有关的疗效结果难以在国际临床医学领域交流。

11. 替代指标代替结局指标　替代指标和结局指标并不平行,一些对结局测量有明显

"治疗效果"的药物反而增加患者的病死率。

12. 无阴性结果的研究报告,存在发表性偏倚。

13. 对于试验结果,从西医的角度解释较多,很少从中医的角度探索,没有从较高层次进行中西医结合理论研究。

上述不足的产生,与中西医结合临床研究有一定的特殊性密切相关,明确诊断的条件下病人通过发达的信息技术,可以在不同途径下咨询到多种方案,为既定方案的执行带来了巨大的干扰;第二,中医药的干预最终大多数是通过汤剂为主的治疗实现,汤剂既难实现双盲,又具有诸多不可控因素而增加了临床试验难度;第三,临床研究中一方到底与一成不变的单方治疗方案有悖中医辨证论治的核心思想,即治疗方案标准化与辨证施治、灵活变化相矛盾等,使常用的措施缺乏科学依据,难以得出重复性较强的结论;最终使得临床试验研究缺乏客观统一的疗效标准,难以反映治疗的客观疗效,难以对各种治疗方法的效果做出客观评价。

(二)循证医学在中西医结合防治方案临床研究中的切入点

应用计算机检索CNKI期刊全文数据库"医学卫生科技"领域文献,以"RCT"与"中西医结合""META"与"中西医结合"为主题词,检索从1954年开始截止至2017年4月相关中西医结合临床研究的文献。纳入标准:①中医;②中西医结合;③临床试验。根据纳入标准,得到粗选文献分别为269篇与517篇,对其进行分析:文章的结论大多提到"方法学质量较低",需要"进行严格的多中心、大样本的随机双盲对照试验提供高质量的科学文献"。

除了研究方法的科学性外,在中西医结合的临床研究中,研究者往往既要顾及中医理论又要顾及西医理论,也要考虑到中药与西药之间的调和,还要符合伦理学的要求,容易陷入两难境地。比如,对于某一中药复方治疗非小细胞肺癌的中西医结合临床研究,单纯用中药来做研究会受到医学伦理学的限制,而中药与西药并用,两者之间是否有相互作用又是未知,况且中医理论与西医理论的结合难度更大,因此,如何突破局限,抓住关键切入点来开展研究,显得日益重要。而EBM实践就是通过系统研究,将个人的临床经验与最好的外部证据融为一体,为中西医结合的临床研究提供了关键切入点。被誉为"循证医学的破冰之旅,中药防治冠心病的里程碑"——由北京阜外心血管病医院领衔的国家"九五"科技攻关项目"中药血脂康(红曲相关制剂)调整血脂对中国冠心病二级预防的研究(CCSPS)"就是遵循EBM的中西医结合临床研究的优秀成果之一,它严格按多中心(19个省市自治区的65家临床协作医疗中心)、大样本(4870例)、随机、双盲、安慰剂对照的长期随访(平均随访4年)临床试验进行,其设计及实施遵循了RCT要求的各个细节,其相关研究报告相继发表在《循环》杂志及《美国心脏病学杂志》,得到了国际心脏病学界的认可。成就的取得,EBM作为现代科学方法的重要环节无疑起了重要的作用,正如吴咸中院士分析,有多方面原因,但最重要一点是"中西医学相互学习,相互兼容",力图用现代科学方法与临床实践阐明中医理论的内涵,促进中西医在高层次的结合。

三、中西医结合防治方案临床疗效研究的设计

(一)确定主题

每一个中西医结合治疗方案都应该落实到具体的疾病病种,具体执行策略应根据各自研究方向确定。

（二）文献检索

拟定检索策略，一般检索应包括中国期刊全文（知网）数据库（CNKI）、中国全文科技期刊数据库（VIP）、万方数据知识服务平台、中国生物医学文献服务系统（Sino MED）、PubMed。机器检索之后应由人工进一步进行手工筛选，选取符合要求的相关文献，尽可能避免漏选与误选。一般应由2位评价员独立阅读每篇文献的文题和摘要，根据纳入标准与排除标准确定保留文献，对于初筛保留及无法确定是否保留的文献进一步通过阅读全文再进行筛选；文献筛选过程中如遇分歧则双方讨论解决。

（三）纳入标准

根据循证医学基本要求，入选文献必须具备下列基本条件：①纳入研究文献应为随机对照试验（RCT），但无论其是否采用分配隐藏及盲法。②应该符合中西医结合学科的基本要求，即研究文献的对象应是明确诊断的病例，并且应有明确的诊断标准。③一般情况下对照组应有常规西医治疗方案，且应接受西医常规治疗；治疗组应为接受中医药治疗或者中医药联合西医常规治疗。④试验组间各患者在年龄、性别、病情、病因等方面的资料无差异性，具有可比性。⑤尽可能具备有明确的观察指标，以便于进行客观评价。

（四）排除标准

根据循证医学操作要求，对于下列情况文献应予以排除：①文献类型不符合要求者：如验案、经验总结、传统综述、回顾性假随机对照试验、实验研究、理论探讨等研究类型的文献应予以排除；②研究文献中病例数过少（低于30）应予以排除；③研究方法不正确者：如非正确的随机方法（试验未明确分组方法，试验采用非随机分组，随机方法明显错误者）应予以排除；④对照要求不符合研究要求者：如试验措施受其他治疗措施干扰，采用相互对照，对照组与治疗组均采用中西结合治疗方法应予以排除；⑤重复发表的文献应予以排除，操作过程中尤其需要注意中英文之间重复发表的研究文献；⑥不能获得全部信息的摘要；⑦明显违背基本伦理道德的相关研究。

（五）质量评价

采用统一的质量评价表格，由两位研究者独立对每一篇符合纳入标准的文献进行质量评价和资料提取，并交叉核对，如有分歧，通过讨论或由第3位研究者协助解决。纳入研究的方法学质量可以采用Cochrane系统评价手册标准进行评分。也可以采用AMSTAR量表或改良的Jadad量表进行评价。根据操作要求进一步赋分和（或）分级评价，并采取合适的统计方法进行统计分析。

（六）资料提取

在符合上述要求基础之上进一步提取数据，主要应包括的内容有：①基本信息（第一作者及其相关信息、发表年份）；②研究对象特征：干预组和对照组病例人数、干预措施的具体方法、各组病人的基线可比性；③结局指标；④基金来源等。

（七）统计分析

统计学分析推荐采用Cochrane协作网提供的专用软件Review Manager对纳入的文献进行meta分析，并以软件生成的森林图进行疗效描述，以软件绘制的漏斗图评估发表偏倚。一般情况下计数资料采用风险比（risk ratio，RR）或比值比（odds ratio，OR）为分析统计量，计量资料采用加权均数差（weighted mean difference，WMD）为分析统计量，各效应量均计算95%置信区间（confidence interval，CI）。

（八）操作流程（图6-1）

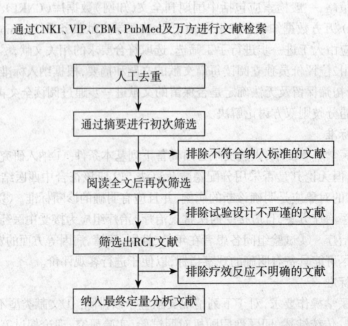

图6-1　中西医结合防治方案临床疗效研究操作流程

（九）根据操作结果进行相应解读，并进行深入讨论分析，进一步得出结论，完成方案设计。

四、中西医结合防治方案临床疗效的特点

循证医学时代的中西医结合要求结合的理念和方法加以更新，针对两种医疗体系进行优势互补的结合，而不是简单的两者相加；强调患者总体健康感受和调动机体的自愈能力（生物-心理-社会-精神维度），结合治疗的途径充分考虑患者的价值观念以及医生的经验。要实现中西医的完美结合，对中医、西医两种医学体系，应当强调两者在诊疗过程中的互补和有机结合，而不是互相排斥和批判，避免概念上、形式上的结合，而是真正运用到临床实践中去。在此实践过程中，应该掌握其中几个特性：

第一，证据来源具有跨越时空性。中西医结合防治方案临床疗效在证据采用时，是否考虑古典文献意见的贡献，以及如何考虑古典文献对推荐意见的贡献是中医药领域较为独特的问题。而研究显示当代文献在系统评价及方法学质量评价表明中医药RCT的质量明显不足，缺乏大规模、多中心的临床试验，缺乏严格的试验设计和样本量的预先估算，随机概念的误用或滥用，极少采用双盲安慰剂对照试验，对照的设置不合理，比如中西药物间的比较，疗效评价指标选择不恰当，几乎所有临床试验均采用《中药新药临床研究指导原则》中确定的综合疗效评价指标，如显效、有效、无效的标准；发表的大量小样本、低质量的临床试验报告了有效的阳性结果，存在明显的发表偏倚，临床试验的报告未按CONSORT原则规范进行。

第二，临床治疗方案具有变动性。中西医结合防治方案过程中"同病异治"现象广泛存在，造成中西医结合系统评价的干预措施一致性差，特别是纳入原始研究中干预措施的剂量，完全一致者极低；对照措施也不统一，其成分、剂型、药物类别、剂量完全一致者均不多

见。此时是否能适用西医中的判断异质性的界值，需要进一步研究和讨论，期待今后研究进一步完善。

第三，有效因素具有不确定性。中西医结合防治方案难以实现对不同单一成分的药物比较，因此如果主要干预措施一致，可否降低或忽略由于药物加减导致的异质性。同时，中西医结合防治方案以及系统评价中对照的措施多数为混合治疗，给指南制定者进行证据分级以及形成推荐造成较大的障碍，许多情况下中西医结合防治方案与西药的干预对患者结局的改善效果可能差异不大，但中医中药在成本和安全性方面可能具有一定优势，因此也应该是可行的选择方案之一。

第七节　中医证候研究

通常认为"证候"是机体在疾病发展过程中的某一阶段的病理表现，反映了疾病的病位、病因、病性和邪正盛衰等本质要素。如果说"病"有其沿时间轴上早、中、晚期的不同变化，如温病有卫气营血，伤寒有六经传变；"证"则是疾病时间轴上的一个切点，一个横断面，它在疾病的某个时间段上相对稳定，且证候类型有限。虽然中医病名还常以症状、体征、病位、病机等命名，如咳嗽、黄疸、头痛、胸痹等，时序特点不明显，但其证候类型也相对稳定且有限。这是证候研究的基础。现行中医临床各科教材基本反映了病对证的限定关系。

在中医临床实践中，历代医家基本是沿用"辨证求因、审因论治"的临床思维模式进行中医诊疗，产生了多种辨证方法，建立了"病名"与"证型"结合，"主证"与"兼证"，"体质"与"证候"结合等中医临床分析与诊断范式。中医传统的辨证方法有八纲辨证、脏腑辨证、气血津液辨证、六经辨证、卫气营血辨证、三焦辨证、经络辨证等。其核心是证，或称证候，而非病。这与西医注重疾病诊断不同。故而，证候研究既是中医基础研究的一个关键科学问题，也是影响中医药临床疗效评价的主要因素。如中药干预效应的临床研究设计通常采用病证双重诊断的对策，国家食品和药品监督管理局颁布的《中药新药临床研究指导原则（试行）》中提出了"主要症状疗效评价标准"和"证候疗效标准"，存在与干预措施效应指标不一致，以及与目标疾病疗效评价不一致的问题，这可能导致中药临床疗效虚高，而引起国内外对中药临床疗效的争议。

一、证候的现代研究方法

证候的现代研究思路和研究方法随其研究目的不同而异。

（一）中医证候诊断标准的研究

传统中医证候的获取依靠医生的望、闻、问、切，再加之证候易受季节、地域、患者个体状况等影响，可重复性和可比较性受到限制，不易建立诊断标准。因此，阻碍了中医临床与科研的深入，及对外交流。所以，建立统一、客观、可行的证候诊断标准，一直是中医药研究的重要任务，也是证候规范化研究的重点和难点。近40年来，政府及行业学会相继出台了一系列的证候诊断标准，如《中医虚证辨证参考标准》《中风病中医诊断疗效评定标准》等，但业内认可度不高。

从研究设计角度分析，早期证候诊断标准的建立以专家论证为主，目前在研究方法上，有流行病学调查、数据挖掘、数理统计、证素分析等,较早期进行的证候研究有很大进步。然而,这些研究结果所获得的相对规范的诊断标准,相互之间对同一证候诊断一致性差,导致临床应用无所适从。究其原因,方法学上的限制,或应用不当是重要原因。以流行病学调查为例,史美育等曾对1991—2005年发表的中医证候流行病学调查研究文献的质量进行评价。共收集到分布于64种期刊上的143篇符合要求的文献,其中现况研究117篇,病例对照研究15篇,队列研究2篇,诊断试验2篇;108篇文献有诊断标准,44篇有纳入标准,42篇有排除标准,98篇有辨证分型标准;仅有3篇文献提供了样本量的估算方法,30篇文献中有偏倚控制方法,19篇文献在讨论部分对研究可能存在的偏倚进行了分析。结论是中医证候流行病学调查研究的质量有待提高。流行病学调查研究属描述性(观察性)研究,其主要设计类型有病例对照研究、队列研究和横断面研究(有时称现况调查,或简称调查)。在现况调查中使用对照、队列及诊断性试验研究设计,属方法选择不当,会直接影响研究结果有效回答研究问题的程度。

当研究证候用于中医诊断时,需要评价其所含的哪些症状、体征对诊断这一证候的敏感度、特异度等较好。吴大嵘等发表的建立中风病血瘀证诊断标准的研究方法便属于得当的选择。2004年兴起的"证素分析"也属寻求证候诊断最佳要素的类别,而不仅是用来规范证候名称。有学者将证候要素归纳为"主症+次症"或"必然症+或然症"。需要注意的是同一证候,在不同疾病中,主症、次症会有所不同,如消渴与咳嗽的气阴两虚主症就不会相同。所以,临床研究中的证候要素研究需病证结合或方证结合,而不能孤立地进行研究。诊断标准的建立,应在治疗规范建立之前进行。

当研究证候为探索疾病的中医治疗规范时,了解该病的证候分布状况是其研究的前提。试想中医治疗规范中提到的证候类型,在能代表各地该病的常见证型,其相应治疗方法再有效也没有指导意义。如果治疗规范选用的是西医病名,还需要按其分期、分功能状态分别了解证候分布,如中国中医药学会内科学会消渴病专业委员会的"消渴病(糖尿病)中医分期辨证与疗效评定标准(1993)"便体现了按西医糖尿病分期辨证的方法。另外,全国性的治疗规范还需要分别调查不同地区、不同季节、不同人群的证候分布状况。证候分布现况调查方法可参照本书第四章常用调查方法,现今的中医证候现况调查的文献质量虽较10年前有所改进,但方法仍有待提高,尤其是调查对象的选择、样本量计算、偏倚的控制及分析。

总结证候诊断标准的研究现状,要建立可行的证候诊断标准体系,在研究思路上,应重视以下两个方面:

1. 从病证结合入手　病证结合是指在现代医学确定的疾病下开展证候研究,这样诊断容易获得客观依据,也是临床实际的需要。因为西医不同疾病具有不同病理过程,同一证候在不同疾病中,主症、次症会有所不同,如果不考虑病的因素,单纯制定证候诊断标准,对探讨证候的本质也许有意义,但将失去对临床的指导意义。虽然近几十年来,国家颁布了一系列常见西医疾病的证候分型及诊断标准,但这些标准的制定多是利用病例回顾研究与专家咨询的方法,缺乏大样本的流行病学调查支持,权威性受到质疑。因此对于中医证候的研究,首先应开展某一西医常见疾病下大样本的临床流行病学调查,收集特定时间内疾病的四诊资料,进行证候分类及诊断标准的研究。但对针对西医疾病进行诊疗研究的方法仍旧存在争议,尤其是不涉及辨证而纯粹依靠西医诊断的现代剂型的中药临床研究,特别是中药注射剂的研究中大量存在。故而有学者主张完全回归到中医"病"的研究上,虽然在有对照的临床试验中较少见,但在一些病例系列研究和单个病例报告中仍然常见。

2. 以证素的提取为证候诊断标准体系建立的前提　中医证候所含的症状、体征较多,以著名的小柴胡汤证为例,多达7~8个,虽然仲景有言:伤寒中风,有柴胡证,但见一证便是,不必悉具。可究竟哪个为小柴胡汤主症,或能揭示其病机的症状呢? 千百年来见仁见智,莫衷一是。因此,要建立临床真正可行的证候诊断标准,需从证候要素提取,并获得其对证候诊断的敏感度、特异度入手。

(二)微观辨证研究

微观辨证往往是以实验研究为基础,通过微观分析的方法寻找某些"特异性"指标,如细胞因子,来说明中医的证。微观辨证的研究有助于阐明证候的病理生理基础,有助于临床疗效的客观评价,有助于中医证候诊断的规范化。但微观辨证同时具有明显的局限性和机械性,它通常只能从一个方面说明部分问题,难以全面阐释证的本质,体现证的整体性。随着循证医学系统评价方法的传播,对中医微观辨证的临床研究进行系统评价,可以对中医传统证候研究提供有益的帮助。

有的研究者通过动物实验造模的方法开展证本质和辨证要素研究,力图用动物模型再现临床的"证"。但因为人与动物之间的差异性、建模方法的局限性、动物模型无法体现"证"的演变转化特点、传统的证候信息获取方式不适用动物等不利因素,中医证候的动物模型研究还处于起步阶段。目前,动物模型在中医药研究中存在很多不足和错误,现有的动物模型尚不能满足中医药进一步研究开发的需要。

(三)中医体质研究

按照中医体质学说的观点,中医的体质和证相互联系,相互影响。体质与证候的历史起源相同: 均形成于秦汉时期的《黄帝内经》,临床应用于秦汉末年《伤寒杂病论》,丰富发展于明清时期。研究方法相同: 均以中医四诊方法,通过收集人体或疾病的外在表现,进行归纳分析及判断,以阐明机体的生理病理状态。命名方式相同: 如瘀血质与瘀血证,阴虚质与阴虚证等。体质与证候的不同之处在于: ①构成要素不同: 体质主要阐述个体的形态结构、生理功能和心理状态,以及对某些疾病的易罹性和发展的倾向性,主要将人体作为研究的主体;证是疾病作用于人体后所形成的一系列综合症状的概括,研究侧重于疾病的角度。②形成因素不同: 体质以内因为主(先天禀赋、性别、年龄等),证的形成以外因为主。③变化速度不同: 体质相对比较稳定;证是在明显的、特定的致病因素作用下形成的临床综合症状,可转变,甚至快速传变。④调治难易不同: 改变体质较难,调理证候较易。体质与证候的相互影响在于: 证的演变与体质相关,体质因素对于疾病的发生及所呈现的证型,对于疾病的转归和预后均具有一定程度的影响。体质决定证型,表现为病因相同,体质不同,证就不同; 疾病相同,体质不同,证也不同; 疾病不同,体质相同,证可能相同。吕仁和先生在长期的临床中发现: 在疾病发展中,患者的本虚不易变,标实易变。因而总结出"正虚定证型,邪实定证候"的方法,以此确定疾病证候,特别是慢性病的证候,比较容易获取国家或地区范围内的稳定证候分类。疾病中的虚证,与体质的关系,值得首先开展描述性研究。总之,中医体质研究,在中医亚健康调理、疾病防治中都有积极意义。随着中医体质理论的进一步成熟和完善,现代临床流行病学和循证医学方法的介入应可增加体质研究的深度和广度。

二、关于中医证候纳入疗效评价的问题

目前就中医证候是否纳入疗效评价观察仍然存在很大的争议。一派观点认为,中医辨证是为了确立病因病机,为处方用药提供依据,即传统意义上的辨因论治;而另一些中医专家则认为,辨证中的证候是由患者的症状、体征构成,反映了患者的自我感受,影响其生活质量,因此,应当将证的变化纳入中医治疗的评价当中。故在实际的中医临床研究课题中,已有不少研究将证候纳入疗效评价中。但是,目前面临的主要挑战在于中医医师在辨证时所得到的证候类型一致性较差,国内外报告的一致性在30%~60%之间,这就给中医诊断、处方用药及疗效判断带来困难。因此,现在不少中医临床研究设计中纳入了生活质量评价方法,以克服自觉症状改善的客观化评价问题,效果尚需进一步研究。

[思 考 题]

1. 中西医结合医学临床试验随机对照方法学存在的缺陷与不足有哪些?

2. 中西医结合防治方案临床疗效评价体系有哪些独特之处?

3. 请结合自己对中医临床特点的感悟,说一说中医疗效评价时的难点和应该注意的地方。有没有更好的建议?

（王　健　章红英　王净净　费宇彤　吴彬才）

参 考 文 献

[1] 国家科学技术部,国家卫生部,国家中医药管理局,等.中医药创新发展规划纲要(2006-2020年)[Z/OL].[2007-03-21].

[2] 张永玲,王保和.中医证候临床疗效评价方法研究进展[J].山东中医药大学学报,2010,34(5):463-465.

[3] 中国中西医结合学会循证医学专业委员会.中医药与中西医结合临床研究方法指南[J].中国中西医结合杂志,2015,35(8):901-932.

[4] 中国中医科学院中国针灸学会.中医循证临床实践指南针灸.北京:中国中医药出版社,2011.

[5] 张苏贤,张天嵩.中西医结合治疗非小细胞肺癌系统评价/meta分析方法学质量评价.中国循证医学杂志,2016,16(10):1231-1235.

[6] 李慧,陈耀龙,谢秀丽,等.中医(中西医结合)临床实践指南制修订方法——证据质量分级.中华中医药杂志,2016,31(7):2652-2656.

[7] 血脂康调整血脂对冠心病二级预防协作组.中国冠心病二级预防研究.中华心血管病杂志,2005,33(2):109-115.

[8] 朱正唯.中西医结合治疗丹毒的国内RCT文献质量评价.河南中医,2016,36(4):730-734.

[9] 刘雷,郭淑贞,王伟.中医证候研究的现状及发展趋势.中华中医药杂志,2008,23(08):661-663.

[10] 李兵,王忠,张莹莹,等.中医证候分类研究常用方法与应用概述.中国中医基础医学杂志,2014,20（ 01):30-33+36.

[11] 史美育,王剑,李洁.中医证候流行病学调查研究文献的质量评价.上海中医药杂志,2007,41(01):66-67.

[12] 吴大嵘,梁伟雄,温泽淮,等.建立中风病血瘀证宏观辨证量化标准的方法探讨.广州中医药大学学报,

1999,16(04):249-252+258.

[13] 吕仁和,张洁荣,高彦彬.消渴病(糖尿病)中医分期辨证与疗效评定标准.中国医药学报,1993,8(3):5-56.

[14] 王俊文,王天芳,刘建平.中医微观辨证研究的循证医学系统评价构想.循证医学,2008,8(02):101-103.

[15] 吕仁和,王越,张子业.糖尿病肾病分期辨治568例临床分析.中国医药学报,1994,9(04):8.

第七章 临床研究的数据管理与统计分析

[提要] 本章介绍了临床研究中数据管理的原则、要求、步骤和相关技术标准,同时简要地说明了临床研究中数据的统计分析流程和统计分析方法选择策略。

　　临床研究是以病人为主要研究对象的医学科学研究,其目的是提高诊断水平、治疗效果,改善预后和进行疾病病因的研究。由于人既具有生物性又具有社会性,受试对象的主观因素、心理作用、精神状态都有可能对试验结果产生影响,况且临床研究中鉴于伦理学的考虑,研究者不能完全支配病人的行为,只能对病人提出一些可接受的要求以控制干扰因素的影响。因此,相较于动物实验,临床研究对象具有更大变异性和难以控制的复杂影响因素,所需要样本量少则上百例,多则百万例,而且往往具有较长期的随访周期,数据的信息量和管理难度远远高于一般的动物实验研究。以上诸多因素,决定了临床研究数据管理的必要性和复杂性。临床研究的质量首先取决于临床数据的质量,高质量的临床研究数据才有可能回答临床中提出的诸如诊断、治疗、预后和病因等科学问题,而临床研究数据的管理决定着临床研究数据的质量。当然,高质量的数据也是统计分析的前提,否则就会出现"rubbish in, rubbish out"后果。鉴于临床研究数据管理在临床研究质量控制中至关重要,本章介绍了临床研究数据管理的原理、方法和相关技术标准,同时简要叙述了统计学方法正常应用流程和选择策略。

第一节 临床数据管理的原理和方法

　　临床研究数据管理不仅是一门科学,也是一项技术。所谓管理科学是指以科学方法应用为基础的各种管理决策理论和方法的统称,主要内容包括运筹学、统计学、信息科学、系统科学、控制论、行为科学等。临床研究的数据管理是遵循管理科学原理和方法对数据的真实性、准确性、完整性和合法性的追求。力求减少数据采集的人为因素偏倚,充分利用现代电子计算机信息技术提高数据采集的效率,使复杂的、大型的数据采集问题有可能分解为较小的部分,更便于操作、控制和规范化处理,数据采集规范的制作与分析模式必须重视细节并遵循逻辑程序,这样就把决策置于系统研究的基础之上,增进数据采集决策和各项安排的科学性。临床数据管理的技术性是指在科学性基础上制定和遵守的法规、行业标准以及机构内部的操作规范等,也是保证数据采集科学性的技术手段。

148

一、基本概念

数据管理的概念和内涵在各个领域有不同的理解,国际数据管理协会(the Data Management Association International, DAMA International)对此给出了广义的定义,认为数据管理(data management)是对控制、保护、传递和增强数据和信息资源的价值的各种计划、策略、程序和行为的开发、执行和监督管理,属于管理科学范畴。从临床研究角度看,我们可以认为,临床数据管理(clinical data management, CDM)是一系列用来确保来自研究对象的数据被完整、准确载入数据库系统的措施、程序和方法,涉及范围包括数据获取、数据处理、数据的确认和报告。目前,临床数据管理尚没有统一的规范性标准,而且新技术的应用日新月异,可能需要重组甚至改革数据管理的程序以便发挥新技术的效能,因而在临床研究过程中建立一个可接受的数据质量标准显得更为重要。在新药临床试验领域中,20世纪90年代初,美国、日本和欧盟三方的政府药品注册部门和制药行业发起了人用药品注册技术要求国际协调会议(International Conference on Harmonization of Technical Requirements for Registration of Pharmaceuticals for Human Use, ICH),ICH的目的是建立一套适用于多个国家和地区的药物申报标准,以减少重复试验所带来的额外经济负担,提高药品上市的速度。ICH GCP是人体临床试验的质量管理规范,该规范将数据管理作为临床研究的一项重要工作,在ICH GCP的不同章节里多次被提及。中国SFDA也于2003年9月开始施行的《药物临床试验质量管理规范》对试验中的数据管理进行了规定,明确各类研究人员的职责和义务,指出数据管理的目的在于把试验数据迅速、完整、无误地纳入报告,所有涉及数据管理的各种步骤均需记录在案,以便对数据质量及试验实施进行检查。尽管这些规定是针对新药临床试验而言,但其科学原则对一般临床研究也有重要的参考价值和指导意义。

二、基本原则

临床数据管理的目的是保证数据的完整、准确、安全和高效获取,因此,研究者在采集过程中通常需要遵循如下基本原则:

1. 临床数据管理工作遵循相关的规程和规范,此规范可以是本项目组制作的标准化操作规程(SOP),也可以是当地法规、业内的标准或相关部门制定的科技管理办法等。

2. 临床数据管理中要确保数据的完整性、准确性、及时性、逻辑性、安全性和可溯源性。

3. 临床数据管理中需要忠实履行研究方案的要求,确保关键数据的真实、准确和有据可查。

4. 根据数据管理方案及时完成数据清理和提交工作,为后续的统计分析提供高质量的分析数据库。

三、一般流程

从研究的一般进程来看,临床研究中的数据经历了从设计、采集、核对、确认,然后录入数据库,再进行审核、分析和报告的多个环节。因此,数据管理的计划和实施应该从研究准备阶段就开始,贯穿整个研究过程。由于采用的技术手段不同,各个环节可能有所差异,但其基本的环节可以概括为数据采集、数据核查、数据确认、数据录入、数据审核、传递和存储,下文将进一步加以叙述。这个过程需要各类人员的参与、分工合作才能顺利完成,是各类人员将自身经验和专业知识结合起来共同协作的过程,其中某个环节的问题都可能导致整个研究数据管理的质量下降乃至失败(图7-1)。

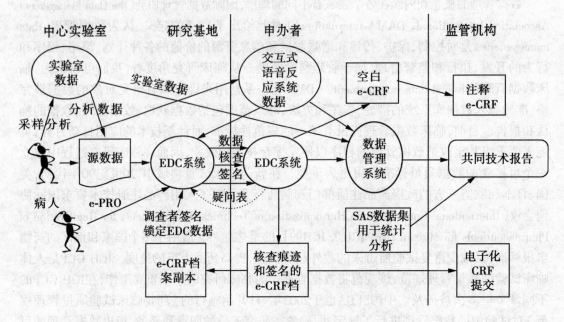

图7-1　新药临床试验中电子化数据的管理流程

四、数据管理工作的阶段

临床研究一般可分为设计、实施和总结三个阶段,与之对应的临床数据管理工作也可分为临床研究启动前的数据管理、临床研究进行中的数据管理和临床研究结束后的数据管理三个阶段。第一个阶段数据管理的主要内容是为数据的收集、清理和报告提供技术支持和技术保障,并制订数据管理的总体方案;第二阶段的数据管理任务反复清查临床研究执行过程中不断出现的影响数据质量和安全性的各种问题,并得到及时和妥善的解决,最终锁定数据库,产生可用于统计分析的可靠数据;最后阶段的数据管理任务是检查临床数据的质量,临床研究数据及相关管理文件的归档等工作。临床数据管理的三个阶段应该是一体化、系统化和过程化管理,确保临床数据的准确、可靠和完整。

五、临床数据管理员资质

临床数据管理员的素质直接影响数据管理的质量和水平,因此,临床数据管理员必须具有合格资质。数据质量是临床研究的生命线,数据管理员的责任就是确保数据的质量。临床数据管理员至少应具备如下资质要求:

1. 临床数据管理人员必须具有规则和规范意识　熟悉和严格遵守本组织内的标准化操作规程和行业的相关法规,明确相应临床研究方案及其责任分工。

2. 临床数据管理人员必须具有细致、严谨、诚实的品质　在数据库的创建、数据录入、数据审查等工作过程,能制订详细工作计划并严格执行,同时注重数据管理过程的各个环节和工作细节。

3.临床数据管理人员需要掌握相应的计算机技能和数据管理软件知识　充分应用现代计算机信息技术,提高数据管理的组织和协调能力。

4.临床数据管理人员应具有良好的沟通和交流能力　一项临床研究往往涉及项目中多个部门和人员,必须与研究者、统计人员、程序员等充分合作,才能做好数据管理工作,因此,数据管理员应具有充分沟通和表达能力。

5.临床数据管理人员应时刻保持质量意识,创新性开展工作,善于发现数据管理中的问题并及时妥善地解决,视数据质量为临床科研的生命。

六、数据管理的未来发展

临床研究数据管理是随着临床研究的近现代发展,人们对高质量数据的追求的必然结果。数据管理已经从最初的一支笔、几张纸发展到今天的数据管理队伍专业化和完善计算机系统。随着业界对临床研究质量的迫切需求,未来临床数据管理的发展趋势将会是专业化、电子化、网络化、法规化和标准化。

第二节　临床数据管理的软硬件条件

开展临床研究是一项复杂的系统工程。一般来说,临床研究的规模较大、时间较长,在临床数据的产生、管理、分析、报告和提交等过程,涉及项目主管、统计人员、计算机编程师、临床研究者与助理、监查员、数据管理员、药物警戒师、质量保证人员等众多人员。为了能确保原始研究资料和档案的真实、科学、规范和完整,数据管理工作必须具备一定的软硬条件和质量控制标准。

一、临床数据管理质量体系

质量控制既是临床数据管理过程中的一种手段和方法,也是其管理目的所在,而质量控制的主要目标是控制整个临床研究的系统误差(systematic error)和随机误差(random error)。从上述几章的介绍我们知道,临床研究中的系统误差主要来源于全过程中的人为偏差,即各种偏倚(bias);而随机误差与样本量有关,只能加以识别,其控制是以增加样本量为代价的。可见,质量控制是涉及临床研究全过程的持续、动态的一整套程序和方法,也是贯穿整个数据管理过程的程序性措施。中医临床研究中某些数据收集、管理有其固有的特点,但临床数据质量控制的一般方法也可适用于中医临床研究,应就具体措施予以重视,以期获得高质量数据。

(一)相关定义及目标

为了较为清晰地叙述质量控制的过程、方法和措施,以下几个相关定义有必要加以说明。

1.质量(quality)　质量的内涵极为丰富,不同领域对质量概念有不同的认识。国际标准化组织(ISO)将质量定义为反映实体满足明确和隐含需要的能力的特性总和。广义而言,质量是指影响到客户(消费者)对所指定或所需要的一种产品或服务的能力和满意度评价的所有特征。对于临床研究来说,研究质量主要是指其临床数据质量,包括数据的真实性、准确性是否符合GCP与法规和研究方案的要求,以及这些特征是否处于明确规定的可接受的变化范围之内。高质量临床数据（high-quality clinical data）应该符合上述特征的要求。临床数据支持的结论和结果解释，与用无差错的数据推导的结论和结果解释等价，这些数据可称为高质量数据（quality data）。

2. 质量体系（quality system） 贯彻执行质量管理的组织机构、责任、程序、过程和资源。这是执行质量控制活动的实体。

3. 质量保证（quality assurance, QA） 是指所有旨在确保临床试验的执行、数据的产生、记录和报告符合GCP和现行管理法规要求的有计划的、系统的行为。这是对临床研究所有相关的行为、记录进行系统的、独立的检查，以确认对临床研究的评价行为是否被执行以及临床研究是否按照方案、SOP和GCP执行。

4. 质量控制（quality control, QC） 是指在质量保证体系内执行的操作技术和活动，用以查证临床研究相关的活动的质量要求是否已被履行。这是在每一职能单位或部门内定期进行的操作检查，主要目的在于验证临床数据的产生、收集、处理、分析和报告是否按照方案、SOP和GCP执行。本章介绍的质量控制如果不特别指出也是指在QA范围内的一系列活动过程。

5. 视察/检查（inspection） 按照我国《药物临床试验质量管理规范》和ICH的定义，视察（inspection）指的是药品监督管理部门对一项临床试验的有关文件、设施、记录和其他方面进行官方审阅，视察可以在试验单位、申办者所在地或合同研究组织所在地进行。美国质量协会（American society for quality, ASQ）将视察（inspection）定义为：对产品和服务的一种和多种特性的评测、检查、测试和标准度量（gauging），并对结果与特定要求进行比较以测定对于每一特性这种一致性是否达到。对于一般临床研究，引用这一定义，我们将检查（inspection）看成临床研究中的质量控制程序的一个步骤，是由独立人员对数据质量进行评测的活动。

实行QA和QC活动的目标就是确保临床研究能按照研究方案、SOP、GCP和现行法规的要求执行，获取高质量临床数据。这是与总体研究目的相关的，只有高质量临床数据，才可能分析、报告和推导出真实、可靠的研究结论。

（二）基本条件

实行QA和QC活动的质量体系需要一些基本条件，包括资源（人力、经费等）、技术和时间。整个质量体系要有人员执行，各类人员的分工、协作、责任和任务应有明确规定；各类人员进行质量控制活动，在数据具有可获得性（availability）的基础上，应有充分时间对各种误差进行检查、评测和报告；对研究过程、数据质量进行检查、评测和报告应具备专门技术和知识才能完成。

（三）基本要素和与环节

1. 基本要素实行QC的操作技术和活动，一般有几个要素或者关键内容需加以重视。

（1）明确各方人员责任：临床研究的全过程涉及资助者、研究机构管理部门、研究负责人、研究管理者、临床医生、数据管理员、实验室检测人员、统计分析人员等各方各类人员，因而明确各方人员责任、任务和工作范围非常必要。

（2）制订质量控制计划（QC plan）：该计划记录规定的质量控制规范、资源和与此相关的活动。质控计划应描述贯穿整个临床研究的QC/QA过程如何进行，明确详细说明研究中的各种质量相关任务或操作。每一项临床研究通常需要制订具体的QC/QA计划并执行之。

（3）制订相关程序：临床研究管理者为研究的每一关键性操作阶段制订各种程序（procedures），包括一般QC程序、各类具体操作的QC程序和QA评价程序，详细规定将要执行QC的标准。例如，药物临床研究中研究场所数目、筛选条件、实验室检测、药物包装和发放、CRF填写规定、数据管理、统计分析到最后报告的内部程序。

（4）报告、文件记录和存档（reporting，documentation，and archiving）：质量控制过程也是执行质控计划的过程，期间的各项活动、程序和技术操作，如何检查、评价数据质量，均应详细记录、报告和存档，以便回溯质量控制活动过程，改善质量控制的活动。

2. 主要环节　临床研究从设计、实施到分析和报告经历了数据的收集、核查、录入和分析的过程，因此从临床研究流程来看，数据质量控制包括以下的环节或层次：

（1）方案→CRF：一般临床研究中，CRF或者数据采集表（DCF）是数据收集的工具，应包含和反映研究目标和内容，因此，CRF或DCF的设计应按照研究方案、相关SOP和GCP要求进行操作，并通过人工逐一核对的方式进行确认，确保所要收集的数据符合方案的规定。这一环节的QC/QA活动主要是检查是否执行SOP等规定，虽然难以用定量评测的方法加以测量，但应是保证质量的首要。

（2）原始数据→CRF：检查、确认CRF记录的数据与原始数据的一致性，即所谓SDV（source data verification）。新药临床试验中这通常由监查员（monitor）完成，一般临床研究中应指定类似人员完成此一环节的工作。

（3）CRF→数据库：这是数据录入的环节，同样需要制订并执行相应SOP，确保分析的就是CRF记录的数据。

（4）数据库→统计报告：研究观察期限截止至数据录入完毕，接着是数据的清理、审核和分析，应制订并执行适当的统计分析计划和SOP，由统计人员据此编写分析程序，产生统计图表和清单（tables，listing and graphs，TLGs），由另一人员独立编写程序并生成相同TLGs，核查是否发现矛盾并加以解决。确保分析、报告的就是数据库内的数据。

（5）统计报告→总结报告：临床研究者应理解统计报告中的TLGs、统计量、概率和统计学意义，解释发现结果的临床意义，合理推导结论。必要时还需与统计学人员充分讨论，分析、说明研究的局限性，以及与其他研究的比较等。确保总结报告的数据就是统计分析的数据。

（四）一般步骤

从技术操作的层面，我们可以将质量控制活动看成由以下三个连续不断的呈螺旋式上升的步骤组成。

1. 制订QC计划　一般QC计划包括操作性QC（operational QC）和QA活动（QA activities）两部分。操作性QC计划是研究管理者为临床研究每一关键的操作性阶段制订计划，详细规定各个阶段将要执行QC的标准等。将要执行的QA活动则包括于QA稽查计划之中。这些活动包括研究场所的数目、筛选条件、实验室检测、药物包装和发放、稽查人员、哪些阶段、CRF填写规定、各项SOP的细节等，也规定将要稽查的从研究设计、研究场所、数据管理、统计分析到最后报告的内部程序等。

2. 执行QC计划　按照制订的计划执行，并检查执行的情况。实际上，计划应该包括如何检查、评测质量水平等内容。这需要QA活动的配合完成。

3. 进一步提高质量的程序　针对执行及检查中发现的问题、缺陷提出改善方法、步骤或程序上的修改,进一步完善QC计划,以便在同一研究或同类研究中再次执行高效、切实的QC活动。

(五)数据质量的定量评测

正如前述,高质量临床数据应是在明确规定的可接受的变化范围之内具有真实性和准确性,且符合GCP与法规和研究方案要求的数据。实际上,临床研究要确保所有数据完全没有差错是不切实际和没有必要的,因为这需要很大的人力、费用和技术条件的投入。因而,关键的、合理可行的做法是量化评测数据质量和评价数据差错对研究结果的可能影响,需要事先制订一套包括可接受的质量水平、量化评测数据质量方法和确保数据质量的活动合理的标准。质量控制活动中的定量评测方法主要用在"原始数据→CRF"和"CRF→数据库"两个环节。一般可以针对这两个环节,在不同研究阶段进行数据的定量评测,有人认为至少需要在研究开始阶段、数据库锁定前和锁定后三个时点分别对数据进行定量评测,以了解数据质量及变化情况,对整个研究、各个研究场所(或参加医院、中心)甚至临床观察医生进行数据质量的检查(inspection),有可能在早期发现质量问题并及时加以解决。

1. 数据差错的定义

(1)数据差错(data error):是指某一项数据的记录不正确表述了真实值(true value)。差错的原因较为复杂,可能因为误解、操作错误、疏忽和造假等造成,包括范围也较广,比如记录模糊、潦草、在规定的观察时间窗之外收集记录数据。数据差错可以来自患者方面,包括回答问卷时提供错误和(或)不完整信息(这可能与问卷设计缺陷有关)、患者没有按指示配合完成观测等;也可来自研究者方面,包括研究者给患者的指示不恰当、研究者个人执行研究方案有误、抄录错误、读取仪器数据错误、录入错误、用于数据库的程序错误等,当然还有可能来自实验室检测方面,诸如仪器产生的错误、仪器误差超出范围等。有些数据差错通过一定的检查程序可以被检测和发现,但有些差错诸如违背方案、原始数据错误、遗漏报告不良事件和造假等则难以被日常简单的检查所发现。

(2)差错率(error rate):数据差错可以通过比较数据处理过程中不同点(包括时点、场所和环节)收集到的数据的两种表述之间的差异而被检测出来,当这种差异无法用CRF填写指引、方案规定和其他常规等解释时则被认为是数据差错。例如,进行"原始数据→CRF"的核查(SDV)时,有关人员查对、比较原始医疗记录的血常规检查结果与CRF中相应血常规检查项目的数据有无差异,如果发现其中白细胞计数有差异且无法适当解释时则将该差异当做差错处理。又如,进行"CRF→数据库"的复核时,发现数据库中的1例患者血红蛋白量的变量(字段)数据与对应的CRF数据不一致,无法以数据处理规则、单位转换等解释时则以差错计。

通常以差错率来衡量数据质量,这一指标可以比较不同研究场所、研究者和不同研究的数据质量情况。其计算公式如下:

$$差错率 = 发现的差错字段数 \div 所有检查的字段总数$$

差错率常以1万字段数为单位。例如,进行"CRF→数据库"复核时,每份CRF的临床症状和体征有100个字段,检查50例患者的这部分数据则共有5000个字段数,如果共发现10个字段的差错,则这部分数据的差错率为10/5000=20/万。计算差错率时,确定采用统一的方法计算分母至为重要,否则计算的差错率无法比较。例如,CRF中的医院编号、患者编号和患者姓名缩写常出现于每页的页眉上,如果第1页患者编号填写有误且以后所有页均出现差错,将每页的患者编号差错逐一计算相加,或者将所有页的患者编号当做1个字段差错计算,其分母是不一样的,当然差错率计算结果会不一样。这种情况没有统一的规定可以参照,但目前将所有页的患者编号当做一个字段计算差错率较为常见。

差错率计算只是评测数据质量程序的一部分。更重要的是,要了解、区分不同重要性字段的差错率,诸如疗效、不良事件等关键字段(critical fields)以及非关键字段(non-critical fields)的差错率要求的程度不一样,因为非关键字段对结果的影响较小。每项研究对不同性质字段的差错率控制要求可能不一样,通常认为关键字段的差错率应控制在0~10/万,而非关键字段可以放宽至20~100/万,但最终还要评估这些差错对研究结果的影响如何。

2. 数据差错的检测　数据差错的检测可以通过不同的技术手段实现,常用的方法包括临床观察的一致性评测、抽样检查、汇总整理分类方法、冗余数据收集分析、手工核对验证、程序性逻辑检查等。

(1)抽样检查技术: 所谓抽样(sampling)通常是指从总体中随机抽取一部分个体进行分析、检查的过程。抽样检查技术在工业、生产和工程学领域有着广泛应用,已形成操作性强的国际、国家标准,不少方法值得我们借鉴。在临床数据质量评测时,应用统计学原理采用的主要是简单随机、分层随机抽样方法,抽样单位(sampling unit)可以是患者也可以是临床医生、录入员或研究场所等。通过检测不同样本的数据差错率,可以分析、比较不同观察医生、录入员、研究场所的数据质量水平。抽样检查时样本的大小不应取某一固定比例而应根据统计学原理估算,并制订适当的计划和程序,以便获取客观、可靠的信息,为管理决策提供依据。

(2)一致性评测: 临床研究通常由多个研究场所的多位观察医生进行观察、报告,不同医生或同一医师的同一临床事件的观察可能存在不一致,这也是数据差错的来源之一。一般通过临床研究实施之前的培训来提高观测的一致性,针对不同类型数据我们可以采用Kappa、组内相关系数(ICC)等指标去评测不同医生或同一医生的观察一致性。中医药临床研究中有些主观症状、舌脉象的观察,可以采用一致性评测方法进行考察,以评价和提高观测数据的内部信度(reliability)。

(3)程序性逻辑检查: 这是在EDC中发挥着重要作用的检测、控制差错的主要方法。通常在数据库系统中设置预先计划和安排的数据检查规则,包括变量值范围、变量之间的一致性、逻辑关系、转跳关系、衍生运算等,这些规则常用计算机语言编写成计算机程序,对录入数据进行检查。通过这种检查可以及时发现数据之间的差异,提出疑问查询,及时控制差错。在EDC系统中,通过程序性逻辑检查的稽查痕迹记录,可以分析不同情况下的数据差错率。

(4)手工核对验证: 不管是纸质CRF或电子CRF,在"原始数据→CRF"的核查(SDV)中手工核对验证始终是数据差错检测的主要方法。例如,通过手工逐一核对CRF中各项关键字段数据与医疗记录等原始数据的一致与否,从中发现数据差异。通常结合程序性逻辑检查的差异的发现,进行手工核对验证,有时也结合冗余数据分析、统计分析技术等方法,验证数据的真实性,这可以进一步发现造假数据、执行错误等。

(5)冗余数据收集分析: 在计算机信息技术领域,冗余数据(redundant data)原是指在关系型数据库二维表中一些包含有相同的字段值或字段集(而这些字段或字段集本应该取值唯一)的记录行。这里借用这一概念,将临床研究中通过CRF之外的独立途径收集的、用于CRF数据验证的其他来源数据归属于冗余数据。这些冗余数据收集会增加临床研究的工作量,但有时分析对比冗余数据对数据验证大有帮助。例如,药物依从性评测时,记录患者每次诊视的发药数量和回收药量,甚至有些患者被收集尿液样本进行检测,可以计算各个观察时点的依从性,这些初始数据只为计算所用而不会加以分析报告,但可和尿液检测结合而用于验证依从性评测结果。有时造假的数据也可通过收集的冗余数据以及各个研究场所数据的整理归类等方法进行对比、分析而被检测出来。

（6）统计分析技术:应用简单的统计分析技术可以快速检测临床数据中的矛盾或差异情况,结合手工核对验证常可发现数据差错。常用的方法包括:

1）分类整理方法:采用单字段数据的列表、频数、均数、极值等描述报告的方法检测异常值。例如,可用SAS软件的PROC UNIVARIATE、PROC FREQ以及SPSS软件的Frequencies、Explore程序等进行单变量分析、频数列表。同时,也采用双变量或多个变量的交叉列表、汇总、归类整理数据。例如,按研究场所诸如分中心或观察医生对某变量进行分类、汇总和对比,可以发现研究场所或观察医生收集数据的矛盾情况,结合手工核对验证可对数据差错做出检测。一般方法难以发现的执行错误、理解错误和数据造假可以通过这种方法和其他相关技术加以检测。

2）统计过程控制（statistical process control, SPC）:SPC是工业、工程领域常用的一种质量管理技术,主要应用统计技术对生产过程中的各个阶段进行评估和监控,建立并保持生产过程处于可接受的、稳定的水平,从而确保生产或服务符合规定的要求。应用SPC以及控制图（control charts）可对临床数据收集、录入的质量特别是其过程进行评测和监控。例如,在"CRF→数据库"环节,可用平均值-标准差控制图（$\bar{x}$-s图）对CRF的某一关键字段（诸如收缩压）数据进行监控,了解数据点分布是否随机、有无接近和超出控制界限以及各个场所或医生的变化情况等,可以在整个过程中进行对比分析而发现异常情况。

3. 数据差错的处理　数据差错是通过数据矛盾或差异的检测和排除其他可接受原因而认定,一般经历差异的检测、疑问查询和差错认定的过程。并非每一处出现矛盾的数据就存在差错,有些矛盾有可接受的理由,诸如数据量纲转换、日期换算等。数据管理过程中发现的数据差异,应及时进行处理,通过疑问查询等程序认定为差错的,应予及时更正,无法通过疑问查询表反馈更正的数据要加以说明。无法修正的差错通常不进入分析,或采用敏感性分析评价无法纠正的或未纠正的差错数据对结果产生的影响。

（六）研究过程的质量稽查

临床研究中除了主要对临床数据进行质量控制之外,对其整个研究过程的监控也必不可少。正如工业领域的生产过程是产品质量形成的关键环节一样,临床研究过程也是一个有组织、有系统的过程管理活动,其目的同样在于为高质量临床数据的生产创造条件。因此,应设立外部机制通过采用SPC等技术方法对研究过程进行评价、监控和稽查,以维护和持续改进研究过程为目的,从而为产生高质量数据制造良好环境。2004年美国FDA启动了旨在增强保护人类受试者和数据质量的生物研究监查计划（bioresearch monitoring programs, BiMo）,提出了加强对临床研究过程各个阶段、各类研究人员的监查,视察整个研究系统是否正常运作。BiMo的许多措施和规则值得我们借鉴,用于临床研究过程的质量稽查。

整个临床研究过程的质量稽查,应从研究设计、准备、实施、分析和总结报告的整个过程的进行监控和评价,包括研究方案的设计与修改、伦理委员会的审查、研究人员资格、研究场所条件的稽查、人员的安排、培训与能力认证以及专门委员会的运作,诸如数据与安全监查委员会(Data and Safety Monitoring Committee,DSMC)等。此外,还应稽查、追踪研究过程中的改变(诸如研究场所和人员的变更,定期进行研究场所的监查,评价研究人员遵从方案的一致性,监查患者筛选入组、随机化、分组、盲法实施、试验措施与对照措施执行情况、观察期限、观察时点、结局测量与评价过程、实验室检查过程、不良事件报告过程、各种SOPs的执行、提出问题质疑、报告与处理以及各类过程管理记录文档的保存等。

二、标准操作规范和临床数据管理的标准化

标准操作规程(standard operation procedure,SOP)是保证临床研究质量和可重复性的重要的规范文件。临床研究必须制定并遵循相应的SOP,很多数据管理质量问题都是出现在SOP环节上,如缺乏SOP或没有遵守SOP等。临床数据标准化将大大缩短临床研究的周期,在大数据时代将有助于临床数据大规模的整合,是未来的发展方向。

(一)标准操作规范

1.标准操作规程定义 标准化操作规范就是将某一事件的标准操作步骤和要求以统一的格式描述出来,用来指导和规范日常的工作。临床研究中的标准操作规程是指为了有效地实施和完成临床研究而针对每一工作环节、阶段或具体操作制定的标准和详细的书面规程。

2.制定SOP的意义 SOP的精髓就是把一项应该做的工作进行统一的流程化和精细化,使得任何一个人处于这个位置时,经过合格培训后都能很快胜任该工作或操作,且保证该项操作的有效性、一致性、重复性和可追溯性。因此,制定标准操作规程的意义,一方面可以有效地控制各种主、客观因素对临床研究结果的影响,另一方面,SOP也为临床研究数据质量的评价提供了内部法规文件,使质量检查有据可循。

3.SOP制定原则 SOP的制定要紧紧围绕质量控制各个环节展开,所谓"写你所做的"。撰写过程要做到依据充分、简明准确、可操作性强、避免差错和格式统一。

4.SOP制定的范围 所有有关人员包括研究者、研究助理、药品及资料保管人员、统计人员、伦理委员会和质量控制人员,都应该遵循各自SOP。SOP类型包括制度类、规范类、程序类和规程类四个方面。数据管理的SOP包括数据管理计划、CRF设计、CRF工作指南、数据库的建立与维护等。

5.SOP制定的流程 SOP的制作流程首先是创作、审查和定稿过程,然后再经过批准、发布、修订和归档,必要时还要进行更新。一个好的SOP要回答5个问题,该项工作将由谁来做(who to do)、做什么(what to do)、在哪里做(where to do)、何时做(when to do)和怎么做(how to do),简称为"5W"。SOP通常有固定的格式,如分类编号、单位、专业代码、项目分类代码、版本号、制订者、审核者、修订日期等;SOP内容一般包括目录、目的、使用范围、责任、程序描述、定义和参考文献等。在制定各项SOP之前,应当首先制定本单位制定和管理SOP的程序,即所谓SOP的SOP。SOP必须具有实际可操作性,因此需要相应的专业研究人员及有经验的相关工作人员参与起草,目的是建立一套工作清单以保证所有的工作均已经完成,并作为完成的证据以备核查。

6.SOP的遵守 SOP的实施和遵守是保证临床研究质量的关键,即所谓"做你所写的"。在当今重视证据的时代,研究者应当实时记录并提供他们工作的证据。临床研究参与者不遵守SOP可能是他们不知道规范的存在,或者没有给予重视。SOP培训可以让参与者熟悉并重视标准操作规范,在实际工作中,有意识地提醒自己遵守SOP。当然,在SOP执行过程中,

还会发现规程不符合实际的各种问题,如技术进步、方法改进等,研究者应当对SOP做出修订和更新。

(二)临床数据管理的标准化

为了缩短临床研究进程,促进不同研究机构数据的互通和兼容,临床数据管理的标准化是临床研究的发展趋势。临床研究中的标准化涉及数据名称、代码、结构和格式标准化,实现数据在不同地点、不同研究之间,甚至不同研究机构之间的交换。比如病例报告表(CRF)的设计,如果尽可能采用标准化的数据项名称及属性,将会大大缩短CRF设计所需要的时间,从而节省人力和物力成本。标准化的数据有利于数据资料的整合,以便做进一步的系统分析,扩大样本量,提高统计分析的效能。

1997年国际上自发性成立了临床数据交换标准协会(Clinical Data Interchange Standards Consortium, CDISC),2000年注册为非营利性组织,协会致力于开发全球范围内的行为标准,2004年7月FDA已经参照使用SDTM的研究数据格式作为通用的电子技术文档,SDTM作为数据交换的标准,规范提交数据格式和内容,从而提高数据报告和新药审批的效率。因此,CDISC标准将在未来的药物临床研究中得到广泛的应用,并对临床研究数据管理产生重大影响。

三、临床数据管理机构和人员培训

一项临床研究通常由众多人员参与,他们分属于不同的部门或机构。并不是所有临床研究都有专门的数据管理部门,有的是统计部门的一部分,有的是医学部或医院GCP中心一部分。在新药临床研究中,越来越多的制药企业将数据管理工作外包给合同研究组织(Contract Research Organization, CRO)。临床数据管理人员通常由数据管理员、计算机技术支持人员和数据录入员等组成。随着EDC的普及应用,研究基地可以直接录入临床研究数据,数据管理机构的数据录入工作将会逐渐减少。

数据管理人员的培训是临床研究工作中一项重要工作。通过各种形式的培训,使得数据管理人员理解临床研究的法规,明确数据质量的标准,达到用行业标准和机构内的SOP指导日常工作;培训作用还在于可以让数据管理人员了解临床研究的整个过程,掌握数据管理软件的应用等。培训形式可以采用集中培训,也可以采用个体培训。

四、临床数据管理系统

数据管理工作包括从资料收集到数据归档的全过程,主要有数据的采集、录入、审查、清理、保存和归档等。以上工作都可以借助于计算机系统完成。按照计算机系统的定义,临床数据管理系统是用于临床研究中的数据管理工作的计算机系统。临床研究领域的常见计算系统有临床试验项目管理系统(clinical trial management system, CTMS)、电子数据采集系统(electronic data collection system, EDC)、临床数据管理系统(clinical data management system, CDMS)、药物不良事件报告系统(adverse event reporting, AERS)等。临床研究中使用数据管理系统的优点是显而易见的:①缩短临床研究周期;②加强对临床研究数据质量的动态监测,提高数据质量;③提高数据管理的效率;④节省研究成本;⑤提高对SOP的遵从性,在新药临床研究中,可以提高对于监管法规的遵从性。

EDC的使用已经使临床研究的过程、内容和方式发生了一系列的重要改变,在不远的将来,纸质研究将会慢慢从临床研究中消失,取而代之的便是无纸化EDC系统。对于数据管理人员而言,如何充分利用计算机和信息技术手段,提高数据管理的质量,将是数据管理系统不断探索的新课题。

五、电子数据采集系统

20世纪80年代以来,计算机网络信息技术的飞速发展给临床数据管理领域带来了巨大的发展机遇。信息技术中电子数据记录、交换、保存的快速、方便、准确、可靠和安全可控,正为医学研究领域的数据管理带来省时、高效的技术手段。因此,临床研究领域积极吸收信息技术的发展成果,开发研制临床数据管理软件,实施临床研究数据的电子化管理,这已成为临床数据管理专业发展的新趋势。近10年来,国际上临床数据管理计算机系统的研制发展迅速,不少大型药物临床试验已经采用临床数据管理计算机软件系统进行数据管理,极大提高了临床研究的工作效率。甚至对临床研究的全程进行电子化管理,提出并实施电子化监查(e-monitoring)、电子化安全数据管理(e-safety)以及电子化临床试验(e-clinical trials)等研究管理模式。目前,国内在电讯、计算机网络技术方面的快速发展,以及医院信息系统(hospital information system, HIS)的建设也为临床研究开展电子化临床数据管理提供了有利条件。

(一)定义和发展

电子化临床数据管理(electronic clinical data management, eCDM)通过按照管理目标设计和建设的计算机系统对临床研究的全过程进行数据收集、追踪、分析和管理,可以在临床数据的监查、稽查等方面发挥强有力的作用。随着信息技术的不断进步和发展,电子化临床数据管理内涵也有不同的理解和演绎。在20世纪80年代以前,受技术手段的限制,数据管理的电子化程度处于起步阶段,临床研究数据以纸质记录为主,此阶段的临床研究通常将临床数据录入数据库系统进行管理,并未涉及研究过程的管理;在20世纪90年代,信息技术特别是网络技术的快速发展,电子商务等数字化模式的出现加速了临床数据电子化的进程,开始出现临床研究全过程的信息管理,信息技术被应用于临床研究各个环节。1997年美国食品药物管理局(FDA)颁布了关于电子记录和电子签名的联邦法规(21 CFR Part 11)。这一法规的施行使得在推广eCDM所必需的电子签名与相应的知识产权、所有权方面都得到了保护,也使网络化递交新药申请(NDA)成为可能。直至21世纪,局域网、全球互联网等网络应用技术的普及推广,使得电子化临床数据管理可以真正实现,逐步发展形成eCRF和EDC系统,不少EDC系统甚至还集成了临床研究整个过程的管理程序,形成从CRF设计、研究实施到数据整理和报告的临床综合解决方案(clinical integrated solution, CIS)。例如,国外有公司研制出综合了eCRF设计、EDC和临床数据管理功能的、提供良好用户环境的、基于规则的Web应用软件系统进行临床数据传输的同步化管理。2005年4月我国开始施行《中华人民共和国电子签名法》,从而确立了电子签名的法律效力,维护了有关各方的合法权益,使我国临床研究也具备进行EDC、eCDM的法律环境和条件。

根据eCDM的发展过程,有人将其分为第一代eCDM和第二代eCDM。第一代eCDM是电子化管理的早期模式,临床研究中通过纸质CRF收集数据,将纸质CRF数据录入数据库系统,以人手操作结合数据库检查的方式进行一系列的数据管理活动。目前,国内不少临床研究机构仍在使用这一模式进行临床数据管理。第二代eCDM则是近10年发展形成的网络化系统。21世纪以来,网络技术和新的数据库管理技术被引入临床数据管理,逐步发展成基于Web技术的临床数据管理系统,它使临床数据的录入、监查和管理可以全球化同步进行,用户可以在任何时间、地点通过互联网对系统进行操作。这一模式改变了人们使用纸质文件管理数据的方式和方法,也极大提高了管理效率,成为目前发展的新趋势。

(二)基本要求

1. 第一代eCDM 作为早期的eCDM系统,临床数据由纸质CRF人工录入于数据库系统进行管理,其支持的应用软件平台是数据库软件。因此,这一模式的eCDM运作与数据库软件的功能设计密切相关,主要目的是确保临床数据被及时、完整和准确无误地载入数据库系统,并通过该系统进行数据核查、清理。目前常用的数据库软件有通用和专用软件两大类,这些软件通常对计算机硬件的要求不高。通用数据库软件包括dBase Ⅲ、dBase Ⅳ、dBase Ⅴ、FoxPro、Visual FoxPro、Excel、Access等,专用的软件有Epi Info、EpiData、SPSS Data Entry、DataFax等。

早期eCDM系统可以认为就是设置或设计了数据管理功能的数据库软件系统,其基本要求和功能较为简单,主要包括以下几个方面:①数据录入界面简单明了,不易造成误解;②操作方便,易于使用;③具有数据录入、编辑功能;④具有数据核查、清理功能,诸如变量值范围设定、逻辑关系、转跳关系设置等;⑤可按照一定条件查询、列表和报告变量基本信息;⑥数据的保存、转换、导入和导出。

2. 第二代eCDM 由于近10年网络技术和数据库新技术的引入,第二代eCDM系统的功能从单一的eCRF、EDC逐步发展成为包括EDC在内的网络化的临床综合解决方案。这类系统软件很多,例如,美国Oracle公司的Oracle Clinical v4i、Phase Forward公司的InForm™、Clintrial和Clintrial Integration Solution(CIS)、SAS公司的SAS Drug Development、美国Medidata Solutions公司Medidata Rave5.6和加拿大SyMetric Sciences公司的Mesh等。从早期的eCDM开始,已涉及电子原始数据(e-source data)的采集,其安全性和存储要求更高。因此,第二代eCDM的功能进一步改善,以适应网络化EDC的普遍要求。美国FDA在1999年颁布的"用于临床试验的计算机系统的行业指南(Guidance for Industry: Computerized Systems Used in Clinical Trials)"和电子记录与电子签名法规(21 CFR Part 11),以及在2005年发表的美国药物研究与制造业者协会(PhRMA)意见书中对eCDM的设计提出了要求。这些要求也是新一代eCDM系统的功能所在,主要包括以下几个方面。

(1)安全性:系统可设定唯一的用户名和相应密码以便识别登录人员的身份;不同用户具有不同使用的权限,其密码可以重置,并按适当程序和方法管理;与公共开放系统交换电子信息时可采取适当措施诸如电子签名或加秘方法保护数据,以保证数据的完整、真实和机密性;采用适当的容灾技术(disaster-tolerant technology)和措施以保证系统硬件、软件的损坏、人为破坏和被盗,有建立数据保存、备份、恢复的程序和方法。

(2)数据传输:多个电子原始数据能够进行同步化处理;数据在不同系统之间的传送和转移会有清晰的痕迹记录。

(3)稽查痕迹(audit trail):电子数据的创建、修改和删除均有痕迹记录,这些记录由计算机自动生成且无法修改、删除,内容包括变量的新旧信息、所做修改、修改原因、操作者以及日期时间戳记。

(4)系统的确认(validation):系统的首次使用应根据SOP确认其功能在完整性、准确性、可靠性方面是否符合要求。研究期间如果有软件或硬件的更新升级,应再次进行系统确认,以保证系统升级后仍符合要求。

(三)常用软件系统简介

从20世纪80年代至今用于eCDM的软件很多,有些已被逐步淘汰而甚少使用,有些由于其功能特色仍被广泛使用。这里无法详加介绍,我们择其广泛使用和较知名者介绍一二。

1. EpiData 由丹麦一个非营利机构EpiData协会(the EpiData Association)在1999年开始研发的免费的数据录入管理软件。该机构在已经广泛使用了十几年的美国疾病控制中心和WHO研制的流行病学信息管理软件Epi Info v6的数据库格式基础上进行研发,保留并扩展了其功能的特点,使软件能适用于Windows操作系统环境,而且创造性地采用"无驱动盘"应用程序,使该软件无需安装即可使用。目前该软件包含Entry和Analysis两个主模块,版本为EpiData Entry release v3.1和EpiData Analysis Version 2.0.0 build 134,可用于卫生研究数据的录入、核查和简单的分析、报告,具备基本的数据管理功能。该软件在许多个国家和地区广受欢迎,已有汉化版发布使用,其特点是使用便捷、容易操作,见图7-2和图7-3。该软件功能有限制,例如数据库结构文件不能超过999行、只能单用户单机使用,且没有稽查痕迹记录功能,仍无法满足高要求EDC的需要。该软件功能可概括如下:①基本录入功能,包括变量可设定取值范围、转跳条件、逻辑关系和计算衍生变量;②一致性检查和二次录入;③数据可用多种常用格式导入和转出;④输出包含变量列表、频数分布的数据编码本;⑤数据可采用符合美国联邦信息处理标准(the Federal Information Processing Standard, FIPS)中的加密标准FIPS-197的Rijndael方法进行加密,以保护敏感信息;⑥进行基础统计分析、作图、重新编码(recoding)和定义缺失值等。

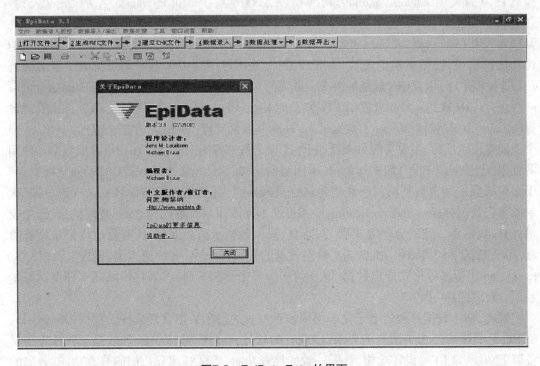

图7-2 EpiData Entry的界面

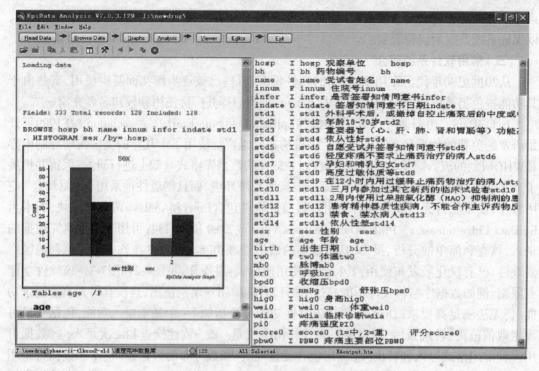

图7-3　EpiData Analysis的界面

2. Clintrial　Clintrial软件是美国Phase Forward公司开发研制的临床试验数据管理软件。该软件原为美国Domain Pharma公司所研制,2000年后Domain Pharma更名为Clinsoft公司,并于2001年与Phase Forward公司合并。此后,Phase Forward公司进一步升级、发展Clintrial,其版本现在已经发展为Clintrial 4.6。该软件以Oracle数据库系统为支撑,采用灵活的结构化功能模块设计,相对易于安装、管理和维护,并声称符合美国电子记录与电子签名法规(21 CFR Part 11)以及GCP规范的要求。如果与该公司的另一系列软件产品InForm结合可以同时进行eCRF数据采集和纸质CRF数据录入,构成eCDM的综合管理平台。该软件由管理设置(admin)、CRF设计(design)、数据录入(entry)、数据管理(manage)和数据提取(retrieve)5个功能模块组成,其主要功能可概括如下:①设定研究方案基本信息和用户存取数据和使用的权限;②按照CRF设计数据库结构,采用结构化、标准化模板方式设计CRF录入页面,有利于多项研究之间资料利用和快速创建良好录入界面;③智能导航帮助数据录入,支持二次录入盲态数据核验(blind verification);④可在不同阶段运行逻辑检查、一致性检查、衍生变量计算、数据不一致的管理等规则;⑤监查、报告数据矛盾和变化,所有修改均记录稽查痕迹;⑥支持医学词典编码功能;⑦实验室数据的导入和处理;⑧快速查询、报告以及以SAS、Excel、ASCII等多种格式导出数据;⑨支持多国多中心临床研究,通过广域网管理全球海量数据。参见图7-4~图7-6。

概之,临床数据管理的电子化必须依赖于专业的临床数据管理软件。根据国际通用的GCP规范和国内外相关法规的要求,以现有的软件为参考,临床科研数据管理软件应当具备以下功能:eCRF的设计功能,数据一致性检查功能,质疑管理和数据的修改功能,数据的可溯源性,系统管理功能,生成便于分析的数据文件,电子提交功能等。国外的临床数据管理已经日益走向规范化,相应的数据管理软件系统也在不断发展和更新,StudyBuilder、ClinstReport、Clintrial等专业数据管理软件在技术上已经比较成熟,业务上也比较系统,并且经过实际应用的考验。而我国临床试验数据管理系统的开发和应用尚处于起步阶段,目前自主研发的数据管理软件很少,而且功能有限,这些都直接影响到我国临床研究的科研水平。认识临床数据规范化管理的重要意义,研发或引进专业的数据管理系统,将会大大提高我国临床研究的科学性和可靠性。

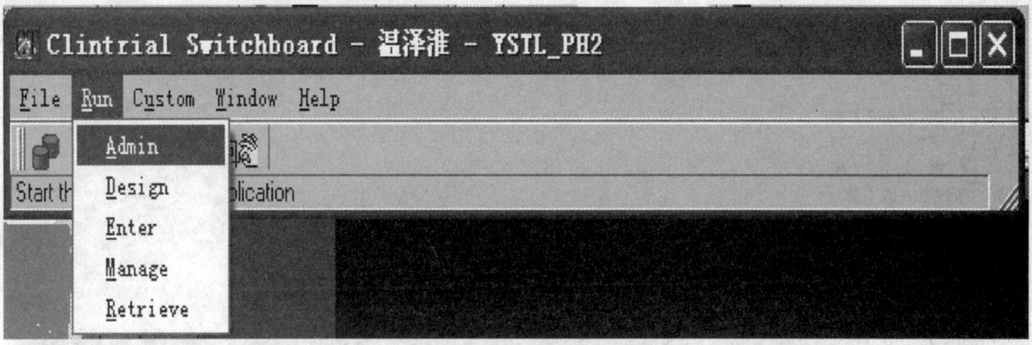

图7-4 Clintrial 4.4的基本模块

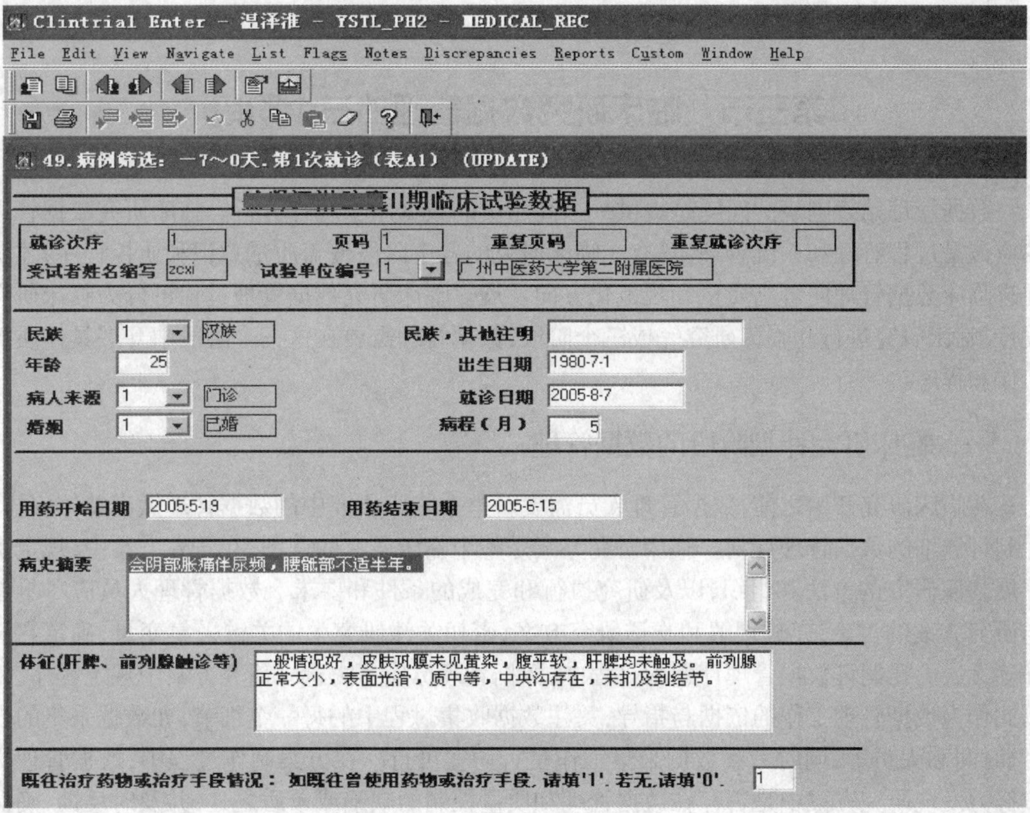

图7-5 Clintrial 4.4的数据录入界面

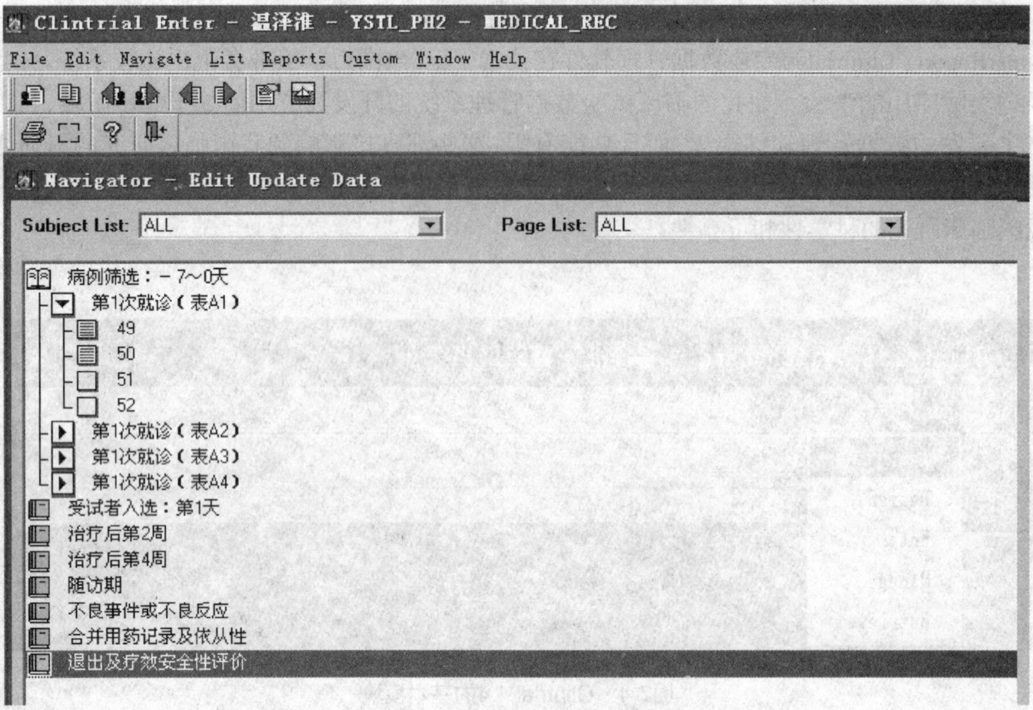

图7-6　Clintrial 4.4的结构化CRF

第三节　临床研究数据管理的三个阶段

数据管理始终围绕的问题是提供一个高质量的数据用于统计分析。临床研究数据管理的应该是过程管理和系统管理,只有在临床研究的各个阶段覆盖质量意识和质控程序,才能促进临床数据管理向着高质量和规范化方向发展。临床研究数据管理过程可分为临床研究设计、临床研究进行和临床研究完成三个阶段,数据管理需要在这三个阶段中开展具体质控工作和程序。

一、临床研究计划阶段的数据管理

在临床研究开始之前,数据管理人员需要对整个临床研究中的数据管理做出总体安排,并制订详细的数据管理计划。临床研究方案是整个临床研究的蓝图,在研究方案中,规定了开展临床研究的方法和组织,以及研究执行和完成的条件和要求。数据管理人员应尽早参与研究方案的讨论,充分理解和吃透研究方案,密切关注研究中的关键采集变量,确定它们准确无误。在制订数据管理计划的过程中,数据管理员应努力遵守研究方案中规定程序,并以此作为数据管理工作的依据与指导,关注数据收集过程中的每一个细节,如数据采集的内容、时间和人员等,同时考察数据采集工作是否切实可行。在方案制作过程中,数据管理员应努力发现研究方案中是否存在数据管理和质量控制的缺陷或矛盾之处,并及时反馈,确保在实际操作中可行可控。

在临床研究计划阶段,数据管理人员要重视病例报告表(CRF)表的设计,CRF是收集数据的主要载体,它是整个临床研究过程中一项非常关键和重要的工作。在CRF设计中,数据管理人员需要和临床研究团队的其他成员间进行充分的沟通和交流,才能制定出适合某个课题的标准的CRF。

为了帮助研究机构的CRF填写人员真实、规范、完整和准确地将研究数据填入CRF或者e-CRF,数据管理人员必须制定一份数据填写的指导性文件或手册,即病例报告表填写指南。

在临床研究计划阶段的数据管理工作中,研究人员还要在数据采集各个流程中制订完善的数据质量控制计划,并形成相应的SOP,其一般流程如图7-7所示。

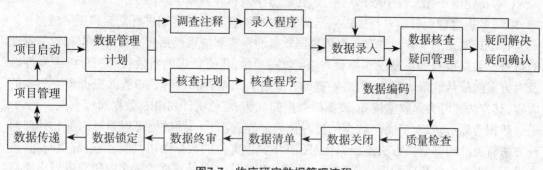

图7-7 临床研究数据管理流程

二、临床研究进行中的数据管理

临床研究进行中数据管理的本质是控制数据产生过程中可能出现的各种信息偏倚,保证数据传输环节的安全,通过严格执行数据采集相关的SOP,确保数据的质量。研究表明,无论是纸质研究还是EDC研究,这一阶段是最容易出错的地方。因为这是整个数据的源头,它的准确性和可靠性会直接影响下游数据的管理工作,甚至整个临床数据的质量。

(一)信息偏倚的控制

1. 调查员培训 严格培训调查员,使他们能正确理解研究的意义、方法和内容,采取严谨客观的态度进行资料收集工作。调查人员应该对研究对象做好宣教工作,取得受调查者理解和合作,以获得配合和支持,能顺利取得被调查者知情同意的书面签名,从而获取研究所需要的准确信息。

2. eCRF数据录入数据的录入有纸质CRF录入和电子CRF录入两种形式。在纸质研究中,数据管理部门在接收到临床研究者送交的纸质版CRF时,首先给予签收和必要登记工作,然后就是将CRF的数据及早录入数据库,这一过程称为CRF数据录入。如果采用的是EDC系统,eCRF数据录入则是将研究者(或研究助理)在研究场所受试者的数据直接填入课题组或申办者的数据库中。数据录入的基本要求如下:

(1)数据录入人员经过必要的培训,熟悉相关的SOP;

(2)熟悉计算机及数据管理系统,具有相应的数据录入权限;

(3)熟悉临床研究流程,特别是CRF的结构和内容;

(4)按照SOP规定要求录入数据,确保录入数据库的数据与CRF数据的一致性;

(5)数据录入必须有质量控制,确保数据录入的质量在可接受的水平。

3. 实验室数据的管理　临床实验室指以诊断、预防、治疗人体疾病或评估人体的健康提供信息为目的,对取自人体的材料进行生理、生化等各种检验的实验室。按照临床试验样本的处理过程和分析场所,一般可分为中心实验室和本地实验室。为了有效地控制信息偏倚,研究中的各种测量仪器、试剂和方法都应标准化。应当使用同一型号的仪器并定期校验;试剂必须是同一品牌、同一来源,并力求同一批号;检测方法要统一,并由专人测定。实验室数据管理的一般要求如下:

(1)建立一套实验室数据的收集、传输、检查、测试和批量加载的SOP。

(2)确定研究中所要检测的项目名称、单位及正常值范围。

(3)确定电子化文件中数据的格式、传输方法及传输频率。

(4)数据管理人员建立与提供数据的实验室沟通机制,并定期进行交流和质量控制。

4. 临床数据的审查和清理　临床数据质量的审查和清理包括监查员的核查和数据管理的审查。数据审查的主要工作是检查CRF填写质量,检查数据的有效性、完整性、逻辑性以及对方案的依从性等。广义而言,审查的方式有人工审查和计算机审查。根据审查数据的内容,其方法又可为源数据核查、数据库数据的核实、汇总统计和CRF-数据间核查。

数据管理员清理“问题”数据的过程称为差异管理。问题数据可以通过内部和外部两种方法解决。内部解决方法是根据比对CRF中其他部位的数据做出判断,最后解决问题,整个过程可以由内部数据管理员来完成。外部解决方法主要是数据管理员向研究者发出质疑表的形式,通过研究者对疑问的回答和质疑表返回等方式解决问题数据。

5. 数据库锁定和解锁　数据锁定是指当最后一个受试者的CRF送到数据管理中心(或者是录入EDC系统)后,数据管理员对研究中的所有数据做最后的检查,研究小组对数据管理员的工作进行逐一评价,达成一致后并核准之后,数据管理员或IT人员将研究数据锁定,以防数据的任何变化。锁定数据库的目的是为临床分析报告提供稳定、准确、可靠和高质量的数据。按照数据库锁定时间的不同可分为期中锁定和最终锁定,前者是在研究过程中,为了完成临床研究的某个报告(如年终报告、安全性报告或试验期中分析报告等)或某项工作而对数据库的临时锁定,多用于按照研究方案要求的期中分析,其锁定时间和次数应研究方案中明确规定;最终锁定是在临床研究完成后,在对数据库中的所有数据做彻底检查之后对数据库的锁定,此时可提供用于临床最终统计分析报告的数据。锁定后的数据库在发现问题之后,有时会暂时性解锁,因此,数据管理机构需要有一套程序对锁定后的偏差数据的性质做出评价并采取相应解锁措施。

(二)数据传输的安全性

一般而言,数据管理过程包括CRF的接收、跟踪、录入、清理、编码、协调和数据的传送,数据管理人员必须和临床研究中心研究者密切合作,确保数据在传输的每一个环节的安全。

三、临床研究结束后的数据管理

临床研究结束后,数据管理工作是继续确保数据的质量和数据库安全。具体而言,必要的数据质量监督确保用于图表的数据与数据库的数据相同,临床研究报告的数据与图表数据相同,以及数据管理工作的流程与操作都符合研究方法和SOP等要求。在新药临床试验中,ICH GCP规定所有的临床研究文件都必须存档,以确保安全和备查。

第四节 临床研究数据的统计分析

统计分析方法用于描述、分析和报告临床观察的结果。从前述内容可见,统计分析依赖于良好质量的临床数据。应该看到,在高质量临床数据的基础上进行分析,只是其前提,其后还应有可行的分析计划、合理的分析策略和正确的分析方法。统计分析方法涉及领域和内容非常广泛,本节拟从临床应用的角度,介绍临床数据的统计分析过程和相应方法。至于这方面内容涉及的复杂的统计学原理和技术,读者可参阅统计学专著。故在此,统计学原理上将尽量简明扼要,技术应用上以实际操作为主,结合必要的统计分析软件的使用进行介绍,以期让读者能初步了解、应用统计方法,获得与统计学专业人员交流的基本知识。

一、临床数据中的变量及其分类

临床收集的数据以字段或变量记录于数据库中,此处所提临床数据类型,实际上说的是变量的类型。变量可根据其特征进行分类,分类方法也较多,例如从因果关系角度而分为自变量和因变量,按数学特性而有随机变量之名。了解变量的基本概念和类别很重要,因为不同类别变量应采用不同的统计分析方法进行分析。

(一)关于变量的基本概念

在应用统计学领域,变量(variable)指的是一个观察单位(个体)或一个系统的一种可测量的要素、特征或属性,可随时间或个体而改变。观察单位(observation unit)也称个体(individual),可以是一个人、一个血样品、一只眼睛等。为了记录和分析,我们给每一个不同的变量指定一个名称,这称为变量名(variable name)。在数据库软件中,变量对应于数据库的字段(field),变量名的命名按照一定的规则进行,例如,有些数据库软件规定字段(变量名)只能用不超过8个的字符命名。由于变量名不能太长,因此,还要对变量表述内容、特点等加以说明,这个说明或描述称为变量标注(variable label)。变量在个体身上的观察、测量结果称为变量值(variable value)。为记录和分析方便,有些变量的变量值会以简单的数字或符号代表其具体的观察结果,这些数字或符号称为变量值的编码(code),这一过程也称为变量编码(coding)。对变量值的编码加以解释和注明,称为变量值标注(value label)。例如,诊断疾病的变量编码,可以直接采用通用的编码系统诸如ICD-10等。表7-1给出了临床观察过程变量与观察项目的对应情况的例子。

表7-1 临床观察项目与数据库中的变量名、标注等举例

临床观察项目	变量名 variable name	变量标注 variable label	观测值 observation	数据库中 variable value	变量值标注 value label
性别	sex	患者性别	男,女,未填	0,1,9	0:女 1:男 9:未填
收缩压	sbp	治疗前测量的收缩压(mmHg)	118,145,122,等	118,145,122,…	0:90~140 1:>140

临床观察项目	变量名 variable name	变量标注 variable label	观测值 observation	数据库中 variable value	变量值标注 value label
疗效	eff	治疗3个月后的疗效评价	显效,有效,无效	1,2,3	1:显效 2:有效 3:无效

（二）变量类型

变量分类方法较多,本节参考相关统计学专著将临床数据分为定性变量、定序变量和定量变量三类。

1. 定性变量　主要是指分类变量(categorical variables),也称名义变量(nominal variables),其变量值是以互不兼容的类别或属性来表达的。例如,种族、性别、诊断疾病、血型等。分类变量包括无序分类变量和有序分类变量。所谓无序分类变量,是指其变量值以无梯度、无顺序的不同属性表达的变量。

2. 定序变量(ordinal variable)　也称有序分类变量,是指其变量值以有顺序梯度的不同属性表达的变量,其不同属性有程度上的梯度差别。例如,疾病进展阶段、疗效、社会地位等,其结果以好、中、差等顺序梯度表示。

3. 定量变量(numerical variable)　这类变量也称计量资料,其变量值是定量测量的,一般有度量衡单位。例如,血压、身高、体重等。有人又将定量变量分为离散型变量(discrete variable)和连续型变量(continuous variable)。

例如,当年龄以岁为单位计取整数记录时,即是离散型变量。而连续性变量的取值可以是实数轴上的任何数值,例如,身高、体重的测量值。

（三）数据类型的转换

不同类型变量的数据可以根据分析需要进行转换。通常变量数据转换采用包含信息量从高到低的方式进行,定量变量→定序变量→定性变量,但无法做方向的逆转。例如,生存时间的记录,理论上可以精确到秒,如果记录数据是以天为单位的,可以将其转化为月、年,但若原来记录为月数或年的则无法转化为天数、小时。

二、数据的预处理

临床数据录入数据库系统后,进一步考虑的是如何进行分析和报告结果。在此之前尚需进行数据预处理(data preprocessing),这是为统计分析做准备的。数据预处理的方法和过程因统计分析方法的不同需要而有所差别,比如进行数据挖掘时数据预处理过程相当复杂、内容也很广泛,包括数据质量评估、清理、转换和验证等。在此,仅以临床研究的有效性、安全性评价为目的的统计分析的需求为主,简要介绍其数据预处理的方法,这可以概括为数据审核、整理、转换等几部分内容。应该指出的是,数据预处理是以统计分析目的为导向的,根据研究目的、内容和数据特点采用的处理方法和步骤并非一样,预处理也无法从根本上改善数据质量。

（一）审核数据

上述数据管理一节提到,数据录入期间或之后数据复查和清理,其后进行数据盲态审核,是临床数据管理的重要环节之一,也是评价数据质量和对统计分析计划提出修改建议的必经步骤,实际上这也是为其后的统计分析做准备。所以,将其归于统计分析之前的数据预处理也是合适的。通过审核可以了解数据的基本情况、特征、趋势等,包括每个病例的筛选条件是否符合、研究完成情况、结局观测情况、依从性、缺失值及离群值的情况等。从预处理的角度而言,数据盲态审核中主要技术是描述性和探索性分析方法。可以采用统计分析软件或数据库系统的描述性、探索性分析的功能进行处理。例如,可用SAS软件的PROC UNIVARIATE、PROC FREQ以及SPSS软件的Frequencies、Explore程序等描述数据的最大值、最小值、全距、中位数、四分位数,也可通过茎叶图、箱形图、直方图、折线图、P-P图、Q-Q图、条形图、散点图等了解数据的离散状况、集中趋势、是否符合正态分布、两变量或多变量之间的关系等。

(二)缺失数据与离群值的处理

1. 缺失数据(missing data) 观察期限较长的临床研究通常都会或多或少出现脱落、失访病例或者研究中因各种原因无法获得某些变量的数值而使这些变量出现缺失数据或称缺失值(missing value)。对于缺失数据的缺失过程或机制有几种假定:①完全随机缺失(missing completely at random),缺失值的产生与研究对象的特征和治疗无关,这是一种较理想的假设;②协变量相关脱失(covariate-dependent dropout),研究对象脱落失访与某些协变量诸如年龄等有关,在研究中需加以校正;③随机缺失(missing at random),缺失值的产生与效应变量和协变量都有关;④不可忽略的缺失(non-ignorable missingness),这种缺失可能与效应变量等有关而不能忽略,必须在统计分析时加以处理。通常假定出现的缺失值属于完全随机缺失或随机缺失。在这个假定下,有不少学者就缺失值对分析结果的影响进行各种敏感性分析研究,提出诸如模型、反应概率和图形法等处理缺失值的方法。一般临床研究中,有以下几种方法处理缺失值。

(1)忽略:在缺失值所占比例很小时,常将缺失值忽略、删去,只纳入非缺失数据进行统计分析。例如,进行依从方案受试者分析(per-protocol subjects' analysis),将含有缺失值的脱失病例删去,只对研究过程遵从研究方案的受试者(per-protocol subject)进行统计分析。

(2)替代:对缺失值采用替代(imputing)的方法较多,临床研究中常用最近一次观测值结转法(last observation carried forward, LOCF)处理数据缺失值。例如,在意图治疗分析(intention-to-treat analysis, ITT)中采用LOCF法对因为退出脱落造成的缺失值进行替代,即某变量的某时点的缺失值用其之前一时点的观测值代替。此外,也有用均数、中位数、众数以及采用多元回归方法、期望最大化(expectation maximization,EM)方法进行缺失值替代的。预处理时应对不同的替代方法进行测试,选择合适的方法进行替代,必要时还应进行敏感性分析了解不同方法对结果的影响。

2. 离群值(outlier) 也称极端值、异常值,指的是数值上远离变量中其他观测值的一个观测值。离群值的判断常需结合临床专业知识和统计学方法,在假设数据服从正态分布的情况下,一般可以通过均数和标准差来判断一个观测值是否为离群值,常用的方法有Chauvenet's准则、Peirce's准则、Grubbs检验和正态检验法。例如,在假设测量变量服从正态分布且样本量较大的情况下,正态检验法通过判断某个观测值与均数之差是否超过3倍标准差而检测出离群值。在数据管理程序中,检测出离群值后应发出疑问查询表,查看是否属于真正的异常值,否则应进行更正。

对于无法查询的或真正的异常值,一般可采用与类似处理缺失值的方法诸如删去、替换等,其替换方法主要是分箱(binning)、聚类和回归等数据平滑技术进行处理。例如,分箱法通过考察相邻的"箱"来平滑异常值,让其分布到一些"箱"中,对于箱中的值可以按箱的均值、中位数或边界值替代,或者通过聚类方法将类似的值聚成类,将落在各类集合之外的异常值利用离其最近的类的均值替代。同样,预处理时应对不同的数据平滑技术进行评估,选择合适的方法进行替代。

(三)数据转换

数据转换(dada transformation)是通过一定的方法将原有数据进行重新表达,以改变原数据的某些特征,以便易于理解和满足统计分析需要。数据转换是统计分析之前进行的一个步骤,一般根据统计分析计划的要求进行。常用方法包括以下几种。

1. 重新分类编码(recoding) 将原数据重新分类或重新编码,使新的分类和编码符合统计分析的需要或者更有意义、更为清晰。例如,将原来以5岁为1组段的年龄分段重新分为以10岁为1组段的年龄分段;将原来分为正常、异常的白细胞计数重新分类为降低、正常、升高。

2. 创建新变量 利用已有变量采用数学等方法创建新的变量,以便满足统计分析需求,通常采用方法有代数运算、汇总、条件赋值、属性构建、加权处理等。例如,将量表中各项目合计产生总分;用身高、体重计算新的变量——体重指数(体重kg/身高m^2);又如,用记录教育程度为文盲、小学、初中、高中及以上四个等级的变量,以文盲等级为参照新建三个哑变量(dummy variable)分别记录是否为小学、初中、高中及以上。此外,还有诸如排秩(rank)、将非正态分布数据进行开平方、对数、倒数、幂运算等变换。

三、统计分析的一般程序

临床研究的统计分析工作通常由具备一定资质的生物统计学人员负责。这些统计学人员熟悉临床研究程序和方法,也了解临床问题,从临床研究的方案制订、CRF设计、数据管理、统计分析与报告整个研究过程均密切参与。统计学人员负责制订统计分析计划、完成和解释统计分析和报告结果,协助研究者完成临床研究总结报告,这样可以确保研究所涉及的统计分析方法合理、术语和用词准确。一般临床研究的统计分析工作可遵循以下步骤进行。

(一)制订统计分析计划

统计分析计划(statistical analysis plan, SAP)是临床研究的统计分析工作的计划安排,由统计学人员与临床研究者共同制订,是对研究方案中的统计分析的扩展和统计分析工作的详细安排。在临床研究的准备阶段,生物统计学人员参与研究方案的设计,并根据方案主导制订SAP。该计划包括研究目的、研究设计与分析内容、数据集定义与选择、主要效应指标、次要效应指标、统计假设、检验的显著性水平、使用的统计分析方法、数据预处理要求、统计分析软件、统计分析内容及结果表述、有效性与安全性评价、修改说明、完成人员等。

(二)数据审核与统计分析计划的修改

数据审核与统计分析计划的修改通常在临床研究实施的末期,所有CRF已经录入、清理完毕之后。正如前述,数据录入、复查和清理完毕,需进行数据盲态审核,其中有些内容也是数据预处理的一部分。通过审核可以了解数据的基本情况、特征和趋势、关键变量的情况、缺失值及离群值情况、是否重新编码分类或新建变量、协变量的调整等,并根据情况对SAP

做出调整或修改,甚至有时也提出对研究方案某些内容的修改。例如,了解有效性和安全性的每个关键变量的分布情况、缺失值及离群值的情况,从而确定缺失值替代方法,根据变量特征选择统计分析方法等。

(三)统计分析计划的执行

在临床研究的总结阶段,已经完成数据审核并锁定数据库,需进行数据的统计分析。一般这一阶段由生物统计人员独立按照确认的统计分析计划执行,统计学人员据此编写统计分析程序,产生统计图表和清单,最终将统计分析结果书写成统计分析报告,提交给临床研究者用于完成临床研究总结报告。必要时生物统计人员应对统计分析结果加以解释、说明,协助临床研究者完成临床研究总结报告。

四、临床研究常用的分析原则

临床研究实施过程中,由于各种原因常发生观察病例退出、失访,或患者的依从性低,甚至研究人员违背方案执行等情况。除了需详细报告这些情况外,统计分析时还需考虑这些情况对分析结果的影响。因此,统计分析时应采用一定的原则对此加以考虑和处理,之所以说是原则,是为了区别于具体的统计分析方法而言的。

(一)意向性治疗分析

意向性治疗分析(intention-to-treat analysis,ITT)这一原则强调治疗方案的效应评估是在参与随机分配的全部病例基础上进行评价,而不是评价实际完成给予治疗的病例。根据这一原则,被分配到某一组的患者不管其依从研究计划完成整个疗程与否均应被视为该组成员而进行随访、评价和分析。统计分析时如果将这些退出、失访病例剔除,可能使研究结论产生偏差。从研究实施过程看,ITT分析反映了研究对象接受研究措施和对照措施处理后实际的转归和结局的临床过程。统计分析角度而言,ITT分析采用全分析数据集(full analysis set)进行临床结局的评价和分析,也即纳入研究的所有合格研究对象进行分析。如图7-8所示,随机对照试验中ITT分析是比较这样两组受试对象——包含了完全依从的病例和不完全依从或脱失病例的试验组以及包含同样对象的对照组。该临床试验设计的目的是在理想的试验效能条件下客观评价药物的效应(effectiveness),ITT分析评价的正是这种理想的结果。如果临床研究者和(或)研究对象依从性差或者病例有脱落等,ITT分析可能低估试验药物的效应。因而,有研究者采用试运行期(run-in period)的方法来增加临床试验中受试对象的依从性,提高试验效力,从而弥补ITT分析部分局限。

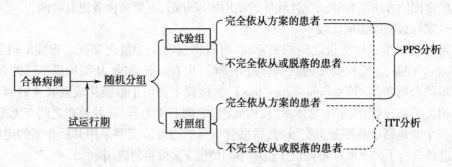

图7-8　随机对照试验的ITT、PPS分析原则示意图

（二）依从方案受试者分析

依从方案受试者分析（per-protocol subjects analysis，PPS）原则是指仅将充分依从研究方案的研究对象纳入统计分析，以使研究措施的效能的差异在分析中被发现的机会最大化，使分析能最贴近地反映方案下的科学假说。相对于ITT分析，PPS分析采用依从方案数据集（per protocol set）进行分析。依从方案数据集是所有研究对象的子集，由那些依从研究方案，并充分保证数据能够展现方案科学假说的研究对象构成。根据以下条件来判断研究对象是否依从方案：①完成预先指定的最小的处理量，②主要效应指标测量结果可利用，③未出现包括违反入选条件在内的、对研究方案大的违背情况。可是，应该注意的是，对方案的依从可能与处理措施和结局有关，可能带来偏倚而高估治疗效果。

（三）敏感性分析

敏感性分析（sensitivity analysis）旨在探讨数学模型输出（output）的变异（variation）或不确定性（uncertainty）在质和量上如何受到该模型的不同来源输入（input）的影响。该方法有一套复杂的理论和技术，在很多领域诸如金融、化学、环境、数学建模等有广泛应用，主要用于分析研究结果稳定性的影响因素，以确定何种变异来源更影响研究结论。在临床研究领域中，我们利用敏感性分析的理念，以其为统计分析的原则，旨在比较、分析不同分析原则或方法的结果对研究结论的影响，从而可能对不同方法之间的差异进行清晰的讨论和解释。例如，在系统评价（systematic review）中应用敏感性分析研究不同模型方法和条件对meta分析结果的影响，通过改变某些可能影响结果的重要因素诸如纳入标准、研究质量的差异、失访情况、统计学方法和效应量的选择等，观察同质性和合并效应量的结果是否发生大的改变，从而判断结果的稳定性。如果某因素变化导致合并的结论发生大的改变，则说明结论对该因素的敏感性高、稳定性差。敏感性分析常用的方法是按不同研究特征进行分层分析，也可对相同资料选用固定效应模型和随机效应模型分别进行分析，并比较其结果是否相关较大进行判断。在验证性临床研究中，有时会计划进行ITT和PPS分析，并通过比较两种原则下的分析结果之间的差异，可以对结论做出更为合理的解释，这也是采用不同的分析数据集进行对研究结论敏感性的探讨。

五、常用统计分析方法

临床研究数据的统计分析方法非常广泛，各种方法的应用和研究进展也非常繁杂，在此是无法一一介绍的，不过作为一本方法学著作，又不能不就统计方法做一简要介绍。故此，选择一些常用的方法结合SPSS统计软件的使用加以介绍，可能对读者更有帮助。

（一）定性数据的组间比较

当要分析两个定性变量之间的关系时，可以将这两个变量交叉列表形成R×C列联表（contingency table）。定性变量的数据有两分类的，也有多分类的，从而构成不同的列联表。这类数据的分析常用χ^2检验（chi-square test）。χ^2检验主要用于推断构成列联表的两变量之间有无相关关系、两个或多个总体率（或构成比）之间有无差异、两种处理之间有无差异等。当其中一个变量属于有序分类变量时，根据分析目的则可能需要采用其后介绍的定序变量的方法进行分析了。下面以不同例子说明不同情况下χ^2检验的应用。

1. 两个样本率（或构成比）比较　　当两变量均为二分类变量（binary variable）时，则构成2×2列联表，即两行两列四个格子（cell）的表格，也称四格表。

例7-1　某临床研究中采用中药复方A治疗头痛患者,并与安慰剂对照比较,两组患者近期疗效评价结果见表7-2。该表是由两个二分类变量组别与疗效构成的四格表,我们可以分析两组间疗效的差异是否存在。该表中的表头栏目名称后的英文字母为变量名,如组别的变量名为group,下同。

表7-2　两组头痛患者的近期疗效比较

组别(group)	近期临床疗效(effect)		合计
	有效	无效	
中药复方	32	13	45
安慰剂	20	26	46
合计	52	39	91

打开SPSS 11.0,将表7-2数据按表7-3样式录入后(中药和安慰剂组分别为表示1、2,有效和无效分别表示为1、0),选择菜单Data→Weight Cases→点Weight Cases by→在Frequency Variable框: 选入n→OK。因为输入的是格子内例数,需进行加权以计算例数,如果采用导出数据库(其内数据以每行1例排列的)格式,则不必加权。然后,选择Analyze→Descriptive Statistics→Crosstabs→Row(s)框: 选入group, Column(s)框: 选入effect→点Statistics→点Chi-square→Continue→OK。在输出窗口可以读到结果,$\chi^2=7.092$,$P=0.008<0.05$。两组近期疗效的差异有统计学意义。

当格子例数出现0或理论频数<1,或者理论频数<5且总例数<40时,应采用$Fisher$精确概率检验法。在上述操作时,点OK之前点击Exact框→点Monte_Carlo→采用默认设置即可→Continue→OK。输出窗口的表格会显示$Fisher's\ Exact\ Test$的结果,即是用$Monte\ Carlo$法计算的精确概率检验结果。

表7-3　数据输入格式

group	effect	N
1	1	32
1	0	13
2	1	20
2	0	26

2. 多个样本率(或构成比)比较　当两变量中的分组变量为多分类变量时,则是多个样本率(或构成比)比较的分析,构成R×C列联表。

例7-2　某研究观察三个中药复方A、B和C对慢性腹泻的治疗效果,获得表7-4的数据,这是一个3×2列联表。可以分析A、B、C三组的治疗效果的差异。

打开SPSS 11.0,将表7-4数据按表7-3样式录入,其后操作过程与例7-1一样。在输出窗口可以读到结果,$\chi^2=29.190$,$P=0.000<0.05$。三组疗效的差异有统计学意义。本例,三组疗效差异有统计学意义,可以认为三种复方的疗效不一样,但哪两种有差异或哪种更好,尚需用行×列表分割的χ^2检验进一步分析。限于本章篇幅,进一步的分析读者可参阅相关统计学专著。

表7-4　A、B和C三组腹泻患者的疗效比较

组别（group）	近期临床疗效（effect）		合计
	有效	无效	
A	64	11	75
B	33	43	76
C	49	25	74
合计	146	79	225

当有25%的格子的理论频数<5时，也可采用*Monte Carlo*法计算的精确概率检验。

（二）定序数据的组间比较

对定序变量的数据分析有秩和检验、*Ridit*分析、行平均分差检验等多种方法，对于定序变量2×C表而言，*Wilcoxon*秩和检验和*Ridit*分析的结果是一致的，故本章结合SPSS使用介绍相应方法的操作。

1. 两组定序数据的比较　当行列两变量中的分组变量为二分类变量、分析变量为定序变量时，则为两样本定序数据比较的分析，也可构成2×C列联表。此时，进行2×C列联表的χ^2检验，只是分析两组的等级分布或构成比是否有差异，不能回答两组的等级效应是否有差异。两组定序数据的比较可用*Wilcoxon*秩和检验、*Mann-Whitney*检验，两者是等价的。

例7-3　某研究采用常规基础上比较中药复方与安慰剂对照治疗脑卒中恢复期患者疗效，以Rankin量表（该量表以0~5级表示从低到高的生活依赖性）作为生活能力水平的评价，结果见表7-5。

表7-5　两组脑卒中患者的疗效比较

组别（group）	Rankin评级[疗效effect]						合计
	0	1	2	3	4	5	
中药复方	16	10	20	16	13	15	90
安慰剂	10	7	11	23	19	18	88
合计	26	17	31	39	32	33	178

打开SPSS 11.0，将表7-5数据按表7-3样式录入，因为输入的数据也为是格子内例数，加权的操作同例7-1。然后，选择Analyze→Nonparametric Tests→2 Independent Samples→在Test Variable List框：选入effect, Grouping_Variable框：选入group→Define Groups→填入两组的值1和2→Continue→Test Type框：选中Mann-Whitney U→OK。在输出窗口可以读到结果，*Mann-Whitney U*=3268.5, *Wilcoxon W*=7363.5, *Z*=−2.045, *P*=0.041<0.05。提示两组的疗效Rankin量表等级差异有统计学意义。

2. 多组定序数据的比较　当行列两变量中的分组变量为多分类变量、分析变量为定序变量时，则为多个样本定序数据比较的分析，可采用*Kruskal-Wallis*秩和检验（*H*检验）。

例7-4　某临床研究分析气虚、血虚、气滞不同证候患者的临床疗效的差别，见表7-6。

表7-6 不同证候患者的疗效比较

组别（group）	疗效（effect）			合计
	显效	有效	无效	
气虚证	33	12	10	55
血虚证	24	8	7	39
气滞证	8	7	9	24
合计	65	27	26	118

打开SPSS 11.0,将表7-6数据按表7-3样式录入,因为输入的数据也为是格子内例数,加权的操作同例7-1。然后,选择Analyze→Nonparametric Tests→K Independent Samples→在Test Variable List框:选入effect, Grouping Variable框:选入group→Define Range→填入各组的最小值1和最大值3→Continue→Test Type框:选中Kruskal-Wallis H→OK。在输出窗口可以读到结果,χ^2=3.320, P=0.190 >0.05。提示三个不同证候患者疗效的差异无统计学意义。

3. 两定序变量关系的分析行列 两变量均为定序变量时,根据变量属性和分析目的可以进行两变量的相关关系、线性趋势、一致性检验等分析。当两定序变量具有不同属性时,可以用Spearman秩相关、Kendallτ(tau)相关检验、线性趋势检验分析两定序变量的关系;当两定序变量属性相同时,例如两位医生对病情程度判断一致性评测,可用一致性检验。

例7-5 某临床研究分析不同程度头痛患者采用中药治疗的疗效,想了解疗效是否与疼痛程度(轻度、中度和严重分别表示为1、2、3)有关,见表7-7。

表7-7 不同程度头痛患者的疗效

头痛程度headache	疗效effect			合计
	显效	有效	无效	
轻度	36	21	6	63
中度	18	25	17	60
严重	4	11	19	34
合计	58	57	42	157

打开SPSS 11.0,将表7-7数据按表7-3样式录入,因为输入的数据也为是格子内例数,加权的操作同例7-1。然后,选择Analyze→Correlate→Bivariate→在Variables框:一起选入headache、effect→Correlate Coefficients框:选中Kendall's tau-b和Spearman→OK。在输出窗口可以读到结果,Kendall's tau-b=0.397, P=0.000;Spearman's rho=0.440, P=0.000。两种检验给出一致的结论,但两者原理不同。Spearman秩相关检验模仿线性相关的思路,而Kendall τ相关检验采用两变量是否协同(concordant)的方法。

（三）定量数据的组间比较

由于分组变量的二分类及多分类不同,定量数据的分析可有t检验、方差分析(analysis of variance, ANOVA)等方法。一般t检验、方差分析都要求数据服从正态分布,且两组或多组的均数有共同的总体方差(方差齐性)。如果数据不符合条件,可考虑对数据进行转换,比如平方根转换、对数转换、反正弦转换等,使其满足正态性和方差齐性的要求,否则需采用非参数方法进行分析。

1. 两样本均数的比较在SPSS软件,提供*Kolmogorov-Smirnov*和*Shapiro-Wilk*两种正态性检验的方法,其操作通过选择Analyze→Descriptive Statistics→Explore→在Dependent List框:选入要分析的变量→点Plots→Normality Plots with tests→Continue→OK完成,而方差齐性检验则在输出结果中列出。

例7-6 某镇痛药与对照药比较治疗肿瘤疼痛的效果,效应指标为服药6小时后与基线比较减少的疼痛程度VAS评分差,见表7-8。

表7-8 两组患者疼痛程度VAS评分差的比较

组别group	例数	疼痛程度VAS评分差dvas
治疗组(1)	60	4.33 ± 2.08*
对照组(2)	60	3.20 ± 1.88

注:*数字为均数 ± 标准差,下同

打开SPSS 11.0,建立变量group、dvas,将每例数据录入(或直接读入上述研究的数据库),选择Analyze→Compare Means→Independent-Samples T Test→在Test Variable(s)框:选入分析变量dvas, Grouping Variable框:选入组别group→Define Groups→在Group 1、Group 2框:分别填入数值1、2→Continue→OK。在输出窗口可读到结果, *Levene's*方差齐性检验, $F=1.570$, $P=0.213$,故选择方差齐性行(Equal variances assumed)的$t=3.134$、$P=0.002$。提示两组在服药6小时后与基线比较减少的疼痛程度VAS评分差的差异有统计学意义。本例的正态性检验略,可参考上述操作。

2. 多个样本均数的比较 多个样本均数的比较有时还涉及其后的两两比较,通常在组间的差异有统计学意义之后在进行两两比较,否则无意义。比较的方式不同则采用的方法也异,例如多个处理组与一个对照组的比较、多组之间的相互两两比较等。SPSS提供了多种方法可选,应结合分析加以选择,必要时可参考软件帮助或有关专著,限于篇幅,此处不加详述。

例7-7 某研究观察比较一种止痛药新旧两种剂型治疗疼痛的效果,效应指标为服药6小时后与基线比较减少的疼痛程度VAS评分差。研究有三家医院参加,医院之间的止痛效果不一样,见表7-9。

表7-9 两组患者疼痛程度VAS评分差的比较

医院hosp	例数	疼痛程度VAS评分差dvas	$\sqrt{dvas+1}$转换
医院一	39	2.85 ± 1.63	1.92 ± 0.42
医院二	41	4.00 ± 2.26	2.16 ± 0.59
医院三	40	4.43 ± 1.92	2.27 ± 0.54

打开SPSS 11.0,同例7-6建立变量hosp、group、dvas,将每例数据录入(或直接读入上述研究的数据库),选择Analyze→Compare Means→One-Way ANOVA→在Dependent List框:选入要分析的变量dvas, Factor框:选入医院hosp→点Post Hoc→Equal Variances Assumed框:选S-N-K→Continue→再点Options→在Statistics框:选Homogeneity of variance test→Continue→OK。

在输出窗口可读到结果,方差齐性检验Levene统计量=4.730,P=0.011,提示各医院样本方差不齐,应将dvas做$\sqrt{dvas+1}$转换(变量名qrdvas,见表7-9)后,以再做方差分析。

　　将上述的Dependent List框:选入要分析的变量dvas该为$\sqrt{dvas+1}$的值qrdvas即可,其余步骤同上。再读输出结果,方差齐性检验Levene统计量=2.588,P=0.079,提示方差齐性。输出的方差分析表见表7-10,提示医院间的止痛效果差异有统计学意义。其后再看医院间的两两比较的S-N-K(Student-Newman-Keuls)检验,见表7-11。结果提示以显著性检验水平α为0.05判断,医院一与医院二和医院三之间的差异分别有统计学意义,而医院二和医院三之间的差异无统计学意义。

表7-10　数据转换后的方差分析表

	平方和	自由度	均方	F	P
组间	2.565	2	1.283	4.708	0.011
组内	31.878	117	0.272		
合计	34.444	119			

表7-11　医院间两两比较的S-N-K检验

医院	例数		$\alpha=0.05$
医院一	39	1.9159	
医院二	41		2.1593
医院三	40		2.2682

〔思　考　题〕

中医临床试验结果数据统计分析应该特别注意哪些问题?

（李国春）

参　考　文　献

[1] 颜崇超. 医药临床研究中的数据管理. 北京: 科学出版社, 2011.

[2] 赖世隆. 中西医结合临床研究方法学. 第2版. 北京: 科学出版社, 2008.

[3] Daniel Y T Fong. Data Management and Quality Assurance. Drug Information Journal, 2001, 35: 839Y T.

[4] DAMA-DMBOK Guide(Data Management Body of Knowledge)Introduction & Project Status [EB/OL]. http://www. dama. org/files/public/DI_DAMA _DMBOK_ Guide_Presentation_2007. pdf, 2008-05-20.

[5] Good Clinical Data Management Practices Committee. Good Clinical Data Management Practices Version 2, January 2002: 62-72.

[6] International Conference on Harmonisation. Guidance for Industry E6 Good Clinical Practice: Consolidated Guidance [EB/OL]. http://www. fda. gov/cder/guidance/index. htm, 2008-05-21.

[7] Clinical Trial Electronic Data Capture Task Group /PhRMA Biostatistics and Data Management Technical Group. Electronic Clinical Data Capture, Position Paper Revision 1, May, 2005.

[8] 孙亚林,贺佳,曹阳,等. 临床数据管理的电子化趋势. 中国新药杂志,2005,14(4): 393-395.

[9] FDA/OC USA. Guidance for Industry Computerized Systems Used in Clinical Investigations [EB/OL]. http://www. fda. gov/cder/guidance /7359fnl. htm,2008-05-21.

[10] International Conference on Harmonisation of Technical Requirements for Registration of Pharmaceuticals for Human Use. ICH Guideline for Statistical Principles for Clinical Trials(ICH E9). Statist Med,1999,18: 1905-1942.

[11] HL7 Working Group. An Application Protocol for Electronic Data Exchange in Healthcare Environments. Health Level Seven, Inc.

[12] Submission Metadata Model. Version 1. 1. Clinical Data Interchange Standards Consortium. April 30,2000.

[13] 梁伟雄,温泽淮,王奇,等. 中药临床试验数据电子化管理的建设与展望. 中药新药与临床药理,2006, 17(3): 233-236.

[14] 刘川. 现代计算机网络技术在改善药物临床研究效率中的应用和趋势. 中国药科大学学报,2004,35 (4): 291-229.

[15] Phase Forward Incorporated. Clinical Integration Solution [EB/OL]. http://www. phaseforward. com/products/ clinical/cdm/cis/default. aspx,2008-6-10.

[16] The EpiData Association. EpiData Software[EB/OL]. http://www. epidata. dk/downloads/epidataflyer_general. pdf, 2008-6-12.

[17] Domain Pharma relaunches as Clinsoft [EB/OL]. http://www. pharmaceuticalonline. com/article. mvc/Domain-Pharma-relaunches-as-Clinsoft-0002,2005-9-2.

[18] 何武. 1998年国家食物与营养监测系统(CFNSS)调查方案与质量控制. 卫生研究,2000,29(5): 263-266.

[19] 黄宏升. 统计技术与方法在质量管理中的应用. 北京: 国防工业出版社,2006: 1-17,44-73.

[20] Martin Valania. Quality Control and Assurance in Clinical Research: A system of checks and examinations that helps ensure the quality of clinical trials [EB/OL]. Applied Clinical Trials, Mar 1,2006, http://appliedclinicaltrialsonline. findpharma. com/appliedclinicaltrials/article.

[21] U. S. FDA. FDA/ORA Bioresearch Monitoring Information Page. http://www. fda. gov/ora/compliance_ref/ bimo/default. htm,2008-06-06.

[22] 方积乾. 卫生统计学. 第5版. 北京: 人民卫生出版社,2003: 1-10.

[23] J. H. Van Bemmel, M. A. Musen. 医学信息学. 包含飞,郑学侃,译. 上海: 上海科学技术出版社,2002: 365-376.

[24] 程开明. 统计数据预处理的理论与方法述评. 统计与信息论坛,2007,22(6): 98-103.

[25] Laurence S Magder. Simple approaches to assess the possible impact of missing outcome information on estimates of risk ratios, odds ratios, and risk differences. Controlled Clinical Trials,2003,24: 411-421.

[26] 施侣元. 流行病学词典. 北京: 科学出版社,2001: 144-145.

[27] Saltelli A, Ratto M, Andres T, et al. Global Sensitivity Analysis: The Primer. John Wiley & Sons,2008: 1-56.

[28] SPSS Inc. SPSS Base 11. 0 Applications Guide. USA: SPSS Inc. ,2001.

[29] 金丕焕. 医用统计方法. 第2版. 上海: 复旦大学出版社,2006.

[30] 吴喜之. 非参数统计. 第2版. 北京: 中国统计出版社,2006.

下　篇

第八章　循证医学概论

[提要] 推行循证中医药的目的在于避免无效或有害干预措施的滥用(overuse),或利大于弊有效干预措施的使用不足(underuse)和误用(misuse)。循证医学的最佳证据为随机对照临床试验,该试验设计适用于中医药的临床疗效评价。最佳证据与临床医生的经验和技能相结合,充分考虑患者的需求和偏爱,做出合理的决策,是循证医学的核心思想。本章介绍了循证医学的基本概念和原理,循证中医药与传统中医药,循证中医药的临床评价、机遇与挑战。

第一节　循证医学的基本概念与起源

循证医学(evidence-based medicine, EBM)是指所有医疗卫生决策都应当依据当前最佳的、可获得的研究证据。这样的决策包括疾病的临床诊治、政府和保险机构的卫生决策、新药的开发和审批、基本药物目录的制订、启动新的临床试验、医疗仪器设备的采购等。循证医学自1992年首次由加拿大著名临床流行病学专家Gordon Guyatt和David Sackett提出,并在随后出版的首部循证医学专著中做出如下定义:"EBM是指慎重、准确和明智地应用当前所能获得的最好的研究证据来确定对患者的治疗措施"。因此,在早期,提出循证医学的概念时主要是针对临床的治疗决策需要遵循研究的证据。随着循证医学的发展,人们逐渐意识到它的理念和方法不仅仅限于临床医学领域,甚至可以扩大应用到医学的其他领域,如预防医学、药学、社会医学、心理学、医学教育学、医疗卫生决策、医疗保险、护理学等。因此,循证医学的内涵和核心思想也得到进一步延伸,即医疗决策应尽量以客观的研究结果为依据。医生在开具处方、制定诊治方案、编写医疗指南,政府机构做出医疗卫生决策等,都应根据现有的、可得到的、最好的研究证据来进行。循证医学的研究应用范围覆盖了临床各科疾病的病因、诊断、治疗、预防、预后和卫生经济学以及医学教育和卫生决策。它通过系统地收集临床医学各领域开展的临床试验,进行全面、定量的综合分析与评价,以各种文字和电子出版物的形式发表结果,为临床医疗科研及医疗卫生决策提供可靠的科学依据。

循证医学与传统医学有着重要的区别。这里所指的传统医学包括传统的西方医学和中医药学。传统医学多以个人经验为主,医生根据自己的实践经验、高年资医师的指导、教科书以及从医学期刊上获得的零散的研究报告为依据来处理病人。其临证实践的结果是一些真正有效的疗法因不为公众所知而长期未被临床采用;一些实际无效甚至有害的疗法因从理论上推断或从非人体研究的结果判断可能有效而在长期、广泛地使用。循证医学的实践既重视个人临床经验又强调采用现有的、最好的研究依据,两者缺一不可。这种研究的依据主要是指临床研究证据,而基础理论或动物实验等依据,只是在没有临床研究证据的情况下作为参考。一种治疗方法在动物身上或理论上的效果并不等于在病人身上的实际效果,而该实际效果需要通过临床试验予以证明。

如何获取研究证据? 需要现代临床医师具备文献检索和科研评价的能力,从更大范围的他人临床研究结论中获取最新的、可靠的证据以指导自己的治疗决策。因此,学习和实践循证医学对临床医务工作者提出了更高的要求: ①临床医师应通过多年的临床实践熟悉并掌握临床专业技能,提高对疾病的判断能力和积累治疗经验; ②现代的临床医师应具备鉴定和评估临床研究的技能。个人的临床经验往往有限且不够全面; ③临床医师应从病人的实际需求出发,结合病人的具体情况恰当地应用现有的证据,采取利大于弊的治疗措施,而不是仅从理论上或医师自己的角度出发来处理病人。

据Sackett教授2000年第2版《循证医学——如何教学与实践》一书的记述,循证医学的理念最早起源于中国清朝乾隆年间的《考证》一书,即用研究记录的证据去解释孔夫子著述中有关干预的评价。这一理念在20世纪80年代临床医学领域得到了较大的发展。当时全世界临床研究特别是临床试验非常活跃,发表的结果也越来越多,使循证医学的诞生具有了有证可循的前提条件。随机对照试验(RCT)的结果被国际上公认为防治性研究中最为可靠的依据(但在没有RCT时,其他研究结果也可作为依据)。英国流行病学家Archie Cochrane1979年在其专著《疗效与效益: 医疗保健中的随机对照试验》中,首次讨论了医疗保健如何才能做到既有疗效、又有效益的问题,提出各临床专业和分支专业应对所有随机对照试验进行整理和评价,并不断收集新的结果以更新这些评价,从而为临床治疗实践提供可靠依据。这一建议得到了医学界的积极响应,对临床医学产生了广泛和深远的影响。由于Cochrane这一先驱贡献,国际Cochrane协作网以他的姓氏而命名。

据统计,全世界每年有200多万篇医学论文发表在22 000多种生物医学杂志上。临床医师和决策者很难迅速从中获取所需信息,而循证医学将在全世界范围内收集某一病种各种疗法的小样本单个临床研究结果,进行统计分析和系统评价,尽可能地把真实的科学结论及时提供给社会,促进推广真正有效的治疗手段,摒除尚无证据表明治疗有效、甚至有害的疗法。由于不需过多投入便可最大限度地提高有限医疗资源的使用效率,因此从其诞生之日起,这一学科便受到各国关注,发展迅速。循证医学的产生虽然只有20余年时间,但是该学科对临床医疗实践和医疗卫生决策产生了重大影响。1993年在英国成立的 “Cochrane协作网”(一个国际性的循证医学组织),从事医疗干预措施效果的系统评价研究,并将结果(证据)通过电子媒体和杂志向全世界传播。目前已在全球13个国家建立了14个循证医学中心,共有20000多成员参与这项跨国学术合作。

循证医学的概念自20世纪90年代后期引入中国,之后得以迅速传播,成为临床医学领域的热门话题。部分主要城市已经建立了循证医学中心或研究所,如北京、上海、成都、广州、香港、济南、兰州等；部分医学院校为研究生开设了循证医学的课程。然而，循证医学的研究与实践在中国仍然处于起步和探索阶段。

第二节　循证中医药与传统中医药学

一、循证中医药

世界卫生组织（WHO）倡导循证的传统医学（evidence-based traditional medicine），强调从基本的药物目录制订到临床研究与实践都应当按照循证医学的方法来进行，以便为占全球80%的传统医疗卫生服务实践提供科学的证据。作为一门新的方法学科，循证医学也受到了国内中医药界的高度重视。由中医药的一级学会和中医院校举办了大量的培训班，介绍循证医学的概念和基本方法，促进了这一新学科方法的认识和初步应用。通过对已发表的临床试验的评价，发现目前中医临床研究中存在的问题和不足，这项工作对于调整中医临床研究的思路和方法，拓宽研究的领域，实现与国际接轨，起到了有益的促进作用。中医药界已普遍认识到循证医学对中医临床研究的重要性和必要性，强调要走循证中医药的道路，将循证医学的理念和方法应用于中医药的临床研究与评价，将疗效可靠的证据纳入临床实践指南的推荐当中。用循证医学方法评价中医临床疗效，目的在于避免无效或有害干预措施的滥用（overuse），有效或利大于弊的干预措施使用不足（underuse）或误用（misuse）。

二、传统中医药学

中医药学是中华民族的优秀文化传统和知识宝库，是在长期医疗实践中发展起来的，已有3000多年的历史。对中华民族的生存繁衍、世界东方特别是中国及周边邻近国家的人民健康产生了积极而深远的影响。20世纪初，西方医学传入中国并普及以后，中医曾受到冲击，甚至被否定。新中国成立以后，中医学又重新受到重视。1958年毛泽东主席亲笔批语"中国医药学是一个伟大的宝库，应当努力发掘，加以提高"。并强调中医与西医要加强结合，走中西医结合的道路。毛泽东指出：就医学来说，要以西方的近代科学来研究中国传统医学的规律，发展中国的新医学。近年来，随着西方国家寻求回归自然、注重自然疗法的趋势日盛，中医药各种疗法在世界许多国家的使用也日益增多。针灸在有些西方国家已取得合法地位，被纳入医疗保险体系。

中国传统医学的重要组成部分——中医学，是在中国古代天时、地理、物候以及阴阳、五行等自然科学和哲学的理论基础上逐渐形成和发展的一门医学。它的理论基础，主要奠基于两千多年前的《黄帝内经》，以及《伤寒杂病论》和《神农本草经》等古代医著。中医学的理论体系包括阴阳学说、五行学说、运气学说，以及藏象、经络、病因病机、诊法、治则治法等，并在上述理论指导下，进行辨证论治。中医的治疗方法有内治法、外治法，包括中药方剂、针灸、推拿按摩、气功，以及十分宝贵的大量行之有效的单方、验方和散在于民间的各种简易疗法，这些内容构成了中医学的诊疗特点。

新中国成立以来，由于得到政府的重视和支持，中医临床、教学、科研事业全面发展，中医学术界呈现出百家争鸣、百花齐放的局面。中医传统学术得到不断深化，对于古籍名著系统整理,进行了大量、深入细致的诠注、评述和探讨,历代名方、秘方得以整理挖掘,老中医的临床实践经验得以继承;利用科学方法和仪器研究舌诊、脉诊,得到很大进展。通过中西医结合,使中医对疾病的认识、疗效的判断更加确切。针灸领域发展了各种针法如耳针、头针、激光针刺,特别是针刺止痛发展至针刺麻醉,在世界上引起了很大反响,促进了针灸走向世界。中医骨伤科在传统的理论、手法、器具的基础上更得到了新的发展和提高。中药学发展也十分迅速,1977年出版的《中药大辞典》共收载药物5 767种,在保留了传统的药物性味、归经、升降浮沉的基础上,增加了中药药理学的内容。目前,中国已颁布发行了包括中药材和成方制剂在内的第5版《中华人民共和国药典》。2000年版《国家基本药物》目录中也列入了1 249种中成药。中药的鉴定引入了现代科学的技术、知识和方法,炮炙加工的研究、方剂的整理研究、剂型的改革、复方的现代研究及中医方剂传统理论的研究等领域都取得了很大进步。中医药教育有了极大的发展,中国现有高等中医药院校30所,其附属医院53所,床位24 511张,教学医院301所,床位80 823张;学制有5、6、7年不等。授予的学位包括学士、硕士和博士,建立了博士后研究的制度,使中医药事业的发展有了人才基础。

三、中西医学体系的差异

中西医学体系的差异表现在对疾病认识的理论、思维、诊治过程与所关注的结局方面,两者各有所长(表8-1)。因此,在引入现代的医学研究方法时,应当尊重传统中医的理论和方法,体现中医药自身的特色,避免中医的全盘"西化"。

表8-1　中西医学体系的几点差异

中医	西医
辨证论治、整体调治	以病论治,针对病因
注重个体,治疗变异大	强调标准、统一
以经验和观察性研究为主	倡导大样本多中心、随机、双盲、安慰剂对照临床试验
结局判断以"软"指标为主	强调终点结局

中医在诊治疾病中特别注重辨证。中医的辨证论治虽然也是一种原始的循证方法,但中医的"证"与循证医学的"证"具有不同的范畴和内涵。那么,中医的"证"与循证医学的"证"有何区别呢? 中医的"证"是指对疾病或亚健康状态通过望、闻、问、切等手段观察获得的表象,证候则是这种表象及其动态变化的综合表述,英文翻译为"pattern of symptoms"或"syndrome","complex of symptoms"(证候)。这种"证据"是不全面的,且会随观察者的不同而异,易于发生偏倚。循证医学的"证"是指经过严格设计的人体试验研究获得的客观、真实的结果,是经得起验证和重复的,英文原意为"evidence"。虽然中医的辨证也是一种寻找"证据"的过程,但与现代医学的循证决策有一定的区别。因为,现代医学对临床研究的证据进行了分级,评价出什么是"最佳"的证据,什么是"最差"的证据。比如,美国国立卫生研究院(NIH)的国立补充与替代医学研究中心(NCCAM)倡导用随机安慰剂对照试验的证据来评价传统医学干预措施的效果。因此,用循证医学的方法对中医的临床疗效做出客观、科学、系统的评价是十分必要的。

然而,作为一门新兴学科,循证医学也非万能灵方,对于中医辨证论治提倡的个体化治疗(individualized treatment),随机对照临床试验是否适用就是值得探讨的问题。如何处理中医"同病异治"和"异病同治"的现象、干预措施变异性大等问题,都有待于方法学上的研究。而西医近年来强调的个性化治疗(personalized treatment)与中医的个体化治疗是有一定区别的。个性化治疗是指每一个体自出生之日起就建立起一本个人的疾病基因谱档案,针对其基因的易感性或危险性,决定针对某病所需采取的预防和(或)治疗措施,这些措施是靶点特异性地、针对某类人群的,相当于亚组或亚群的治疗。因此,与中医"同病异治"和"异病同治"的概念是不同的。但两者也有共同之处,即治疗病症皆以患病的人为中心,而非人患的病或证。总之,循证医学方法可用于中医证候诊断的客观化研究、中药和中医疗法的疗效、安全性和成本费用的评价,以及评价指标体系的建立; 能够以客观的证据取得国际上的认同,从而在更大范围发展中医药学。循证医学的具体应用包括: ①在中医药研究中开展国际认可的、高质量的随机安慰剂对照试验,评价疗效的指标应有以疾病终点结局为标准; ②对现有的高质量的临床试验加以收集和整理,根据不同的疗法和病种建立相应的疗效资料库,促进国际交流与传播; ③采用系统性评价的方法对以往发表的临床试验尤其是随机临床试验进行荟萃分析,为中医药走向世界提供确凿的科学证据; ④正确认识和理解中医药疗法在防治疾病中的优劣势,对中医药研究疾病的优先性进行排序,把有限医疗资源用在独具特色的疗法上; ⑤对中医药疗法开展费用—效益的经济学评价,为医疗决策提供科学依据。

第三节　循证中医药与中医药临床评价

中医药之所以能够长期存在并经久不衰,在于其防治疾病的有效性。尽管中医药的很多疗法已在中国和其周边国家普遍应用,然而,由于其理论体系和治疗原理不能以西医的病理生理机制为基础,难以用现代医学的理论加以解释,因此,未能得到西方医学界的普遍认同。其主要的问题在于: 一方面,中药制剂,尤其是复方制剂,其有效成分的基础研究不够,不能提供诸如主要成分含量、理化特性和生物学活性等的科学实验证据;另一方面,中医辨证论治原则强调治疗的个体化,使其缺乏标准化和普遍应用性,从而限制了进入国际市场的份额。中医药要走向世界就必须用国际公认的标准去衡量其疗效。而我们周边国家如日本较早地意识到了这一问题,在中药研究的某些方面已经走在我们前面,如日本对"小柴胡汤"方剂进行了从基础到临床及处方标准化的一系列研究,并已广泛用于急慢性肝炎的治疗,仅日本每年有100万患者在使用,并出口到其他国家。鉴于西方世界越来越多的民众在使用传统医药包括中医药,许多国家开始重视这些"补充与替代医学"的疗法。如美国国立卫生研究院的补充与替代医学研究中心就获得政府大量的研究经费用于传统医药的临床评价,以求获得其使用的客观、科学的证据。

中医药的临床评价是指在中医理论指导下对中医的诊断和治疗在临床的应用加以验证,确证其有效性和安全性。中医临床评价是临床医师、患者以及卫生行政部门共同关心的问题,它关系到进一步的临床决策和卫生资源的合理分配,也关系到医疗质量改进和医生业务素质的提高。传统的临床评价多是中医专家和医师在临证实践的过程中对个案病例或系列病例的经验总结,而缺乏严格设计的前瞻性试验研究。其明显的不足之处在于偏倚难以控制,结果经不起重复,使临床的经验难以提高和升华,好的疗法得不到推广应用。循证医学提倡的证据是指前瞻性的随机对照试验所获得的结果,是针对某一疾病或病症采用某一干预措施对随机选择的病例进行试验干预后所观察到的客观效应。而循证医学的另一种级别更高的证据则是对单个随机试验结果的进行系统、全面的鉴定、评价与合并所获得的单一综合效应,即系统性评价或荟萃分析。因此,中医的证候研究和疗效评价均可采用循证医学的研究方法。

中医药的临床试验是近20年才开始的,近10年来呈增长趋势。国内期刊文献中发表的中医药临床试验学术论文数量逐渐增多,但是,中医临床研究中仍存在不少问题。如研究设计的质量较低,随机对照试验所占比例不高,没有足够的样本数量,观察指标测量不明确;无论是证候或是疗效判断指标都难以达到规范化、量化;报告的疗效可重复性低,且疗效指标多为临床症状等"软"指标,缺乏长期随访的终点"硬"指标,如病死率、致残率等,这些问题影响了研究结果的可靠性,其试验的科学价值很难得到国际认可。北京医科大学流行病学教研室对国内28种中医药学术期刊发表的随机试验进行了检索,1976—1996年共发表2 938篇中医药随机对照试验文章。分析表明这些试验的设计、实施和报告中存在一些问题,如随机分组方法的描述、盲法的使用、依从性、疗效的定义等。华西医科大学附一院中医科对《中国中西医结合杂志》从创刊到1997年17年间发表的临床试验进行了手工检索,检出临床试验4 378篇,占发表论文数的68.7%,其中,随机对照试验占22.3%(978篇),非随机的对照试验占13.8%。

随机对照试验是目前国际上公认的评价干预措施效果的金标准方案。将其应用于中医药的临床疗效评价具有重要意义。我国的《新药审批办法》中也规定了Ⅱ、Ⅲ期临床试验采用随机的方法。多中心、双盲、随机临床试验是国际发展趋势,可用于评价两种干预措施的优劣,确定某一干预措施的利弊,证实干预措施的有效性和安全性。因此,严格设计的试验将对干预措施的效果做出肯定或否定的结论,通过推广应用有效的治疗,摒弃无效的治疗,能够节省医疗卫生资源,避免低水平的重复研究造成人力、时间、物力的浪费,提高医疗的质量。按病种或疗法进行系统评价为医疗实践、正确的科研选题提供可靠的依据,并有助于确定临床相关的结局评价指标,为新药开发提供线索。

中医药的起源是临证实践的结果,几千年的源远流长就是经验、认识、实践、再认识的积累过程,形成了中医自身的理论基础和保健、疾病防治的方法和手段。传统的疗效评价主要来源于中医师治病的经验和患者个体的主观体验。这些经验与体验在治疗方法的推广应用时会遇到可重复性差甚至不可重复的问题。如何将中医药的有效方法在更大范围内推广运用,造福于更多的民众,就需要用现代的科学的研究方法进行临床疗效的研究与评价。

自20世纪90年代以来,由于中医的临床研究中引入了临床流行病学的方法,中医临床研究的水平得以提高,人们开始意识到随机对照试验的重要性,发表的研究报告也愈来愈多。然而,学者们对中国发表的中医药随机临床试验的质量评价发现,极少有大规模、多中心或随机双盲安慰剂对照试验,"随机"概念的误用或滥用,中药试验的对照设置不合理,如中药与中药比较的临床试验;存在发表偏倚和系统误差(偏倚)使结果不可靠,疗效评价指标选择不恰当,疗效的评价未能体现中医特色;临床试验的报告不规范(未按Consort报告标准)。此外,尚未建立达到国际标准的临床试验机构和评价机构,缺乏对现有临床研究证据的定量综合。

然而,这些临床疗效评价中存在的质量问题并不仅仅限于中医药,西医领域的干预措施也亟需严格的评价。正如英国医学杂志主编1991年指出（Smith R. Where is the wisdom？The poverty of medical evidence. BMJ, 1991, 303: 798-799）: "医药干预措施中仅有15%得到严格的科学证据支持（only about 15% of medical interventions are supported by solid scientific evidence）"（BMJ Editorial）。因此，大量的临床干预需要有严格评价的证据，中医药也不例外。但值得注意的是，循证医学不是"教条式"科学，同样它也不是包治百病的灵药; 循证医学不能代替个人的临床技能; 仅限于或只依赖于随机对照试验和meta分析的结果，不能提供所有临床问题的答案。

影响中医药疗效评价的因素涉及临床研究的全过程，包括研究的设计类型与论证强度，试验的样本量大小，对象选择的准确性（界定诊断标准、辨证依据），干预措施细节的描述（如所用中药的产地、收获季节、加工处理方式，产品或制剂的质量控制），治疗方案（剂量、用法、疗程），病人对治疗的依从性。

在回答某种治疗是否有效时，即对"疗效"的理解，需要考虑以下问题: 依据何种研究为证据，针对何种病患对象，以多大治疗剂量，疗程多长，与什么对比，以什么作为"有效"的评价指标等。这些因素在临床研究中是极其重要的。

第四节　循证中医药的机遇与挑战

一、循证中医药所带来的机遇

20世纪80年代以前，临床研究大多以经验医学模式为主。此后，随着临床流行病学方法的引入，传统医学模式逐渐被现代医学模式所取代，经验医学开始朝着以科学证据为基础的循证医学发展。中医学由于重视个人临床实践，强调个人经验总结，是典型的经验医学，其疗效的可重复性差; 加之其理论体系是在中国特定历史、哲学思想影响下形成和发展起来的，其理论、诊断、治疗和语言自成一体，很难与西方现代医学交流与沟通。因而中医难以走出国门，为世界更广泛的人民服务。寻找新的共同语言和方法学迫在眉睫。

正如专家预言的，21世纪的临床医学将进入循证医学的时代，这为循证中医药的发展提供了机遇。中医药的现代化必须借助循证医学的方法和思路，将分析与综合、微观与宏观辨证统一起来，以中医理论为指导，确定科研的选题、设计方案和方法，把试验结果同中医理论的要素结合起来加以评价。通过前瞻性的临床研究和系统性评价，将在中医证候的客观化研究、方剂的适应病症、疗效和评价指标体系的系统研究、针灸的疗效和方法学评价等方面，可望有突破性进展。

将循证医学方法用于中医药治疗性研究文献的系统性评价将在下述几方面发挥重要作用: ①全面了解中医药临床科研方法的应用状况、存在问题、对研究质量的基线和总体水平做出评估; ②对中医药或中西医结合治疗疾病的有效性做出较客观的评价，指导临床治疗决策; ③对未来的临床研究设计提供建设性意见; ④为中医药临床研究的方法学改进提供建议; ⑤通过使用科学证据决策，提高有效卫生资源的利用; ⑥有利于中医药的国际交流，促进中医药走向世界。

实践循证的中医药学将在以下几个方面促进中医药的现代化进程。①促使中医药临床研究的水平不断提高,并最终与国际接轨;②制定循证的中医药临床评价指标体系,客观、科学地对中医药疗法的有效性和安全性做出评价;③通过在临床医疗实践中应用循证医学评价的证据,制定循证的临床实践指南,促进中医的临床实践,提高诊疗的效率;④成为中医临床医师自我学习、不断提高的终身继续教育模式;⑤开展循证的中医药学教学,科学地设置课程,采取以问题为导向的学习方法以及学生参与教学的方式,科学地评价教学效果,开展循证中医药学教学的研究,培养懂得现代医学科学方法、具有创新思维的新一代中医师;⑥借助相关的国际组织,开展中医药国际协作研究,学习并引进先进的研究方法和组织管理机制。

中国加入世界贸易组织(WTO)后,医药领域中化学合成药的97%为仿制药品,由于受知识产权保护将不能再自行生产,很多制药企业将转而开发研究中药制剂,相对西药而言具有开发研制投入小、周期短、本土化、基础好,具有很大的优势;同时为中药出口创造了前所未有的机遇。中国政府也十分重视中医药的现代化,提出了《中药现代化科技产业行动计划》;香港特区政府于1999年提出,要在10年内投资30亿港元建立亚洲最大中药港的计划;而国际形势也十分有利于中医药的发展,世界80%的人口仍然依赖于传统医药体系,欧美等发达国家对补充与替代医学的使用以年20%的速度增长。因此,如何抓住机遇,促进中医药走向世界,是当代广大中医药工作者的重大使命。

引入循证医学和其他现代科学的方法和新思路,采取多学科的合作,继承与发展相结合,"有所为,有所不为";以提高中医药防病治病能力和中医药学术水平为中心,以提高临床疗效和培养一代名医为重点,通过我国中西医药科学工作者的共同努力,中医药的现代化终将会实现。

二、循证中医药所面对的挑战与对策

随着中国改革开放的深入,中国加入WTO,医疗体制的改革与转型,西方医药和现代化的检查仪器设备大举进入中国市场和医疗机构,对中医药系统造成了很大冲击,正面临着前所未有的挑战。中医药临床研究的质量也亟待提高。虽然中医药的期刊数量和发表文章的数量均在不断增长,我国现有的147种中医药和其他传统医药期刊中,仅有2本期刊被国际权威检索工具SCI扩展版所收录。临床研究中的随机对照试验数量和比例均较低,且发表文章的质量不高。中医药系统临床科研队伍的素质普遍较低。这些因素都明显制约着中医现代化发展的速度。中医药学研究与现代医学在诸多领域的重大突破相比,还存在着较大的差距,发展的速度也较慢。

实践循证的中医药可能面对的挑战包括:需要中医师和研究人员的观念更新和转变,能够接受新的科学评价方法;需要对中医药从业人员和临床研究人员进行方法学的培训与教育以培养循证实践的技能(提出正确的问题、查找文献与鉴定研究的能力、严格评价的技能、研究综合的能力、解释与使用证据的能力);需要对现有研究方法学进行改进或创新;确定中医药临床研究的优先领域。

中国中药出口仅占世界中药市场的3%(每年6/161亿美金),且近年来呈持续下降趋势;中国6亿美金的出口中77%为低附加值的原药材;进口的"洋中药"19亿美金/年;大部分中医医院靠使用西药和政府补贴维系;加入WTO后西药大举进入中国市场,进一步对中医药构成威胁。

　　循证医学方法对中医药的临床疗效评价可以从几方面着手：按病种或药物（疗法）确定急需评价的目标病种或极有潜力的药物（疗法）；对综合评价后不能提供严格疗效证据的药物（疗法）进行严格的临床试验；对现有中医药的临床试验进行鉴定、整理和综合，为临床实践和进一步的临床研究提供线索；重新确定主要病种药物疗效评价的、结合中医特色的指标体系。

　　发展循证中医药的几点对策：①通过国内、国际的协作，充分发挥优势互补，用3~5年时间使中医药临床疗效评价有一个大发展；②培养循证中医药科研的人才；③急需在国内中医院校开设循证医学课程，并加强其的基础学科临床流行病学和医学统计学的教学；④对重大疾病的主要中医药疗法进行系统性评价，为中医药疗效提供证据，为高质量的临床研究提供线索。

[思 考 题]

1. 循证医学方法可以在哪些方面与中医临床研究相结合？
2. 循证中医药面临的挑战有哪些？

（刘建平）

参 考 文 献

[1] Sackett DL, Straus SE, Richardson WS, Rosenberg W, Haynes RB. Evidence-based medicine: how to practice and teach EBM. 2nd edition. London: Churchill Livingston, 2000.

[2] 刘建平. 临床科研方法——理论与实践. 北京：军事医学科学出版社, 2000.

[3]《中医学》编辑委员会. 中国医学百科全书·中医学. 上海：上海科学技术出版社, 1997.

[4] 刘建平. 循证医学与中医药现代化. 华西医学, 2002, 17(3): 289-290.

[5] 刘建平. 中医药研究随机对照试验质量的现状及对策. 中国中西医结合杂志, 2003, 23(1): 62-64.

[6] 詹思远, 唐金陵, 谢立亚, 等. 中医药学术期刊随机对照临床试验文章评阅及建议. 中国中西医结合杂志, 1999, 19(9): 568.

[7] 李庭谦, 毛兵, 常静, 等.《中国中西医结合杂志》发表的论文中有关临床试验的评介. 中国中西医结合杂志, 1999, 19(7): 435.

[8] 王家良. 临床流行病学——临床科研设计、衡量与评价. 第2版. 上海：上海科学技术出版社, 2001.

[9] Critchley JA, Zhang Y, Suthisisang CC, et al. Alternative therapies and medical science: designing clinical trials of Alternative/Complementary Medicines- is Evidence-Based Traditional Chinese Medicine attainable. J ClinPharmacol, 2000, 40: 462-467.

第九章 循证医学临床研究证据等级体系

[提要] 本章主要介绍中医临床研究证据的概念、分类、等级和GRADE分级体系。

第一节 临床研究证据等级

一、临床研究证据的概念

就临床医学而言,证据是指从临床经验、观察性研究或临床试验得来的任何资料或信息。这些资料或信息在某种程度上与理解某一病症或与某一病症的诊断、治疗或预防的临床决策有关。然而,未经处理或评价的证据不会自然而然地成为正确、完整、令人满意或是有用的证据,人们必须首先对证据进行评估、分级,然后根据其优缺点进行合理地使用。

中医临床研究就是要开展以疾病防治为中心的研究,从而获得相关治疗的有效性和安全性的结果。中医临床研究的重点是观察中医疗法的防治效果,找出有效而安全的防治方法,为日常中医临床实践提供指导,为探讨中医基础研究作用机制提供依据。

循证医学强调使用"现有最佳证据"指导临床决策,因此,正确认识各种证据是正确收集证据、评价证据和使用证据的前提条件,是循证医学的基础。

二、临床研究证据的来源和种类

临床研究证据来自不同类型的临床研究设计,不同的研究设计是为了实现不同的目的及回答不同的问题。证明因果关系的能力和预期的潜在偏倚都是由研究设计决定的。当批判性地评估一个临床研究时,首先要理解各种研究设计上的不同点、优点和缺点。

临床研究有多种分类方法,主要包括按照是否应用随机方法分类和按照研究性质分类。

(一)按照是否应用随机方法分类

Cochrane协作中心采用此种分类方法,将临床研究大体上分为随机研究、非随机研究和专家意见。具体纳入的研究种类如图9-1所示。

188

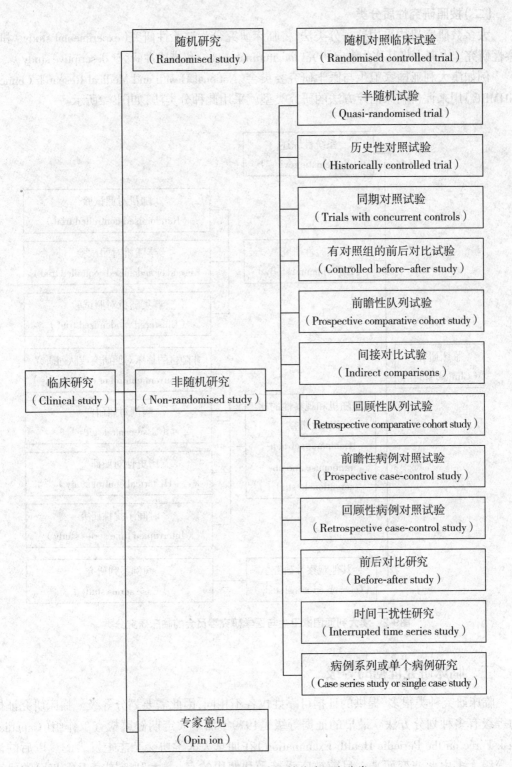

图9-1　Cochrane协作中心的临床研究分类

（二）按照研究性质分类

大多数研究机构采用这一分类法，将临床研究分为试验性研究（experimental study）和观察性研究。也有人将其称为纵向研究（longitudinal study）和描述性研究（descriptive study）。

例如澳大利亚国家卫生与医学研究委员会（National Health and Medical Research Council, NHMRC）用来评价临床治疗方法的研究类型就采用此种分类法，如图9-2所示。

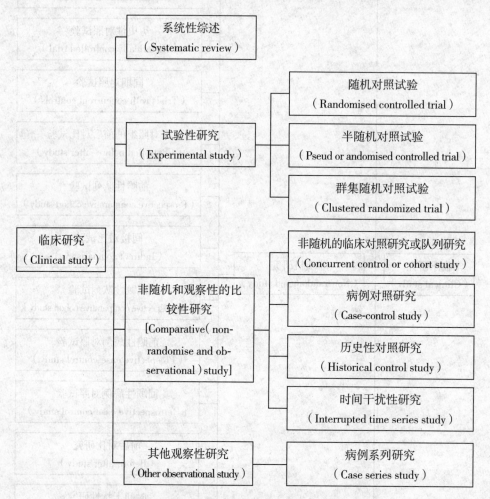

图9-2　澳大利亚国家卫生与医学研究委员会的临床研究分类

三、临床研究证据的等级

临床研究种类很多，提供的证据可靠性也各不相同，因此需要划分等级。临床研究证据的等级有多种划分方法。最早的证据等级是1979年加拿大定期健康检查工作组（Canadian Task Force on the Periodic Health Examination）在加拿大医学协会杂志上发表的。以后的证据等级大多由此演变而来。目前被广泛接受和使用的有：澳大利亚国家卫生与医学研究委员会的证据等级，采用Ⅰ~Ⅳ级来划分，Ⅰ级最高，Ⅳ级最低（表9-1）；美国国家临床指南交换所（National Guideline Clearinghouse, NGC）的证据等级，使用A~C级划分（表9-2）；牛津大学循证医学中心(Oxford-Centre for Evidence-Based Medicine)的证据等级,划分方法相对比较详尽,从治疗或预防、病因或损害、预后、诊断、决策和经济分析等方面采用A~D分级,对治疗或预防研究的证据等级如表9-3所示,2009年已进行更新;美国纽约州立大学下州医学中心推出证据金字塔(the evidence pyramid)(图9-3),首次将动物研究和体外研究纳入证据分级系统,拓展了证据范畴,加之简洁明了,形象直观,得到了非常广泛的传播。

表9-1　澳大利亚国家卫生与医疗研究委员会的证据等级

等级	证据
I	证据来自所有相关的随机对照临床试验的系统评价
II	证据来自至少一个正确设计的随机对照临床试验
III-1	证据来自设计良好的半随机对照临床试验(交替分组或其他分组方法)
III-2	证据来自有对照组的比较性研究(包括这些研究的系统评价),包括非随机的同期对照研究、队列研究、病例对照研究或有对照组的时间干扰性研究
III-3	证据来自历史性的比较性研究、两个或多个无对照组研究、或没有对照组的时间干扰性研究
IV	证据来自病例系列,包括仅有治疗后结果的病例系列和治疗前后对照的病例系列

表9-2　美国国家临床指南交换所的证据等级

等级	证据
Ia	证据来自随机对照临床试验的meta分析
Ib	证据来自至少一个随机对照临床试验
IIa	证据来自至少一个设计严谨的非随机的对照研究
IIb	证据来自至少一个其他类型的设计严谨的半随机对照临床试验
III	证据来自设计严谨的非试验性描述性研究,例如比较性研究、相关性研究和病例研究
IV	证据来自专家委员会报告或意见和(或)有关专家的临床经验

建议分级:

A: 需要至少一个随机对照临床试验作为高质量和连贯性地提出具体建议的文献整体的一部分(证据来自 Ia和Ib);

B: 需要与主题相关的完成良好的临床研究,但没有随机对照临床试验(证据来自 IIa、IIb和III);

C: 需要来自专家委员会的报告或意见和(或)临床经验,但缺乏直接的高质量的临床研究(证据来自 IV)。

表9-3　牛津大学循证医学中心的证据等级

等级		防治和病因证据
1	1a	同质的随机对照临床试验的系统评价
	1b	置信区间窄的单个随机对照临床试验
	1c	全或无病例系列(all or none case series)
2	2a	队列研究的系统评价
	2b	单个队列研究、低质量随机对照临床试验

续表

等级		防治和病因证据
	2c	结局研究、生态学研究
3	3a	同质的病例对照研究的系统评价
	3b	单个病例对照研究
4		病例系列、质量不高的队列研究和病例对照研究
5		专家意见（未经严格评估的，或仅依据生理学、基础研究、初始概念）

建议分级：

A：来自第1级的一致性研究；

B：来自第2或3级的一致性研究，或从第1级研究推断而来；

C：来自第4级研究或从第2或3级研究推断而来；

D：来自第5级证据或任何类别中不一致或结果不确定的研究。

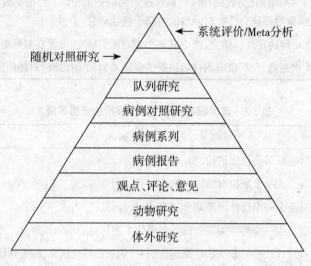

图9-3　证据金字塔

以上四种证据等级划分方法略有不同，但它们具有一些共同点：

第一，证据划分均考虑了研究设计类型和研究完成质量两个因素。高质量的研究设计并不表示研究完成的质量同样好。质量不高的研究证据可靠性需要质疑，在划分证据等级时需要降级处理。

第二，均认为来自多个随机对照临床试验的系统评价/meta分析的证据等级最高，其次是单个随机对照临床试验，再者是队列研究和病例对照研究，最后是病例系列和单个病例研究。

在临床决策时，需要根据研究证据的真实性和研究结果的临床适用性正确选择相应的证据。下面，本章就这些研究在临床设计和临床应用方面的优点和缺点做详细论述。

第二节　GRADE分级体系

一、GRADE 的来源

GRADE(the Grading of Recommendations Assessment，Development and Evaluation)是由包括世界卫生组织(WHO)在内19个国家和国际组织共同成立的GRADE工作组开发的一套适用于系统评价(systematic reviews，SR)、临床实践指南(clinic practice guideline，CPG)和卫生技术评估(health technology assessment，HTA)的分级工具。GRADE证据质量分级和推荐强度系统于2004年正式推出，是当前证据质量和推荐强度分级的国际标准之一，目前已被WHO、Cochrane协作网、英国国家卫生与临床优化研究所(National Institute for Health and Care Excellence，NICE)、美国内科医师协会(American College of Physicians)等全球80多个重要组织采纳。

二、GRADE 的优点

GRADE比以往的分级系统更具优势。虽然其他分级系统也具备其中一些优势但没有一个比GRADE全面：①由一个具有广泛代表性的国际指南制定小组制定；②明确界定了证据质量和推荐强度；③清楚评价了不同治疗方案的重要结局；④对不同级别证据的升级与降级有明确、综合的标准；⑤从证据评级到推荐意见强度全过程透明；⑥明确承认患者价值观和意愿；⑦就推荐意见的强弱，分别从临床医生、患者、政策制定者角度做了明确实用的诠释；⑧适用于制作系统评价、卫生技术评估及指南。

GRADE工作组为推广证据质量和推荐的理念，在《英国医学期刊》(British Medical Journal，BMJ)和《临床流行病学杂志》(Journal of Clinical Epidemiology)上发表系列文章，并建立GRADE的网络平台(http: //www.gradeworkinggroup. org/index. htm)传播最新进展，开发免费的专业软件GRADEpro(GRADEprofiler software)，定期组织分级方法的培训班。中国循证医学中心/中国Cochrane中心系列翻译与宣传GRADE最新工作进展，并负责其中文版网站的维护与更新。

三、GRADE 的证据质量和推荐强度分级

(一)GRADE的证据质量分级

GRADE将证据质量分为"高、中、低和极低"四个等级，具体含义如下：①高质量：我们非常确信真实的效应值接近效应估计值；②中等质量：对效应估计值我们有中等程度的信心：真实值有可能接近估计值，但仍存在二者大不相同的可能性；③低质量：我们对效应估计值的确信程度有限：真实值可能与估计值大不相同；④极低质量：我们对效应估计值几乎没有信心：真实值很可能与估计值大不相同。

与其他证据质量分级系统一样，GRADE的证据质量分级方法始于研究设计。一般来说，推荐不同治疗方案而非推荐预后或诊断试验准确性问题时，随机对照试验的证据级别高于观察性研究。设计严谨的观察性研究的证据级别高于非对照病例研究。在GRADE中，随机

对照试验开始被定为支持干预效果估计的高质量证据,观察性研究被定为低质量证据。然而,如果随机对照试验中存在可能降低证据质量的因素,则降为中等质量;如观察性研究中有提升证据质量的因素,则上升为中等质量,但观察性研究中如有降低证据质量的因素,则降为极低质量。五种因素可能导致证据质量下降,包括:①研究的局限性(偏倚风险);②不一致性;③间接性;④不精确性(随机误差);⑤发表偏倚。三种因素可能提升证据质量,包括:①存在很大的效应量时;②存在剂量—反应关系时;③所有合理的混杂或其他偏倚增加我们对估计效应的把握度时。GRADE的证据质量分级方法如表9-4所示。

表9-4　GRADE证据质量分级方法

研究设计	证据初始质量	如果符合以下条件,降级	如果符合以下条件,升级	证据的质量等级
随机对照试验	高 ⟹	偏倚风险	效应量大	高(4个"⊕"):⊕⊕⊕⊕
		−1严重	+1大	
		−2非常严重	+2非常大	
		不一致性	剂量反应	中(3个"⊕"):⊕⊕⊕○
		−1严重	+1梯度量效证据	
观察性研究	低 ⟹	−2非常严重		
		间接性	所有可能残余的混杂因素	低(2个"⊕"):⊕⊕○○
		−1严重	+1降低所展示的效应	
		−2非常严重	+2如未观察到效应意味是一种假效应	
		不精确性		
		−1严重		
		−2非常严重		极低(1个"⊕"):⊕○○○
		发表偏倚		
		−1严重		
		−2非常严重		

1. 可能降低证据质量的因素　概述如下:

(1)研究的局限性:如果随机对照试验和观察性研究在设计或实施上存在缺陷,则可引起误导性结果的额外风险(其他出版物称为"有效性"或"内部有效性"问题),即研究的局限性或偏倚风险。

随机对照试验的局限性包括:①分配隐藏不充分:招募受试对象的人知道下一位受试对象将被分到哪一组(或交叉试验中的哪一时期)(按星期几、出生日期或图表编号等来分配的"假"或"半"随机试验的主要问题)。②盲法缺失:受试对象、医护人员、结果记录人员、结果裁定人员或数据分析人员知道受试对象分配到哪一组(或交叉试验中目前正在接受的药物治疗情况)。③不完整报告受试对象和结局事件:优效试验中的失访和未遵从意向性治疗原则；或非劣效试验中的失访和未同时进行两种分析：仅分析坚持治疗的受试对象和分析所有可得结果数据的受试对象。④选择性结果报告偏倚：不完整报告或不报告某些结果及基于结果的其他内容。⑤其他局限性：因早期获益而终止试验、使用未经验证的结果测量方法（如受试对象报告的结果）、交叉试验中的延滞效应、整群随机试验中的招募偏倚。

观察性研究的局限性包括：①未能制定和使用合理的纳入标准（对照人群的纳入）：病例对照研究中匹配不足或匹配过度、队列研究中从不同的人群中选择暴露组和非暴露组。②暴露和结局的测量均存在缺陷：暴露的测量存在差异（如病例对照研究中的回忆偏倚）、队列研究中暴露组和非暴露组的结果监测有差异。③未能充分控制混杂因素：未准确测量所有已知的预后因素、未对预后因素进行匹配和（或）在统计分析中未进行调整。④随访不完整。

（2）不一致性：不同研究间大相径庭的疗效评价意味着各种疗法确实存在差异。差异可能来源于受试对象、干预措施或结局指标。评价结果不一致性主要有以下四个标准：①点估计值在不同研究间变异很大。②置信区间很窄或无重叠。③异质性检验得到的P值很小。④I^2值大。

（3）间接性：间接性的产生方式有以下四种：①人群差异（适用性）：参与相关研究的受试对象可能与我们关注人群不同。②干预措施的差异（适用性）：所检验的干预措施可能与我们关注的干预措施不同。有关患者和干预措施间接性的决策取决于对生物或社会因素差异是否大到可能使效应尺度出现预期的较大差异的考虑。③结果测量的差异（替代结果）：结果可能有别于最初设定的结局指标——如替代结果本身不重要，但测量值是基于替代结果的变化反映患者重要结局变化这一假设。④间接比较：见于没有直接比较两个或多个所关注干预措施的证据时。

（4）不精确性：又称"随机误差"。GRADE对系统评价和指南的证据质量定义不同：对于系统评价，质量指我们对效应估计值的把握度；对于指南，质量指我们有多大的把握认为效应估计值足够支持某个特定决策。GRADE判断精确性的主要标准是针对每个结局指标干预组和对照组效果差异的95%置信区间（CI）。

在指南实际运用中，指南制定者考虑不精确性时，首先确定置信区间是否跨过推荐和不推荐治疗的临床决策阈值。如果跨过，则因不精确性而降低证据质量级别。如果未跨过，则是否符合OIS（即"最优信息样本量"，optimal information size，OIS）标准？或者，是否事件发生率很低而样本量很大（至少是2000例，也可能4000例）？如果不能满足上述任一标准，则因不精确性而降低证据质量级别。

系统评价所需方法略有不同。如果不符合OIS标准，则因不精确性而降低证据质量，除非样本量很大（至少200，也可能4000例）。如果符合OIS标准且95%CI不包含无效值（即，相对危险度（RR）的CI不包括1.0），才足够精确。如果符合OIS标准且置信区间包括无效值（即RR的CI包含1.0），置信区间未排除重大获益或危害，则降低证据质量级别。

（5）发表偏倚：当可得证据来自小样本研究、且多数由厂商资助时，作者应怀疑存在发表偏倚。若干基于检验数据类型的方法可用于评价发表偏倚，其中最常用的为漏斗图，但这些方法都有较大局限。发表偏倚可能较常见，必须特别关注早期结果、对样本量与事件数都很小的早期试验结果尤需小心。

2.可能提升证据质量的因素　概述如下：

（1）效应量大：直接证据，当RR=2~5或RR=0.5~0.2，且无合理的混杂时，可判定为效应量大;当$RR>5$或$RR<0.2$,且无偏倚风险或精确性(足够窄的置信区间)相关的严重问题时,可判定为效应量非常大;此外,与已知的疾病趋势相比,对治疗的迅速反应也可被视为效应量大。通常由间接证据为大治疗效应提供进一步支持。

(2)存在剂量—反应关系:存在剂量—反应关系被视为相信假定因果关系的一条重要标准。这种关系可能会增加对观察性研究结果的信心,从而提高原定的证据质量级别。如药物剂量与其效应大小间有明显关联。

(3)合理的混杂因素:严谨的观察性研究会精确测量与关注结局相关的预后因素,也会对这些因素在干预组与对照组间分布的差异进行分析以校正其效应。多数情况下认为观察性研究仅提供低质量证据的原因,是因无法在分析中校正未测量或未知的对结局有影响的因素,而这些因素很可能在试验组和对照组间分布不均衡。观察性流行病学的专业术语将这种现象描述为"残余混杂"或"残余偏倚"。GRADE认为,合理的混杂可增加估计效应的可信度。通常这三个主要适用于观察性研究的因素很少遇到。大多数观察性研究即使实施很好,也只能提供低质量证据。考虑提升证据质量理由之前,必须先考虑前面提到的所有降低证据质量级别的因素。如果上述任一个因素存在严重缺陷,则很少做出升级的决定。

(二)GRADE的推荐强度分级

推荐强度反映对一项干预措施是否利大于弊的确定程度。干预措施的"利"包括降低发病率和病死率、提高生活质量、降低医疗负担和减少资源消耗等;"弊"包括增加发病率和病死率、降低生活质量或增加资源消耗等。GRADE将推荐强度分为"强推荐和弱推荐"两个等级,包括患者、临床医生和政策制定者三个方面,并提供了用于描述的符号、字母或数字,详见表9-5和表9-6。

表9-5　GRADE证据推荐强度含义

含义	推荐强度	
	强推荐	弱推荐
患者	在这种情况下,多数患者会采纳推荐方案,只有少数不会;此时若未予推荐,则应说明	在这种情况下,大多数患者不采纳推荐方案,但仍有不少患者会采用
临床医生	多数患者应该接受该推荐方案	应该认识到不同患者有各自适合的方案,你得帮助每个患者做出体现他(她)价值观和意愿的决定
政策制定者	该推荐方案在大多数情况下会被采纳作为政策	制定政策需要实质性讨论,并需要众多利益相关者参与

表9-6　GRADE证据质量和推荐强度表达方法

证据质量	表达方法	推荐强度	表达方法
高级质量	⊕⊕⊕⊕或A	支持使用某项干预措施的强推荐	↑↑或1
中级质量	⊕⊕⊕○或B	支持使用某项干预措施的弱推荐	↑?或2
低级质量	⊕⊕○○或C	反对使用某项干预措施的弱推荐	↓?或2
极低质量	⊕○○○或D	反对使用某项干预措施的强推荐	↓↓或1

影响推荐强度的因素概述如下：

1. 利弊权衡　利弊间的差别越大，越适合做出强推荐；差别越小，越适合做出弱推荐。

2. 证据质量　证据质量越高，越适合做出强推荐；证据质量越低，越适合做出弱推荐。

3. 价值观和意愿　价值观和意愿差异越大，或不确定性越大，越适合做出弱推荐。

4. 成本（资源配置）　一项干预措施的花费越高，即消耗的资源越多，越不适合做出强推荐。

四、GRADE 与系统评价和指南

根据GRADE的证据质量分级方法，随机对照试验开始被定为支持干预效果估计的高质量证据，观察性研究定为低质量证据。如果随机对照试验中存在可能降低证据质量的因素，则降为中等质量；如观察性研究中有提升证据质量的因素，则上升为中等质量，但观察性研究中如有降低证据质量的因素，则降为极低质量。五种因素可导致证据质量下降，三种因素则可提升证据质量。最终，每一结局相应的证据质量归属于从高到极低的四类之一。

系统评价和指南作者用这种方法来评价所有研究的每个结局指标的证据质量（即证据群的质量）。在此基础上，指南制定者综合所有信息做出最终判定，得出哪些结局是关键性的，哪些结局是重要（而非关键性）的，然后做出证据总体质量级别的最终决策，并考虑推荐的方向及强度。

GRADE工作组已开发出一套专门方法来呈现可得证据的质量、与质量评级有关的判断及备选方案对所关注结局的影响。这些方法包括证据概要表和结果总结表（图9-4）。

名称	涵盖条目												
EP	质量评价							患者人数		效应		证据质量	结局的重要性
	研究数量	设计	偏倚风险	不一致性	间接性	不精确性	其他考虑	试验组	对照组	相对效应（95%CI）	绝对效应		
	结局指标												
Sof	结局指标	比较风险说明（95%CI）		相对效应（95%CI）		受试者人数（研究数）		证据质量（GRADE）		备注			
		假定风险	相应风险										
		对照组	试验组										

图9-4　证据概要表和结果总结表

证据概要表（EP）除有结果总结表（SoF）的内容外还包含详细的质量评价，即除有对每个结局的结果总结外，还包含对决定证据质量的每个因素的清晰评价。SoF包含对每个结局的证据质量评价，但没有该评价所依托的详细评判信息。

EP和SoF的区别源于它们是针对于不同的目的和不同使用对象而设置的。EP提供了系统评价或指南作者所作判断的每个记录，它服务于系统评价作者、结果总结表制作者及那些质疑评价质量的人，有助于结果总结表制作者确保其所做出的判断系统透明，同时为其他人检查那些判断提供依据；指南制定委员会成员可使用EP来确保他们对作为质量评价基础的判断进行探讨并达成一致意见,从而明确记录于SoF中的相关判断是否正确。SoF针对的对象更广泛,包括系统评价者和指南的终端用户,它将决策者所需的关键信息进行简明总结,对指南而言,则提供了推荐意见所基于关键信息的总结。

[思　考　题]

1. 不同证据等级划分的方法有哪些共同点?

2. GRADE的证据质量分级中,可能降低证据质量和提升证据质量的因素分别有哪些?

（李　洁）

参 考 文 献

[1] Jenicek M. Foundations of evidence-based medicine. UK: The Parthenon Publishing Group, 2003.

[2] Mayer D. Essential evidence-based medicine. UK: Cambridge University Press, 2004.

[3] Olsen O. Chapter 2: What types of study designs should be included in Cochrane reviews?. The Cochrance Library, 2002.

[4] National Health and Medical Research Council. How to use the evidence: assessment and application of scientific evidence. Canberra: Commonwealth of Australia, 2000.

[5] National Guideline Clearinghouse. Attention deficit and hyperkinetic disorders in children and young people: A national clinical guideline[S]. National GuidelineClearinghouse, 2005

[6] Phillips B, Ball C, Sackett D, et al. Levels of evidence and grades of recommendation. Oxford Centre for evidence-based medicine, 1998.

[7] 陈耀龙,姚亮,杜亮,等. GRADE在诊断准确性试验系统评价中应用的原理、方法、挑战及发展趋势. 中国循证医学杂志, 2014, 11: 1402-1406.

[8] Atkins D, Eccles M, Flottorp S, et al. Systems for grading the quality of evidence and the strength of recommendations I: critical appraisal of existing approaches The GRADE Working Group . BMC Health Serv Res, 2004, 4(1): 38.

[9] Balshem H, Helfand M, Schunemann HJ, et al. GRADE guidelines 3: Rating the quality of evidence-introduction. J Clin Epidemiol, 2011, 64(4): 401-406.

[10] 李幼平. 循证医学. 北京: 高等教育出版社, 2009.

[11] Guyatt GH, Oxman AD, Vist G, et al. GRADE guidelines: 4. Rating the quality of evidence--study limitations (risk of bias). J Clin Epidemiol, 2011, 64(4): 407-415.

[12] Guyatt GH, Oxman AD. GRADE guidelines: 7. Rating the quality of evidence–inconsistency. J Clin Epidemiol, 2011, 64(12): 1294-1302.

[13] Guyatt GH, Oxman AD, Kunz R, et al. GRADE guidelines: 8. Rating the quality of evidence–indirectness. J Clin Epidemiol, 2011, 64(12): 1303-1310.

[14] Guyatt G, Oxman AD, Kunz R, et al. GRADE guidelines 6. Rating the quality of evidence–imprecision. J Clin Epidemiol, 2011, 64(12): 1283-1293.

[15] Guyatt GH, Oxman AD, Montori V, et al. GRADE guidelines 5: Rating the quality of evidence-publication bias. J Clin Epidemiol, 2011, 64(12): 1277-1282.

[16] Guyatt GH, Oxman AD, Sultan S, et al. GRADE guidelines: 9. Rating up the quality of evidence. J Clin Epidemiol,2011,64(12): 1311-1316.

[17] Guyatt GH, Oxman AD, Kunz R, et al. Rating quality of evidence and strength of recommendations: Going from evidence to recommendations. BMJ,2008,336(7652): 1049-1051.

第十章 循证医学证据的检索与获取

[提要] 本章主要介绍循证医学常用信息来源,数据库的类型和结构,证据检索策略的制定,中医药文献获取的方法。

第一节 中医循证医学证据的来源

目前世界上有大量医学研究证据来源,可以分为两方面,即一级来源证据(primary resources)和二级来源证据(second resources),也可以称为原始研究证据和二次研究证据。

一、一级来源证据

一级来源证据所提供的证据为原始研究证据。最为著名的收集一级来源证据的数据库为美国医学索引在线(Index Medicus Online, Medline)、欧洲Embase数据库(Embase Database)、中国生物医学文献数据库(Chinese Biomedical Literature Database, CBM)和中国期刊全文数据库等。这些综合性的文献数据库的特点就是收录文献的范围广泛、质量不同,收录的文献数量巨大、包罗万象、鱼龙混杂。所以要找到与中医药临床决策相适应的相关高质量证据,就必须通过证据检索、筛选和评价方能获得。

二、二级来源证据

二级来源证据是对原始文献研究证据进行了处理的二次研究证据,与循证医学相关的二次研究证据可以满足一定的质量标准,通过筛选、整理、评价后,与临床决策直接相关。这类文献数据库有著名的Cochrane图书馆(Cochrane Library)、最佳证据(Best Evidence)、循证医学评价(Evidence Best Medicine Review, EBMR)、指南数据库(National Guideline Clearinghouse, NGC)和世界卫生组织临床试验注册平台(WHO ICTRP)等。

第二节 医学信息检索的基础知识

计算机信息检索是利用计算机对信息进行存储与检索。大量的数据信息按一定的格式输入到计算机中,经过计算机的加工处理,以一定的结构有序地存储在计算机的存储介质上,这是计算机信息存储过程;查找是存储的逆过程,用户的需求输入到计算机中,由计算机对其进行处理,并与已存储在计算机中的信息进行查询与匹配,最后按要求的格式输出检索结果。

从1954年美国海军兵器实验所图书馆利用IBM 70l型电子管计算机建立了世界上第一个情报检索系统以来,计算机检索共经历了五个阶段:脱机检索阶段(20世纪50年代中至60年代中)、联机检索阶段(20世纪60年代中至70年代初)、国际联机检索阶段(20世纪70年代)、光盘检索阶段(20世纪80年代中期)、网络检索阶段(20世纪90年代)。纵观计算机检索的发展历史,可以发现信息检索的每一次进步都与计算机技术的发展密切相关。今后计算机信息检索将紧跟时代的步伐,为研究人员提供更为方便、快捷的获取信息的途径。

一、医学信息检索的原理

世界上有无数个计算机信息检索系统,用来满足不同的检索要求。每个计算机信息检索系统都由信息存储和信息检索两部分组成,分别对应于数据库的建立和利用。目前大部分系统的组成如下(图10-1):

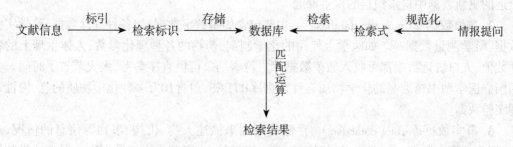

图10-1 医学信息检索的原理

信息的存储过程,即数据库的建立,是由信息专业人员完成的。他们将分散的文献资料进行收集、评价和选择,然后对确定收录的文献信息进行著录、标引、编写文摘等工作,把一篇论文转换成若干个检索标识输入计算机,组织成具有检索价值的数据结构系统供检索使用。

所谓"标引",是根据文献的主题内容,按照某种规范化主题词典或词表,给予主题词和副主题词作为检索标识;或者根据文献的学科归属,采用某种文献资料分类法,给予分类号作为检索标识。因此,检索标识可以是主题词、副主题词、分类号、篇名、著者姓名等。数据库通过这些检索标识,引出文献。

信息的检索过程就是用户利用数据库获取所需信息的过程。用户将情报提问转换成计算机检索系统能够识别的检索式,即规范化。但也有例外,如:统一语言系统、自然语言检索和全文检索已无需规范化。由计算机进行匹配运算,最后输出检索结果。由于计算机进行的匹配运算是字符匹配运算,用户必须对信息的存储有所了解,特别是检索标识,才能提高检索效率,发挥计算机信息检索的优势。

二、医学信息检索系统的构成

对于计算机信息检索系统的构成,我们可以从逻辑构成和物理构成两个方面来认识它。所谓"逻辑构成",主要是从系统功能上来看,它包括以下几个子系统:①信息源选择与采集子系统;②标引子系统;③建库子系统;④词表管理子系统;⑤用户接口子系统;⑥提问处理子系统。而"物理构成"包括计算机硬件、软件和数据库、通讯线路和检索终端五个部分。

计算机信息检索系统中的数据库是指一定专业范围内的信息记录及其索引的集合体,是计算机信息检索系统的重要组成部分,是信息资源,是检索对象。

(一)数据库的类型

数据库的内容非常广泛,从各学科的科学文献到经济、文化、医学、金融、商业等,几乎包罗万象,应有尽有。对检索用户来讲,必须了解数据库的类型,以便根据不同的检索需求选择合适的数据库。下面将数据库按内容划分为4种。

1. 书目数据库(bibliographic database)　存储的是二次文献。包括文献的外部特征、题录、文摘和主题词等,检索结果是所需文献的线索而非原文。许多书目数据库是印刷型文献检索工具(索引、文摘)的机读版本,如MEDLINE、Sino MED等,并且有固定的更新周期。对于这种数据库可进行回溯检索(检索从过去某年直到目前的所需文献)和定题检索(定期从最近的更新数据中检索预定的检索课题)。

2. 数值数据库(numeric database)　主要包含的是数字数据,如各种统计数据、科学实验数据、科学测量数据等。如医学上使用的化学制剂、药物的各种理化参数、人体生理上的各种数值、人口统计数据都可收入数值数据库。检索结果可供直接参考,大大节省了时间。美国国立医学图书馆编制的化学物质毒性数据库RTECS,包含10万多种化学物质的急、慢性毒理实验数据。

3. 事实数据库(fact database)　存储的是用来描述人物、机构、事物等信息的情况、过程、现象的事实数据。如名人录、机构指南、大事记等,均可归入事实数据库。对于这类数据库,用户只需通过人名、机构名和事物名称等就能查到它们的介绍和相关信息等。在医学界,美国MEDLIARS系统中的医生咨询数据库(PDQ数据库),能为医生提供有关癌症治疗和临床试验的相关病因、诊断标准、治疗方案以及最新研究进展等信息。

4. 全文数据库(full text database)　顾名思义,存储的是原始资料的全文,如杂志论文、报纸新闻等。有的有相应的印刷型文本,有的则是纯电子出版物。全文检索可以直接获取原始资料,而不是书目检索时的线索,提高了用户的检索效率。医学方面的全文数据库越来越多,在DIALOG中有48种医药期刊全文数据库,我国有自行开发的《中国期刊全文数据库》《中文科技期刊全文数据库》等。

(二)数据库的结构

尽管数据库的种类多样,但其结构大致相同,一般由以下几个部分组成:

1. 记录(record)　记录是构成数据库的一个完整的信息单元,每条记录描述一条原始信息的外部特征和内部特征。书目数据库中的一条记录通常代表一篇文献,其他类型数据库中的记录则是某种信息单元,如一种治疗方案,一组理化指数等。

2. 字段(field)　比记录更小的单位是字段,是组成记录的数据项目。例如在书目数据库Medline中一条记录代表一篇书目文献,在这条记录中有题名、著者、来源、文摘、主题词等字段。每个字段有自己的名称和缩写,如题名字段用title(TI)表示,著者字段用author(AU)表示,文摘字段用abstract(AB)表示。这些缩写名也被称为字段标识符。

另外在有些数据库中,某些字段是复合字段,例如来源(source)字段由期刊名、年、卷、期、页码等字段复合而成。

3. 文档(file)　文档一词有两重含义,第一种可以把文档理解为数据库中一部分记录的集合。许多大型的数据库为了方便用户检索,常常把数据库分割成若干个文档,如Medline数据库被分为现期文档和若干回溯文档。

另一种则把文档理解为数据库的结构。众多杂乱无章的记录要构成可检索的数据库,必须进行合理的组织,建立一个顺排文档和若干个倒排文档。顺排档和倒排档相互关联才能完成检索。顺排档以记录为单位,按记录的入藏顺序号从小到大排列。倒排档则是从顺排档中选取有检索意义的检索标识,例如主题词、著者姓名、化学物质名等,并按某种顺序排列,同时在检索标识后注明入藏顺序号。这样就形成主题词倒排档、著者倒排档等。例如检索著者时,检索系统先使用著者倒排档,从著者姓名得到入藏顺序号,再使用顺排档,根据入藏顺序号得到这条记录。如此根据著者姓名找到该著者的文献。

三、医学信息检索过程

计算机信息检索的过程,实际上是将用户的提问与数据库中的检索标识进行字符匹配,从而决定取舍的过程,所以用户在进行检索时,必须制定检索策略,来保证检索结果的满意程度。

从广义上讲,检索策略包括检索需求的分析、数据库的选择、检索方法的确定、检索式的编写等多方面;狭义地讲,主要指确定检索标识,并用运算符与检索标识一起构成检索提问表达式的过程。

广义的检索策略一般可以分为以下几个步骤:

(一)检索需求的分析和表达

一般情况下,首先,要分析检索需求的类型。用户对信息的需求是多种多样的,不同类型的信息需求对查全和查准的要求也不尽相同。

用户的检索需求大致可分为3类:

1. "查新",这类信息检索要求及时获得最新的内容,而对查全没有过高的要求。

2. "查准",这类信息检索要求了解某一理论、方法、设备、工艺的某个细节,以解决研究中的具体问题,也就是要求检出的文献有针对性。这类需求对查准要求较高而往往不需要查全。

3. "查全",这类信息检索要求全面了解某一特定领域的发生、发展和现状。这是一种带有追溯性的检索要求。在撰写综述、科技成果评价以及专利申请的查新过程中往往需要这种信息检索,它对查全有较高的要求。

其次,要重点分析检索主题,这是检索需求分析的关键。可以从外部特征和内容两方面进行分析。在信息的外部特征方面要明确所需信息的语种、年代范围、类型及著者等。在信息的内容方面要仔细分析检索课题,用自然语言准确表达出这些内容和概念,这是一个需要慎重处理的环节。

最后,用简单明了、便于计算机处理的文字和句法全面正确地描述检索需求。

（二）检索方法的制定

要较好地完成一次检索任务，需要制定一个良好的检索方法，这会涉及各方面的知识和技能。如是否了解检索系统的特征和功能、是否熟悉该数据库的标引规则和词表结构、是否掌握必要的检索技能和技巧、是否了解所检课题的专业知识等。一般情况下可按下列顺序进行：

1. 根据待检课题的学科专业范围、主题内容，选择合适的数据库，并确定检索途径（分类途径、主题途径或著者途径等）。

2. 对检索需求进行概念分析和转换。要达到理想的检索结果，其前提是对检索需求的概念分析要具有正确性和全面性，然后根据该数据库的词表，把待检课题的主题内容转换成检索系统采用的检索标识和检索词，并准备若干自由词备用。

检索词的选择是重要的。因为它是检索要求中最基本的单元。有了合适的检索词，将检索词进行合理的组配，才能得到满意的检索结果。

计算机信息检索系统中的检索词可分为两种：一种称为主题词，取自于主题词表、叙词表、分类词表等，是经过规范化的。使用主题词进行检索，其主要优点是保证了一定的查全率和查准率。因为通过标引，主题词包含了它的同义词和近义词等，保证了查全率；同时主题词可以与副主题词组配，对该主题词下的文献进行进一步的限定，确保了查准率。另一种为自由词，取自于文献的篇名、文摘或正文，是一种没有规范化的自然语言。当没有合适的主题词时，可以考虑用自由词检索，但要注意该自由词的不同表达形式，如近义词、同义词、缩写、全称等，以防止漏检。

总之，应首选主题词检索，提高检索效率，节省检索费用，达到满意的检索结果；其次才选用自由词，并注意防止漏检。

（三）检索策略的制定

把选择好的检索词用系统规定或允许的符号（运算符）连接起来，以便计算机对检索要求进行处理，这就是编制检索策略。

以下是几种常用的运算符：

1. 布尔逻辑算符　是基本的算符，有3种类型：逻辑"或"、逻辑"与"和逻辑"非"，分别用or、and和not表示。

2. 截词符　所谓截词，是指检索词截断，取其中的一部分。截词方式有右（后）截断、左（前）截断和中间截断。截词符号有星号（*）、问号（？）及#字符（#）等，各种检索系统采用不同的符号。右（后）截断最常用，如medic*，可查到medical、medicine等所有以medic开头的单词。

截词检索可以解决检索词的单复数问题、词干相同而词尾不同问题以及英美单词的拼写差异问题。

3. 限制符　在检索系统中，还有一些缩小或约束检索结果的方法，称为限制检索。常用的有特定字段的限制检索，限制符为"in"和"="。用这种方法可以将检索词限制在特定的字段中，如年份限制检索、语种限制检索、文献类型限制检索等。如English in LA，表示检索结果的语种为英文。

利用布尔逻辑算符、括号、截词符和限制符，就可以构造出一个比较完善、符合检索要求的检索句法，即检索式或检索策略。

（四）检索结果反馈后检索策略的调整

目前的计算机检索系统人机对话比较自由,所以检索式可以多次修改、不断完善,直到满意为止。在调整检索策略时,可以从查全和查准这两个检索效果评价指标进行分析,并提出对策。当我们觉得检索结果太少时,可以从扩大检索范围入手,调整方法如下:

1. 降低检索词的专指度,可以从词表或检出文献中选泛指词或将相关词补充到检索式。

2. 调节检索策略的网罗度,如删除某个不重要的检索词。

3. 进行族性检索,可采用分类号检索,或用一组同义词、近义词和相关词,用OR连接在检索式中。

4. 取消某些限制过严的限制符。

当我们觉得检索结果太多时,一般是在一定的查全基础上再进行缩检,调整方法如下:

1. 提高检索词的专指度,换用专指度较强的规范词或自由词。

2. 增加and连接,进一步限定主题概念。

3. 把检索词限定在主要字段,如标题字段、主题词字段等。

4. 缩短检索年限,或限定某些刊物。

（五）检索结果的输出

检索结果的输出是整个检索过程的最后一步,用户可以要求检索系统按照一定的格式输出检索结果。输出格式通常有题录、全文或整个网页。

计算机信息检索的主要过程可参见下列检索过程示意图(图10-2):

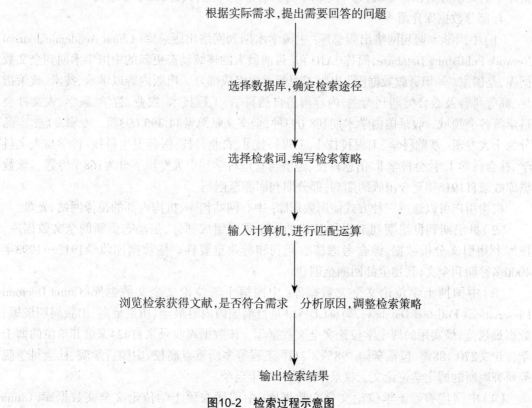

根据实际需求,提出需要回答的问题

选择数据库,确定检索途径

选择检索词,编写检索策略

输入计算机,进行匹配运算

浏览检索获得文献,是否符合需求　分析原因,调整检索策略

输出检索结果

图10-2 检索过程示意图

第三节　常用中文医学文献信息资源

一、数字化信息资源

（一）中国期刊全文数据库

1. 简介　中国医院知识仓库（China Hospital Knowledge Database，简称CHKD）是中国知识基础设施（China National Knowledge Infrastructure，简称CNKI）系列数据库产品，是"中国知识基础设施"工程的产物。CNKI系列数据库产品包括源数据库和专业知识仓库。中国知网（http: //www. cnki. net/）是CNKI的门户网站和网络出版发行平台。

2. 覆盖范围　收录自1994年以来700多种医药类专业期刊的医学全文文献，以及2300多种非医药类期刊所提供的文献、280多种专业报纸及与其相关的其他报纸、医学博硕士论文、中国重要的医药卫生会议论文以及部分医药卫生类工具书、教材等。首次推出的CHKD收录了1994年至今的各类医学文献达160多万篇。日更新千余篇，年更新量约30万篇。数据库所收录的文献覆盖了现有的所有学科，包括自然科学、工程技术、信息科学、农业、医学、社会科学等。

3. 分类体系　按照《中国图书馆分类法》进行分类，兼顾用户对文献的使用习惯，将数据库中的文献分为10个专辑，每个专辑下分为若干个专题，共计168个专题。

4. 部分数据库介绍

（1）中国学术期刊网络出版总库：中国学术期刊网络出版总库（China Academic Journal Network Publishing Database，简称CAJD）是目前最大的连续动态更新的中国学术期刊全文数据库，是国家"知识资源数据库"出版工程的重要组成部分。出版内容以学术、技术、政策指导、高等科普及教育类期刊为主，内容覆盖自然科学、工程技术、农业、哲学、医学、人文社会科学等各个领域。收录国内学术期刊8 093种，全文文献总量44 395 093篇。专辑专题：产品分为十大专辑：基础科学、工程科技Ⅰ、工程科技Ⅱ、农业科技、医药卫生科技、哲学与人文科学、社会科学Ⅰ、社会科学Ⅱ、信息科技、经济与管理科学。十大专辑下分为168个专题。该数据库收录自1915年至今出版的期刊，部分期刊回溯至创刊。

机构用户可以通过三种方式使用数据库：中心网站包库、机构内部的镜像网站、光盘。

（2）世纪期刊世纪期刊工程是CNKI的一个重要组成部分，是动态更新的全文数据库。该库利用引文分析数据，综合考虑核心期刊和行业重要性。该数据库收录1915—1993年4000多种期刊全文，刊物全部回溯至创刊。

（3）中国博士学位论文全文数据库：中国博士学位论文全文数据库（China Doctoral Dissertations Full-text Database，简称CDFD）是目前国内内容最全、质量最高、出版周期最短、数据最规范、最实用的博士学位论文全文数据库。该数据库收录来自424家培养单位的博士学位论文270 188篇，包括全国"985""211"工程等多所重点高校、中国科学院、社会科学院等研究院所的博士学位论文。收录年限从1984年至今。

（4）中国优秀硕士学位论文全文数据库：中国优秀硕士学位论文全文数据库（China Master's Theses Full-text Database，简称CMFD）是国内内容最全、质量最高、出版周期最短、数据最规范、最实用的硕士学位论文全文数据库。该数据库收录来自678家培养单位的优秀硕士学位论文2 413 556篇,重点收录"985""211"高校、中国科学院、社会科学院等重点院校高校的优秀硕士论文、重要特色学科如通信、军事学、中医药等专业的优秀硕士论文。收录年限从1984年至今。

(5)中国重要会议论文全文数据库:中国重要会议论文全文数据库收录自1953年至今的会议论文集,重点收录1999年以来,中国科协、社科联系统及省级以上的学会、协会,高校、科研机构,政府机关等举办的重要会议上发表的文献。其中,全国性会议文献超过总量的80%,部分连续召开的重要会议论文回溯至1953年。目前,该数据库已收录出版15 995次国内重要会议投稿的论文,累积文献总量1 916 536篇。

专辑专题:产品分为十大专辑:基础科学、工程科技Ⅰ、工程科技Ⅱ、农业科技、医药卫生科技、哲学与人文科学、社会科学Ⅰ、社会科学Ⅱ、信息科技、经济与管理科学。十大专辑下分为168个专题。

收录年限:自1953年至今的会议论文集。

(6)中国重要报纸全文数据库:中国重要报纸全文数据库收录2000年以来中国国内重要报纸刊载的学术性、资料性文献的连续动态更新的数据库。至2012年10月,累积报纸全文文献1000多万篇。

(7)中国年鉴网络出版总库:中国年鉴网络出版总库是目前国内最大的连续更新的动态年鉴资源全文数据库。内容覆盖基本国情、地理历史、政治军事外交、法律、经济、科学技术、教育、文化体育事业、医疗卫生、社会生活、人物、统计资料、文件标准与法律法规等各个领域。收录年限从1949年至今。

5. 检索方式

(1)统一检索方式:CNKI系列数据库,无论是跨库检索还是单库检索,均设置四种基本检索方式:初级检索、高级检索、专业检索、在结果中检索。并且每一种检索方式在任何数据库中的页面设计、命名、操作均力求准确与统一。

(2)增强并统一了检索控制:检索控制是对检索功能的各项条件限制和辅助。有助于人们根据各自的检索需要而选择各种制约。在CNKI系列数据库中,任何数据库中的检索控制项,其名称及操作均得到了全面的统一,给用户使用带来极大的方便。

其中的"概念扩展"(词扩展)和"词形扩展"(相似词),可帮助用户了解相关的概念及其在系统中的表示,减少使用者的无目的尝试,提高工作效率。概念扩展和词形扩展功能所提供的扩展词,都是通过对系统中文献全文的详细分析得到的,这些扩展词不仅是文献中存在并广泛使用的、而且都与检索词具有一定的关联关系。可通过它们扩展检索思路。

(3)统一文献链接:CNKI系列数据库增加并统一了各种文献链接功能,为每一篇文献构造了各自的主题文献网络,并通过不同的链接点,将整个CNKI平台上的文献资源编织成纵横交错的文献网络、知识网络。主要有如下链接类型:参考文献、引证文献、同引文献、同被引文献、二级参考文献、二级引证文献、读者推荐文献、相似文献等。

(4)统一文献导航:文献导航是为用户提供的一种不通过检索也可以获得相应文献的有效方式,当然,也可作为检索的限定条件之一。CNKI系列数据库统一并调整、新增了导航功能:设检索导航和数据库导航。

6. 如何快速看到全文CNKI 系列数据库既拥有多种复杂功能,同时也提供方便简单的检索操作,可以让用户非常方便地获得全文。

(1)登录CNKI系列数据库(图10-3)

(2)检索CNKI数据库(图10-4,图10-5)

(3)查看检索结果(图10-6)

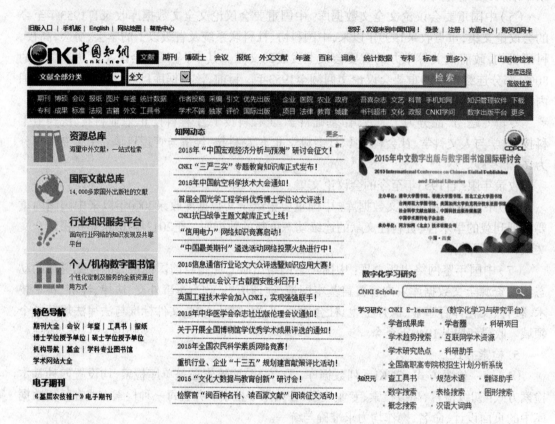

图10-3　登录CNKI数据库

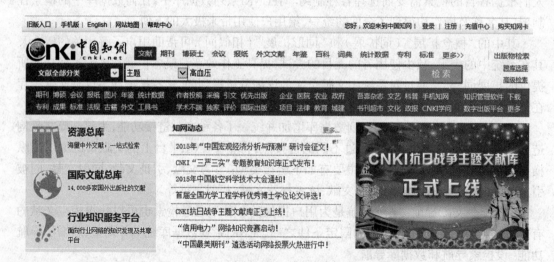

图10-4　快速检索CNKI数据库

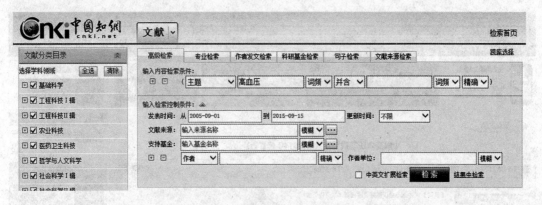

图10-5 高级检索CNKI数据库

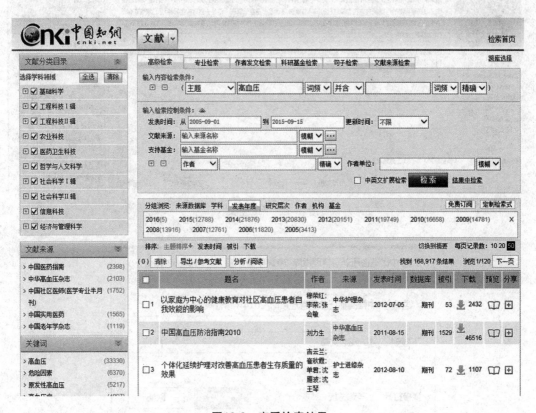

图10-6 查看检索结果

（4）下载保存文献全文（图10-7~图10-9）

（5）浏览全文（图10-10）

7. CNKI数据库 登录CNKI系列数据库产品均可从CNKI中心网站进入，提供团体、个人、访客三种类型。通过页面上方、中部、下方的链接进入CNKI各源数据库及子网站中的专业知识仓库。

（1）CNKI中心网站数据库访问方式：CNKI数据库提供两个登录界面为不同类型用户服务：团体机构用户、个人或合作单位。提供两种访问方式：用户登录和访客进入。

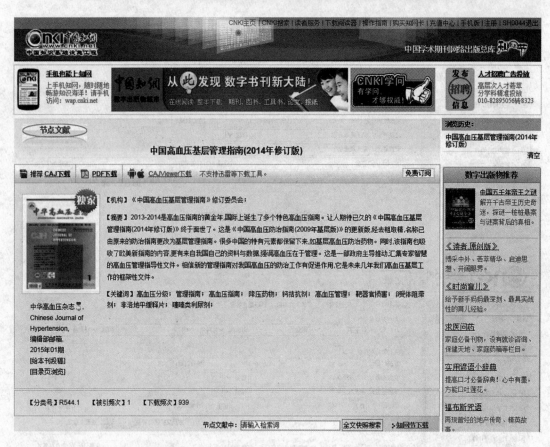

图10-7 下载全文

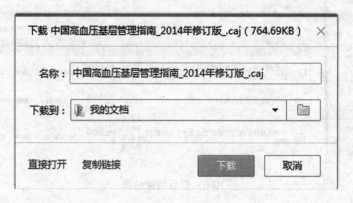

图10-8 保存全文

CAJ 文件 (1)   文件夹 (8)

中国高血压基层管理指南_2014年修订版_   Downloads

Fetion

My eBooks

图10-9 查看保存的全文

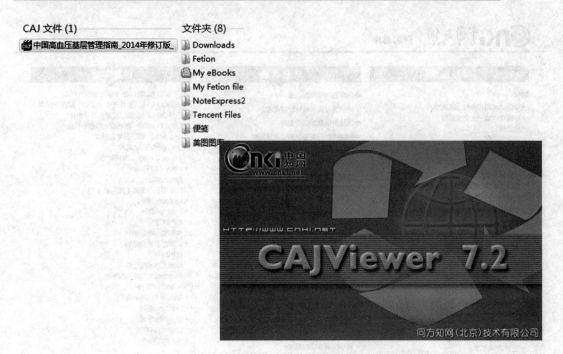

图10-10　浏览全文

用户登录：指系统只允许合法用户在正确输入账户名、密码后使用数据库下载全文。

访客进入：不需要输入账户密码就可使用，直接点击数据库就可免费检索、浏览查看相关信息，全文下载需要输入用户名和密码。

登录数据库后，点击页面右上方的"跨库检索"，选择数据库后实施跨库检索（图10-11）。也可点击页面左方"资源总库"，进入资源总库选择数据库进行检索（图10-12）。

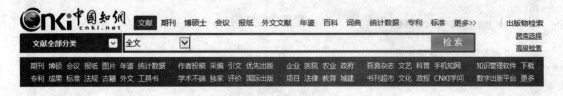

图10-11　跨库检索

（2）用户登录：合法用户在正确输入账户名、密码后，点击"登录"，进入系统（图10-13）。

（3）访客进入：未经注册的用户只需点击网站上的任何数据库名称即可进入该数据库的检索页，可以免费检索、查看检索结果的基本信息，如果需要下载全文，可在弹出的窗口中输入用户名、密码，或者在系统的引导下完成注册、充值、购卡等操作。

（4）CNKI系列数据库图标、符号说明：在进入数据库后，系统将分别在导航目录之后、检索结果页面，以图标表示文章是否可下载全文，以图标表示导出该类下的全部记录。

8. 单库检索　单库检索是指用户只选择某一数据库所进行的检索及其后续的相关操作。

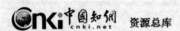

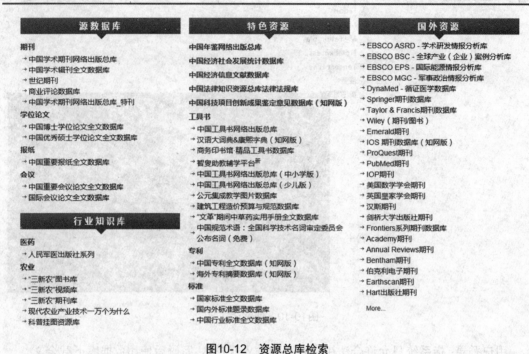

图10-12　资源总库检索

图10-13　用户登录

（1）单库检索说明：网页上提供了各类文献数据库列表，如《中国学术期刊网络出版总库》《中国博士学位论文全文数据库》《中国优秀硕士学位论文全文数据库》《中国重要会议论文集全文数据库》《中国重要报纸全文数据库》等。用户可根据自己的检索需求，选择并点击页面上的数据库名称进入相应数据库检索页进行检索。

在单库检索中,系统提供了以下基本检索方式:初级检索、高级检索、专业检索。

各种检索方式的检索功能有所差异,基本上遵循向下兼容原则,即高级检索中包含初级检索的全部功能,专业检索中包括高级检索的全部功能。

各种检索方式所支持的检索操作均需通过以下几部分实现:检索项、检索词、检索控制。

在同一种检索方式下,因数据库所收录文献的特征不同从而所设置的检索项及检索控制项会有所不同。

(2)单库检索流程(图10-14)

名称	涵盖条目											
EP	质量评价							患者人数		效应		证据质量	结局的重要性
	研究数量	设计	偏倚风险	不一致性	间接性	不精确性	其他考虑	试验组	对照组	相对效应（95%CI）	绝对效应		
	结局指标												
Sof	结局指标	比较风险说明（95%CI）		相对效应（95%CI）	受试者人数（研究数）	证据质量（GRADE）	备注
		假定风险	相应风险				
		对照组	试验组				

图10-14 单库检索流程图

(二)《维普期刊资源整合服务平台》(VIP)

1. 简介 《维普期刊资源整合服务平台》是维普资讯推出的中文科技期刊资源一站式服务平台,是从单纯的全文保障服务延伸到引文、情报等服务的产品。服务贯穿读者对期刊资源使用需求的各个环节,提供多层次、纵深度的集成期刊文献服务:从一次文献保障到二次文献分析,再到三次文献情报加工,深入整理期刊文献服务价值。为用户提供最具创新力的期刊资源研究学习平台。它分成"期刊文献检索""文献引证追踪""科学指标分析""搜索引擎服务"四大模块。维普资讯的门户网站是http://www.cqvip.com/。

2. 覆盖范围 涵盖自然科学、工程技术、农业、医药卫生、经济、教育和图书情报等学科的12000余种中文期刊数据资源。

3. 分类体系 按照《中国图书馆分类法》进行分类,所有文献被分为5个专辑:医药卫生、工程技术、自然科学、农林牧渔、人文社科。5大专辑又细分为47个专题。

4. 部分数据库介绍

(1)中文科技期刊数据库:中文科技期刊数据库源于重庆维普资讯有限公司1989年创建的《中文科技期刊篇名数据库》,其全文和题录文摘版一一对应,经过20余年的推广使用和完善,全面解决了文摘版收录量巨大但索取原文繁琐的问题。全文版的推出使得检索更为方便、快捷。

该数据库包含了1989年至今的12000余种期刊刊载的4000余万篇文献。涵盖自然科学、工程技术、农业、医药卫生、经济、教育和图书情报等学科。按照《中国图书馆分类法》进行分类,所有文献被分为5个专辑:医药卫生、工程技术、自然科学、农林牧渔、人文社科。5大专辑又细分为47个专题(图10-15)。

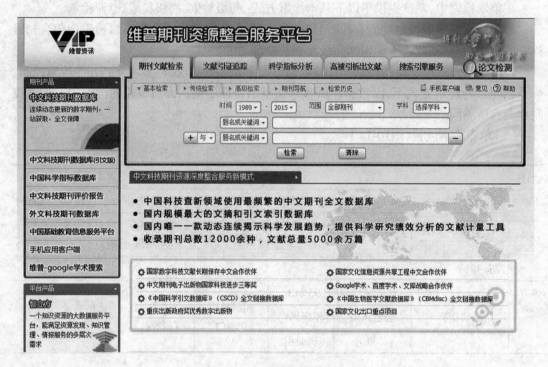

图10-15　中文科技期刊数据库

该数据库的特点有以下几方面:

1)由专业质检人员对题录文摘数据进行质检(包括标引和录入错误),确保原始文本数据的质量。考虑到在期刊收录过程中存在缺期情况,公司定期进行刊期统计并增补,数据完整率达到99%以上。在主题标引用词基础上,编制了同义词库、同名作者库并定期修订,有助于提高文献检全率。

2)具有检索入口多、辅助手段丰富、查全查准率高和人工标引准确的传统优点,系统内核采用先进的全文检索技术。

3)配备了功能强大的全文浏览器;内嵌北京汉王OCR识别技术,能直接把图像文件转换成文本格式进行编辑;对于无法转换成文字的图形、表格、公式等部分,可用"区域识别"和"复制"功能把图像粘贴到word或其他文档中;设置了"题录下载"的输出选项,解决了WEB检索方式下用户不能自行选择输出字段的问题。

4)期刊全文采用扫描方式加工,保持了全文原貌。采用专有压缩技术,每页文献容量仅为25k左右,800万篇文献容量不超过800G,避免了图像文件容量大、不能编辑的缺点,全文文件支持通用的文字识别软件。

(2)《中文科技期刊数据库》(引文版):《中文科技期刊数据库》(引文版)是维普在2010年全新推出的期刊资源整合服务平台的重要组成部分,是目前国内规模最大的文摘和引文索引型数据库。该数据库采用科学计量学中的引文分析方法,对文献之间的引证关系进行深度数据挖掘,除提供基本的引文检索功能外,还提供基于作者、机构、期刊的引用统计分析功能,可广泛用于课题调研、科技查新、项目评估、成果申报、人才选拔、科研管理、期刊投稿等用途。收录文摘覆盖8000多种中文科技期刊,引文数据加工追溯至2000年(图10-16)。该数据库的特点有以下几方面:

1)检索系统平台包括两个检索界面:源文献检索界面、被引文献检索界面。

2)具有检索入口多、辅助手段丰富、查全查准率高和人工标引准确的传统优点,而且还准备了专业检索界面和简单检索界面以满足不同层次用户的需求。系统内核采用国内最先进的全文检索技术。

3)提供树型分类导航和刊名导航系统,便于指定检索范围。提供K关键词、J刊名、A作者、F第一作者、S作者机构、T题名、R文摘、C分类号(源文献检索入口界面)、I题名、N刊名、W作者(被引文献检索入口界面)等多个检索入口。具有检索(按相应的检索入口进行检索)、二次检索(与、或、非)、逻辑表达式组合检索、分类逐级检索等多种检索方式。配备输出字段设置(在全文浏览器中进行设置)、检索期刊范围(全部期刊、核心期刊、重要期刊)、检索年代限制、显示下载题录文摘等辅助功能。

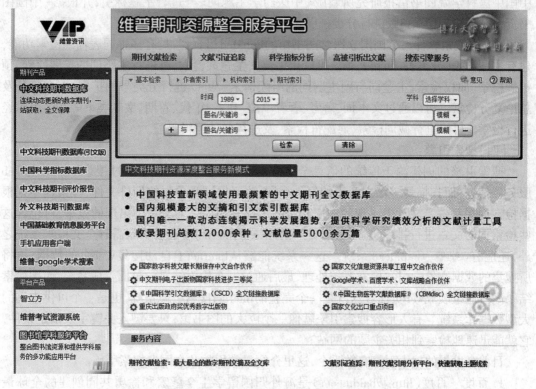

图10-16 中文科技期刊数据库(引文版)

(3)外文科技期刊数据库:外文科技期刊数据库提供1992年以来世界30余个国家的11300余种期刊,800余万条外文期刊文摘题录信息。对题录字段中刊名和关键词进行汉化,帮助检索者充分利用外文文献资源。并联合国内20余个图书情报机构提供方便快捷的原文传递服务。

依照《中国图书馆分类法》,所有资源被分为7大专辑:自然科学、工程技术、农业科学、医药卫生、经济管理、教育科学和图书情报。该数据库提供基本检索、二次检索、逻辑组配检索、分类导航检索等多种方式; 提供树型分类导航系统,可在选定学科范围内进行检索和浏览; 检索结果为文本格式,包括标题、作者、刊名、ISSN号、刊号、出版国、文摘、馆藏等信息。

(三)中国生物医学文献数据库(CBM)

中国生物医学文献数据库(Chinese Biomedical Literature Database; CBM)是中国医学科学院医学信息研究所开发研制的综合性医学文献数据库。该数据库收录自1978以来1800余种中国生物医学期刊,以及汇编、会议论文的文献题录800余万篇。收录学科范围涉及基础医学、临床医学、预防医学、药学、中医学及中药学等生物医学的各个领域。年增文献50余万篇。目前CBM已与西文生物医学文献数据库、北京协和医学院博硕学位论文库等多种资源一起,被中国医学科学院医学信息研究所/图书馆整合成新的检索系统——中国生物医学文献服务系统(SinoMed)。SinoMed的门户网站为: http: //www.sinomed.ac.cn/。通过点击"中国生物医学文献数据库"进入该数据库检索界面(http: //www.sinomed.ac.cn/zh/)。

CBM的全部题录均根据美国国立医学图书馆的《医学主题词表》(即MesH词表),以及中国中医科学院图书情报研究所新版《中医药学主题词表》进行主题标引,并根据《中国图书资料分类法》R类第3版进行分类标引。

其Web检索软件与英国国立医学图书馆的PubMed相兼容。具有多种词表辅助检索功能,建有主题词表、分类表、期刊表等。可以用中英文主题词检索,可进行主题词的扩展检索、预扩展检索、加权检索、主题词与副主题词的组配检索。可以进行分类号的扩展、概念复分及总论复分检索。可以通过文本词、著者、著者单位、刊名、年代、卷期、文献类型等30多个途经进行检索。可以进行截词检索、通配符检索,及进行各种逻辑组配。

(四)搜索引擎

搜索引擎的创建源于传统的信息全文检索理论,即计算机程序通过搜索Internet上Web服务器信息,而扫描每一篇文章中的每一个词,建立以词为单位的倒排文件,检索程序则根据检索词在每一篇文章中出现的频率和每一个检索词在一篇文章中出现的概率,对包含这些检索词的文章进行排序,然后输出排序的结果。Internet搜索引擎除需有全文检索系统之外,还应有"蜘蛛"(spider)系统。这一系统能够从Internet上自动搜集Web页的数据,再将所搜集的数据交给索引和检索系统处理,最后通过一个检索结果的页面生成系统,而把检索结果高效地组装成web页面。这既是一个完整的Internet搜索引擎系统,也是一个可供查询的大型数据库系统。有人形容搜索引擎就像一个巨大的图书馆,只要键入关键字及限定条件,它就能迅速地检索到相关主题的网站。

目前全世界的搜索引擎有数千个,这里介绍最常用的几个网上搜索引擎。

1. 百度　百度(http: //baidu.com)是海外归国留学生李彦宏和徐勇共同创建的全球最大的中文搜索引擎。百度拥有全球最大的中文网页库,支持搜索8亿中文网页,每天处理来自一百多个国家的超过一亿人次的搜索请求。它每天都在增加几十万新网页,对重要中文网页实现每天更新。利用百度可以搜索到很多含有中医药临床研究证据信息的中文网页。

百度搜索简单方便。您只需要在搜索框内输入需要查询的内容,敲回车键,或者鼠标点击搜索框右侧的百度搜索按钮,就可以得到最符合查询需求的网页内容(图10-17)。

输入多个词语搜索(不同字词之间用一个空格隔开),可以获得更精确的搜索结果。例如:想了解中医循证医学的相关信息,在搜索框中输入[循证医学 中医]获得的搜索效果会比输入[循证医学]得到的结果更好(图10-18)。

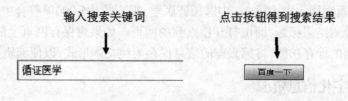

图10-17　百度搜索界面(1)

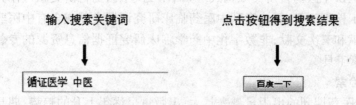

图10-18　百度搜索界面(2)

　　例如,在百度检索词输入框内输入:中医循证医学,可检索找到相关网页约5 380篇。点击检索结果标题,即可打开检索到的网页。如果想保存网页上的信息,可利用检索结果界面上的保存功能,将感兴趣的信息保存为纯文本形式,以便编辑、打印。

　　2. Google　Google(http://www.google.com)是美国人Larry Page和Sergey Brin开发的用来在Internet上搜索信息的简单快捷的工具。其使用户能够访问一个包含超过80亿个网址的索引,是目前公认的全球最大的搜索引擎。对于在Internet上检索中医药临床研究证据信息来说,Google是一个非常好用的搜索引擎。

　　Google检索操作非常容易。与百度相似,如果检索式为单个检索词,只要在搜索词输入框内输入该检索词,按回车键或用鼠标点击"Google搜索"按钮,就可以得到检索结果。如果检索式为多个检索词,只要在搜索词输入框内输入该检索词,检索词之间用一个空格(相当于逻辑乘)隔开,同样,按回车键或鼠标点击"Google搜索"按钮,就可以得到比较精确的检索结果。"Google"也可以使用双引号来强制性地检索词组或片语,从而使检索结果更加精确(图10-19)。

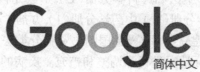

图10-19　Google搜索界面

例如,在检索词输入框内输入:中医循证医学,得到约105 000项符合中医循证医学的查询结果。点击检索结果标题,即可打开检索到的网页。如果想保存网页上的信息,可以利用检索结果界面上的保存功能,将感兴趣的信息保存为纯文本形式,以便编辑、打印。

二、非数字化信息资源

非数字化中医药研究证据信息资源主要由非数字化的一次中医药科研文献、二次中医药科研文献和三次中医药科研文献构成。其中,二次中医药科研文献可作为手工检索工具使用。利用手工检索工具,可检索到中医药临床研究证据文献或含有中医药临床研究证据信息的一次文献和三次文献,非数字化中药学临床研究证据信息资源的专著和各种不定期出版的手工检索工具。

(一)索引检索

近年来,中医药期刊的出版量越来越大,出版量呈逐年上升的趋势,期刊发表的论文数量急剧增加,给读者查阅和利用相关文献资料带来困难,因此人们越来越感觉到索引的重要。有关中医药专业期刊的索引仅有40余年的历史,且时断时续,直至目前尚无一部全面、系统、累积性的中医专业期刊索引。在一些综合性索引中收录了大部分的中医期刊文献资料,了解这些索引和学会利用它,对我们来说无疑是十分重要的。标记期刊资料的索引基本有两种出版形式,即书籍式与期刊式。

1.《中国科技期刊中医药文献索引(1949—1986年)》 全国中医药图书情报工作协作委员会联合国内22个单位共同编辑,光明日报出版社1992年陆续出版。此为中医药领域迄今为止最大的一部综合性文献累积索引,也是检索功能较强的一部索引。其收录了1949—1986年全国(包括港、台)460种期刊登载的中医药文献13万余篇,正文按学科分类排序,书后附主题索引和作者索引,既能进行族性检索,也能满足专题检索之需要。在文献处理中强调以原始文献为依据,提高了文献著录的准确性和收全率。

全套索引共编为9个分册,以学科为基础进行划分,每个分册用一个拉丁字母做代号,个别学科因文献量较少,采取合订的办法,故两科合一,用两个代号以示区分。各分册的名称和代号如下:

综合分册(A),中医基础理论分册(B),中医内科学分册(C),中医外科学(包括骨伤科、皮肤科、泌尿外科)分册(D),中医妇产科学分册(E),中医儿科学分册、中医肿瘤科学分册(合订)(F、H),中医五官科学分册(G),中药学分册(I),方剂学分册(J)。

该索引学科分类体系的建立参考了《中国图书资料分类法》(第3版)医药卫生类,并结合中医药学特点和文献的实际情况进行了调整和扩充。疾病的分类根据目前中西医病名外用的实际情况,在同一学科里分为中医病名和西医学病名两个系统,依照文献所采用的病名归类。如文献原文用"消渴"入中医内科疾病,原文用"糖尿病"入西医学内科疾病。中、西医共用病名一般归入中医疾病类。针灸学文献的分类,基础理论部分集中到中医基础理论分册,临床部分归到临床各科。

主题索引的主题词系采用中国中医科学院图书情报研究所编印的《中医药学主题词表》和美国国立医学图书馆编印的《医学主题词注释字顺表》(亦称MeSH)。凡词表中所未收的中药名和方剂名,以江苏新医学院编的《中药大辞典》和中国中医科学院、广州中医学院主编的《中医大辞典·方剂分册》作为补充。对文题中出现频率较高的书名、药名、人名未列入词表者,均按自由词选用。凡重名之刊物,均于刊名之后注明编辑或出版单位,以示区别。凡期刊更名者,均依照所载文献当期期刊之题名照录。一稿多投的文献,只给一个顺序号,将载文的各刊刊名、年、卷、期、页码等在同一条目里并列著录。各分册所列主题索引和著者索引均按汉语拼音顺序排列。该索引的著录格式和标识符号按照GB3793-83《检索期刊条目著录规则》的规定,用中国文字改革委员会1964年5月公布的《简化字总表》的简化汉字著录。

《中国科技期刊中医药文献索引(1987年)》作为上述累积索引的配套产品于1990年7月由中国科学技术出版社出版。自此之后,编者将其改为年度索引,计划每年出版一个分册,全面收录该年度在国内各种公开出版的刊物上所发表的中医、中药、针灸、气功、养生保健、民族医药等文献,其收全率达98%左右,从而使之成为当前文献收集面较广、文献收全率较高、检索功能较强的一部中医药专业文献检索工具书。《中国科技期刊中医药文献索引(1988年)》改由中医古籍出版社出版,至今,1991年的索引也已问世。

2.《中文科技资料目录(医药卫生)》 中国医学科学院医学信息研究所编辑、出版、发行,月刊,是目前国内中文医学科技资料权威性的检索性刊物。该刊于1963年4月创刊,刊名《全国医学科学技术资料联合目录》,1966年停刊。1972年8月—1973年10月以《医学科学技术资料目录》的形式出版。1974年正式复刊,名为《全国医学科学技术资料联合目录》,每两月出版一期。1977年起与江苏新医学院图书馆编辑出版的《医学期刊提要索引》合刊,改名为《国内医学期刊资料索引》。1978年更名为《中文科技资料目录·医药卫生分册》。1980年易名为《中文科技资料目录·医学》,仍为双月刊。自1984年起改为月刊。1988年定名为《中文科技资料目录(医药卫生)》。

该刊系全国科技检索体系之刊物,收集医学及与医学有关的期刊、图书、汇编(内部资料)、学术会议等资料。每期报道国内各种医学科技资料题录4000条左右,其中中医药学资料400余条(中医学资料仅指纯用中医学名词术语的文献资料,而很多按西医学病名进行中医辨证治疗的文献则归入各个系统疾病类。此处未将这些资料计算在内,因此实际著录的中医文献资料远远超过此数字)。所收资料既有公开发行的,也有内部交流的,除论文之外,尚有综述、译文、图书等,内容极为丰富全面。资料的编排以学科分类为主,以主题索引为辅,采用《中国图书资料分类法》R类进行学科分类,一些非R类的类目,如Q5生物化学、Q6生物物理学等使用R34、R35的交替类目。R2中国医学类目下,只限于纯中医学名词术语的文献。若一篇资料可分入两类或两类以上时,均依主要内容分类,不重复参见。

3.《五十年来针灸文献(中文)索引(1908—1958年)》 上海中医学院医史博物馆李善初、陈浩彬编,上海科学技术出版社1960年出版。该索引收集了自1908—1958年间国内131种期刊上发表的有关针灸的文献2359篇,其分为:起源和发展、理论探讨、经络和腧穴、技术操作、治疗研究和临床报道、各种疗法介绍、人物记述、学习心得、漫谈、医疗器材、书刊评介、杂录12大类。有的大类之下又详细分成若干小类,如"治疗研究和临床报道"类又分为:呼吸系统、循环系统、消化系统、泌尿生殖系统、神经系统、内分泌系统、五官科、妇产科、小儿科、皮肤科、传染病和寄生虫、伤外科、物理性和化学性损害、综合、其他15个子目。在分类编目中,每条的编排顺序为:篇名、作者或译者、期刊名称、卷、期号数、出版年月。凡一篇文献同一作者,而在两种期刊上发表的,该索引一并采入。

该书除分类编目外,正文前附有"本索引资料引用报刊一览表",书后附有作者索引与篇名索引。作者索引系按作者第一个字的笔画顺序排列,将由一作者所写的论文集列在本人名下,每篇文章后面,注明分类编目的页数;篇名索引则按篇名第一个字的笔画顺序排列,每篇文章后面,注明作者及分类编目的页数,以资对照。

《针灸文献索引(1959—1965年)》是上书的续编,于1972年出版,其收录了此间国内134种期刊上发表的有关针灸的文献约3900篇,分类编排而成。

《针灸针麻题目索引(1971—1978年)》,中国中医科学院针灸研究所针灸文献研究室王德深、田亚贤、张海荣、石克华与董秀琴合编。本索引是上二书的姊妹篇,是为适应从事针灸针麻的科研、教学和医疗工作者了解与检索此间国内期刊上发表的有关针灸针麻论文的需要而编写的,共计收录2687篇题目。

上述三本互相连续的针灸文献检索工具书,可以帮助读者较为方便地查到1908—1978年间国内各主要期刊上发表的针灸针麻文献,利用它还能了解到这70年间我国针灸医学发展的概貌及所取得的成就。

4.《国外科技资料目录·医药卫生》 中国医学科学院医学信息研究所编辑、出版、发行,为月刊。该刊原名《国外医学期刊选题索引》,由中国医学科学院图书馆编辑出版。经1977年全国科技情报检索刊物协作会议决定,从1978年起改为《国外科技资料目录·医药、卫生分册》,并纳入全国科技情报检索刊物体系,成为其中的一个分册。自1980年起原由中国科学技术情报研究所编辑的《国外科技资料馆藏目录·医学》并入该刊,更名为《国外科技资料目录·医学》。1988年定名为《国外科技资料目录(医药卫生)》。

该刊为国外医学的专业检索性刊物,可供医药、卫生人员和图书信息人员查阅国外期刊、专题论文、会议录、研究报告、技术报告等资料使用。该刊收编英、法、德、俄、日5个文种的现期期刊540余种,其中包括世界卫生组织出版物10种及世界卫生组织推荐的核心刊物200种,美国医学索引未收编的刊物60余种。此外还有中国科学技术信息研究所入藏的医学特种文献。该刊现由全国39个主要医学院校、信息单位的500余名科技人员译题供稿,每期收编译成中文的资料题录4000条左右。每年最末期将全年各期出版的主题索引加以积累,出版年终总索引。

该刊系按照《中国图书资料分类法》进行分类,资料可分入两类或两类以上时,按主要内容归类,不重复参见。为了照顾到儿科学的特点,凡内、外两大科涉及新生儿、婴儿、儿童的资料均归入儿科学,肿瘤学、神经病学、皮肤病学、眼科学、耳鼻喉科学等学科除外。

(二)期刊

期刊是指采用统一的刊名、定期或不定期出版的连续性刊物,每期有连续的卷期号或年月顺序号,登载众多作者的多篇文章,并有较固定的编辑者,篇幅和开本也比较固定。它与图书比较,有如下几个特点:

1. 报道及时 期刊出版周期短,刊载论文速度快,数量大,内容新颖,不仅能较及时地反映最新的研究成果,而且还能以各种出版形式及时反映科学研究和生产活动的动向。如我们经常看到一些期刊预告或报道某些会议的消息,也有的以专刊的形式汇辑多篇会议论文成册出版。在期刊中发表会议文献,一般多以专刊的形式在会议召开前出版,从而加快了文章出版的速度。

2. 内容广泛 期刊以刊载各种短篇的学术文章为主,其中既有第一手资料的"论著",又有诸如"综述""书评""译文"或"文摘"等对原始资料进行过加工整理的二三次文献。由于篇幅所限,期刊的文章一般只论述一个问题或一个科研项目的某一部分,然而它却可以同时刊载某一学科、某一专业的各种观点。以上这些均说明其内容的广泛性,它可以为读者提供极为丰富的资料。应当指出,期刊中的论文均为作者直接的科研工作的总结,是多种教科书、参考书、专题著作和综述文章的材料来源,这类文章又称为一次文献,可见期刊还能为读者提供内容准确的第一手资料。

3. 种类繁多 期刊的种类较多,可以从不同的角度来区分。中医期刊大体上包括下列几个方面。如:以使用文字划分有中文期刊与外文期刊;以出版周期划分,有定期刊物和不定期刊物两类,定期刊物又分日刊、周刊、旬刊、半月刊、月刊、双月刊、季刊、半年刊、年刊等;以报道内容范围划分,有综合性期刊和专业性期刊两种;以报道内容的性质划分,有学术性与技术性期刊、科普性期刊、通讯性期刊、消息性期刊、检索性期刊等;以期刊的形式划分,有杂志、学报、公报、通报、评论杂志、报纸、期刊文摘、期刊索引等。还有其他划分方法,再列举。

由于期刊的上述特点,而使其成为传递各种信息、满足不同读者不同需要的极好载体。然而,近年来期刊的发行有如雨后春笋,几年间剧增至近万种,如此巨大的出版量更加剧了现代社会的"信息爆炸"。人们别说浏览这些期刊,就是能全部找到它们也是难于上青天。这虽然是社会进步的一种反映,但又使得信息工作者和信息使用者面临着前所未有的困难。因此,各行各业的人们都迫切地需要对为数众多的期刊进行系统的研究,认真地鉴别它们的水平与质量,以便了解其在所涉及的学科或专业中的地位与作用,能顺利地从期刊的海洋之中探寻到所需信息。北京大学图书馆和北京高校图书馆期刊研究会共同发起研究和编辑出版《中文核心期刊要目总览》,他们运用文献计量学的方法筛选、确认出各学科的核心期刊。并在1992年完成第1版的研究工作的基础上,经过几年之后选择了更为科学的方法,着手以后的研究修订工作。1996年推出《中文核心期刊目录总览(第2版)》,2000年推出《中文核心期刊目录总览(第3版)》,2004年推出《中文核心期刊目录总览(第4版)》,2008年推出《中文核心期刊目录总览(第5版)》。该要目在社会上引起了极大的反响。出版界、学术界、教育界和图书情报界对其均给予了充分肯定和较高评价,不少大、专院校和科研院、所的学位管理和职称评定部门也都以《中文核心期刊要目总览》所列核心期刊作为依据,来评价有关人员所发表的论文的质量。广大科技工作者也极为重视该书所列核心期刊,将其作为选读高质量文献和发表自己研究成果的对象。

中医类期刊在第五编医药、卫生中R2中国医学。2011年推出《中文核心期刊目录总览(第6版)》如下:①中国中药杂志;②中草药;③中药材;④中国针灸;⑤中国中西医结合杂志;⑥北京中医药大学学报;⑦中成药;⑧中华中医药杂志;⑨天然产物研究与开发;⑩针刺研究;⑪中国中医基础医学杂志;⑫中药新药与临床药理;⑬中药药理与临床;⑭中医杂志;⑮世界科学技术—中医药现代化;⑯时珍国医国药;⑰南京中医药大学学报;⑱中国实验方剂学杂志;⑲广州中医药大学学报。

(三)会议文献

会议文献是指在学术会议上宣读或交流的论文和报告。这些论文、报告往往代表着某一学科和专业领域的最新成就和最新课题,反映了国内外科学技术发展的水平和趋势,因此会议文献是了解各国、各地区科技水平、科技动态和发展趋势的重要信息资料。学术会议按照组织者和规模可以分为国际会议、全国会议、地方会议。

三、中医药临床研究证据的检索步骤和实例

(一)中医药临床研究证据的检索步骤

1. 提出临床问题 提出一个临床问题是实践循证医学的起点,也是中医药临床研究证据检索的第一步。问题来源于实践,检索可以根据自己的研究兴趣和以往专业知识的积累,

或根据自己临床实际遇到的需要回答的问题,初步提出一个研究问题。再对自己提出的临床问题进行全面分析,该问题是属于"背景"还是"前景"问题,背景问题是关于疾病的一般知识,可以涉及人类健康和疾病的生物、心理及社会因素等方面;前景问题是关于处理、治疗病人的专门知识的问题,也涉及与治疗有关的病人的生物、心理及社会因素等方面,然后构建一个良好的可以回到临床的问题(图10-20)。

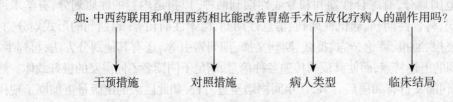

图10-20　构建一个良好的可以回到临床的问题

一个好的临床问题可以帮助检索者获得一个贴切的答案,起到事半功倍的作用。一个理想的临床问题应该包括四要素:患者或人群、干预措施或暴露因素、结局、对比。

2.选择信息资源　从循证医学证据的角度来看,中医药临床研究证据信息主要来自应用中医中药或中西医结合等手段进行研究的临床试验和观察结果。利用计算机检索中医药临床研究证据信息时,要根据需要检索的临床问题,选择包含中医药研究内容的科技论文全文数据库和题录数据库,再参考其他类型的数据库。选择数据库时选择学科对口、检索入口多、标引质量高、数据时间跨度大、信息量大、更新速度快,便于操作的数据库,剔除各数据库之间交叉重复现象。在选择信息资源时首先选择专业网站或网页。在手工检索信息资源时,要明确各检索工具时间跨度和专业范围。

3.制定检索策略　检索策略大致可以分为以下几种:①检索一类研究的策略,如系统评价、临床试验和临床指南等;②检索一类临床问题的策略,如病因、诊断、疗效、转归、经济学评估和卫生需求等;③专门用于检索《Cochrane临床注册目录》和《Cochrane其他系统评价文献库》等循证医学特别相关的文献库的检索策略。

制定检索策略第一步是对所提出的临床问题仔细分析,将其分解为几个独立的词汇。然后将要检索的数据库辞典,选择与已经分解的独立词汇最相适应的词汇进行转化。目前最常用的计算机检索数据库为MDELINE数据库,它所使用的检索词汇为美国国立医学图书馆编制的医学主题词(MeSH)。随着循证医学的发展,evidence-based medicine已经成为MeSH词表的主题词之一。第二步是根据需要采用and、or或not对词汇进行最佳组合,进行检索。第三步还要进行检索的限定,数据库为检索者提供了很多检索限定项目,可根据需要进行选择,如出版年限、出版类型、语言、年龄组、性别等。通过主题词和文献类型进行限定检索,再加上自由词检索可较方便地获取所需要的信息。

4.检索操作和保存检索结果　检索策略确定后,即可以在所选最有可能得到该证据的数据库内进行应用,进行检索。得到初步结果后,即可以明确得知本次检索的范围是否合适或过宽、过窄,并对检索策略的敏感性与特异度进行评价和调整,进行必要的再检索。

检索后可以利用数据库的下载(题录、存盘等)功能将检索结果存储起来,并做好备份,以便编辑、加工使用。Internet检索时,可利用页面上的保存功能下载检索结果,或利用Windows的复制功能将感兴趣的信息随时复制下来。手工检索时,要随时做好记录将检索结果保存下来。

5. 获取原始文献 检索全文数据库时,所检索到的文献全文是原始文献。选择题录数据库时,可以根据检索结果提供的线索,到图书馆查阅原始文献并进行复印。手工检索时也可以根据检索结果提供的线索,到图书馆查阅原始文献并将其复印下来。对于网络上检索到的信息来说,则需要判断或核实真实性。

(二)中医药临床研究证据的检索实例

现以"针刺减肥的系统评价"课题为例,制定检索策略,进行电子数据库检索(即机检)。

分析课题所需文献类型: 针刺减肥的临床试验报道,包括随机对照试验、半随机对照试验等。

选择中文电子数据库: CBM、CNKI、VIP。

拟定检索词:"肥胖症""针灸疗法""穴位疗法"等。

拟定检索途径: 自由词(缺省)、主题词、关键词、特征词、题目、文摘等。

拟定检索年限: 年限不限。

1. CBM检索实例

(1)进入数据库检索入口。

(2)从主题词途径初步检索针刺减肥的相关临床报道。不同的主题词会得到不同的结果。

以病名"肥胖症"为主题词,"针灸疗法""穴位疗法"等学科为副主题词,进行检索,如图10-21所示:

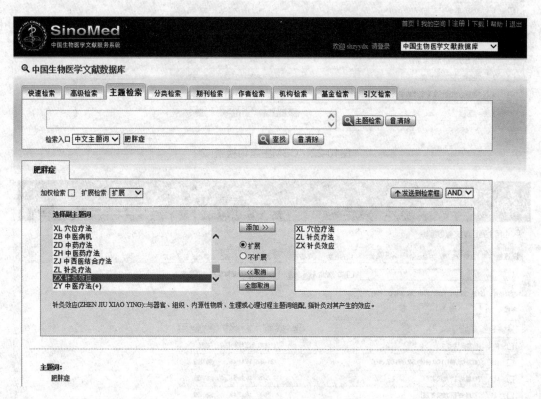

图10-21 CBM主题词检索(1)

结果得到898篇文献。

分别以"肥胖症""针刺疗法""针灸疗法""穴位疗法"为主题词,不加权、扩展,进行检索。在检索史中将"针刺疗法""针灸疗法""穴位疗法"3次检索结果取并集,再与"肥胖症"

的检索结果取交集。结果得到1453篇文献。

将"#1"（表示第1次检索，其余类推）和"#6"的结果取并集，得到1744篇文献。

如图10-22所示：

（3）通过不同途径，进一步检索相关"随机""对照"试验报道。

主题词途径：分别以"随机对照试验""临床对照试验""随机分配""双盲法""单盲法"为主题词，不加权、扩展，进行检索。将5次检索结果取并集。如图10-23所示：

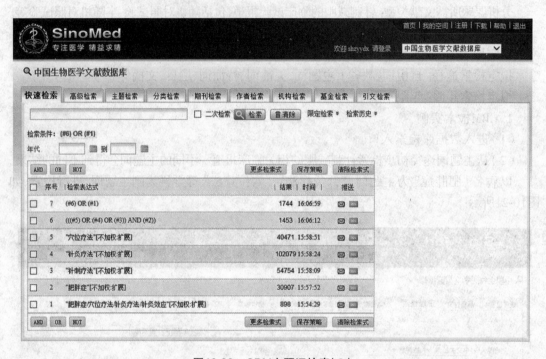

图10-22　CBM主题词检索(2)

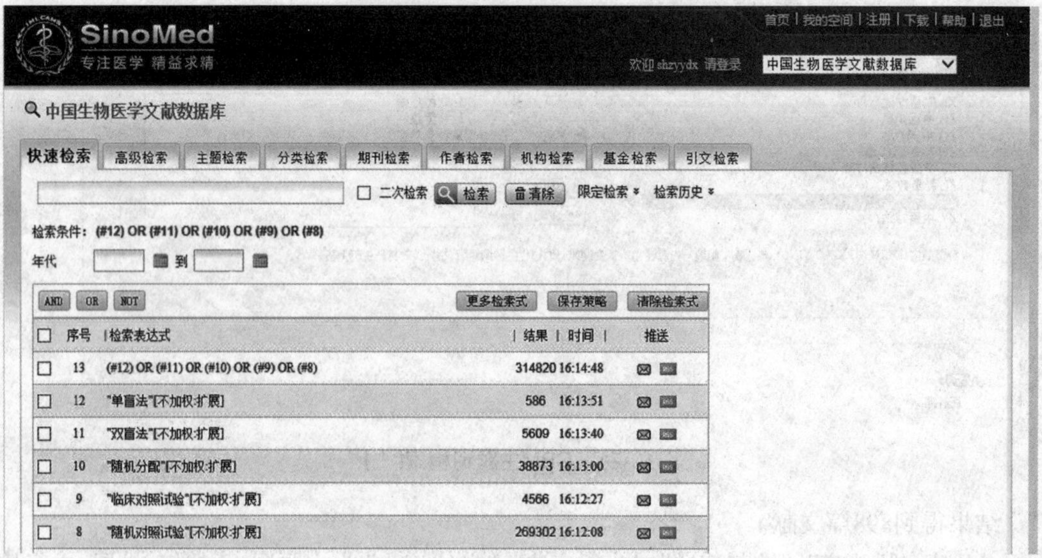

图10-23　CBM主题词检索(3)

自由词途径：即基本检索的缺省途径。分别用多个自由词进行检索，如"临床研究""临床疗效""临床效果""单盲""双盲"等。如图10-24所示：

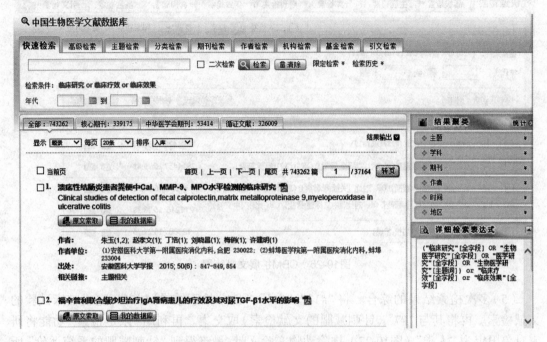

图10-24 CBM自由词检索（1）

将检索结果取并集。如图10-25所示：

（4）扩展文献范围。分别以"前瞻性研究""对照""对比""比较"等检索词多途径检索，将检索结果取并集。如图10-26所示：

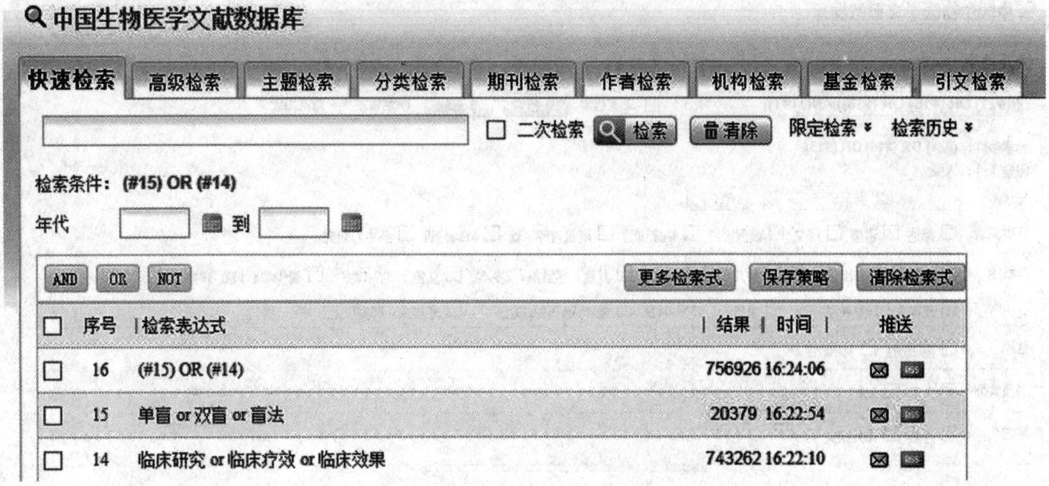

图10-25 CBM自由词检索（2）

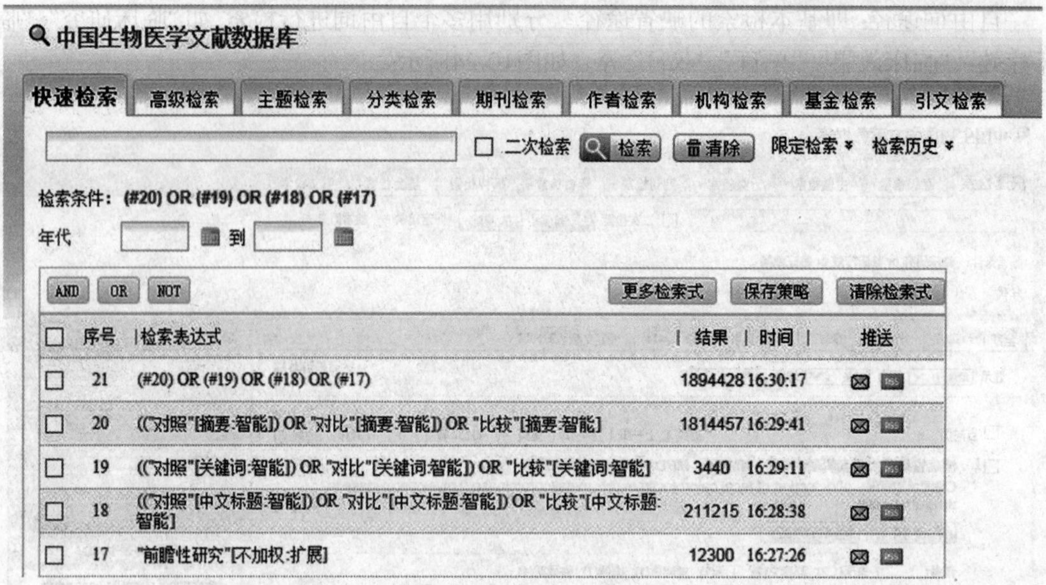

图10-26　CBM扩展文献范围

（5）多次检索结果的综合。将"#13""#16""#21"检索结果取并集，完成临床试验的文献检索。再将其与"#7"（针刺减肥的文献检索）取交集。再利用"限定检索"功能将研究对象限定为"人类"（图10-27），排除动物实验文献，最终得到"针刺减肥的系统评价"所需文献775篇（图10-28）：

（6）选择、获取文献摘要。点击检索式或"检索"，得到检索结果。选择"文摘格式"显示方式，阅读文摘，择取需要的文献，通过"文件保存"的输出方式保存检索结果。如图10-29所示：

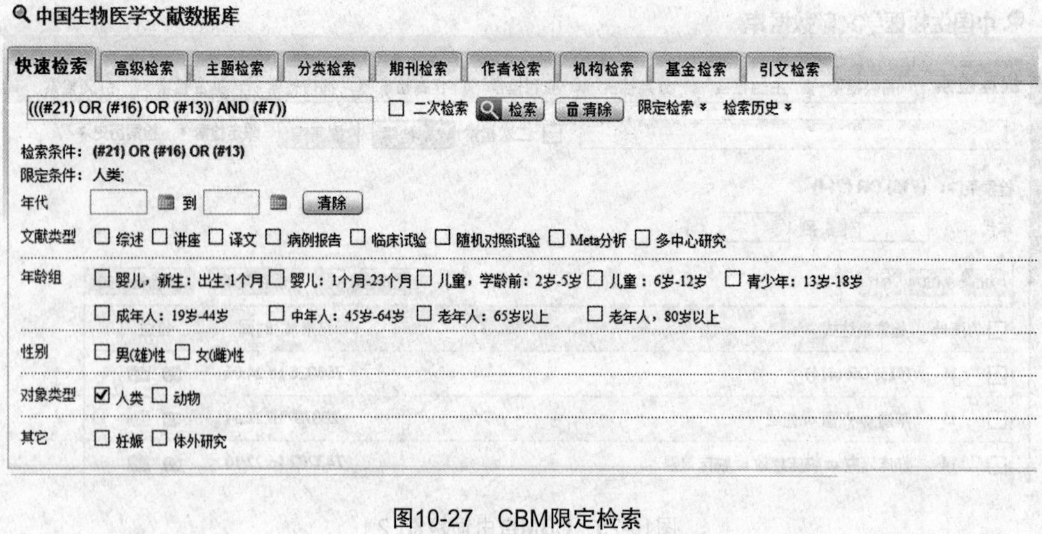

图10-27　CBM限定检索

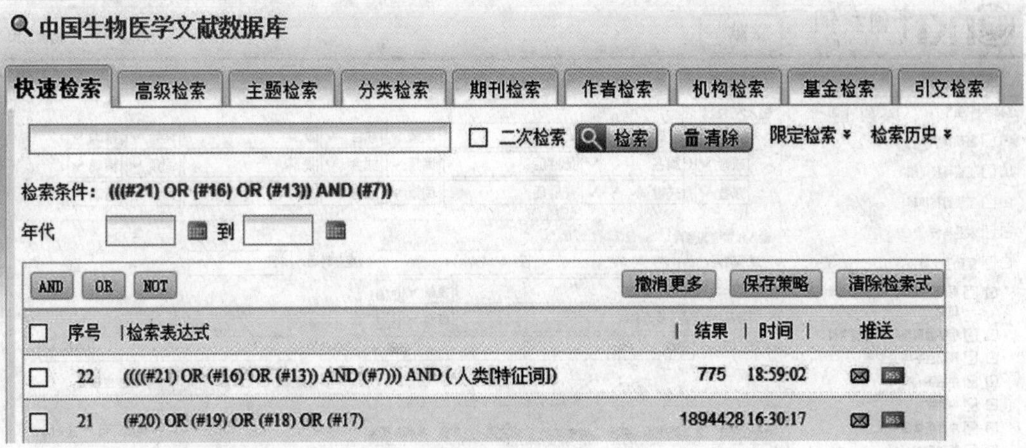

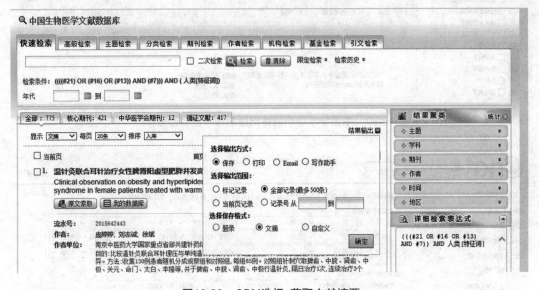

图10-28　CBM多次检索结果的综合

图10-29　CBM选择、获取文献摘要

2.《中国学术期刊网络出版总库》检索实例

（1）进入数据库检索入口。

（2）多途径检索肥胖症的相关文献。

在高级检索入口中,左边选择学科范围,右边选择主题、篇名、关键词途径,输入病名"肥胖症""肥胖",以逻辑词"或者"连接,选择检索年限、期刊范围等检索条件,匹配选择"模糊"可以扩大检索范围。如图10-30所示:

结果得到7813篇文献。

（3）进一步检索针刺与肥胖症的相关文献。利用"在结果中检索",通过主题或关键词等途径,输入"针刺""针灸""电针""耳针"等检索词,缩小检索范围,得到2011篇文献。如图10-31所示:

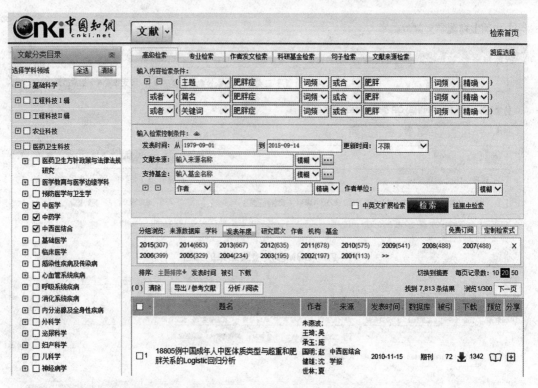

图10-30 中国学术期刊网络出版总库多途径检索(1)

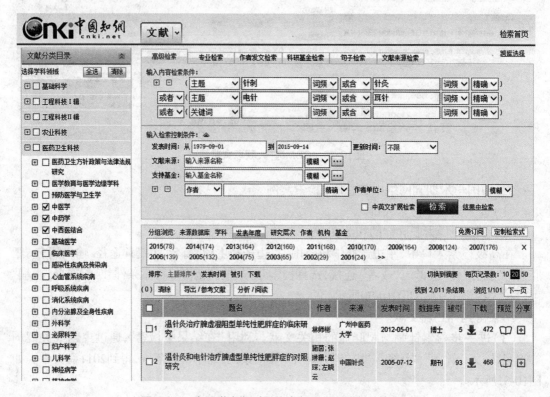

图10-31 中国学术期刊网络出版总库多途径检索(2)

（4）继续缩小检索范围，检索随机对照试验报告。利用"在结果中检索"，主题途径输入"随机""对照""盲法"，以"或者"连接；利用"不含"项排除一些不相关的文献。如"不包含"关键词为"经验"的文献，"不包含"摘要中有"动物"的实验报道。结果得到820篇文献，如图10-32所示：

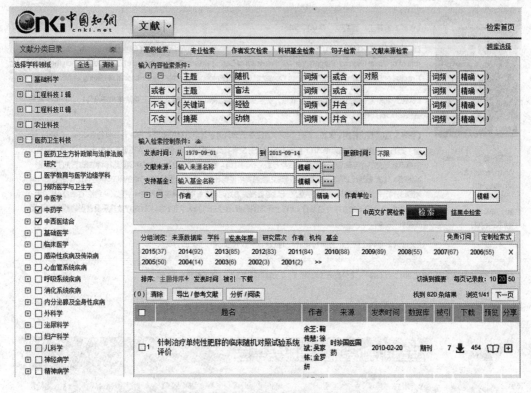

图10-32　中国学术期刊网络出版总库多途径检索（3）

（5）选择、获取全文。点击文献题名，得到摘要，择取需要的文献，点击"下载阅读CAJ格式全文"或"下载阅读PDF格式全文"（图10-33）。

3.《维普期刊资源整合服务平台》检索实例

（1）进入数据库检索入口。

（2）初步检索针刺减肥的相关文献。在高级检索入口中，选择关键词、题名途径，分别输入病名"肥胖症""肥胖"，以"+"连接，逻辑词选择"或者"；"并且"在"题名或关键词"途径中输入检索词"针刺""针灸""电针""耳针"，以"+"连接；"并且"在"任意字段"途径中输入检索词"随机""对照""盲法"，以"+"连接。然后选择时间限制、专业限制、期刊范围等检索条件。如图10-34所示：

检索项中，与"题名""关键词"相比，使用"题名或关键词"可以扩展检索范围。检索词中使用的连接符号"*"代表"并且"，"+"代表"或者"，"–"代表"不包含"。点击"查看同义词"，选择所需同义词，有利于查全，如图10-35所示：

检索结果得到455篇文献。

（3）缩小检索范围。排除"动物""经验"等文献。方法：在题名、关键词途径，分别输入检索词如"动物+经验"等，勾选"在结果中去除"选项，点击"搜索"，如图10-36所示：

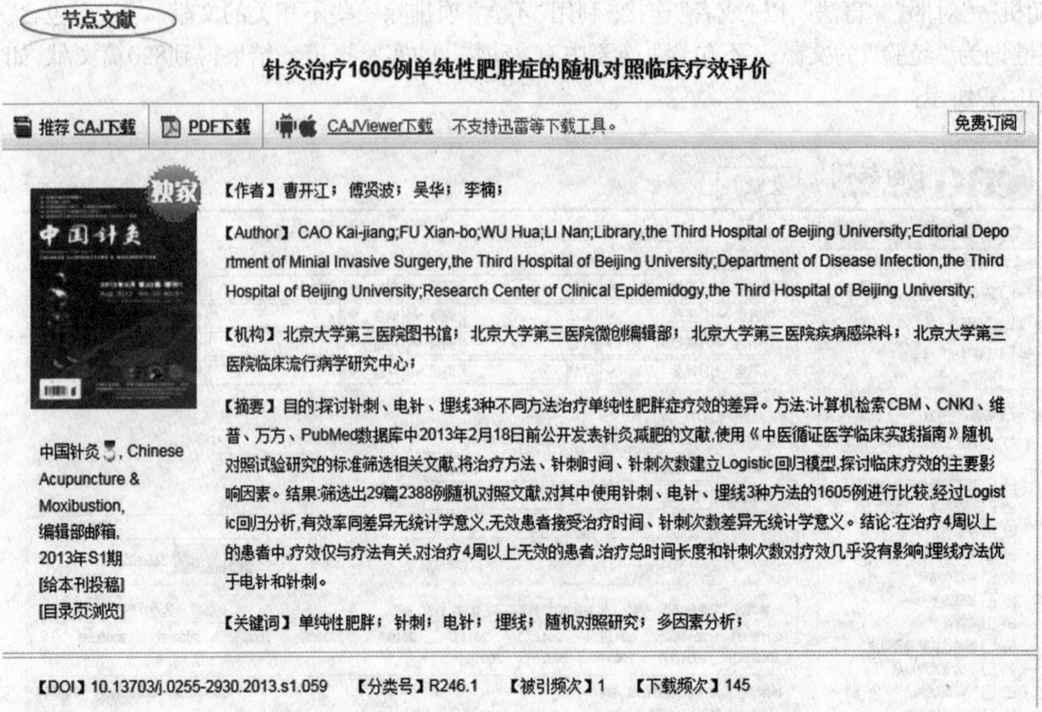
节点文献
针灸治疗1605例单纯性肥胖症的随机对照临床疗效评价
推荐 CAJ下载
PDF下载
CAJViewer下载 不支持迅雷等下载工具。
免费订阅
独家
中国针灸
【作者】曹开江；傅贤波；吴华；李楠；
【Author】CAO Kai-jiang;FU Xian-bo;WU Hua;LI Nan;Library,the Third Hospital of Beijing University;Editorial Department of Minial Invasive Surgery,the Third Hospital of Beijing University;Department of Disease Infection,the Third Hospital of Beijing University;Research Center of Clinical Epidemidogy,the Third Hospital of Beijing University;
【机构】北京大学第三医院图书馆；北京大学第三医院微创编辑部；北京大学第三医院疾病感染科；北京大学第三医院临床流行病学研究中心；
【摘要】目的:探讨针刺、电针、埋线3种不同方法治疗单纯性肥胖症疗效的差异。方法:计算机检索CBM、CNKI、维普、万方、PubMed数据库中2013年2月18日前公开发表针灸减肥的文献,使用《中医循证医学临床实践指南》随机对照试验研究的标准筛选相关文献,将治疗方法、针刺时间、针刺次数建立Logistic回归模型,探讨临床疗效的主要影响因素。结果:筛选出29篇2388例随机对照文献,对其中使用针刺、电针、埋线3种方法的1605例进行比较,经过Logistic回归分析,有效率同差异无统计学意义,无效患者接受治疗时间、针刺次数差异无统计学意义。结论:在治疗4周以上的患者中,疗效仅与疗法有关,对治疗4周以上无效的患者,治疗总时间长度和针刺次数对疗效几乎没有影响,埋线疗法优于电针和针刺。
中国针灸, Chinese Acupuncture & Moxibustion, 编辑部邮箱, 2013年S1期
[给本刊投稿]
[目录页浏览]
【关键词】单纯性肥胖；针刺；电针；埋线；随机对照研究；多因素分析；
【DOI】10.13703/j.0255-2930.2013.s1.059 【分类号】R246.1 【被引频次】1 【下载频次】145

图10-33 中国学术期刊网络出版总库多途径检索(4)

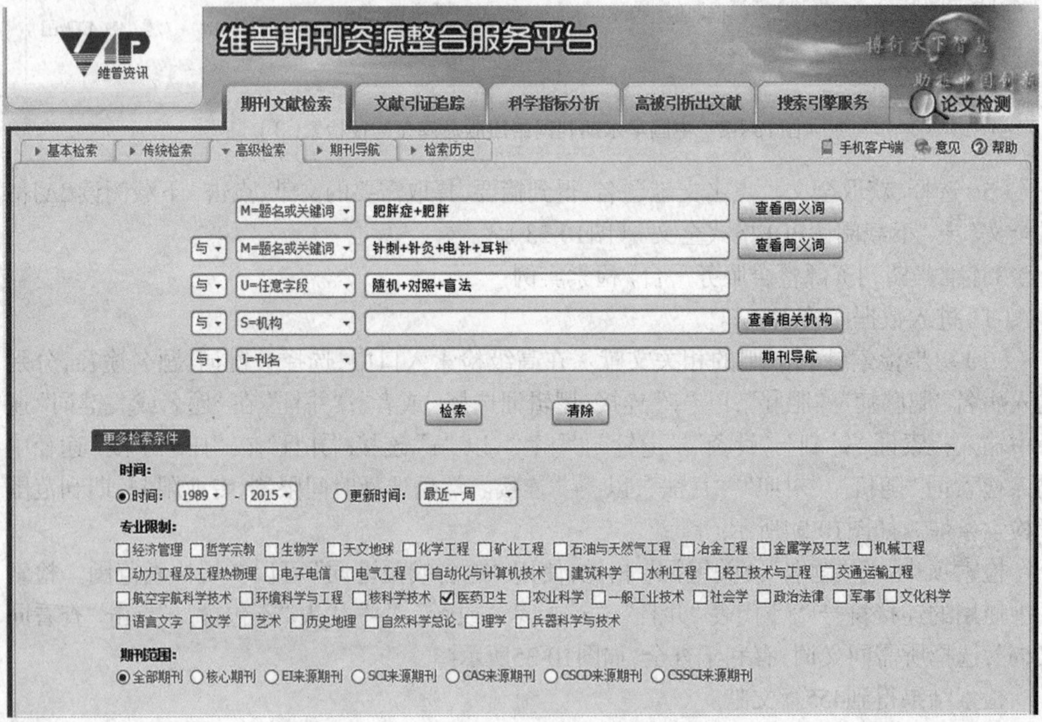
维普资讯
维普期刊资源整合服务平台
期刊文献检索
文献引证追踪
科学指标分析
高被引析出文献
搜索引擎服务
论文检测
基本检索
传统检索
高级检索
期刊导航
检索历史
手机客户端
意见
帮助
M=题名或关键词 肥胖症+肥胖 查看同义词
与 M=题名或关键词 针刺+针灸+电针+耳针 查看同义词
与 U=任意字段 随机+对照+盲法
与 S=机构 查看相关机构
与 J=刊名 期刊导航
检索
清除
更多检索条件
时间:
时间: 1989 - 2015 更新时间: 最近一周
专业限制:
经济管理 哲学宗教 生物学 天文地球 化学工程 矿业工程 石油与天然气工程 冶金工程 金属学及工艺 机械工程
动力工程及工程热物理 电子电信 电气工程 自动化与计算机技术 建筑科学 水利工程 轻工技术与工程 交通运输工程
航空宇航科学技术 环境科学与工程 核科学技术 医药卫生 农业科学 一般工业技术 社会学 政治法律 军事 文化科学
语言文字 文学 艺术 历史地理 自然科学总论 理学 兵器科学与技术
期刊范围:
全部期刊 核心期刊 EI来源期刊 SCI来源期刊 CAS来源期刊 CSCD来源期刊 CSSCI来源期刊

图10-34 维普期刊资源整合服务平台检索(1)

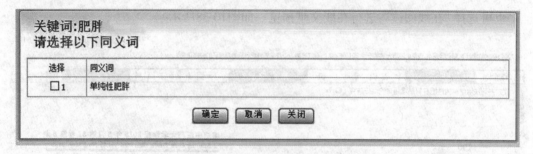

图10-35 维普期刊资源整合服务平台检索（2）

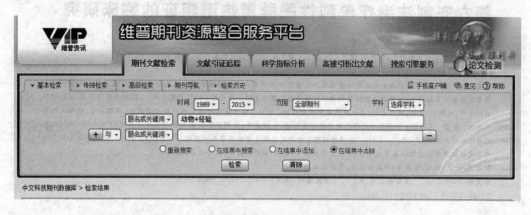

图10-36 维普期刊资源整合服务平台检索（3）

文献总数没有减少，提示上述检索步骤已基本能实现文献筛选。

（4）选择、获取全文。根据文摘内容，选择随机对照试验、半随机对照试验等临床报道，点击"PDF全文下载"获得全文。如图10-37所示：

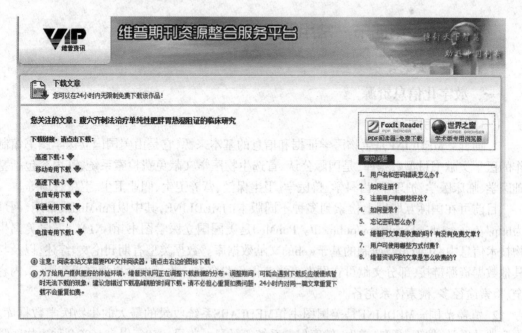

图10-37 维普期刊资源整合服务平台检索（4）

也可选择"在线阅读",进行在线文献预览。如图10-38所示:

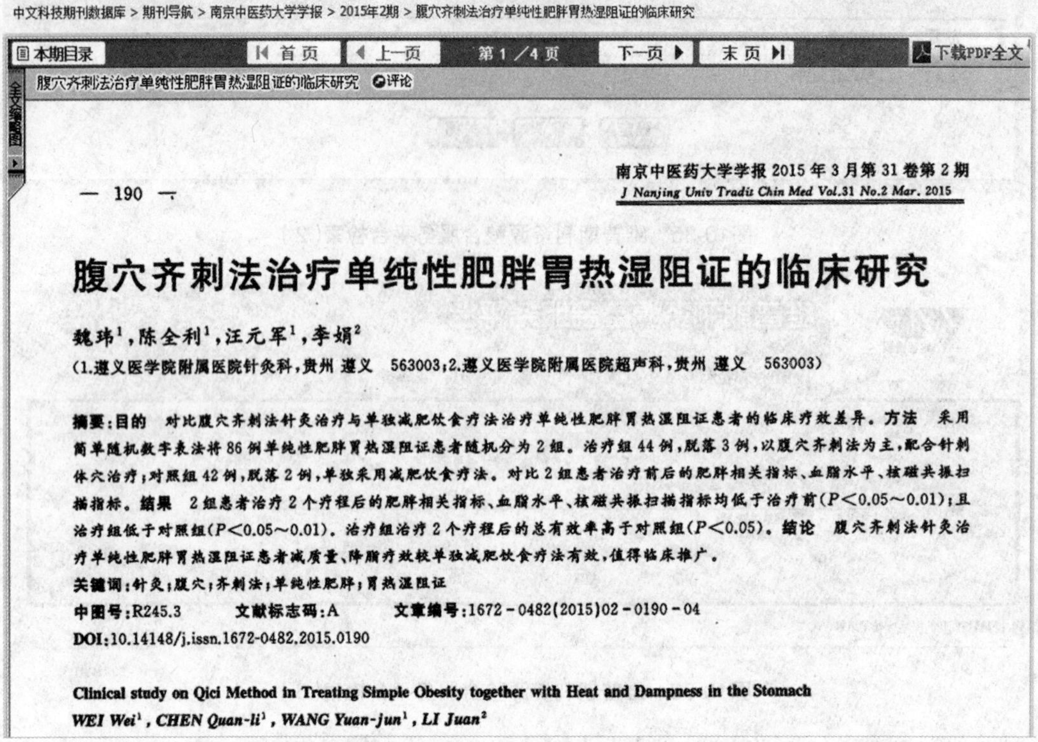

本期目录　　首页　　上一页　　第1/4页　　下一页　　末页　　下载PDF全文

腹穴齐刺法治疗单纯性肥胖胃热湿阻证的临床研究 ○评论

— 190 —

南京中医药大学学报 2015 年 3 月第 31 卷第 2 期
J Nanjing Univ Tradit Chin Med Vol.31 No.2 Mar. 2015

腹穴齐刺法治疗单纯性肥胖胃热湿阻证的临床研究

魏玮[1],陈全利[1],汪元军[1],李娟[2]

(1.遵义医学院附属医院针灸科,贵州 遵义　563003;2.遵义医学院附属医院超声科,贵州 遵义　563003)

摘要:目的　对比腹穴齐刺法针灸治疗与单独减肥饮食疗法治疗单纯性肥胖胃热湿阻证患者的临床疗效差异。方法　采用简单随机数字表法将86例单纯性肥胖胃热湿阻证患者随机分为2组。治疗组44例,脱落3例,以腹穴齐刺法为主,配合针刺体穴治疗;对照组42例,脱落2例,单独采用减肥饮食疗法。对比2组患者治疗前后的肥胖相关指标、血脂水平、核磁共振扫描指标。结果　2组患者治疗2个疗程后的肥胖相关指标、血脂水平、核磁共振扫描指标均低于治疗前(P<0.05~0.01);且治疗组低于对照组(P<0.05~0.01)。治疗组治疗2个疗程后的总有效率高于对照组(P<0.05)。结论　腹穴齐刺法针灸治疗单纯性肥胖胃热湿阻证患者减质量、降脂疗效较单独减肥饮食疗法有效,值得临床推广。

关键词:针灸;腹穴;齐刺法;单纯性肥胖;胃热湿阻证

中图号:R245.3　　文献标志码:A　　文章编号:1672-0482(2015)02-0190-04

DOI:10.14148/j.issn.1672-0482.2015.0190

Clinical study on Qici Method in Treating Simple Obesity together with Heat and Dampness in the Stomach

WEI Wei[1], CHEN Quan-li[1], WANG Yuan-jun[1], LI Juan[2]

图10-38　维普期刊资源整合服务平台检索(5)

第四节　常用西文医学文献信息资源

一、数字化信息资源

(一)医学索引在线

1. 简介　MEDLINE是生物医学证据和信息的基本来源,它是由美国国立医学图书馆制作的医学文献书目型数据库,是国际公认、首选生物医学文献免费检索系统,其内容包括基础医学、临床医学、护理学、齿科学、兽医学、卫生保健、营养卫生、职业卫生、卫生管理等。

目前可在国际互联网上检索到多种不同版本的MEDLINE,其中以PubMed最常用,网址为http://www.ncbi.nlm.nih.gov/pubmed/。PubMed是美国国立医学图书馆(NLM)下属美国生物技术信息中心(NCBI)研制的基于web的文献数据库。数据类型有期刊论文、综述,以及与其他数据资源链接,部分文献可在网上直接获得免费全文。收录生命科学文献范围广、内容全、检索途径多、检索体系完备。

2. 覆盖范围　MEDLINE是美国图书馆MEDLARS系统收录的最大的生物医学数据库。内容涉及医学、护理、牙科、兽医、健康保健系统等学科。收录1950年以来4600余种生物医学期刊的内容,这些期刊来源于美国和世界上70多个国家和地区。文献量达1500余万条记录,英文资料占90%,3/4有摘要。

PubMed与MEDLINE的区别在于PubMed收录范围广,收录MEDLINE未收录的部分生命科学相关的非医学专业期刊(物理、天文、化学等);PubMed收录记录新,收录在MEDLINE数据标引前的最新题录;PubMed文献类型全,提供电子原文链接(部分免费)。

3. PubMed基本检索规则　在检索栏中输入:一个或多个检索词,如自由词、主题词、人名等,系统默认空格为and检索,如: placenta growth oxygen genbacev。布尔逻辑运算式(大小写均可)如: lung cancer　AND smok*著者姓名,姓在前,名在后,如: smith ab刊名,可输全称或MEDLINE认可的标准缩写形式或ISSN号。截词检索如: treat*强迫短语检索: 如 "liver cancer";字段限制检索: 在字段标识外加[　]如anemia[ti] AND immun*。

PubMed的辅助检索: Limits(检索限制选择)包括字段限制: 著者、刊名、篇名等;数据输入时间限制: 30天~10年;7种文献类型限制: 综述、临床试验等;7种语种限制;13种子文档:牙医、护理等。

其他检索: 公共医学中心(Pubmed Central, 简称PMC)(网址: http: //www.ncbi.nlm.nih.gov/pmc/)由美国国立医学图书馆建立的生命期刊科学文献的数字化文档。共收录100多种免费电子期刊,8万多篇全文。提供关键词检索与刊名浏览两种查询途径。并不是PubMed所有的免费全文都通过PMC获取。有些期刊没有被PMC收录,但仍可获得免费全文,如sicence J neurol(神经病学杂志)等;获得免费原文由显示链接情况及电子期刊网站文档决定。

(二)Embase数据库(Embase Database)

Embase是由荷兰Elsevier Science出版公司建立的数据库,收录了自1974年以来30种语言4800中期刊文献记录,80%文献含有文摘,内容涉及药学、临床医学、基础医学、预防医学、法医学和生物医学工程等,其中药物相关文献超过40%。可在互联网上在线进行文献题目的查询,网址为: http: //www.elsevier.com/solutions/embase-biomedical-research。

(三)世界卫生组织临床试验注册平台(WHO ICTRP)

世界卫生组织建立注册平台的目的是确保提供全面的研究情况,以利于相关卫生保健决策的制定。由此可以提高研究透明度,最终加强科学证据的可靠性及价值。所有临床试验的注册都要承担科学、伦理、道德责任。

世界卫生组织临床试验注册协作网(简称注册网)为注册申请人提供了一个论坛,可以用来信息交流、合作,以便更好地进行临床试验注册。

由网站进入检索入口,用户可以检索中心数据库,包括主寄存器提供的临床注册数据集。

当用户从检索入口中找到感兴趣的一个试验时,可以通过点击链接获得原始记录中的相关资料,从而增进对这个试验的了解。

网址为: http: //www.who.int/ictrp/en/

(四)Cochrane图书馆(Cochrane Library)

Cochrane图书馆是Cochrane协作网的主要产品,现在由Willey公司出版发行。有网络版和光盘版两种形式。2010年以前是1年4期向全世界发行,2010年内1月开始改为每月1期。在欧美发达国家,其全文在网络上对全民公开。在我国,通过网络可以进行检索和内容摘要的浏览。网址: http: //www.cochranelibrary.com/。

Cochrane图书馆的内容主要包括7个相关数据库资源：

1. Cochrane系统评价数据库（Cochrane Database of Systematic Review，CDSR） 该库收集了协作网53个Cochrane系统评价组对各种健康干预措施制作的系统评价全文及计划书。主要是对随机对照试验进行的系统评价，2008年第四期开始收录包括诊断试验准确性的系统评价。协作网所制作的系统评价几乎涵盖整个临床医学领域。

2. 疗效评价文摘库（Database of Abstracts of Reviews of Effects，DARE）该库包括非Cochrane协作网发表的系统评价的摘要和目录，是对Cochrane系统评价的补充，由英国约克大学的国家卫生服务系统评价和传播中心编制提供，其摘要主要为评论性摘要，包括了作者对系统评价质量的评估。

3. Cochrane临床对照试验注册资料库（Cochrane Central Register of Controlled Trials，CENTRAL） 资料来源于协作网各系统评价小组和其他组织的专业临床试验资料库，以及从MEDLINE上检索出的随机对照试验和临床对照试验，还包括全世界医学杂志会议论文集等中收集到的临床对照试验报告。

4. Cochrane方法学数据库（Cochrane Methodology Register，CMR） 该库包括用于系统评价所有发表的方法学研究报告，以及与系统评价直接相关的临床试验方法学研究，如随机对照试验中的研究方法与偏倚之间的联系。

5. 卫生技术评估数据库（Health Technology Assessment Database，HTA） 卫生技术评估数据库由英国约克大学NHS CRD编制，收录国际卫生技术评估网络机构和其他卫生技术机构提供的文献。

6. NHS经济学评价数据库（NHS Economic Evaluation Database，NHS EED）NHS经济学评价数据库由英国约克大学国家卫生服务总书记传播中心编制的医疗卫生服务经济学研究论文。

7. 关于Cochrane协作网（About the Cochrane Collaboration） 介绍Cochrane协作网系统评价专业组和各中心。

（五）OVID检索系统

1. 简介　OVID技术公司（OVID Technologies, Inc.）是世界著名的数据库提供商，提供人文、社科、科技方面的300多种数据库，目前已包涵医学、生物等多领域数据库上百个，如临床各科专著及教科书（Book@Ovid）、循证医学（EBM）、MEDLINE、EMBASE以及医学期刊全文数据库（Journals@Ovid Full Text）等。

2. 覆盖范围　Journals@Ovid收录60多个出版商所出版的超过1000种科技及医学期刊的全文，最早可回溯至1993年。其中Lippincott, Williams & Wilkins（LWW）是世界上第二大医学出版社，其临床医学及护理学尤其特出，共计收录239种医学相关之核心期刊。

3. 基本检索规则　OVID默认检索页面的高级检索（advanced）页面分别为：功能按钮栏（工具栏），检索历史栏（search history），检索输入框，条件限制区（limit to）。功能栏包括author（作者检索），输入时姓在前、名首字母在后；title（标题词检索），输入的词或词组在文献标题中检索；journal（期刊检索），输入期刊名称（全部或前半部分）；keyword（关键词检索），输入词或词组。search为执行键按钮（图10-39~图10-41）。

OVID检索特点：没有MESH检索，默认检索字段为：标题、文摘、全文、图表说明词（ception）。Limits（限定检索）限定项有：含有全文的记录、英文文献、含有文摘的记录、最近1个月更新的文献、循证医学文献、综述文献、专家评估过的原始文献、文献发表年限等。More limits选择子文档（期刊主题）、文献类型。

　　OVID全文检索技巧：为了提高检准度：检索词限定在文献标题中，如：aspirin.ti；提高检全度：在检索词根加截词$，如：Prevent$可检索出prevent，prevention；使用同义词如（liver cancer or liver carcinoma）.ti, ab；选择文献类型：Original Articles专家评估过的原始研究文章，Review Articles综述文献。记录输出：显示（display）、打印（print preview）、e-mail和存盘（save）；Results供选择输出记录；Fields供选择输出的记录字段；Result Format供选择记录的输出格式；Sort Keys供选择输出记录排序。

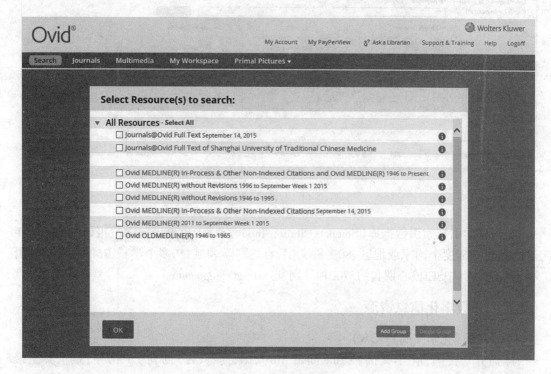

图10-39　OVID检索（1）

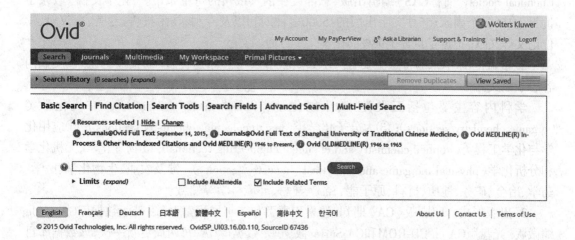

图10-40　OVID检索（2）

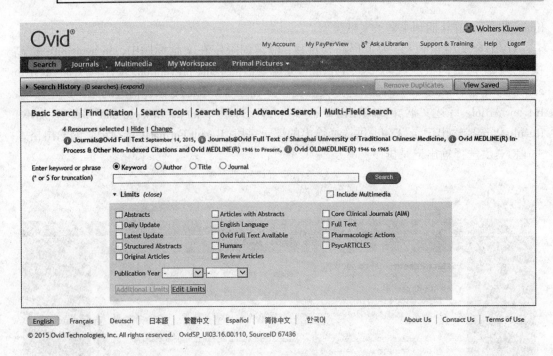

图10-41　OVID检索（3）

美国科学引文索引数据库（Science Citation Index，SCI），由美国科学情报研究所1961年建立，是全球60度个国家或地区、80多种文字、自然科学领域150多个学科、7600多种期刊引文检索工具，其中SCI核心期刊约3700种。网址：isiknowledge.com。

二、非数字化信息资源

（一）美国《化学文摘》（CA）

1. 简介　美国《化学文摘》（Chemical Abstracts，简称CA）创刊于1907年，是世界上最著名的检索工具之一。由美国化学学会化学文摘社（Chemical Abstracts Service of American Chemical Society，简称CAS）编辑出版，总部设在俄亥俄州的哥伦布市。《化学文摘》收录了世界上150多个国家、56种文字出版的15000多种期刊以及专利、技术报告、专著、会议录、学位论文等文献；报道了世界上98%的化学化工方面的文献。

2. 覆盖范围　CA的特点主要有：①收录范围广；②检索途径多；③报道迅速；④文摘内容忠于原文。

学科内容主要包括五大类：①生物化学类（biochemistry sections）；②有机化学类（organic chemistry sections）；③大分子化学类（macromolecular chemistry sections）；④应用化学与化学工程类（applied chemistry and chemical engineering sections）；⑤物理化学、无机化学和分析化学（physical inorganic and analytical chemistry sections）。涉及农业、生物化学、医学、药学、冶金、矿务、地质、材料、原子能、轻工、建材、环境科学等领域。

3. 出版形式　印刷版《CA》期刊、卷累积索引和多年累积索引；磁带版数据库CA　File；缩微版；光盘版CA on CD-ROM和CA Surrey数据库；数据库CA，每两周更新一次，该数据库目前在Dialog（覆盖时间从1967年至今）、STN（覆盖时间从1907年至今）等国际联机检索系统中运行; STN还有一个REG数据库; 数据库CA plus; CA网络版数据库——SciFinder Scholar。

4. 内容编排

（1）出版周期及内容类别的变化

出版周期（表10-1）：

表10-1 化学文摘出版周期及内容类别的变化

年份	卷号	出版周期	每年卷数	每卷期数	分类
1907—1944	v.1—v.38	半月刊	1	24	30
1945—1960	v.39—v.54	半月刊	1	24	31
1961	v.55	双周刊	1	26	31
1962	v.56—v.57	双周刊	2	13	73
1963—1966	v.58—v.65	双周刊	2	13	74
1967—1981	v.66—v.95	周刊	2	26	旧80
1982至今	v.96—	周刊	2	26	新80

类别变化：1997年以前的CA对收录的内容基本上为五大部80大类，按照单双号分别出版。单号期：生物化学部20大类，有机化学部14大类；双号期：大分子化学部12大类，应用化学和化学工程部18大类，物理、无机和分析化学部16大类。

从1997年126卷开始，为了方便读者查阅，每期都包含80个大类的全部内容。

（2）CA的内容编排：CA的内容可分为两部分——文摘和索引。

文摘部分（每期CA中都有）：文摘是CA的主体部分，文摘部分按分类划分编排，分为五部分80个类目。CA的文摘以报道性为主，其次为指示性，少数的只有题录，即只有篇名、著者、刊名和刊期等信息。

CA的收录范围广，有期刊论文、会议录、技术报告、专利、视听资料等，在文摘里不能混排，而是分开排列，以便读者查找。在每个小类下先排：①期刊论文、技术报告、会议录和汇编文献；②新书及视听资料；③专利文献；④相互参见（有论文参见和专利参见）：有关资料见另外各节。相互参见的功能是有的文献内容涉及两类或更多的类目，那么CA将文摘置于其主要内容的类目之中，在相关类目中参见一下，以便扩检。这四个部分之间用四个短横线"----"隔开。

CA的索引可以分为：期索引：关键词索引（keyword index）、专利索引（patent index）；著者索引（author index）；卷索引：化学物质索引（chemical substance index，简称CS）。普通主题索引（general subject index，简称GS）、著者索引（author index，简称A）、分子式索引（formula index，简称F）、专利索引（patent index，简称P）；卷辅助索引：环系索引（index of ring systems）、杂原子索引（hetero-atom-in-context index）。累积索引有化学物质索引（CS）、普通主题索引（GS）、著者索引（A）、分子式索引（F）、专利索引（P）五种。1907—1956年，每10年出一次，出了5次；1957年，从第6次累积索引开始，每5年出一次。目前出到第14次。指导性索引：索引指南（index guide）、登记号索引（registry number index）、CAS来源索引（CAS source index，简称CAASI）。

CA完整的检索体系为用户从不同角度进行检索提供了方便。

5. 著录格式

（1）文摘部分的著录格式：CA中每一条文摘都由两部分构成，一部分是文章摘要，一部分是题录著录，不同类型的文献著录格式不同。如期刊论文的著录格式：①131：306586w②Rapacuro-nium bromid（Organon Teknika）.③Plowman，A.N.④（Department of Anaesthesia，Perioperative Medicine & Pain Management，The Geelong Hospital，Victoria，3220 Australia）.⑤Idrugs⑥1999，2（7），711-717⑦（Eng），Current Durgs Ltd.. A review with 69 refs.其中①文摘号（黑体字），阿拉伯数字后的小写英文字母是电子计算机排检核准号；②文献标题（黑体字），其他语种意译为英文；③论文著者或图书等的编者；④著者单位和地址，在括号内；⑤期刊论文的刊名缩写，科技报告的报告代号及馆藏文件的识别代码等（斜体字）；⑥各类文献的出版年（黑体字），会议录的会议召开日期，专利文献的公布日期；刊载文献的出版物卷次、期号（括弧内）；论文起讫页码，科技报告的总页数，专利说明书的页数；⑦原文文种缩写（括弧内）。后面为文摘。

（2）新书著录格式：①123：218363a②New Prerspectives in Drug Design.③Dean，P. M.；Jolles，G.；Newton，C.G.；Editors④（Academic：London，UK）.⑤1995. 321 pp.⑥（Eng）.

（3）专利文献的著录格式：①121：198563u②Insecticides for controlling termites③Tejima，Isato；Takaaki④（Sumitomo Chemical Co）Jpn.Kokai Tokkyo Koho⑤JP 06，192，019[94，192，0191]，⑥（CI A01N53/00），⑦12 Jul 1994，⑧Appl. 92/346，025，⑨25 Dec 1992；⑩3pp.⑪Aninsecticide for controlling……

其中①文摘号（黑体字）：阿拉伯数字后的小写英文字母是电子计算机排检校验号；②专利标题（黑体字）：根据专利说明书内容，CA加工后的标题，可能与专利，原题目不同；③专利发明人姓名或名称（个人或组织机构）；④专利权人（个人或组织机构，用括弧括起）；⑤专利国别和专利号；⑥国际专利分类号（若是美国专利，还著录美国专利分类号），以CI为标志，在括号内；⑦专利出版日期；⑧专利申请日期，前以Appl.为标志；⑨专利申请日期；⑩专利文献总页数，以pp为标志；后面为专利摘要。

6. 索引与检索方法

（1）期索引

1）关键词索引（keyword index）：关键词索引附在每期文摘后的主要索引，是CA各种索引中使用较多的一种。关键词索引在选词标准和索引条目结构上与主题索引不同。它是将文献篇名中或文摘中各个能表示文献实质内容的原文用词作为关键词。关键词的选取比较自由，它不受检索名词规范化的约束，且其附加说明语并不考虑语法联系，而仅仅是将数个词简单地组合在一起。关键词下列有文摘号，供查阅当期文摘使用，文摘号前冠有P、B或R，分别表示为专利文献、图书或综述。

2）著者索引（author index）：包括个人著者、团体著者、专利权人、专利受让者等，以姓在前、名在后的方式按字顺组排，合著者名下用"See"引见到第一著者名下。CA中对非拉丁语系国家的著者姓名及其所属单位的名称、文献出处一律用音译方法译成拉丁字母。俄语姓氏音译可参见著者索引导言中的俄英对照译音表（RUSSIAN-ENGLISH）；德语姓氏一般照抄，只有字母"ā"改为"ae"，"ō"改为"oe"，"ü"改为"ue"，丹麦语和挪威语中的"Φ"改为"oe"。有关姓氏拼音和翻译原则详见著者索引导言的各项说明。

CA每期的著者索引,只有姓名和文摘号,而它的卷索引和多年累积索引则还著录有文献篇名。

3）专利索引(patent index)：所谓专利是国家对个人或团体的创造发明通过法律的形式给予的一种保护。通常讲的专利文献是指专利申请人的专利说明书,专利号是授予专利权时,专利主管部门对该专利所给的顺序号。

CA专利索引首先把国家转化成代码,专利索引按专利国别代号字母顺序编排,同一国家下再按专利号的数字顺序排列各条专利。在专利号的右旁注有相同专利或相关专利的国别代号和专利号,在被CA摘录过的专利号后给出卷次和文摘号。

其他相同专利则不再重复摘录,而是通过以上专利对照引见到被摘录的文摘条目(CA的基本专利是最先收到的专利文献)。

专利索引在1981年第94卷前是由两个单独出版的部分构成：专利号索引(numerical patent index)和专利对照索引(patent concordance,相同专利的对照),各自行使相应的职能。

（2）卷索引

1）化学物质索引(chemical substance index, CS)：这种索引是主题词索引。按化学物质名称字顺排列,每一索引条目后都注明CAS登记号和副题词,下面给出片断式一级和二级说明语及有关的文摘号。化学物质索引中收编的化学物质必须具备以下三个条件：①组成原子和原子数已知；②价键清楚；③立体化学结构明确。符合这三个原则的化学物质,一旦被CA收录之后,就给予它一个确定不变的号码,即所谓登记号。因此当文献的主题涉及某个化学物质时,凡有登记号的必定编在本索引中,没有登记号的一律放在《普通主题索引》中。

编排：以化学物质名称作为主题词,按字顺编排

著录格式：①Ammonia②[7664-41-7], ③properties④additive: steam-cleaning process for surface-cleaning of semiconductor devices, ⑤P 104134sammonia synthesis as bellwether reaction in heterogeneous catalysis,⑥pr R 16239z[注: pr : preparative制备]

化学物质索引(CS)=主标题词+登记号+副标题词+说明语+文摘号。

2）普通主题索引(general subject index, GS)：也是主题索引。普通主题索引包括所有不适合列为特定化学性质的主题词,例如某一类物质,成分不完全明确的物质和材料,物理化学概念和现象、性质、反应,工艺设备和操作、应用、生物化学、动物和植物的普通科学名词等。

GS的编排方法与化学物质索引基本相同。

编排：按主题词和副题词的字顺排列,其下列出各条说明语和文摘号,词条的排列顺序有一定的规范.另外,在每一类文摘的末尾还设置了参见条目,分为论文参见和专利参见两部分,指示出与本类有关的交叉学科的文摘分类号和文摘号,以扩大检索范围项目组成。

普通主题索引(GS)=主标题词+副标题词+说明语+文摘号

著录格式：①Amino acids, ②biological studies③of con and sunflower leaves, under water stress ④169229u①Amino acids,②compound③Complexes with copper and zinc, formation conste. of, 12905p Corn⑤Zea mays is indexed at this heading.The skin disease is indexed at skin, disease or disorder.其中①主标题；②副标题；③说明语；④文摘号；⑤主标题下标引内容的注释与说明。

3）分子式索引(formula index, F)：从分子式角度检索文献的途径,包括已经注册登记的所有化合物的分子式,也包括尚未正式命名的化合物的分子式,是化学物质索引的补充。适用于查找分子量大,异构体少,结构复杂的物质。分子式按Hill System规则化作标准分子式。

4）著者索引与专利索引（author index，AI；patent index，PI）：著者索引将全卷的著者按姓名字顺排列，姓名都尽可能用全称，在第一著者下列出其他著者与文献篇名，非第一著者见第一著者。著录有文献篇名。

（3）卷辅助索引：环系索引和杂原子索引，是为查找卷索引服务的，不提供文摘号。

（4）累积索引（collective index）：有化学物质索引、普通主题索引、分子式索引、著者索引、专利索引五种。因为累积索引收录了数卷的内容，所以在文摘号前都有卷号。

（5）指导性索引：包括索引指南（index guide，IG）、登记号索引（registry number index，RN）、资料来源索引（chemical abstracts service source index，CASSI）。

7. 检索途径　①关键词途径：由每期CA的期末关键词索引查得文摘；②普通主题索引途径：自选普通主题或由"索引指南"得到规范普通主题，在"普通主题索引"中查得文摘号后得到文摘；③化学物质索引途径：由化学物质名称（可利用"索引指南"得到规范的CA命名，或由"分子式索引"得到命名，或由"环系索引"得到命名，或由"登记号索引"得到命名）在"化学物质索引"中查得文摘号后得到文摘。另外还可由著者、专利号等途径查找文摘。

顺序：先用累积索引——卷索引——期索引。

（二）美国《生物文摘》（BA）

1. 简介　创刊于1926年，是关于生命科学的大型文摘型检索工具。由美国生物科学情报社（Biosciences Information Service，BIOSIS）主办，收录来自110多个国家和地区的5000多种期刊，年文献报道量为30多万篇，美国居首（1/4）。

2. 覆盖范围　主要报道内容：生物学、农学、医学等，侧重于理论、方法、技术以及新发现的生物属类、名称、分类等。

3. 出版形式　出版形式有印刷版、光盘版、网络版。

4. 内容编排　每年2卷24期。有索引和文摘两部分。索引有期索引和年度卷累积索引（cumulative index）。期索引中又有著者索引（author index）、生物体索引（organism index）、主题索引（subject index）。文摘为主要概念标题（major concept headings）和文摘正文。主要概念标题，按内容划分78个一级类目，一级类目下按学科体系细分为二级、三级类目，三级类目共计168个，与医学相关的124个。

5. 著录格式　著者索引（author index），按文献作者姓名字顺排列的索引，可查得已知个人或团体著者所写的文献；每个作者后都列出文摘号码，从任一作者均能直接查得文献；佚名的著作，以文献来源机构代替作者，易混淆的机构名称加注所在地国名/地名；对非拉丁文姓名，只著录其音译名称。

生物体索引（organism index），自1998年第105卷开始有生物体索引，由生物分类索引和属种索引合并而成。

（三）科学引文索引（SCI）

1. 简介　科学引文索引（Science Citation Index，SCI）创刊于1963年，是美国科学情报研究所（ISI，http：//www.isinet.com）出版的一部世界著名的期刊文献检索工具。

2. 覆盖范围　SCI的收编范围很广，收录全世界出版的数、理、化、农、林、医、生命科学、天文、地理、环境、材料、工程技术等自然科学各学科的核心期刊约3500种；扩展版收录期刊5800余种。侧重基础科学的研究方面。其文献来源涵盖45个国家或地区，以美国最多，英国、德国、荷兰次之。

3. SCI的结构体系 SCI由引文索引、来源索引、轮排主题索引组成。其中,引文索引文又可分:作者引文索引、无名引文索引、专利引文索引;来源索引可分为:来源出版物表、团体索引、来源作者索引等。因此,利用SCI检索的途径很多,非常方便。

4. SCI的功能 通过SCI统计数据,我们可以掌握:某位著者的论文曾被何人引用,该著者有多少篇论文被引用过,某篇论文被引用多少次。以此了解该著者科学研究的进展情况;可以掌握国际上的同行或者竞争对手的现状。通过SCI可以了解到世界上有多少人共同研究相同或相近的科研课题,充分掌握这一领域的科研动态;通过团体索引可以掌握某一国家、地区、某一学术机构或科研单位的研究进展;了解科学研究的现状。

5. SCI的选刊原则 SCI只收录其选定的来源期刊,而且对有的来源期刊也不是全部收录。据统计,全世界每年出版的科技期刊多达10万种以上。SCI编者根据"加菲尔德文献集中定律"(Garfield's Law of Concentration)及"费用—效果"原则选择入选期刊。也即情报学家加菲尔德在研究文献引用情况后得出的结果表明,大量(75%左右)被引用文献出自少数"核心期刊"中,而其余少数被引用文献则分散在大量期刊上,入选SCI的期刊不及全世界科技期刊总量的6%。

6. SCI对入选刊的要求

(1)基本的期刊出版标准:要求期刊做到及时出版,遵循国际编辑惯例提供足够的英文信息(包括文献标题、摘要、关键词、目录),作者的全部联系信息,期刊编辑、审稿人的同行审阅制度等。

(2)期刊内容:被收录期刊论文的内容能充实ISI的数据库,强调在内容上要能反映新进展,研究的是热点问题、领导或有特殊意义的领域。严格审稿,确保内容的科学性。

(3)国际化程度:被选刊能正确反映科学研究的全球性,表现为多国界的作者群,引用刊物的多国性等。

(4)引文分析:引文数据包括被引频次、影响因子、即时指数、引用半衰期等各项指标,利用这些指标对期刊进行定量评价。其中影响因子是一个很重要的衡量标准。影响因子高的期刊就是重点期刊。SCI对入选的刊物进行动态管理,每年评出有前景的新刊,淘汰利用率不高的旧刊。

7. SCI刊源分布 根据最新的统计数据表明,SCI印刷版收录期刊近3600种。其中,收录美国期刊1439种,占40.6%,英国期刊724种,占20.65%,只有极少数非英文刊物被收录。截止2001年SCI印刷收录我国期刊(不含台湾期刊)14种,扩大版收录63种,而医学类期刊仅收录3种。我国自1987年起引入SCI等三种国外著名的检索工具作为期刊科技工作评价的依据。每年由中国科技信息研究所进行年度统计。每年岁末的统计结果公布成为全国各地的科研机构、高校、医疗单位等关心的大事,其学术论文被SCI引用情况已成为评价学术水平和科研实力的重要标准。

[思 考 题]

1. 一级来源证据有哪些?
2. 中医信息检索的特点和难点是什么?

(李 洁)

第十一章 临床研究证据的
严格评价及报告标准

[提要] 本章对发表在国内期刊中的中医药随机对照试验的质量进行了评价,找出存在的方法学问题,提出改进的意见;同时介绍了报告随机对照试验的国际标准,即CONSORT声明。本章针对队列研究、病例对照研究、横断面研究、病例系列和病例报告做了严格评价和报告标准的介绍和评述,旨在规范和提高中医药临床研究的设计和报告水平。

在临床医学由传统的经验医学向遵循证据的循证医学转变的今天,如何寻找最佳的临床证据,采用什么样的标准来评价最佳临床证据,是实践循证医学的重要内容之一,此即临床证据的严格评价。

第一节 随机对照试验的严格评价及报告标准

一、中医药随机对照试验质量的现状

国内外学者近10年来的调查表明,国内发表的临床试验质量普遍较低。这直接影响到对中医药临床疗效的评价,同时也是中医药走出国门所难以逾越的最大障碍。近年来,中医界逐渐开始意识到随机临床试验的重要性,因此,有关期刊上发表的随机对照试验的数量和所占临床研究的比例均在不断上升,但其设计的方法学质量和报告的质量并无显著提高,所报告的临床疗效经不起重复。另一方面,国内外有关循证医学及相关知识的问卷调查表明,绝大多数临床医生的医疗决策仍然以临床经验和从过时的教科书上获取的知识为依据,少有真正做到循证的决策,即采用当前所能获得的最佳临床研究证据进行决策;三是中医药临床研究仍处于低水平的重复,少有设计严谨、质量可靠、结论可信、达到国际上发表水平的研究。

中医药的随机双盲对照临床试验是20世纪80年代才开始的,近10年来呈增长趋势。此前中医药的疗效主要以古代医书延续的记载和名老中医传授的经验为依据,极少有采用现代科学研究方法进行的临床验证。随着西方医学中临床流行病学的设计、测量与评价方法的引入,中医的临床研究较过去有了长足的进步。大家开始注意到临床研究中对照、随机和

双盲原则的重要性。但在临床科研设计中,多数临床研究人员对如何设置合理的对照、怎样进行随机化分组、如何计算试验样本含量、如何实施双盲法等诸多设计上的方法学问题理解不够;很多作者甚至机械仿效杂志以往发表文章中别人的做法。此外,期刊编辑一味追求所谓的"随机",也使部分研究者在其回顾性的病例对照分析研究中冠以"随机"二字。结果看似中医药期刊文献中发表的中医药临床随机对照试验文章数量在不断增多,但仔细推敲,这些研究中仍存在相当多的方法学问题,导致结果的偏倚。这样一些文章发表的后果将会造成误导,也使同样的错误被其他研究者继续仿效。

随机对照试验是目前国际上公认的评价干预措施效果的金标准方案,将其应用于中医药的临床疗效评价具有重要意义。我国的《中药新药临床研究指导原则》中也规定了Ⅱ、Ⅲ期临床试验采用随机的方法。多中心、双盲、随机临床试验是国际发展趋势。随机临床试验可用于评价两种干预措施的优劣,确定某一干预措施的利弊,证实某干预措施的有效性和安全性。开展随机临床试验的基本前提是不确定性(uncertainty)原则,即不能肯定干预措施的效果。如果已经确知干预措施的效果,则不需要进行随机对照临床试验。如青霉素抗感染、胰岛素降血糖的效果是肯定的,无需随机试验加以验证。因此,严格设计的随机试验将对干预措施的效果做出肯定或否定的结论,通过推广应用有效的治疗,摒弃无效的治疗,能够节省医疗卫生资源,避免低水平的重复研究造成人力、时间、物力的浪费,提高医疗的质量。按病种或疗法进行系统评价对指导医疗实践、正确的科研选题和设计提供可靠的依据,并有助于确定临床相关的结局评价指标,为新药开发提供线索。

中医药临床研究质量的提高是中医药现代化的关键。虽然中医药期刊的数量及其发表文章的数量均在不断增长,国内现有的140余种中医药和其他传统医药期刊中,仅有2本期刊被国际权威检索工具SCI(science citation index)扩展版所收录。因此,提高中医药临床研究的水平,期刊也将起到重要的作用。严格评审、发表高质量的中医药临床研究论文是期刊编辑的责任。期刊办刊水平的提高将有助于中医药走出国门,造福于人类。

二、中医药临床试验存在的方法学问题

中医药临床试验存在的方法学问题主要包括设计、实施过程以及报告中的问题。如缺乏试验设计或设计的质量不高,没有足够的样本数量(小样本试验);观察指标的测量方法不明确,无论是证候或是疗效判断指标都难以达到规范化、量化;报告的疗效因偏倚而夸大,且制定的疗效评价指标不够科学,缺乏长期随访的终点结局,如病死率、致残率等。这些问题直接影响了研究结果的真实性,使试验的科学价值降低。既往对国内28种中医药学术期刊1976—1996年发表的随机试验进行了检索,共计发表的2 938篇中医药随机对照试验文章中存在的问题包括随机分组方法的描述、盲法的使用、依从性、疗效的定义等方面。笔者一篇有关中医药治疗乙型肝炎随机对照试验"随机化"质量的方法学评价表明,"随机化"的概念存在被误用或滥用的情况。其中90%的试验没有交代如何进行的随机,少数作者(6%)对随机的理解为交替分配研究对象;20%的试验存在治疗组间病例数显著的不均衡,难以用随机化分配的原则加以解释;没有试验报告如何进行随机分配方案的隐藏以及意向性治疗分析(intention-to-treat, ITT);双盲试验仅占5%,样本含量的计算极少(0.5%);缺乏组间基线资料的比较等。然而,98%的试验报告了阳性结果,推荐试验治疗。国外方法学系统评价的研究表明,没有采用恰当的随机隐藏、双盲法以及将退出或失访病例纳入分析,将可能导致

试验干预措施的疗效夸大50%，因此出现假阳性结果。同样，小样本的试验也会因为随机误差（机遇的作用）使试验结果发生偏倚。加上阴性的试验结果（指主要结局事件组间无统计学上的显著性差异）未能充分地发表，还可能导致发表偏倚（publication bias）的问题。

三、提高临床试验质量的因素

任何一项临床试验研究都是在以往研究基础上的延伸，报告的结果将对未来的研究产生影响。评估临床试验尤其是随机对照临床试验的质量是循证医学中的重要构成要素。中医药临床研究质量低下的现状如何加以提高？笔者认为以下两个方面的因素极其重要，即研究人员本身和发表研究结果的期刊编辑。

（一）临床研究人员

目前国内从事临床试验的科研人员主要还是临床医生。少有独立地专门从事临床研究的机构（合同研究机构，contract research organization，CRO），比如临床试验中心（clinical trial unit，CTU）。因此，研究人员是否获得过临床科研方法的训练是决定其研究质量的重要因素。加强临床流行病学、医学统计学、循证医学的教育和培训对于提高临床科研人员的素质和技能至关重要。临床试验是设计在先的、前瞻性的、有对照的临床研究。因此，在试验之前研究者必须完成试验的设计方案（或称计划书），确定试验设计的类型、制定研究对象的纳入与排除标准、估算试验所需的样本含量、确定试验干预与对照措施的实施方案、效应测量的指标和方法、对象分组的方法、盲法的使用、资料收集与统计分析的方法等。要充分考虑在试验全过程中可能存在的影响因素及控制这些影响因素的措施。课题组成员邀请方法学专家如临床流行病学和统计学专业人员参与对保证试验质量及其最终的发表都将有所裨益。

（二）期刊编辑和审稿人员

期刊编辑对发表文章的质量控制具有重要作用。通过同行专家评审和编辑的审查能鉴定出一些严重的方法学问题。因此，除了同行专家的专业审稿以外，对研究的方法学质量进行评审，可及时纠正文章中的方法学错误，包括统计学方面的错误。但由于目前方法学审稿人员的严重短缺，一般文章的审查并不能获得方法学上的"把关"。因此，编辑和审稿人员首先应当掌握临床研究的方法学、掌握严格评价（critical appraisal）临床试验的标准，应当重视文章方法学的审查，并且不能因为篇幅和字数的限制而省略必要的方法学细节。不少读者（临床医生）认为杂志发表的文章总是科学的、可信的，然而多数情况下却相反。因此，文章发表后，对于一些研究设计上的错误、统计分析不当的、可能会产生误导的研究应及时予以纠正，多刊登一些对已发表文章的评论性或争议性观点，以引导读者正确地评价研究论文，而不是盲目地相信报道的研究结果。此外，杂志应当鼓励阴性结果的研究投稿和发表，这样有助于客观公正地评价干预措施的效果，同时可以避免重复性研究，造成资源浪费。杂志还应当发表临床试验的研究方案，可以使临床试验在设计阶段发现错误或不足，使其更加完善，使临床决策者对将来发表的结果更加信服。

四、随机对照临床试验报告的国际规范

（一）规范随机对照试验报告的重要性

近年来，国内期刊文献报道的有关中医药随机对照临床试验的数量越来越多，而我们在做系统评价的过程中发现，报告中几乎所有临床试验尚未达到国际上英文期刊所发表的临

床试验质量,尤其是国内文献中被国际Cochrane协作网收录进入《Cochrane图书馆》的3万多篇临床试验,其质量大多不能满足系统评价的要求。循证医学对于国内发表的中医药临床试验质量的严格评价已引起国际同行的极大关注。促进临床试验的规范化报告,是提高临床试验质量的重要手段之一,同时也有助于未来临床试验的设计。

临床试验的质量由试验设计、实施和报告三个阶段的质量构成。设计与实施良好的试验由于报告不规范或不完整,试验报告可能被评价为一篇低质量的文章,使得试验结果的真实性和应用性受到影响。因此,临床试验研究者、报告的撰写人以及发表临床试验期刊的编辑和审稿人都需要掌握规范的报告方式,使试验报告的质量得以提高。20世纪90年代中期,国际上一个由临床流行病学家、临床专业人员、统计学家和医学杂志编辑组成的课题组,花费近两年的时间制作了一个随机对照临床试验报告的规范,并在国际著名的临床医学杂志上应用。最先采用该规范的著名期刊有《美国医学会杂志(JAMA)》《美国的《新英格兰医学杂志》、英国的《柳叶刀》杂志、《英国医学杂志》和《内科学年卷(Ann Intern Med)》等。该规范在使用五年后被更新和完善。实践应用规范的结果表明,临床试验报告的质量有了很大提高。这一报告规范称为"CONSORT(consolidated standards of reporting trials)声明"。

随后几年的调查表明,国际上随机对照试验发表的质量得到了显著提高,该规范也以多种语言版本在全世界发表。根据几年的使用和反馈意见,该小组对报告又进行了修订,由上述杂志于2001年再次发表。最新的CONSORT声明可从下列网址免费获取: http: //www. consort-statement.org/。

(二)随机对照试验报告规范的条目

完整的随机对照试验报告应包括22条基本要素(表11-1),可供临床试验研究者、杂志编辑和审稿专家对一篇随机对照试验进行核对,并督促作者按照该规范的要求撰写研究报告。此外,研究者还可根据该规范的各项条目严格设计一项随机对照临床试验。

表11-1　随机对照试验报告规范中的条目(CONSORT声明)

条目(共25条)	定义及说明
标题和摘要(1)	以结构式摘要报告目的、对象和方法、治疗、主要结果和结论
前言(2)	简要介绍研究的背景、科学意义和立论依据
方法	
对象(3)	纳入标准、诊断标准、研究场所、资料收集的来源
治疗措施(4)	试验治疗和对照治疗的详细用药方案、疗程及依从性
试验目的(5)	特定的目的和假设
评价的结局(6)	主要及次要结局的名称、测量方法和时段
样本量(7)	说明样本量估算的依据
随机化	
随机分配的方法(8)	具体说明用什么方法进行随机分配
分配方案的隐藏(9)	说明随机分配方案的执行过程,有无做到治疗方案的隐藏
实施(10)	说明随机分配方案的制作者、试验对象的纳入和分组执行者
盲法(11)	说明受试对象、治疗实施者、结局评估者是否对其设盲

条目(共25条)	定义及说明
统计学方法(12)	用于结局资料组间比较的分析方法(包括亚组和校正分析)
结果	
受试对象流程图(13)	以示意图表示受试对象纳入试验各阶段的数目和流失情况
对象纳入的期间(14)	说明从纳入第一例到最后一例的时间段及随访情况
基线资料(15)	各组纳入病例的基线人口学和临床特征(通常列表比较)
纳入分析的例数(16)	说明各组纳入分析的例数和退出/失访例数,意向性治疗分析
结局和效应大小(17)	报告每一主要及次要结局,给出原始数据及分析结果
亚组或校正分析(18)	对事先说明的亚组和校正因素进行附加的资料分析
不良事件(19)	报告各组的不良事件、副作用或药物不良反应
讨论	
对结果的解释(20)	结合研究的目的或假设、可能存在的偏倚,对结果进行解释
结果的推广应用性(21)	试验结果对实际应用的意义和价值
概括证据(22)	根据当前其他研究所获得的证据,对该试验结果进行概括
其他信息	
试验注册(23)	试验注册号以及注册试验库的名称
方案(24)	如果可以获取,试验方案的获取渠道
资助(25)	基金来源及其他资助(如药品供应)、基金的作用

中药临床试验报告规范化问题已经引起广泛注意,但是至今尚无统一标准。与此最为相关的是2006年CONSORT小组出台的《草药随机对照临床试验的报告:CONSORT声明细则》。该声明包括5部分,共22项条目,重点对试验报告中受试者标准、干预措施、对照设置、结局指标设置等内容的报告制定了详细的说明。虽然,鉴于中药具备的中医理论背景和其中包括的动物、矿物药材,所以中药临床试验的报告不宜完全按照《国际草药CONSORT声明》来进行规范,但是《草药CONSORT声明》的出台为下一步制定专门的中药临床试验报告规范提供了有益参考。中药的临床试验设计和报告应该根据不同的中药类型和试验目的制定不同标准。以中医药理论指导临床应用的中药,其临床试验的报告应体现辨证论治内容;从中药中经过提纯而成的类似于现代化学药品的药物,其临床试验可以在很大程度上参照《国际草药CONSORT声明》来报告。该报告的清单请参照本书附录。

(三)规范的随机对照试验报告实例

例11-1 草药治疗肠易激综合征的随机对照试验

标题与摘要(1):该标题为《草药制剂治疗肠易激综合征:随机双盲安慰剂对照多中心临床试验的结果》;摘要为结构式,包括背景、目的、方法、结果和结论五部分。

前言(2):简要介绍了肠易激综合征的重要性,如其高患病率,属于胃肠道门诊最常见的病症之一。国际上对该病的最新诊断标准,病理生理,现有治疗及存在的问题。提出草药治疗虽然常见,但缺乏对照临床试验资料的支持。

方法:对象(3):208名门诊病人确诊为肠易激综合征被纳入试验,报告了诊断的根据和标准、病例的性别和平均年龄。治疗方案(4)：该试验分为4组,分别验证3种不同配方的草药制剂(STW 5,STW 5-Ⅱ,BCT)和安慰剂。报告给出了3种草药制剂的配方组成和安慰剂的制作方法和可靠性鉴定,4组的治疗方案相同,即每日3次,每次4粒(滴丸),疗程共4周。试验目的(5)：评价上市商品草药STW5与其他两种试验草药及安慰剂对照比较治疗肠易激综合征患者的疗效与安全性。评价的结局(6)：主要结局为采用统一的症状量表和疼痛量表对肠易激综合征患者的症状和疼痛进行测量,并给出测量的时间和量表的记分方法。次要的结局指标为发放给病人的日记卡(记录治疗期间的不适情况)、病人对治疗的效果和耐受性的评价以及治疗的副作用。样本量估计(7)：试验报告了样本量计算的依据、方法和计算的结果。随机分配方法的产生(8)：采用计算机程序RANCODE-PLUS V3.1产生随机分组排列的密码,对纳入的病例进行随机化分组,并根据该分配序列对试验药物进行编码。病人根据就诊顺序纳入研究,并参与分组。分组方案隐藏(9)与执行(10)：凡符合纳入标准的病人,在获得签名的书面知情同意书之后,经过1周时间的洗脱期(即停止使用任何现有的治疗,观察1周)后进行随机分配。整个分组过程中,病人和研究人员均不能预知所分配的治疗。研究人员得到的只是含有病人治疗方案的、编码的、密封的信封。试验结束前只在紧急情况下才开启信封。盲法(11)：该试验对病人和试验研究者设盲(双盲)。统计学方法(12)：该试验为优劣性临床试验,采用单侧检验的方法对结局变量进行统计分析,并详述了分析的方法和不同随访的时间段,结果以P值和95%置信区间表示。根据两种结局变量和14天及28天进行校正分析。

结果：受试对象流程图(13)(图11-1)：对象纳入的期间(14)：该临床试验没有报告研究对象纳入试验的时间段,但报告了试验随访的时间,即分别为治疗的第14天和第28天。基线资料(15)：试验列表说明了纳入对象的基线特征,包括性别、平均年龄和标准差、身高和体重、症状持续时间、主要临床症状、疼痛严重程度、饮酒和吸烟情况,并进行组间同质性检验相差不显著(具有可比性)。纳入分析的例数(16)：试验报告了4例病人因治疗无效提前

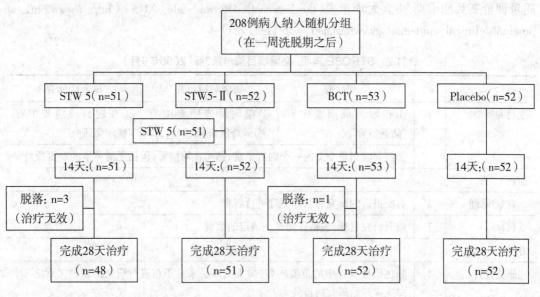

图11-1 研究设计与病例分配

退出研究,其中STW5组有3例,BCT组有1例。而结果分析时采用了意向性治疗分析的原则,即将这4例退出病例根据最后一次观察到的结果纳入统计分析。

结局和效应大小(17):试验报告了症状量表和腹痛量表的主要结局,组间比较的效应大小以量表计分及其标准差和P值表示,结果表明草药STW5和STW5-Ⅱ治疗2周和4周时症状和疼痛计分的效果均明显优于安慰剂组。次要结局中,对整体疗效的评价、日记卡对不适程度的记录以及安全性结局都进行了报告。亚组或校正分析(18):对主要结局中的各个特定症状分别进行了亚组分析,并列表呈示了统计结果。不良事件(19):试验报告了通过问卷和血液生化检查获取的副作用和药物耐受性的观察结果,没有发现严重的不良事件。

讨论:对结果的解释(20):作者根据对相关结局的比较,认为两种草药制剂STW5和STW5-Ⅱ用于治疗肠易激综合征可能是有效的。并对效应大小的差异及安慰剂效应进行了分析讨论。同时提出在评价肠易激综合征治疗效果中存在的困难和局限性。结果的推广应用性(21):作者讨论了草药制剂种类的广泛性和其成分的复杂性,结合以往发表的相关临床试验证据,考虑该试验中的草药的安全性和耐受性,供读者在应用时参考。概括证据(22):最后,作者综合了该多中心、随机双盲、安慰剂对照临床试验的结果,认为草药STW5和STW5-Ⅱ治疗肠易激综合征是有效的,但其作用机制尚不清楚,需要进一步研究阐明。

第二节 队列研究、病例对照研究和横断面研究的严格评价及报告标准

观察性研究是研究领域的重要组成部分,主要用于探索疾病与暴露之间的因果关联。观察性研究报告应当提供评价研究潜在偏倚和研究结论适用性的重要信息。其严格评价可以参照观察性研究报告规范(strengthening the reporting of observational studies in epidemiology, STROBE)(网址: http://www.strobe-statement.org/Checklist.html)(表11-2)和质量评价工具纽卡斯尔-渥太华量表(the Newcastle-Ottawa Scale, NOS)(http://www.ohri.ca/programs/clinical_epidemiology/oxford.asp)(表11-3,表11-4)。

表11-2 STROBE 声明: 必需项目清单第3版(2005年9月)

条目		队列研究	病例对照研究	横断面研究
题目和摘要	1	①在题目或摘要中有"队列研究"	①在题目或摘要中有"病例对照研究"	①在题目或摘要中有"横断面研究"
		②摘要应当是全文的一个内容丰富、结构化的摘要,包括了清单里的重要项目		
前言				
背景/原理	2	对所报告的研究背景和原理进行解释		
目标	3	阐明研究目标,包括任何预先确定的假设		
方法				
研究设计	4	陈述研究设计中的重要内容,如果文章是来自正在进行研究的系列文章之一,应陈述原始研究的目的		

续表

条目		队列研究	病例对照研究	横断面研究
研究现场	5	描述研究现场、数据收集的具体场所和时间范围		
研究对象	6	①描述纳入和排除标准,研究对象的来源和选择方法	①分别给出病例和对照的纳入和排除标准,来源和选择方法	①描述纳入和排除标准,研究对象的来源和选择方法
		②描述随访的时间范围和方法	②给出精确的病例诊断标准和对照选择的原理	
			③对匹配研究,应描述匹配标准和每个病例匹配的对照数	
研究变量	7	对所有感兴趣的研究变量列出明确定义,并区分结局、暴露、潜在预测因子,潜在的混杂因子或效应修正因子		
测量	8*	对每个所研究变量,描述详细的测量方法,还应描述各组之间测量方法的可比性		
偏倚	9	对可能的潜在偏倚进行描述		
样本量大小	10	描述决定样本量大小的原理,包括统计学计算和实际考虑		
©统计学方法	11	①描述统计方法,包括控制混杂的方法		
		②描述对失访和缺失值的处理	②描述匹配值和缺失值的处理	②描述设计效应和缺失值的处理
		③如果可能,应描述亚组分析和敏感性分析的方法		
计量变量	12	①解释计量变量如何分析,如怎样选择分组		
		②如果可能,给出连续分析和分组分析的结果		
资助	13	给出当前研究的资助(如果可能,给出原始研究的资助情况)		
结果				
研究对象	14*	①报告研究的各个阶段研究对象的数量,如可能合格的数量、被检验是否合格的数量、证实合格的数量、纳入研究的数量、完成随访的数量和分析的数量		
		②描述各个阶段未能参与者的原因		
		③推荐适用流程图		
		④报告研究对象征集的时间范围		
			⑤匹配研究应给出每个病例对应对照数量的分布	
描述性资料	15*	①描述研究对象的特征(如人口学、临床和社会特征)以及关于暴露和潜在混杂因子的信息		
		②指出每个研究变量数据的完整程度		

续表

条目		队列研究	病例对照研究	横断面研究
		③总结平均的和总的随访数量以及随访天数		
结局资料	16*	报告发生结局时间的数量或综合指标	报告各个暴露类别的数量	报告结局时间的数量或综合指标
主要结果	17	①陈述未调整的和按照混杂因子调整单关联强度、精确度(如95%CI)。阐明按照哪些混杂因素进行调整以及选择这些因素,未选择其他因素的原因		
		②对计量变量分组进行的比较要报告每组观察值的范围或中位数		
		③对有意义的危险因素,可以把相对危险度转化成绝对危险度		
		④报告按照实际目标人群的混杂因子和效应修正因子的分布进行标化的结果		
其他分析	18	报告进行的其他分析,如亚组分析和敏感分析		
讨论				
重要结果	19	概括与研究假设有关的重要结果		
局限性	20	①结合潜在偏倚和不精确的来源,讨论研究的局限性,以及分析、暴露和结局存在多样性时出现的问题;讨论所有可能偏倚的方向和大小		
		②关于研究局限性的讨论不应取代定量的敏感性分析		
可推广性	21	讨论研究结果的可推广性(外推有效性)		
解释	22	结合当前证据和研究局限,谨慎给出一个总体的结果解释,并注意其他可替代的解释		

*在病例对照研究中分别给出病例和对照的信息,如果可能,在队列研究和横断面研究里给出暴露组和未暴露组的信息

表11-3 队列研究的NOS评价标准

栏目	条目	评价标准
研究人群选择	暴露组的代表性如何(1分)	①真正代表人群中暴露组的特征;②一定程度上代表了人群中暴露组的特征*;③选择某类人群,如护士、志愿者;④未描述暴露组来源情况
	非暴露组的选择方法(1分)	①与暴露组来自同一人群*;②与暴露组来自不同人群;③未描述非暴露组来源情况
	暴露因素的确定方法(1分)	①固定的档案记录(如外科手术记录)*;②采用结构式访谈;③研究对象自己写的报告;④未描述
	确定研究起始时尚无要观察的结局指标(1分)	①是*;②否
组间可比性	设计和统计分析时考虑暴露组和未暴露组的可比性(2分)	①研究控制了最重要的混杂因素*;②研究控制了任何其他的混杂因素*(此条可以进行修改用以说明特定控制第二重要因素)

续表

栏目	条目	评价标准
结果测量	研究对于结果的评价是否充分（1分）	①盲法独立评价*；②有档案记录*；③自我报告；④未描述
	结果发生后随访是否足够长（1分）	①是（评价前规定恰当的随访时间）*；②否
	暴露组和非暴露组的随访是否充分（1分）	①随访完整*；②有少量研究对象失访但不至于引入偏倚（规定失访率或描述失访情况）*；③有失访（规定失访率）但未行描述；④未描述随访情况

注：#：给分条目；*：给分点

表11-4 病例—对照研究的NOS评价标准

栏目	条目	评价标准
研究人群选择	病例确定是否恰当（1分）	①恰当，有独立的确定方法或人员*；②恰当，如基于档案记录或自我报告；③未描述
	病例的代表性（1分）	①连续或有代表性的系列病例*；②有潜在选择偏倚或未描述
	对照的选择（1分）	①与病例同一人群的对照*；②与病例同一人群的住院人员为对照；③未描述
	对照的确定（1分）	①无目标疾病史（端点）*；②未描述来源
组间可比性	设计和统计分析时考虑病例和对照的可比性（2分）	①研究控制了最重要的混杂因素*；②研究控制了任何其他的混杂因素*（此条可以进行修改用以说明特定控制第二重要因素）
暴露因素的测量	暴露因素的确定（1分）	①固定的档案记录（如外科手术记录）*；②采用结构式访谈且不知访谈者是病例或对照*；③采用未实施盲法的访谈（即知道病例或对照的情况）；④未描述
	采用相同的方法确定病例和对照组暴露因素（1分）	①是*；②否
	无应答率（1分）	①病例和对照组无应答率相同*；②描述了无应答者的情况；③病例和对照组无应答率不同且未描述

注：#：给分条目；*：给分点

第三节 无对照病例研究的严格评价及报告标准

一、病例系列的严格评价及报告标准

同其他临床研究一样，病例系列研究的设计、实施、解释都是评价其质量的关键环节。当前相关的质量评估工具包括：①《JBI综述作者手册》2011版推荐的叙述性/病例系列研究质量评价清单,包括9个质量条目;②加拿大卫生经济研究所(IHE)制定的病例系列研究的评价工具。③NICE病例系列的质量评分表。英国国立临床优化研究所(National Institute for Clinical Excellence, NICE)对病例系列的质量评价作如下推荐:①为了提高研究结果的代表性,病例系列中的病例最好来自不同级别的医疗机构,开展多中心的研究;②清楚明确地描述研究的假说或目的、目标;③清楚地报告纳入和排除标准;④对测量的结局做出明确的定义;⑤收集的数据应达到预期目标;⑥准确地描述患者是连续招募的;⑦清楚明确地描述研究的主要发现;⑧将结局进行分层分析及报告,如按照疾病分期、化验结果异常、患者的特征等。

Dalzie总结了NICE卫生技术评估(health technology assessment, HTA)报告的病例系列,评价了40多篇外科疾病的病例系列研究,系统地总结用于评价病例系列真实性的方法学文献,探索了HTA计划中的病例系列研究的特征和结果。他们对以下研究特征进行鉴定,包括人口学特征、结局和方法学特征,方法学特征包括样本量、前瞻或回顾性设计、连续招募病例、多中心或单中心、随访时间、结局测量和发表时间。提出当前还需要更多的探索和研究以丰富病例系列质量评价的内容和方法。

二、病例报告的严格评价及报告标准

在开展大规模试验性研究之前,利用无对照的病例报告来搜集线索和证据既节省时间、精力,又节省资金。此外,病例报告也是很好的经验交流工具和特殊疾病/医疗现象最初进入公共视野的主要方法之一。一般情况下,国外的病例报告的适用范围如表11-5所列:

表11-5 国际病例报告适用性

1	报道一种不同寻常的或未知的疾病或病变
2	报道不同寻常的病因
3	报道可能有意义的、新的鉴别诊断
4	报道诊断中的错误及其原因和后果
5	报道不同寻常的医疗环境
6	报道由于伦理原因不可能再重复得到的信息
7	举例说明一种临床假说
8	提出一种新的临床假说
9	对一种假说提出质疑
10	支持一种假说
11	引发深入研究
12	提供新的医疗知识/信息
13	提供对疾病病理的新见解
14	报道不同寻常的或令人困惑的临床现象/特征
15	报道改进的或独特的技术及其操作
16	报道一个领域中的历史性进展或运动
17	报告干预措施出现的严重不良反应

针对病例报告的规范写作和发表,国际医学CARE(case report, CARE)小组于2013年发表了具有针对性的病例报告写作的CARE指南。其中,最基本也是最重要的写作辅助工具就是CARE信息清单,列出了一篇病例报告中各项结构要素的写作要求及其注意事项,中文版如图11-2撰写案例报告时要纳入的CARE信息清单(2013年)。2016年1月,CARE小组发布了2016 CARE信息清单更新版(英文版)。

撰写案例报告时要纳入的 CARE 信息清单（2013 年）

主题	项目	清单项目描述	在报告上的页码
标题	1	词语"案例报告"应与本案例中最受关注的内容列于标题中。	
关键词	2	以 2 至 5 个关键词概括本案例的关键要素。	
摘要	3a	简介—本案例有何独特之处？为医学文献添增了什么内容？	
	3b	患者的主要症状和重要临床发现。	
	3c	主要诊断、治疗干预和结果。	
	3d	结论—从本案例"获取"的主要经验是什么？	
简介	4	本案例的简要背景概要，提及相关的医学文献。	
患者信息	5a	人口统计信息（例如年龄、性别、种族、职业）。	
	5b	患者的主要症状（其主要病症）。	
	5c	医疗、家庭和心理历史，包括饮食、生活方式和相关的遗传信息。	
	5d	相关的共病，包括过往的干预及其结果。	
临床发现	6	描述相关的身体检查 (PE) 发现。	
时间表	7	描述与您的诊断和干预相关的重要里程碑（表格或图）。	
诊断评估	8a	诊断方法（例如 PE、实验室测试、成像、调查问卷）。	
	8b	诊断挑战（例如财力、语言或文化）。	
	8c	诊断推理，包括其他已考虑的诊断。	
	8d	预后特征（例如肿瘤学的分期）（如适用）。	
治疗干预	9a	干预的类型（例如药物、手术、预防性、自我护理）。	
	9b	干预的管理（例如剂量、强度、持续时间）。	
	9c	干预的改变（提供理论依据）。	
跟进和	10a	临床医生和患者评估结果。	
结果	10b	重要跟进测试结果。	
	10c	干预遵从性和耐受性（如何评估这点？）。	
	10d	不良和意外事件。	
讨论	11a	本案例的管理强度和限制。	
	11b	相关医学文献的讨论。	
	11c	结论的理论依据（包括可能原因的评估）。	
	11d	从本案例报告"获取"的主要经验。	
患者观点	12	患者是否有分享其观点或经验？（在可能时加入）	
知情同意书	13	患者是否提供知情同意书？请在要求时提供	是 □ 否 □

图11-2　撰写案例报告时要纳入的CARE信息清单(2013年)

中医个体化辨证论治的特点和整体化治疗模式,决定了病例报告十分适合作为中医理论和诊疗经验传承的载体。中医理论和经验的传承主要有两种途径: 理论性著作即专家经验和意见(如《黄帝内经》)和医案即病例报告(如《名医类案》)。许多著名经典医籍(如《伤寒杂病论》)兼具二者的特点。

现代中医病例报告基本以治疗性病例报告为主,尚未检索到单纯诊断性病例报告。报告涉及的疾病范围广泛,从常见病(如感冒),到疑难杂病(如癌症)均见大量报道。主要原因可能有如下两点:

1. 中医诊断的正确与否缺乏金标准,甚至没有公认的标准,几乎不可能认定某个诊断是完全错误的,也同样没有证据能直接说明某个诊断是完全正确的。所以,探讨中医诊断的病例报告也都必须通过疗效来间接体现诊断水平,需要着重说明治疗过程,因此此类报告基本上都归属于治疗性病例报告。

2. "同病异治"的中医理论基础和诊疗实际情况,认同诊断为相同疾病的病例可以采用不同的治疗方案,导致中医治病没有针对具体疾病的标准处方,疗效优劣直接与医生辨证论治水平高低相关。所以,中医病例报告的目的不是为了揭示某种疾病诊断和治疗的难易,而是为了提供不同医家独特的诊疗心得和诊疗体系。

目前中医病例报告的格式和内容尚没有统一的标准。基于国际病例报告撰写规范,结合中医病例报告的特点,我们对未来中医病例报告提出如下建议(表11-6)。

表11-6 中医病例报告建议条目

项目			条目
题目	□	1	明确说明"病例报告"或"个案"
摘要	□	2	结构化
	□	3	背景要点
	□	4	病例报告正文要点(患者、诊断、治疗、结果)
	□	5	结论要点
	□	6	讨论要点
背景	□	7	病例报告的目的,背景信息和相关解释说明
	□	8	报告古籍记载内容、文献检索的策略和文献分析的结果,用以证明本病例报告的价值
	□	9	介绍病例及相关背景信息
	□	10	说明患者对病例报告发表的知情同意
病例报告	□	11	通过叙述的方式介绍病例,提供患者的基本人口学特征(年龄、性别、身高、体重、职业),隐藏患者的个人信息(出生日期、姓名)
	□	12	描述患者的临床全貌,包括其现病史、既往史、家族史、就医经历、社会和家庭状况、就诊时间、发病时间、地点和环境。
	□	13	说明诊断的经过、具体诊断、鉴别诊断及变化(要求报告完整中医诊断)
	□	14	详细说明治疗的经过、具体处方、变化及其原因
	□	15	说明与本病例报告相关的结局指标及具体检查结果
	□	16	按时间顺序说明在整个治疗过程中患者都出现过哪些病情变化/不良事件/并发症,或遇到过哪些可能影响诊断和治疗的事件
	□	17	其他可以说明病例报告可信性的证据
讨论	□	18	选择此病例撰写病例报告的原因
	□	19	选择此种治疗方法的原因
	□	20	与古籍或他人发表的相关文章进行比较,说明诊断/治疗上的异同
	□	21	推测患者的最终病因、病机和疗效出现的原因(自然病程、转归等)
	□	22	说明本病例报告的局限性
	□	23	归纳本病例报告的特点和独到之处
	□	24	阐述如何将本病例报告提供的信息用于临床实践
	□	25	指出进一步临床科研的可能切入点和意义
结论	□	26	提出基于证据的建议并做出合理结论

[思 考 题]

1. 随机对照试验的严格评价应该注意哪些方面内容？

2. 观察性研究的严格评价应该注意哪些方面内容？

3. 病例系列和病例报告的严格评价应该注意哪些方面的内容？

（费宇彤 刘建平）

参 考 文 献

[1] 李廷谦,毛兵,常静,等.《中国中西医结合杂志》发表论文中有关临床试验的评价.中国中西医结合杂志,1999,19(7)：435-436.

[2] Tang JL, Zhan SY, Ernst E. Review of randomised controlled trials of traditional Chinese medicine. BMJ, 1999, 319：160-161.

[3] Liu JP, Kjaergard LL, Gluud C. Misuse of randomization: a review of Chinese randomized trials of herbal medicines for chronic hepatitis B. Am J Chin Med, 2002, 30(1)：173-176.

[4] Schulz KF, Chalmers I, Hayes RJ, et al. Empirical evidence of bias. Dimensions of methodological quality associated with estimates of treatment effects in controlled trials. JAMA, 1995, 273：408-412.

[5] Moher D, Pham B, Jones A, et al. Does quality of reports of randomised trials affect estimates of intervention efficacy reported in metaanalyses. Lancet, 1998, 352：609-613.

[6] Kjaergard LL, Villumsen J, Gluud C. Reported methodologic quality and discrepancies between large and small randomized trials in metaanalyses. Ann Intern Med, 2001, 135：982-989.

[7] Huwiler-Muntener K, Juni P, Junker C, et al. Quality of reporting of randomized trials as a measure of methodological quality. JAMA, 2002, 287(21)：2801-2804.

[8] 刘建平. 临床试验与临床试验中心. 中国中西医结合杂志, 2002, 22(4)：307-308.

[9] Chalmers I, Altman DG. How can medical journals help prevent poor medical research？ Some opportunities presented by electronic publishing. Lancet, 1999, 353：490-493.

[10] Godlee F. Publishing study protocols: making them visible will encourage registration, reporting and recruitment . BMC News Views, 2001, 2：4.

[11] Begg CB, Cho MK, Eastwood S, et al. Improving the quality of reporting of randomized controlled trials: the CONSORT statement. JAMA, 1996, 276：637-639.

[12] Moher D, Schulz KF, Altman DG. for the CONSORT Group: The CONSORT statement: revised recommendations for improving the quality of reports of parallel-group randomised trials. Lancet, 2001, 357：1191-1194.

[13] Moher D, Jones A, Lepage L. Use of the CONSORT statement and quality of reports of randomized trials: a comparative before-after evaluation. JAMA, 2001, 285：1992-1995.

[14] Joel J. Gagnier, Heather Boon, Paula Rochon, et al. for the CONSORT Group. Reporting Randomized, Controlled Trials of Herbal Interventions: An Elaborated CONSORT Statement . Ann Intern Med, 2006, 144：36.

[15] Madisch A, Holtmann G, Plein K, Hotz J. Treatment of irritable bowel syndrome with herbal preparations:

results of a double-blind, randomized, placebo-controlled, multi-centre trial. Aliment Pharmacol Ther,2004, 19:271-279.

[16] Joanna Briggs Institute meta-Analysis of Statistics Assessment and Review Instrument[Z]. 2011.

[17] Moga C, Guo B. Development of a quality appraisal tool for case series studies using a modified delphi technique. http://www. ihe. ca/documents/caseseriesstudiesusingamodi edDelphiTechnique. pdf,2012-10.

[18] NICE. Appendix 4 quality of case series form [EB/QL]. http://www. nice. org. uk/guidance/index. jsp? action = download & o =29075. 2008-1-10.

[19] Dalzie K, Round A, Stein K, et al. Do the findings of case series studies vary significantly cacrodidng to the methodological characteristics? . Health Technology Assess,2005,9(2): ⅲ-ⅳ,1-146.

[20] About case reports[EB/OL]. http://www. care-statement. org/,2017-06-04.

[21] 撰写案例报告时要纳入的 CARE 信息清单(2013年)[EB/OL]. http://data. care-statement. org/wp-content/ uploads/2017/05/CAREchecklist-Chinese-2013. pdf,2017-06-04.

[22] Checklist-2016:Information for writing a case report[EB/OL]. http://www. care -statement. org /downloads / CAREchecklist-Eng-20160131. pdf,2017-06-04.

[23] Bart N. Green, Claire D. Johnson. Writing patient case reports for peer-reviewed journals: secrets of the trade. Journal of Sports Chiropractic & rehabilitation,2000,14(3): 51-59.

[24] Luca Ansaloni, Fausto Catena, Ernest E Moore. WJES and case reports/case series. World Journal of Emergency Surgery [DB/OL]. http://www. wjes. org/content/2/1/11,2007-2-11.

[25] National Council for Osteopathic Research, University of Brighton, UK. Evidence-based practice tutorial: How to write a case report. [EB/OL]Http: / www. brighton. ac. uk/ncor/osteo_research/EBP_tutorial_case_report. pdf,2007-2-11.

[26] 杨红,费宇彤,刘建平. 中医临证医案与专家经验的报告方法——病例报告的设计. 中医杂志,2008,49 (3): 215-217.

第十二章　系统综述和 meta 分析

[提要] 本章以国际Cochrane协作网系统综述的方法为例,介绍了系统综述的步骤、方法和技术,包括对纳入系统综述的原始研究中提取的资料进行概括和定量的综合;并探讨合并分析结果的异质性和发表偏倚检测等,对资料分析的解释,系统综述的报告及其质量评价标准——PRISMA声明。

第一节　系统综述的步骤与方法

循证医学强调利用最佳研究证据进行临床和医疗卫生决策。系统综述是鉴定并获取证据的最佳方法。Cochrane协作网对随机临床试验进行的系统综述被国际公认为高质量的系统综述。进行Cochrane系统综述有7个步骤:①提出并形成问题;②检索并选择研究;③对纳入研究的质量进行评价;④提取资料;⑤分析并形成结果;⑥对结果的解释;⑦系统综述的改进与更新。

Cochrane系统综述以电子出版物的形式在"Cochrane图书馆(The Cochrane Library)"上发表,同时主张作者在杂志上以书面形式发表,以传播并扩大系统综述的国际影响。该系统综述格式如下:

● 封页:系统综述题目、评价者及联系地址、资助来源、制作时间、标准的引用格式。

● 概要:以简明易懂的形式面向普通病人和用户概要介绍该系统综述。

● 摘要:以结构式摘要介绍系统综述的背景、目的、检索策略、资料收集与分析、主要结果、结论。

● 正文:包括绪言(背景与目的)、材料和方法(试验的选择标准、检索策略、资料提取与分析方法)、结果(对纳入的研究进行综合描述和方法学质量评价及报告系统综述结果)、讨论和评价结论(对临床实践和进一步研究的意义)。

● 致谢,利益相关的说明。

● 图表:列表说明纳入研究的特征、排除研究的理由、正在进行尚未发表的研究特征,图示干预的比较及其结果,其他附表。

● 参考文献(包括纳入、排除、待评估及正在进行的试验的参考文献和其他参考文献)。

系统综述的步骤和方法如下：

1. 研究方案(protocol)的撰写　同任何科研工作一样,系统综述的方法需要预先确定。研究方案包括题目、研究背景、目的、纳入评价的研究标准、检索策略、评价方法、致谢、利益冲突、参考文献及附表。背景中应提出要解决的临床问题的合理性和根据,提出问题的重要性、意义及需要解决的途径。研究方案在系统综述开始前应当获得发表以接受评论或批评,进行修改。

2. 研究的定位与选择　根据检索策略进行全面无偏倚的检索是系统综述与传统综述的关键区别。常用的数据库包括MEDLINE、EMBASE、Cochrane图书馆、CBM光盘等,还应包括手工检索发表或未发表的资料。检索不能限制语言,以防止语言偏倚。

3. 选择研究　评估所有可能合格的研究报告是否满足系统综述的纳入标准。一般要求两人独立选择纳入的研究,出现不一致的情况时由第三者或双方讨论协商解决。

4. 对纳入研究的质量进行评估　包括真实性(validity)和可能存在的各种偏倚(选择偏倚、实施偏倚、退出偏倚和测量偏倚)。目前Cochrane系统综述常用的质量评价标准为偏倚风险评估量表(risk of bias tool),其主要条目包括随机分组序列的产生、分配方案的隐藏、盲法、不完整结局数据报告、选择性结局报告偏倚、其他偏倚等。

5. 资料收集　主要包括研究的合格性、研究特征(如方法、对象、干预措施、结局)。方法部分通常包括设计类型、质量(如随机分配方案的产生、随机方案隐藏、盲法、病例退出情况、潜在的混杂因素等)。研究对象包括种族、性别、年龄、诊断标准、研究背景、病例来源、纳入/排除标准等。干预措施包括试验和对照干预的名称、使用剂量与途径、时间、疗程以及有无随访及随访的长度等。结局测量可有多种结局,如病死率、发病率、生活质量、不良反应等,或同一结局采用不同的测量方法和测量时点。

6. 分析与结果描述　根据系统综述资料的性质有定性和定量两种分析方法。定量的统计学分析又称为meta分析。它是采用适当的统计学方法,对多篇单个研究中收集的资料进行分析与概括。通常在进行资料分析时需要考虑定性与定量两个方面,主要涉及以下方面的问题:

- 进行何种比较?
- 每一种比较中使用什么研究结局?
- 每一种比较当中的研究结果是否相似?
- 每一种比较结果的最佳合并效果怎样?
- 这些合并结果的可靠性如何?
- 然后对各个研究的效应进行综合。常用的测量干预措施效果的指标有比值比(odds ratio, OR)、相对危险度(relative risk, RR)和均差(mean difference, MD)。此外,应当探讨各研究之间是否存在异质性(同质性检验)。中医药系统综述要特别注意测量发表偏倚。

7. 结果解释(讨论)　主要涉及证据的强度、结果的可应用性、其他与决策有关的信息和临床实践的现状,以及干预措施的利与弊、费用的权衡。

8. 系统综述的改进与更新　当有新的临床研究证据出现,就应当进行更新。

第二节 资料分析

系统综述的目的是对收集的研究资料进行综合分析,确保结果的真实可靠。也就是要对某一干预措施的效果和(或)安全性进行全面评价,得到一个综合的结论,以指导决策或促进临床实践。制作系统综述的过程要求从符合纳入标准的研究中提取原始资料,并用统计学方法对这些资料进行分析和概括。如果方法应用得当,数据的合成将为从这些资料中得出有意义的结论提供有力的工具,同时也有助于避免在解释资料时发生错误。

在数据合成时,常犯的一个错误是对所有阳性结果进行简单的相加,而不考虑每一研究的样本量大小、其研究的质量和事件结局的发生率等问题。第二个常见错误是不用统计学方法进行分析,而仅仅比较阳性研究和阴性研究的数量。这是一种不可靠的方法,因为对于何为阳性、何为阴性往往取决于评价者对结果的解释,而不考虑每一单个研究对最终的可靠证据所占的权重有多大。还有一种倾向,容易忽视效果不大但有临床意义的一些效应,尤其是将那些统计学上无显著性意义的结果作为阴性结果来看待。此外,在采用定性分析时如果评价者不适当地或过分强调某一研究的结果也容易造成偏倚(选择性结局报告偏倚)。

当然,使用统计学方法并不能保证系统综述结果就一定是真实可靠的。同其他工具一样,统计学方法也有被误用的时候,造成合并分析结果的可靠程度并不一定比某个原始研究高。

一、定性资料分析

定性分析是对单个研究的结果进行描述性综合。通常在各研究间,资料存在不同质性,即异质性时,资料性质不相同的情况下,不能进行资料的定量综合时,则需要进行定性资料的综合分析。可对资料类型、相对效应、研究特征、研究结果进行叙述性分析。

二、定量资料分析

定量资料的统计学分析又称为meta分析。它是从单个研究中收集资料后采用适当的统计学方法对这些资料进行合并分析与概括。如采用相同的干预、结局测量指标和测量方法,效应量的表达一致,研究间没有异质性,或其异质性在合理的解释范围且可用统计学方法予以处理,所采用的方法如随机效应模型。

资料分析主要涉及以下几方面的问题:

- 分析所选择的标准化效应量为何?
- 将进行什么样的比较?
- 每一种比较中使用什么研究结果(结局指标)?
- 在每一种比较当中的研究结果是否相似(同质性)?
- 每一种比较的最佳合并效果为何?
- 这些合并结果的可靠性如何(敏感性分析)?

(一)效应量的选择方法

效应量的选择需要考虑几方面的问题。一是系统综述所使用的结局资料类型;二要考虑系统综述使用者能否对该效应指标做出正确的解释;三是所选择的效应值在不同的研究之间是否一致或可否相互转换;四是效应值所反映的特性能否给出准确的答案。

　　系统综述中常见的资料类型有三种。一种是计数资料,主要指二分资料,意为每一个体必处于两种状态之一,如生与死,阳性与阴性,有或无等。这样的资料可用比值比(*OR*)、相对危险度(*RR*,也有的称为危险比)、相对危险度降低(*relative risk reduction*, *RRR*)来表示。当结局事件率很低时,*OR*和*RR*值的差异不大。第二种资料称为连续变量,某些测量值如身高、体重、血压、血转氨酶水平等属于连续资料,可用均数(*means*)来表示,在系统综述中通常用组间均数的差值(*mean differences*, *MD*)、标准化的均数差值(*standardised mean difference*, *SMD*)或权重的均数差值(*weighted mean difference*, *WMD*)来合并效应量。当所有研究的连续变量结果均采用单位一致的测量时,合并效应量可用权重的均数差值(*WMD*)。其最大的好处就是合并结果有自然单位,易于理解。反之,对于那些概念上一致但采用不同尺度测量的结果变量,以及各研究之间结果变量高度不一致时(如测量疼痛的严重程度用不同的量表作为测量单位),其合并效应量宜采用标准化的均数差值(*SMD*),系统综述者在对这类结果解释时应慎重。第三种资料为生存率资料或时间—事件资料,常常见于癌症的治疗研究,主要的结局指标是观察某一时间段之后所发生的结局事件如死亡或残疾。这类资料通常用危害率(*hazard ratios*, *HR*)表示。除此以外的资料类型可向统计学专家咨询。

　　测量干预措施的效果是通过比较干预组和对照组的结局做出的。比较的目的是判断干预组与对照组比较哪一组的结局更优或更差。因此,这种测量的效应值是相对值如*OR*、*RR*。近年来有的系统综述还通过计算干预效果的绝对值的差值,如危险差(*risk difference*, *RD*)、绝对危险度降低(*absolute risk reduction*, *ARR*)和需要治疗的病例数(*number needed to treat*, *NNT*)来获得干预措施效果的绝对获益。这些指标由于显而易见,更容易被临床医生理解。因此,其应用有逐渐增多趋势。

(二)需要进行何种比较

　　第一步,也是最重要的一步,就是针对所提出的问题或研究的目的提出所需要进行的比较。通常是写研究方案时就已经确定了主要的比较类型。如果在收集资料以前不知道将会有什么样的结局测量或干预措施的变异程度如何,可根据收集的资料修改或适当增加所进行的比较。评价者需要决定哪些研究结果是相似的,可以进行合并分析,同时需要考虑研究间的异质性是否是由于研究特征如研究设计、研究对象、干预措施及结局上的差异所致。如本文作者在评价中草药治疗乙型肝炎病毒无症状携带者时收集到符合纳入标准的试验只有3个,而且每一试验比较的药物均不相同,一篇试验评价了苦味叶下珠,另一篇为黄芪,第三篇为健脾温肾方。因此,对这些资料不能进行合并,只能做定性评价,即评价每一单项研究的结果。

(三)确定比较中所需的研究结果

　　计数资料如有或无、阳性与阴性、生与死等结局,要求有每一比较组中发生某一结局或事件的人数和该组的总人数。各项研究的排列顺序可按照发表年代或研究代码的字母顺序。在RevMan软件中评价者可根据研究特征或研究质量高低调整研究的排列顺序。如评价中草药治疗慢性乙型肝炎的抗病毒作用的效应评价,根据评价的指标分为对血清HBsAg、HBeAg、HBV DNA的阴转作用,需要提取治疗组各项指标阴转的病例数和该组的总病例数,对照组阴转的病例数和总的病例数,而不是使用百分比。需要提醒读者的是,Cochrane系统综述要求用治疗意向性分析(intention to treat analysis, ITT)对数据进行提取和处理。比如某试验报告治疗组治疗30例病人,其中2例失访;对照组治疗32例病人,3例失访。研究者由于未能获得失访病例的结局资料,可能只报告治疗组28例的资料和对照组29例的资料。根据ITT的定义,只要是参与随机分配进入试验组或对照组的病人,无论其最终接受的是何种治疗,也无论其治疗或随访是否完整,均应纳入他们最初被分配进入的组中进行统计分析。而对他们结局的处理是在分配入组时是何种情况,分析结果时就按何种情况处理。如中草药治疗乙型肝炎系统综述,患者纳入时为血清HBsAg阳性则ITT分析时仍按阳性对待,而不管他随后是否转阴。因此,上述资料的提取应当是治疗组30例,对照组32例;分子均为实际阴转的数目。

对于连续变量资料如身高、体重、血压或一些生物化学测量指标需要各组的例数、结局指标的均数以及每一均数的标准差。但标准差很少报告,有时可用置信区间来推算。如何处理缺失资料见本节第七部分。有时连续变量在有的研究以干预前后的差值表示,而有的研究只报告干预后的结果。没有一种很好的方法来处理这种报告的差异情况。通常评价者应当事先制定结局测量的时限,如治疗结束时、不同随访时间的测量,确定何种结局测量对临床的意义最大;并决定哪种报告结果的方式最容易被理解且对使用者更有帮助。必要时可通过与原作者联系获得所要的补充资料,使所有研究报告的结果能获得一致。进行敏感性分析可以检验改变某一假设对结果的影响。

有时评价者会遇到同一结局在不同的研究中以不同的变量资料出现,即有的为计数资料,有的为计量资料。如对抑郁症的评价,有的研究用量表记分,而有的研究以干预后某时点的患病百分率来表示(以记分的某一分界值作为判断标准)。后一种表达方式更容易被理解。然而,将连续变量转变为计数资料时可能存在信息损失,确定的分界值有时较为主观。有几种处理计数和计量资料合并的方法供选择。通常是将所有相关的真实的研究结果进行合并,但如果资料不全又不能从研究者本人获得,可采用下面的办法。将连续变量、计数资料和总的资料分别输入各自的表格中。另一种方法是将所有资料以标准化均差(SMD)来表示。还有一种是采用对数的比值比(log-odds-ratio)作为治疗差异的测量。

如能从研究资料中获得单个的病例资料,则对每个研究来说可以获得汇总的统计结果。这种汇总结果加上各组的例数和发生某事件的病例数可以输入RevMan中的单个病例资料表中,分析程序将使用输入的汇总资料而不用其原始数据。

一般情况下,五类信息将用于结果汇总与分析:①代表研究对象特征的某些关键变量,如性别或者年龄段;②决定干预措施特征的主要变量;③决定结局特征的关键变量;④以自然单位表示的结果;⑤使各研究之间结果能够比较而不至于产生误导的标准化结果。前三种为独立变量,能对结果进行解释。第四种独立变量涉及每一项纳入的研究的内部真实性。在研究撰写方案时应当针对研究之间可能存在的重要差异设立各种假设。

评价者应当注意,如果所有研究都未能报告某一结局,去除该结局是否会发生偏倚的问题。这些结局可能是由于在研究当时不能够测量,或者是研究未能随访至足够长的时间。如果这些结局是重要的,即使没有资料可用到,也不能省略。它能给读者一种信息,即该结局的证据缺乏或不足,对将来的研究会产生指导作用。

三、对各个研究的效应进行综合

大多数Cochrane系统综述的目的是对某一干预的效应得出可靠的估计。通常对各个研究的效应并不是简单地相加,而是对每一研究根据其变异的程度赋予一定的权重,即效应的估计越精确(指大样本具有高的事件率的研究),被赋予的权重也越大。有时也根据研究本身的方法学质量来赋予权重的大小。权重越大的研究其结果在合并的总效应中所占的比重就大。

常用的测量干预措施效果的指标有比值比(*OR*)、相对危险度(*RR*)和均差(*MD*),用来表示干预组和对照组间效应的差异(图12-1,图12-2)。如果一组研究之间观察到的变异性(也称为异质性)未达到统计学显著性,则对该组结果进行合并是合理的。如果研究间存在显著的异质性,则应该从多个方面如研究对象特征、干预措施的变异程度等探讨异质性存在的原因,必要时需进行敏感性分析或亚组分析以解释异质性。亚组分析通常是指针对研究对象的某一特征如性别、年龄段、疾病的亚型等进行的分析,以探讨这些因素对总效应的影响及影响程度;而敏感性分析主要针对研究特征或类型(如方法学质量,通过除外某些研究如低质量研究、非盲法研究等探讨对总效应的影响)。详细的meta分析方法可参考RevMan的操作指南。

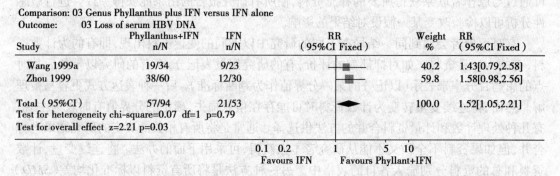

图12-1 苦味叶下珠合用干扰素与单用干扰素对血清HBV DNA阴转的影响

图12-1表示两项研究比较了苦味叶下珠合用干扰素与单用干扰素治疗慢性乙型肝炎的疗效。由于两项研究具有相同的干预措施和对照,且研究对象相同,经异质性检验,差异无显著性意义(*P*>0.1),因此结果允许合并。两项研究对血清HBV DNA阴转都无显著性差异,而合并的结果具有统计学的显著性(*P*=0.03),表明苦味叶下珠合用干扰素的抗病毒效果优于单用干扰素治疗。

图12-2示例了体外人工肝支持系统与常规内科治疗肝衰竭对患者血氨水平的影响。本例为计量资料,结果用权重的均差(*WMD*)表示。两项研究的合并出现了明显的异质性(*P*<0.1),效应方向相反。对该异质性的分析发现,两项试验的研究对象不完全相同,虽然都是肝衰竭病人,但一项研究为暴发性肝衰竭,另一项研究为慢性肝衰竭即慢性肝病基础上发生的肝功能的急剧恶化,因此出现显著的异质性。

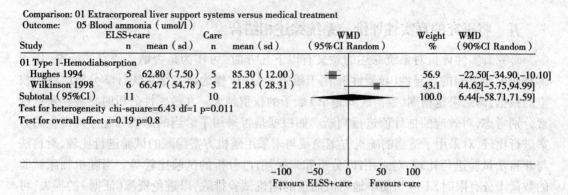

Comparison: 01 Extracorporeal liver support systems versus medical treatment
Outcome: 　05 Blood ammonia（umol/l）

图12-2　体外人工肝支持系统与常规内科治疗对肝衰竭患者血氨水平的影响

四、固定效应模型与随机效应模型

合并资料的方法及是否进行资料合并的争议往往与各研究之间结果的异质性有关。争议之一是合并效应量时是否需要处理研究间的异质性。若研究结果间的差别不大，利用不同合并分析方法计算汇总结果差别不明显；但是如果研究结果间的差别明显时，若忽略这种差异，合并效应量的置信区间的范围就要窄一些。此时可考虑采用固定效应模型、随机效应模型这两种模型，分别估计合并效应量。

如何使用这两种模型，需注意以下四点：

首先，当存在较明显的异质性时，系统综述者应该在解释合并结果时格外小心。甚至当异质性足够大时，建议最好不要进行合并分析。系统综述者应设法解释异质性的来源，因纳入的研究均有其各自特殊的目的，在研究质量、对象选择、干预措施强度及持续时间等上变异较大，所以在解释时应该慎重。如果能够在方案书、计划书中事先设置好那些可能导致纳入研究结果间出现差异的因素，将是最理想的。研究方法质量的不同可以导致偏倚及其伴随的异质性。若研究质量存在明显不同，可考虑将质量较差的研究排除掉。亚组分析可以用来分析研究间的差异。

其次，一般认为利用固定效应模型检验合并无效假设是否具有统计学意义是可用的。有统计学意义表明，至少一个研究是有效的。

第三，无论异质性存在与否，利用固定效应模型得到的合并分析结果只是纳入研究治疗效应的平均值。

第四，随机效应模型基于的假设是纳入的研究是从研究总体中抽取的随机样本，不同研究间的异质性可以用一个单一的方差表示；与固定效应模型比较，随机效应模型的特点就是赋予较小样本含量的研究以较大的权重，但小样本研究的质量普遍较差，而且受到发表偏倚的影响更大。

在实际操作中，往往使用固定效应模型与随机效应模型分别计算结果，然后根据避免偏倚的原则决定选取哪个模型的结果，随机效应模型得到更保守的估计（置信区间更宽），若无异质性，两个模型的结果应该一致。如异质性检验有统计学意义以及研究间的结果差异有实际意义，应选择随机效应模型的结果。系统综述者应避免过分解释不同模型所得置信区间的较小差异。

五、将研究的真实性评价与系统综述相结合

研究真实性评价对系统综述的意义有以下几方面：可作为是否纳入研究的标准；用于解释研究结果间的差异性（异质性）；用于敏感性分析；作为研究结果统计学分析时赋予权重的根据，即结果越精确（置信区间越窄）赋予的权重越大。在敏感性分析时将各种质量因素分别考虑，对效应的估计值进行判断。如根据是否采用了恰当的随机分配序列产生的方案进行比较，对采用了适当的随机方案隐藏与未采用随机方案隐藏的试验进行比较，对盲法与非盲法试验进行比较，对采用ITT分析和未采用ITT分析的试验比较等。当随机临床试验的数量十分有限时，不应当简单地将低质量的随机试验排除，以避免资源（证据）的损失，可采用敏感性分析的方法加以处理。有时甚至需要纳入非随机的证据与随机证据进行比较，以鉴定方法学质量对干预效应的影响（图12-3）。

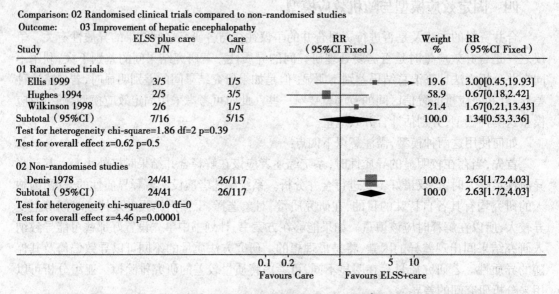

图12-3　体外人工肝支持系统对肝衰竭患者肝性脑病改善的效果随机试验与非随机研究的比较

图12-3显示体外人工肝支持系统治疗肝衰竭试验设计对肝性脑病改善结局的影响。可见3篇随机试验的结果表明人工肝支持对肝性脑病的改善并无明显效果，而1项较大样本的非随机研究却表明显著的效果（ RR 为2.63，95%CI 为1.72~4.03， P =0.00001）。通过以上例子说明非随机的研究有可能夸大了人工肝治疗肝性脑病的效果。

六、亚组分析

由于研究间存在显著的异质性，可以考虑针对系统综述中的某些研究对象特征如性别、年龄或某些特殊人群进行单独分析，也可根据干预措施的强度、持续时间等做亚组分析。这种检验很常见，但使用不当容易造成误用，尤其是当亚组分析得到假阴性与假阳性结论时，这些结论有可能造成危害。

正因为如此，国际上统计学者和临床医生就是否进行亚组分析仍存有争论。不主张亚组分析的人认为亚组分析存在上述危险性以及出现的频率较高，系统综述者在做亚组分析

及其结果解释时应该慎重。下面的一些原则性问题,也许会在决定是否做亚组分析,亚组分析结果间的显著差异是否真实,以及何时在系统综述中纳入亚组分析的结果时有所帮助;同样对于判断干预效果间存在的明显差异(如特定药物与剂量)是否真实等方面也有指导意义。

1. 亚组分析结果的差异是否有合理的证据支持 根据已知干预措施及相关问题预期存在的差异能否用合理的依据进行解释,如不能就最好放弃做亚组分析。

2. 对于亚组分析结果差异的假设应是在分析之前提出的,而不是根据分析结果再提出。

3. 亚组分析是否居于小样本的假设检验 在设计系统综述的研究方案中应当尽可能提出造成亚组差异的重要假设,亚组分析数量应控制在最低程度。因为检验的假设越多,可能发现差异的情况和机会就越多。因此,如果于事后根据某一特定分析的数据来确定进行什么样的亚组分析以及报告什么样的亚组分析结果,就可能出现错误的结论。另一方面,当一个假设能被另外一组数据证明有效时,说明该亚组分析是真实可靠的。

4. 比较出现的差异是研究内部的而非研究间的,及该差异在不同的研究间是否一致 检验与推导亚组分析结果差异是否基于研究间的结果差异的结论时,应当十分谨慎。除了用于统计推断的因素外,还有诸多因素可导致研究结果间出现差异。例如,干预措施如某药物的剂量、给药途径、疗程,病人,辅助治疗的数量,结果评价的测量方法等方面的差异,可能用来解释各个研究结果间出现的差异。系统综述即使只纳入随机对照试验,从患病人群中纳入研究对象时也存在机遇的问题。只有当一系列高质量研究均观察到同样的差异,才可以肯定亚组差异的真实存在。

5. 亚组分析差异是否既有临床意义又有统计学意义 如果没有临床的实际意义,那么选择亚组分析或汇总分析结果的效果是一样的。对亚组分析中的差异进行统计假设检验时,系统综述人员需要考虑采用的统计分析方法以及统计学显著性和检验效能的基本概念。只有当一项差异既具有临床意义又有统计学意义时,才具有实际意义。

七、对缺失资料的处理

系统综述中可能存在三种资料缺失:未被鉴定和发现的研究,估计效应大小的资料,可能与效应估计有关的研究特征资料。未被鉴定的研究与发表偏倚有关。对于纳入评价的研究资料缺失可以通过与作者联系索取,如仍不能获得,要么将该研究排除(进行敏感性分析),要么给该研究赋予某一假定值。处理缺失资料一般采取以下措施:与纳入研究的作者进行联系以便获取所需的补充资料;采用"最差情况"演示分析,即将缺失资料按全无效处理;进行敏感性分析排除缺失资料研究以检验结果的效应强度。

八、系统综述如何获得方法学的支持

对初次从事系统综述的人员来说,获得方法学上的指导是十分重要的。一种途径是邀请有关方法学专家(如临床流行病学专家或卫生统计学专家)作为评价者加入系统综述;另外可向有关的系统综述专业组协调员请教。Cochrane协作网(www.cochrane.org)现有50余个专业评价小组(CRG),覆盖临床各科疾病和医疗卫生各领域,通过各专业组和所在地区Cochrane中心寻求帮助和方法学上的指导。此外,充分利用RevMan软件(http://www.cochrane.org/resources/revpro.htm)的用户指南和Cochrane图书馆中的手册,可得到很多有用的信息和指导。

第三节　发表偏倚及其测量

发表偏倚一直是系统综述中存在的问题之一。它是指阳性结果的研究容易得到发表的倾向。而阴性结果的研究一般作者不愿投稿或投稿后不容易获得发表。此外，阳性结果的多次重复发表也是造成发表偏倚的原因之一。发表偏倚往往造成对某一干预措施效果的片面夸大。由于检索和获取随机对照试验通常比较困难，系统综述如果不能纳入未发表的临床试验也可能出现发表偏倚的问题。为此，Cochrane系统综述强调研究检索的范围要包括未发表的文献。Cochrane协作网力求鉴定随机对照试验包括建立并随时更新各专业组和领域的试验注册数据库，其目的就是避免系统综述受发表偏倚的影响。总之，全面无偏倚的检索和对前瞻性临床试验进行登记注册，是避免发表偏倚的手段。

是否制定检索策略、进行全面无偏倚的检索是系统综述与传统综述的关键区别。电子数据库如MEDLINE是检索研究的主要工具。然而，如果只检索该数据库则不全面。因为，并非所有已知发表的随机对照试验都可从MEDLINE检索到（数量取决于特定领域或问题）；其次MEDLINE目前收录了约3800种杂志，其中98%的杂志来源于发达国家，发展中国家仅占2%，语种主要为英语。如果系统综述检索的研究仅限于MEDLINE，则可能受发表偏倚（即阳性结果的研究容易得到发表的倾向）和语言偏倚的影响。为了防止这种偏倚并尽可能收集相关的研究，应使用多种来源的检索工具系统地选择研究，如Cochrane协作评价组（CRG）的专业注册资料库、索取研究的参考文献目录、个人通讯、电子检索资料库、追踪正在进行的研究及手工检索。

与同行的通信交流往往是发现尚未发表的或已经完成而从未发表的临床试验的重要来源，这种非正式的交流形式有时是获取未发表资料的唯一途径。其他所谓灰色文献如技术报告、会议文章汇编、研究生论文等也可能含有一些随后并未全文发表研究文章。正式的书面通信也用于鉴定研究的途径。通常的做法是向纳入研究报告的第一作者发信并附上系统综述的纳入标准询问他们是否知道其他的发表或未发表的研究，也可向评价涉及的药物或医疗器械的生产厂家去信询问索取有关资料。临床试验注册包括计划、正在进行或已完成的临床试验。应尽可能减少发表偏倚的危险。

用于检查系统综述是否存在发表偏倚的方法之一就是采用"倒漏斗"图形（funnel plot）分析的方法。RevMan5.2可自动生成该图形。该方法由Light于1984年首先用于教育和心理学研究。即采用单个研究的治疗效应估计值（x轴）对应各个研究样本量大小的量值（y轴）构成的散点图。从小样本研究的效应值散布在图形的下方，而大的研究将逐渐向上变窄，因而形成状似倒置的漏斗。在没有偏倚存在的情况下，图形呈对称势态。当其图形不对称时，除了考虑发表偏倚的可能性以外，还要考虑以下几种因素也可导致不对称：小样本、方法学质量低下的研究、机遇的作用、干预的变异性和假的报告等（图12-4）。

不对称的程度可通过回归分析的截距大小来表示。目前在Cochrane系统综述中使用广泛的方法是由Egger及其同事开发的一种简便的funnel plot图形检验。该方法采用线性回归，根据比值比的自然对数值来测量funnel plot的不对称性。计算方法为用标准正常离差（standard normal deviate，SND）（其定义为比值比OR除以它的标准误）对效应估计值的精确度（precision）做回归分析。精确度的定义为标准误的倒数（回归方程：$SND = a + b \times precision$）。

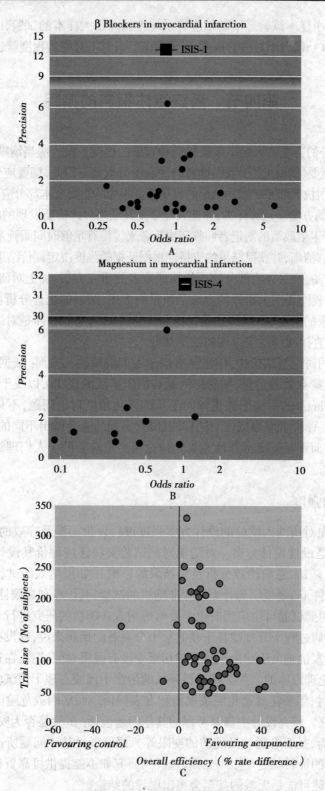

图12-4　Funnel Plot 示意图

A表示对称的图形,无发表偏倚存在; B表示不对称的图形,存
在发表偏倚;C表示不对称的图形,存在小样本、低质量的试验。

如果存在不对称,小样本试验显示的效应将系统地偏离于大样本的试验,回归线将不通过起点。截距(intercept)a代表不对称的程度,它偏离0越大,其不对称的程度就越明显。

第四节　系统综述报告的撰写

系统综述报告的方式将影响结果被接受和实施的程度。报告应当清晰,并考虑潜在读者的需要。报告的概要(摘要)对于吸引读者的注意十分重要。因此,摘要应当包括相关的足够信息,使读者能够很快判断系统综述结论的真实性。报告的主要文本部分应当描述评价所使用的科学手段,报告的方法应足够详细,使他人能重复其结果。评价所发现的应当是具有临床意义的效应值。对于卫生政策的制定者和临床决策者来说没有足够时间阅读系统综述的全文,因此,结论部分应措辞清晰,并获得结果的支持。根据证据的强度决定评价结果实际意义的分级。

系统综述报告的撰写方法部分应严格按照发表的研究方案,加上对研究的检索、获取过程(通常可附一流程图说明)、研究的方法学质量的描述、结果的统计分析报告。本节主要涉及对系统综述结果的解释,系统综述的讨论与评价者的结论部分即是对结果的解释。事实上,很多读者喜欢直接阅读系统综述的结论部分。

在系统综述的讨论与结论中,应包括有助于人们决策的几方面:证据的强度、结果的可应用性、其他与决策有关的信息(如费用问题和临床实践的现状),以及干预措施的利与弊、费用的权衡。Cochrane的系统综述更倾向于从国际化角度讨论问题,不只强调某一特定国家或地区的问题。评价者应当记住对同样的证据,不同的人会做出不同的决策,评价的主要目的是提供信息,而不是提出推荐性意见。讨论与结论应有助于人们理解证据的含义及其与实际决策的关系。

一、证据的强度

讨论中应首先对所纳入试验的设计方案强度进行评价。涉及疗效的评价问题时,随机对照试验被认为是最佳设计方案。对随机对照试验资料还应评价其设计和实施有无局限性(如隐藏、盲法、随访、意向治疗分析及对结果的影响);如果纳入的试验是非随机对照试验(在一些特定条件下)要说明为什么要用非随机的试验,其优点和局限性及结果的可靠性。有时在没有随机对照试验可供应用时也需要考虑纳入非随机的研究进行干预效果的系统综述。例如,对于疾病过程十分规律且干预效果十分显著的疾病来说,就没有必要进行随机对照试验,又如青霉素抗感染治疗由于疗效确切至今没有随机对照试验,在这种情况下进行随机试验也是违反伦理原则的。如某些外科领域的治疗干预或心理干预试验。当纳入非随机的研究进行评价时,需要注意避免混杂偏倚和发表偏倚。而病因或危险因素则采用病例对照研究或队列研究。研究设计中需要考虑的其他问题包括:试验是否为安慰剂对照,结局评价的方法有无偏倚,是否有随访及随访的期限等。评价者对某一问题所选定的设计类型限制越多,所能收集的资料就越局限。然而,选择的研究如不能提供可靠资料来回答所提出的问题,这类系统综述可能是无益的甚至会得出误导的结论。

讨论中首先应对纳入研究的方法学质量及其不足之处结合系统综述本身的方法进行讨论,这部分内容将对医疗卫生决策及未来的研究产生影响。其次是对未纳入评价的其他证据加以讨论。如涉及药物评价需要考虑药物剂量的研究和罕见副作用的非随机研究。

有的系统综述对干预措施与重要结局之间的因果联系只能提供间接证据,如采用中间结局指标——生理或生化指标。而循证医学强调病人相关的终点结局,如生存率、发病率、某一事件发生率等。在没有这些结局时,只能采用上述中间结局即所谓替代指标。但有的替代指标与最终结局并不一致,此时下结论时应特别慎重。应指出使用替代指标的局限性。

二、结果的应用性

将任何研究发现推广应用到普通人群是将研究证据用于实践的跨越。人们需要在合理地推广运用与得出保守的结论之间进行权衡。使用系统综述的用户需要决定研究结果是否适合于特定的人群,这一点需要考虑纳入研究对象的背景和特征(即外部的真实性)是否与自己的病人相似,能否用于自己的病人,还需注意干预措施的特征。评价者应当对证据可能应用的情况以及影响应用效果的可预测因素进行讨论。不同地区对证据的需求和当地的环境可能导致证据在应用中的差异,通常要考虑的因素包括生物学的或文化的差异、病人对干预措施的依从性、病人基线水平(事件率)的差异、费用(经济承受能力)及病人的态度。

在撰写干预效果系统综述结果的应用时,应当注意以下几点:①考虑所有的有利和不利的效果,即疗效和副作用方面。②探讨相对效果(利弊均有)的变异情况和可能的原因;在评估异质性时应鉴定所有可能影响效果的因素,如研究对象的来源、构成特征及实施干预的场所。同样,干预的特征如次数、剂量、给药途径、疗程及患者依从性。③探讨利弊均有的相对效果是否受疾病预后和严重程度及对照组事件率的影响。④根据疾病严重程度计算预测的净效应(利弊均有)。⑤权衡利弊。当各个研究报告的效应明显不同时,评价者特别需要鉴定并验证减低或去除这些差异的相关因素,以寻求最佳的干预方案。同时应当进行二级分析以探讨某一因素对效应改变的影响。

评价效应的强度采用相对的效应指标(如 RR 或 OR)对判断干预措施的价值是十分有用的,但有时也需要对效应的绝对值进行测量。这类指标通常有绝对危险度减低(ARR)、需要治疗病人数(NNT)、发生有害事件治疗的数量(*number needed to harm*, NNH)。后两项指标考虑了预后测量的差异,不同的病人由于其预后因素的差异导致其对干预效果的差异。此外,评价中涉及成本—效果的分析对应用性也十分重要。一项干预措施的成本及其效果、效益和效用将决定其在卫生资源中实际的应用。

三、与干预措施有关的其他信息

其他类型的证据尤其是来自于流行病学研究的证据、有关临床实践的现状、有关费用的信息等对医疗卫生决策将会有帮助。然而有些问题将超出系统综述的范围,如结合某一国家或地区的实际,往往需要通过诸如编写临床实践指南或进行卫生技术评估。

评价者除关注干预效果的结局外,应当考虑所有重要的干预结局包括负效应的结局。对有关负效应的证据在不同情况下的严重程度及其发生频率,特别是负效应与某一特定的干预之间的因果联系,需要进行严格评价。目前,临床试验中普遍存在对干预措施副作用重视不够的问题。研究者往往报喜不报忧,或轻易地对"无副作用"下肯定结论。由于很多临床研究对负性事件的调查、报告重视不够,评价者对此应当引起足够的重视。

随机临床试验由于严格的病例纳入标准、试验对象数量有限、治疗和随访时间有限,因此在对药物有无副作用的问题下结论时,需要通过大样本的流行病学观察性研究才能得出结论。

四、系统综述的意义

(一)对临床实践的意义

系统综述的作者需要对系统综述的发现于临床实践的意义进行总结,对该评价结果对未来的科学研究具有什么样的价值进行概括,仅仅做出谨慎的结论是不够的。Cochrane的协作评价组将干预效果的证据分为6类(见下),前3类干预是指那些有足够证据得出相对肯定结论用于临床实践;后3类为不能得出肯定结论,可能需要进一步的研究。

1. 有足够证据为实践提供清楚的指南的医疗措施

(1)能改善结局的医疗措施,如干扰素治疗慢性乙型肝炎的效果。

(2)根据现有证据应当被禁止使用的医疗措施,如白蛋白制剂治疗危重病增加死亡的发生被禁用。

(3)在已知的效果和已知副作用之间有重要分界线的医疗措施,如溶栓治疗与出血的副作用。

2. 所得证据不足以为临床实践提供清楚的指南的医疗措施,但对进一步研究的优先性会产生影响。

(1)表明有希望,但需要深入评价的医疗措施,如中药治疗湿疹。

(2)尚未表明达到人们期望的效果,但可能值得关注的医疗措施,如中药治疗慢性病毒性乙型和丙型肝炎。

(3)有合理证据表明对其适用情况无效的医疗措施,如甘露醇治疗中风无效的证据。

(二)对未来科研的意义

英国政府规定,所有新药开发需有该领域的系统综述报告。按疾病病种或干预进行的系统综述有助于某一领域疗效研究现状的了解,通过系统综述也可为开发研究提供线索和依据。当证据不足时,提示需要进行相关的临床试验以产出证据。此外,评价的结果可为进一步研究的优先领域提供依据。

五、系统综述报告的撰写

撰写系统综述报告是系统综述的最后阶段。一项完整的报告应使读者能够判断该评价结果的真实性和推广的意义。制作系统综述报告以供发表是一项富有挑战性的工作,需要接受同行的评审,同时应当符合出版物的要求。要考虑到该系统综述潜在的用户和读者对象,文字的表达要清晰、详细,做到通俗易懂,避免使用深奥的科学词句。为了扩大影响和促进交流,系统综述可以多种形式进行登载,如印刷体杂志、电子杂志、会议摘要、资料汇编、病人手册、网络版本及其他媒体。以下主要介绍系统综述全文报告和杂志文章的撰写。

杂志版本的系统综述允许2000~4000字的文本(不包括图表、参考文献和附录),而电子版本的系统综述对字数没有限制,可以足够详细地描述评价者所做的工作、所得到的结果以及应用。如以卫生技术评估报告的形式发表则可达到5万字。一篇系统综述报告的构成如下:

● 标题

● 概括性结构式摘要

①背景

②目的

③方法(资料来源、研究选择、质量评价、资料提取)

④结果(资料综合)

⑤结论

● 主体文本

①背景

②评价所要回答的问题(检验假设),即目的

③评价方法(即该评价研究是如何进行的,包括资料来源与检索策略、选择研究的纳入与排除标准、研究质量的评估、资料提取和资料综合)

④纳入和排除研究的特征

⑤评价的结果(得到的发现、结果的论证强度及敏感性分析)

⑥讨论(对结果的解释)

⑦结论(对医疗实践的价值,对进一步研究的意义)

● 致谢

● 利益冲突

● 参考文献

● 附录

(一)标题

标题应简明而含有重要的信息,体现评价的目的,即提示性标题。以医学杂志中常见的题目为例:"髋关节置换术中抗生素的预防:随机试验的系统综述",该题目可能更加适合科研型的读者群。如果评价者的目的是吸引繁忙的临床医生阅读该评价,另一种以评价结果的宣称性题目可能更具有吸引力,"抗生素预防性应用于髋关节术后的感染"。这类标题的使用有增多的倾向,但要注意避免夸大结果的嫌疑。

(二)作者

系统综述通常是协作性小组工作,因此在初期应对著者声誉、分工及著作权等问题进行认真的考虑。下列三种情况为考虑著作权人(作者)资格的标准:①提出系统综述设想并设计,对资料进行分析和解释;②起草系统综述或就其内容进行重要的修改;③对最终拟发表版本的审查。一般说来,为系统综述寻求资助、收集资料或对系统综述做一般性的监督管理,不作为著作权的贡献范畴。著者的排序取决于每位著者的贡献大小。

(三)结构式摘要

系统综述报告的摘要所提供的信息对吸引读者的兴趣、迅速判断质量和结果的推广应用十分重要。杂志对摘要的限制通常是不超过250~300个字,而Cochrane系统综述全文报告的摘要最多可达1000字。摘要是报告中最重要的部分,因为大多数读者只阅读摘要(最多加上结论部分)。因此,评价者应尽可能使用非技术性语言而不过多地强调评价结果的意义。摘要应结构性地介绍背景、目的、方法、结果和结论。

背景部分仅述及系统综述的问题的重要性即可。目的部分用一句话简要概括主要或次要的目的。方法部分应当交代资料来源、研究的选择、研究质量的评价和资料提取。结果部分应重点介绍资料定性或定量综合的主要结果和发现,如果应用了meta分析,应给出主要结局的效应及其置信区间。对结果的解释十分重要的敏感性分析也应报告。结论应直接由结

果衍生而来,其临床应用性和对将来研究的意义应当提及。

(四)评价的文本部分

1. 背景信息　应清楚地提出待系统综述的问题及其重要性;目前的证据如何,包括基础研究和临床研究;该系统综述对医疗卫生领域的必要性,并对该领域的历史、社会、经济和生物学方面进行描述;研究对象、疾病过程、可得到的治疗方法、相关的结局;已有证据的不肯定性及存在的问题。对进行系统综述的合理性也应当描述。

2. 研究的选择　应拟定评价拟纳入的研究设计类型、对象群体、干预措施和结局。针对杂志的系统综述,这部分内容放在背景部分之后介绍。

3. 评价的方法　包括检索策略和检索过程、纳入及排除标准、原始研究的相关性和真实性评价、资料提取、资料综合以及研究间异质性的调查。制订研究方案时这部分内容对以后的写作很有帮助。在评价过程中可能对研究方案的内容做适当修改,应当记载。总之,方法部分应提供足够的信息使其达到可重复。

4. 纳入和排除研究的情况　研究选择过程的细节应当报告,通常采用流程图的形式说明。被排除的研究名单和排除的原因应当介绍(可作为附录),但在印刷体杂志上发表的系统综述则不太可能容纳得下这些内容,但可注明能从评价者处获取。

5. 评价的结果　重要的研究特征应予以描述,包括每组病人的特征、干预和评估的结局。有关研究设计和质量方面的细节可列表说明。对资料综合的结果简明地报告。对非量化的资料进行叙述性概括。效应的估计值及其置信区间用表或meta分析图表示,使读者能直观地看到与研究特征和研究质量相关的效应方向和大小,而非量化的定性分析能使读者对干预的效应做出判断。虽然制作图表费事、耗时,但图表的方式是最容易理解结果的途径。

6. 讨论　系统综述讨论部分的基本框架有4个部分。首先,对系统综述的主要发现做一陈述。然后对该评价结果的意义进行分析,包括纳入评价的证据强弱、汇总后效应的方向和大小以及这些结果的应用性。第三,对该评价的优缺点进行分析,包括对质量的评价和与其他评价存在的质量和结果上的差异。第四,该系统综述对临床医生或决策者的实际意义,有哪些尚未能回答的问题和对将来研究的提示。

7. 结论　委托专门制作的系统综述报告往往要求有独立的结论部分。而杂志发表的系统综述结论部分在讨论结束时加以叙述,不单独列出。由于决策需要和不能有充裕的时间阅读全部报告,很多读者会直接阅读系统综述的结论部分。因此,结论应当用词清楚,切忌做出误导的推论,必须忠实于所评价的证据,注意结论的客观性,根据证据的强度做出相应的推论。

(五)致谢

系统综述是一项复杂的需多方协作的研究工作,涉及诸多人员的协助或帮助,如文献检索、资料收集、编辑及文字处理等,对那些没有进入作者名单的,但对系统综述做出贡献的人员均应当致谢。致谢需征得当事人的同意。国外有的杂志还要求被致谢者提供书面的陈述。

(六)利益冲突

利益冲突的定义为涉及主要利益(即病人福利或研究真实性等专业评价)受到第二种利益(如经济利益)的不正当影响的情况。对利益冲突的声明只是为了让读者了解系统综述人员的判断是否会有其他因素的影响。评价者应当诚实地陈述以增加透明度。

(七)参考文献与附录

系统综述的参考文献包括纳入研究的参考文献、排除研究的参考文献、其他参考文献。

附录主要用于不能在正文中出现的细节,如检索策略、纳入研究的原始资料或其他相关的信息。参考文献的格式在Cochrane系统综述有固定的格式,如果是杂志发表的应按照标准温哥华式录入。

六、系统综述的反馈改进与更新

Cochrane的系统综述与印刷体杂志发表的系统综述的区别之一就是前者易于改进与更新。系统综述在电子光盘上发表后接受来自各方面的评论与批评,读者可通过网址对发表的系统综述进行评论和批评(http: //www.cochrane.de/cc/cochrane/currcrit.htm),有时还会提供附加的临床试验,评价者需对这些评论做出答复并发表在该系统综述中的评论栏目中。Cochrane系统综述中注明了最后一次检索的日期以及是否检索到潜在合格的研究。评价者需要定期检索相关专业组的数据库、Cochrane图书馆中的CENTRAL/CCTR和MEDLINE,当有新的临床研究证据出现后, Cochrane系统综述每隔2~3年需做一次更新,电子出版物的特点使这一更新变得容易、可行。更新后的系统综述被当做一篇新的文章。

目前Cochrane系统综述与国际著名的几本临床医学杂志签订了共同发表系统综述的协议,这些杂志包括JAMA、N Engl J Med、Ann Intern Med、BMJ、Lancet、Liver等,也说明Cochrane系统综述的重要性和国际认同性。

第五节 系统综述质量的评价

临床医生或卫生决策者在寻找系统研究的证据时,首先面对的问题是系统综述是否与自己决策所需的问题相关(有时在阅读题目或摘要时即能够做出决定)。如果相关,第二步是想知道该系统综述的质量如何、结果是否可信。有的读者面对系统综述的一堆图表和统计学数字感到茫然,不知道如何去评价系统综述。另外有的读者在未对系统综述全文做深入了解的情况下,仅仅阅读系统综述的摘要和结论,即作为自己决策的证据,这也是不可取的,甚至有时是危险的。因为低质量的系统综述可能得出错误的结论,起误导作用。因此,对系统综述的质量(真实性)进行评价,如同阅读随机对照试验一样,需要对试验的质量进行严格评价,才能作为自己决策的科学证据。

制作系统综述本身是一项复杂的工作,其间需要诸多的判断。即使是很有经验的评价员,也需要对评价的每一步骤进行列表检查,看是否有漏项。列出清单有助于避免出错。系统综述中最危险的错误是系统误差(即偏倚),而由机遇产生的随机误差则不是主要的问题。因此,无论对研究者或使用者来说,最需要检查的是系统综述的真实性,即设计和进行中防止偏倚的程度。随机误差虽然也可能是致命性的,但如果评价是系统地进行的,且结果是以量化的形式体现,围绕结果的置信区间可作为精确度的一个很好的指标,能够用于判断结果仅因机遇作用偏离真实的程度。

一、系统综述的偏倚来源和测量

1. 提出问题　问题是否清楚、具体? 一个定义良好的问题应当包括研究对象、干预措施和结局测量。

2. 检索研究 对相关研究的检索是否全面? 包括使用的数据库、发表状态、语言等。检索方法是否系统并被清楚地描述? 如电子检索、手工检索、联系作者和厂家等。检索中使用的关键词是否描述? 如制定全面无偏倚的检索策略。有无强调发表偏倚的问题? 如是否鉴定未发表的文献,对潜在的偏倚进行测量。

3. 选择研究(选择文章的方法是否系统、恰当) 有无清楚的、预先确定的纳入和排除标准用于评价? 选择的系统性包括: 对象的定义、对暴露和干预的描述、报告所有的结局及其可比性; 主题相同的综述,如果入选病人、暴露因素和观测指标或结局的定义以及研究方法的界定不同,可以导致评价的结果不同。选择是否设盲? 有无按随机顺序进行? 选择过程是否可靠? 至少2名研究人员独立选择? 如何解决选择中的不一致性?

4. 对原始研究的质量评价 是否对发表与未发表的所有研究采用了同样的评价标准? 是否至少有2名评价员参加评价,且对一致性进行评估? 评价员是否对作者及其单位和研究的结果采用盲法评价?

5. 收集资料 缺失信息是否能从研究者处获取?

6. 综合资料 研究的设计、对象、暴露因素、结局和效应方向在合并的研究中是否相似? 是否进行了异质性检验,P值有无显著性意义? 改变评价方式对结果的敏感性如何?

7. 解释结果 结论是否来自评价得到的证据? 建议是否与证据的强度相符? 缺乏有效的证据(no evidence of effect)不等于是无效的证据(evidence of no effect); 对亚组分析的解释是否慎重? 是否考虑了所有的重要结局? 是否进行利弊和费用的分析?

二、系统综述质量考核的工具

很多研究人员开发了各种量表或指南来评估系统综述报告的质量。其中,由Moher领导的专家小组对meta分析报告的质量进行了方法学的评价,并提出了一套评价指南称为PRISMA(preferred reporting items for systematic reviews and meta-analyses),成为目前公认的评估系统综述报告质量的标准。该指南列举了27项质量评价标准(表12-1)和一个标准的报告流程图(图12-5)。用是与否,或0~100分判断系统综述和meta分析的质量。

表12-1 关于系统综述或meta分析报告的27项条目清单

项目	编号	条目清单
标题		
标题	1	明确本研究报告是系统综述、meta分析,还是两者兼有
摘要		
结构式摘要	2	提供结构式摘要包括背景、目的、资料来源、纳入研究的标准、研究对象和干预措施、研究评价和综合的方法、结果、局限性、结论和主要发现、系统综述的注册号
前言		
理论基础	3	介绍当前已知的研究理论基础
目的	4	通过对研究对象、干预措施、对照措施、结局指标和研究类型(participants, interventions, comparisons, outcomes, study design, PICOS)5个方面为导向的问题提出所需要解决的清晰明确的研究问题

项目	编号	条目清单
方法		
方案和注册	5	如果已有研究方案,则说明方案内容并给出可获得该方案的途径(如网址),并且提供现有的已注册的研究信息,包括注册号
纳入标准	6	将指定的研究特征(如PICOS和随访的期限)和报告的特征(如检索年限、语种和发表情况)作为纳入研究的标准,并给出合理的说明
信息来源	7	针对每次检索及最终检索的结果描述所有文献信息的来源(如资料库文献,与研究作者联系获取相应的文献)
检索	8	至少说明一个资料库的检索方法,包含所有的检索策略的使用,使得检索结果可以重现
研究选择	9	说明纳入研究被选择的过程(包括初筛、合格性鉴定及纳入系统综述等步骤,据实还可包括纳入meta分析的过程)
资料提取	10	描述资料提取的方法(例如预提取表格、独立提取、重复提取)以及任何向报告作者获取或确认资料的过程
资料条目	11	列出并说明所有资料相关的条目(如PICOS和资金来源),以及做出的任何推断和简化形式
单个研究存在的偏倚	12	描述用于评价单个研究偏倚的方法(包括该方法是否用于研究层面或结局层面),以及在资料综合中该信息如何被利用
概括效应指标	13	说明主要的综合结局指标,如危险度比值(risk ratio)、均值差(difference in means)
结果综合	14	描述结果综合的方法,如果进行了meta分析,则说明异质性检验的方法
研究偏倚	15	详细评估可能影响数据综合结果的可能存在的偏倚(如发表偏倚和研究中的选择性报告偏倚)
其他分析	16	对研究中其他的分析方法进行描述(如敏感性分析或亚组分析,meta回归分析),并说明哪些分析是预先制定的
结果		
研究选择	17	报告初筛的文献数,评价符合纳入标准的文献数以及最终纳入研究的文献数,同时给出每一步排除文献的原因,最好提供流程图
研究特征	18	说明每一个被提取资料的文献的特征(如样本含量、PICOS和随访时间)并提供引文出处
研究内部偏倚风险	19	说明每个研究中可能存在偏倚的相关数据,如果条件允许,还需要说明结局层面的评估(见条目12)
单个研究的结果	20	针对所有结局指标(有效性或有害性),说明每个研究的各干预组结果的简单合并(a),以及综合效应值及其置信区间(b),最好以森林图形式报告

续表

项目	编号	条目清单
结果的综合	21	说明每个meta分析的结果,包括置信区间和异质性检验的结果
研究间偏倚	22	说明研究间可能存在偏倚的评价结果(见条目15)
其他分析	23	如果有,给出其他分析的结果(如敏感性分析或亚组分析,meta回归分析,见条目16)
讨论		
证据总结	24	总结研究的主要发现,包括每一个主要结局的证据强度; 分析它们与主要利益集团的关联性(如医疗保健的提供者、使用者及政策决策者)
局限性	25	探讨研究层面和结局层面的局限性(如偏倚的风险),以及系统综述的局限性(如检索不全面,报告偏倚等)
结论	26	给出对结果的概要性的解析,并提出对未来研究的提示
资金支持		
资金	27	描述本系统综述的资金来源和其他支持(如提供资料)以及资助者在完成系统综述中所起的作用

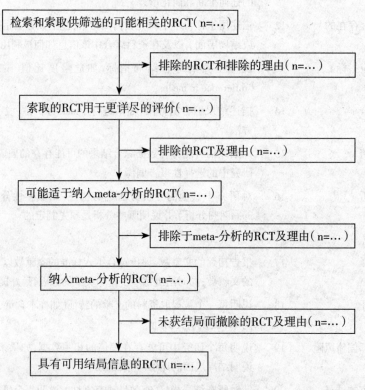

图12-5　系统综述报告的流程图

　　自从PRISMA发表以来,已引起广泛的关注,不仅成为系统综述质量评价的尺度,也已成为系统综述研究人员进行系统性综述的指南,已应用在不同的专业领域。

　　最后需要一提的是系统综述与meta分析是不同的两个概念。meta分析实际上是一种统计学的综合分析方法,它是把一些相关的研究资料予以合并,得出综合结论。作者如有偏向性地选择一些研究进行综合,虽然是一篇meta分析,但却不是系统综述。系统综述在对定量资料进行综合时会用到meta分析的方法。因此,系统综述与meta分析并不能画等号。本文作者在对国内近年发表的和审稿的meta分析中发现,有不少meta分析就不系统,存在诸多质量问题。主要体现在提出评价的问题不具体,针对性不强;检索不全面,存在对鉴定研究的选择性偏倚、发表偏倚和语言偏倚的问题;纳入、排除标准不甚明确;缺乏对研究的方法学质量进行严格的评价;对研究对象的特征和诊断标准描述不够;重视对干预的疗效结局评价,而对安全性评价重视不够;资料提取未按意向性治疗分析(ITT)的方法进行;研究的比较缺乏亚组分析和敏感性分析;对结果的解释未结合研究的质量和可能存在的偏倚进行,所下结论不够慎重:即完成和发表的系统综述和meta分析仍未达到与国际接轨的水平。因此,加强对系统综述人员的方法学培训尤其重要。质量控制仍然是系统综述研究中的关键性问题。

三、Cochrane 系统综述与印刷体杂志发表的系统综述的质量比较

　　JAMA杂志在1998年发表了一篇Jadad撰写的文章,对Cochrane系统综述和发表在印刷体杂志上的系统综述和meta分析进行了方法学和报告的比较。资料来源于Cochrane图书馆和MEDLINE检索,共鉴定了36篇完整的、发表在Cochrane系统综述资料库(CDSR)的系统综述和从1995年MEDLINE标引杂志检索的系统综述或meta分析中随机选择39篇。对每篇系统综述提取下列资料:作者数、纳入的试验和病例数、试验的来源、纳入和排除标准、语言限制、主要结局、试验质量评估、异质性检验和效应估计。对系统综述更新的情况追踪到1997年。结果发现,从MEDLINE检索的系统综述与Cochrane系统综述比较作者数目更多(中位数为3 *vs* 2;$P<0.001$),纳入的试验数量也更多(中位数为13.5 *vs* 5;$P<0.001$),病例数也更多(中位数为1 280 *vs* 528;$P<0.001$)。然而,Cochrane系统综述对纳入与排除标准的描述多于杂志发表的系统综述(35/36 *vs* 18/39;$P<0.001$),对试验质量的评估也高于杂志的系统综述(36/36 *vs* 12/39;$P<0.001$)。没有一篇Cochrane系统综述对发表的语言进行了限制(0/36 *vs* 7/39;$P<0.01$)。在试验的来源、异质性检验或效应估计的描述方面两者没有差异。到1997年6月,36篇Cochrane系统综述已有18篇进行了更新,而杂志发表的39篇系统综述中只有1篇做了更新。结果表明Cochrane系统综述的方法学质量优于杂志发表的系统综述,且更新的频率更快。

四、系统综述结果的临床重要性

　　系统综述结果是否重要,主要从两方面评价:一是干预措施效应的大小,二是效应的精确性,即效应的置信区间。大多数系统综述采用相对效应指标如相对危险度(*RR*)、比值比(*OR*)、相对危险度降低(*RRR*),这些指标在临床应用时有一定限制。因为它们不能反映出事件率的大小。而绝对效应指标如需要治疗的病例数(*NNT*)和治疗导致损害的例数(*NNH*)则较易得到临床医生的理解和使用,如某干预措施治疗多少个病人可避免一例不良事件的

发生。为此,近来系统综述逐渐开始使用绝对效应指标。使用下列公式可将相对效应值转变成绝对效应值:

$NNT=1/(1-RR)×PEER(当RR<1时)$或

$NNT=1/(RR-1)×PEER(当RR>1时)$

PEER表示病人期望的事件发生率。

上述指标也可通过查表获得(见David Sackett编著《循证医学——如何实践与教学》一书)。

五、系统综述结果的临床应用性

系统综述的证据能否被运用于临床上具体病人的治疗,除了考虑其结果的真实性和临床的重要性以外,还需要结合使用者当前所面对的病人的具体情况考虑。如同评价临床试验结果的应用性一样,主要涉及系统综述中试验的外部真实性因素,即试验的场所、诊断标准是否一致,病人的种族、年龄、疾病轻重程度等,辅助治疗的措施、干预的强度和时间,患者的依从性如何,利弊的权衡,期待的结局是否相同等。尤其当临床上遇见一个复杂的病例,同时存在多种疾病、需要多种干预措施的情况下,应用系统综述证据需要慎重。现行的很多干预措施都只是具有微弱效果(已经很少有像抗生素那样戏剧效果的干预),而且同时还存在其副作用的问题。因此,临床医生在应用证据时需要结合自己的专业技能和经验、病人的优先性选择,最后做出治疗决策。这就是循证医学强调的不排斥医生的经验和技能的体现。

第六节　系统综述实例: 叶下珠属治疗慢性乙型肝炎随机对照试验的系统综述

一、提出正确的评价问题

由于目前对慢性乙型肝炎尚没有安全、有效的治疗手段。许多乙型肝炎的高流行国家已经大量地尝试用传统草药治疗,其中包括南亚国家和中国所进行的草药叶下珠(又称为珍珠草)临床试验,引起了国际社会的广泛关注和争议。因此,提出了一个治疗的相关问题,即用草药叶下珠治疗慢性乙型肝炎是否有效? 针对这一问题,按照循证医学的干预措施效果评价的临床问题应当包括四要素——设计、对象、干预措施与结局,本项系统综述研究评价了不同种属、生长于不同热带和亚热带地区的草药叶下珠属。传统上该草药用于慢性乙型肝炎的治疗,据报道具有抗乙型肝炎病毒的作用。然而,报告的临床试验结果却不一致,所比较的对象也不同,因此,需要进行系统的评价,以了解叶下珠治疗慢性乙型肝炎的疗效与安全性。为临床实践和深入研究提供评价的证据(本系统综述发表于《Journal of Viral Hepatitis》2001,8(5): 358-366)。

二、进行系统综述的背景

全世界约有3.5亿慢性乙型肝炎病毒(HBV)感染者。慢性HBV携带者易于发生肝硬化与肝癌,全世界每年有100余万患者死于肝病。中国是乙型肝炎病毒感染的高发国家,约有1亿2千万的慢性感染者,每年30万例死亡。因此,乙型肝炎是一个严重的公共卫生问题,每年的治疗费用达到300亿~500亿元人民币。

目前国际上公认的治疗慢性乙型肝炎的药物有α干扰素和拉米呋定,单用或联合应用后30%~50%的患者可获得病毒学、肝功能及肝组织学上的缓解。然而,用干扰素治疗即使与核苷类似物联合用药,其复发率仍然较高,且存在严重的副作用,治疗费用十分昂贵;目前在发展中国家尚未普遍应用。叶下珠属植物广泛分布于大多数热带和亚热带国家,如印度、泰国、中国南方;在传统医学中用于治疗慢性肝病有悠久的历史。有关其化学和药理学特性的研究已取得很大进展。对叶下珠植物进行的植物化学研究分离,鉴定了大量活性成分,包括生物碱、黄酮苷、木脂素、苯酚类和萜类。这些生物活性物质似乎在这类植物报告的效果中起主要的药理作用。这类物质大多数被发现与体内重要的关键酶发生相互作用,如醛糖还原酶、血管紧张素转换酶、线粒体三磷酸腺苷酶、环氧化合酶、脂质氧合酶、磷脂酶A_2、酪氨酸激酶、逆转录酶和磷酸二酯酶。很多研究提示大多数叶下珠植物具有抗乙型肝炎病毒的效果,该效果可能是通过对聚合酶活性、mRNA转录与复制的抑制而发挥作用的。对不同种类叶下珠属植物的提取物和分离的主要有效成分所进行的临床研究,支持有关叶下珠广泛用于民间医药各种不同疾病的治疗,包括其作为抗病毒制剂使用的大部分报道。用叶下珠治疗乙型肝炎已经完成一些对照临床试验,但报告的结果并不一致。而且由于慢性乙型肝炎的自然进程复杂多变,难以预测,治疗的确切效果尚需要进行长期的随访观察。本系统综述评估了草药叶下珠治疗慢性乙型肝炎的效果和可能存在的副作用。

(一)方法

纳入标准为①随机临床试验(randomised clinical trial, RCT)无论是否为单盲、双盲或非盲法;②试验包含平行的对照组,接受安慰剂、不给任何干预、非特异性治疗、其他草药或干扰素治疗;③试验治疗为使用叶下珠属的制剂或提取成分治疗慢性HBV感染。慢性HBV感染的诊断依据为:血清乙型肝炎表面抗原(HBsAg)和(或)乙型肝炎e抗原(HBeAg)阳性超过6个月,可伴有或不伴有谷丙转氨酶(ALT)和(或)谷草转氨酶(AST)水平的升高。叶下珠联用干扰素与单用干扰素对比的随机试验也予以纳入。

系统综述试图获得下列资料:治疗结束后随访的病死率、肝癌发生率、血清HBV标志物(HBsAg、HBeAg、HBV DNA、HBeAg转换成抗-HBe)、肝脏生物化学反应、肝组织病理学、生命质量及副反应。

通过检索电子资料库包括MEDLINE、EMBASE、BIOSIS、中文生物医学期刊数据库和Cochrane对照试验注册资料库鉴定文献。加上手工检索中文发表与未发表的资料。对文献发表的语言不加限制。两名评价员按照预先确定的选择标准独立选择试验并提取资料。不一致之处通过讨论解决。

纳入研究的方法学质量使用Jadad制作的量表进行评价。记分为1~5分,1或2分的试验将被视为低质量,3~5分为高质量。此外,随机分配序列的隐藏采用Cochrane手册和Schulz的方法测量。针对每一结局事件的病人数的资料,按照所分配的治疗组寻求治疗意向性分析(intention-to-treat analysis)。如果试验报告的资料不可使用,将进一步与试验的主要研究者联系获取。

统计学分析采用Cochrane协作网提供的软件包(RevMan 4.1)。计数资料用相对危险度

（relative risk，RR）表示，计量资料用权重的均差（weighted mean difference）表示，两者均用95%的置信区间（confidence interval，CI）表达。当试验结果出现显著的异质性时，则使用随机效应模型（random effects model），反之则采用固定效应模型（fixed effects model）。对于计数资料的结局，资料不全或缺失的病人将被视为治疗失败而纳入敏感性分析，此称之为最差情况示例分析（worst-case scenario analyses）。潜在的发表偏倚用漏斗图示（funnel plot）分析，即以试验的样本对其效应大小作图。

（二）结果

1. 研究的描述　最初的检索鉴定了有关叶下珠的文章219篇，其中198篇来自电子检索，21篇来自手工检索。阅读标题和摘要，当中的183篇因属重复、不属于临床研究或其研究目的与本评价无关而被排除。总计36篇以中文和英文发表的文章索取供进一步鉴定。其中，14篇因未能满足本系统综述的纳入标准而被排除。总计22篇随机对照试验被鉴定符合纳入标准，报道了将1947例慢性HBV感染的病人随机分配到接受草药叶下珠治疗与对照治疗。对照包括安慰剂（6篇）、未给予治疗（1篇）、非特异性治疗（2篇）、干扰素治疗（2篇）、其他草药治疗（6篇）、胸腺肽治疗（2篇）和聚肌胞（Poly I: C）（1篇），或分配到叶下珠联用干扰素与单用干扰素（2篇）。22篇RCTs中，只有6个试验（n=530）于治疗结束后随访时间超过3个月。纳入试验的设计汇总于表12-2。

表12-2　叶下珠对慢性乙肝病毒感染的随机试验

研究者名	年	例数	平均年龄(岁)	男性所占的比重	Jadad记分	叶下珠	对照	疗程(天)	随访(月)	参考文献编号
Berk	1991	10	36	80	3	单味药	安慰剂	28	无	22
曹慰祖	1998	52	*	*	1	单味药	其他3种草药	90	12	33
黄志荣	1993	122	*	*	2	单味药	非特异性药物	30	6	29
黄昆明	1999	70	18~48	80	1	单味药	非特异性药物	90	无	30
Leelarasamee	1990	116	*	*	3	单味药	安慰剂	30	6	23
李常青	1998	55	31	78	1	复方	干扰素	90	无	31
李平	1999	90	38	68	1	复方+胸腺肽	胸腺肽	180	无	39
马复兴	1993	60	*	*	1	复方	灭澳灵	150~180	6	34
Milne	1994	105	30	100	3	单味药	安慰剂	60	无	24
欧阳亮	1999	89	37	71	1	单味药+胸腺肽	胸腺肽	90	无	40
彭小昌	1993	30	21~58	77	2	单味药	安慰剂	60	1	25
Thamlikitkul	1991	65	25	54	3	单味药	安慰剂	30	无	26

续表

研究者名	年	例数	平均年龄（岁）	男性所占的比重	Jadad记分	叶下珠	对照	疗程（天）	随访（月）	参考文献编号
Thyagarajan	1988	60	21	67	4	单味药	安慰剂	30	3	27
Wang MX	1995	123	34	80	2	单味药	无干预	90	无	28
王新华	1999	70	31	71	1	复方+干扰素	干扰素	90	无	42
王岭	1999	213	12~58	62	2	复方	乙肝宁	90	无	35
张金良	1992	130	15~65	71	1	单味药	板蓝根冲剂	90	无	36
张建军	1996	106	15~61	72	1	复方	灭澳灵	90	无	37
张建军	1997	96	15~61	69	1	复方	灭澳灵	90	无	38
郑晓瑛	1999	120	13~60	80	1	复方	干扰素	90	3	32
周大桥	1999	90	36	64	1	复方+干扰素	干扰素	180	无	43
朱福明	1992	75	14~73	80	1	单味药	聚肌胞	90	无	41

*未提供资料

试验的平均样本量为88例患者（范围10~213例）。13个试验研究了叶下珠单味药,9个试验研究了复方叶下珠。叶下珠的给药方式、来源和种属见表12-3。

表12-3 治疗慢性乙肝病毒感染的单味叶下珠来源和应用

研究者名	年	来源	种属	药用部分	制作情况	剂量（克/天）	疗程（天）	血清HBV标志物阴转		
								HBsAg	HBeAg	HBV DNA
Berk	1991	印度（苏里南）	*P. amarus*	全草	磨粉装胶囊	0.6	28	–	–	–
曹慰祖	1998	中国（安徽）	*P.urinaria*	全草	磨粉装胶囊	1.2	90	*+	*–	
黄志荣	1993	中国（浙江）	*P. amarus*	全草	煎煮过滤浓缩成糖浆	1.5	30	–	+	无资料
黄昆明	1999	中国（广东）	*P. urinaria*	全草	煎煮制成口服液	200ml（40g）	90	–	–	+
Leelarasamee	1990	泰国	*P. amarus*	全草	干燥去根磨粉装胶囊	1.2	30	–	–	无资料

续表

研究者名	年	来源	种属	药用部分	制作情况	剂量（克/天）	疗程（天）	血清HBV标志物阴转		
								HBsAg	HBeAg	HBV DNA
Milne	1994	新西兰	P. amarus	全草	提取浓缩装胶囊	0.87	60	−	−	无资料
欧阳亮	1999	中国（云南）	无资料	无资料	制成片剂	15片	90	−	−	无资料
彭小昌	1993	中国（广西）	无资料	全草	干燥去根磨粉装胶囊	1.2	60	−	−	无资料
Thamlikitkul	1991	泰国	P. amarus	全草（去根）	干燥去根磨粉装胶囊	0.6	30	−	无资料	无资料
Thyagarajan	1988	印度（马德拉斯）	P. amarus	全草（去根）	干燥去根磨粉装胶囊	0.6	30	+	−	无资料
Wang MX	1995	中国（海南）	P. niruri	全草	磨粉装胶囊	0.9~2.7	90	−	−	无资料
Wang MX	1995	中国（河南）	P. urinaria	全草	磨粉装胶囊	0.9~2.7	90	−	−	无资料
张金良	1992	中国（浙江）	P. amarus	全草	煎煮制成口服液	60ml（20g）	90	−	+	无资料
朱福明	1992	中国（福建）	P. urinaria	全草	煎煮成液体或提取成冲剂	50g的剂量	90	−	+	无资料

*来自作者的其他资料

　　没有一个试验报告了病死率、生命质量或肝硬化和（或）肝癌的发生率结局。

　　2. 纳入研究的方法学质量　　22篇RCTs中，5篇被评为高质量（1篇Jadad记分为4分，4篇计为3分），其余17篇为低质量。1篇高质量试验采用了恰当的分配隐藏方案。6篇试验报告了双盲设计。2篇试验报告了样本含量计算。7篇治疗结束后进行随访的试验中3篇报告了病例的失访数，其他试验使用其随机分配病例数对结局进行评价。没有1篇RCT陈述使用了意向性治疗分析。由于对单个结局报告的数量不足，我们不可能对这些试验的质量进行有意义的敏感性分析。对血清HBsAg阴转的结局进行回归分析未见显著的funnel plot不对称（$P>0.05$）。

　　3. 叶下珠属与不干预、安慰剂或非特异性治疗比较（9篇试验，n=701）　　4篇安慰剂对照试验的结果表明叶下珠具有清除血清HBsAg的作用（*RR*=5.64，95% *CI* 1.85~17.21，*P*=0.002；异质性检验*P*=0.3）（图12-6），但对清除血清HBeAg的效果不显著（1.72，0.72~4.11，*P*=0.2）。与非特异性治疗比较，叶下珠对清除血清HBsAg（4.24，1.25~14.42，*P*=0.02）、HBeAg（2.93，1.61~5.35，*P*=0.0005）和HBV DNA（2.47，1.02~5.96，*P*=0.04）有显著效果。叶下珠对肝脏生化指标恢复正常有效，血清ALT复常的*RR*为2.01（1.29~3.13，*P*=0.002），血清AST复常的*RR*为2.77（1.29~5.95，*P*=0.009），总胆红素复常的*RR*为1.97（1.16~3.37，*P*=0.01）。

4. 叶下珠属与常规标准治疗比较（7篇试验，n=591） 叶下珠与α干扰素（3百万单位，3次/周，疗程3个月）和α干扰素（3百万单位，3次/周，疗程3个月）比较对清除血清HBsAg、HBeAg和HBV DNA的效果无显著差异（图12-6~图12-8）。但对肝脏生化指标的恢复，叶下珠优于干扰素（血清ALT复常*RR* 1.67，95%*CI* 1.02~2.73；血清胆红素复常*RR* 2.01，95%*CI* 1.08~3.73）。

2篇试验比较了叶下珠联用干扰素与单用干扰素的效果。合并结果表明联合治疗的效果优于干扰素单独治疗，清除血清HBeAg的*RR*为1.56（95%*CI* 1.06~2.32，*P*=0.03），HBV DNA的*RR*为1.52（95%*CI* 1.05~2.21，*P*=0.03）（图12-7，图12-8），但对清除血清HBsAg则无显著差异（*P*=0.4）（图12-6）。然而对这些结果的解释应当认识到这些试验使用了叶下珠的复方制剂。另外有2篇试验叶下珠联用胸腺肽与单用胸腺肽进行了比较。结果表明联合治疗对清除血清HBeAg的效果（*RR* 1.95，95%*CI* 1.13~3.35，*P*=0.02）优于单用胸腺肽治疗

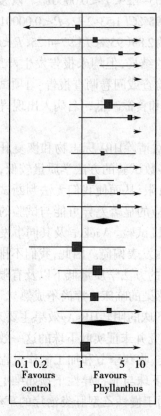

图12-6 叶下珠治疗慢性乙型肝炎随机对照试验中HBsAg阴转

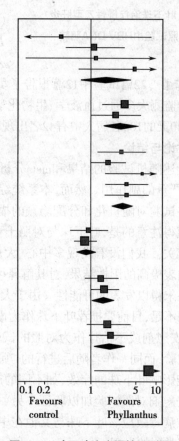

图12-7 叶下珠治疗慢性乙型肝炎随机对照试验中HBeAg阴转

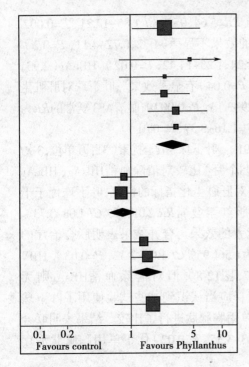

图12-8　叶下珠治疗慢性乙型肝炎
随机对照试验中HBV DNA阴转

（图12-7），而对HBsAg（*RR* 2.08，95%*CI* 0.67~6.40，*P*=0.2）（图12-6）和HBV DNA（*RR* 1.80，95%*CI* 0.65~4.99，*P*=0.3）（图12-8）则无显著差异。叶下珠与胸腺肽的联合治疗对血清ALT复常（*RR* 2.76，95%*CI* 1.14~6.67，*P*=0.02）和AST复常（*RR* 2.68，95%*CI* 1.12~6.40，*P*=0.03）有较好的效果。1篇试验比较了叶下珠与聚肌胞的疗效，表明叶下珠对清除血清HBeAg的效果（*RR* 7.93，95%*CI* 1.14~55.18，*P*=0.04）优于聚肌胞。

5. 叶下珠属与其他草药比较（6篇试验，n=657）叶下珠单味药和复方与其他草药包括灭澳灵、乙肝宁、3种草药（虎杖、桑寄生、黄芪）合用以及板蓝根冲剂进行了比较。结果表明与其他草药比较，叶下珠有显著的抗病毒效果（图12-6~图12-8）和恢复肝脏转氨酶的作用。清除血清HBsAg的*RR*为2.32（95%*CI* 1.25~4.32，*P*=0.008），HBeAg的*RR*为3.10（95%*CI* 2.18~4.41，*P*<0.00001），HBV DNA为2.95（95%*CI* 2.03~4.29，*P*<0.00001）。恢复血清ALT的*RR*为2.04（95%*CI* 1.53~2.72，*P*<0.00001），恢复血清AST的*RR*为2.89（95%*CI* 1.97~4.25，*P*<0.00001）。

6. 副作用　22篇试验中12篇报告了负性事件的结局，但均未报告发生严重的副作用。对副作用的监测大多通过血液学、生物化学和尿液检查或问卷调查报告。1项试验报告服用叶下珠20~40天的100名病人中有42名出现轻度恶心和食欲减低，4名病人出现胃痛。

（三）讨论与结论

根据上述随机试验的结果和meta分析，叶下珠对清除HBV标志物和恢复肝脏功能可能有效，且无严重的副作用。然而，本系统综述中大多数试验的方法学质量较低，且为小样本试验。这些试验对随机化和分配隐藏的描述十分有限，从而使我们无法判断试验是否正确地进行。值得注意的是，叶下珠与对照干预之间效应的显著差异可能与试验的方法学质量不够严格有关。我们没有发现多中心、大规模的随机试验。Vickers及其同事发现某些国家包括中国发表极高的阳性结果，对其解释可能是存在发表偏倚。因此，我们不排除叶下珠阴性试验结果未得以发表的可能性。由于大多数试验的方法学质量低下以及有限数量的随访和随访时间不足，目前要推荐叶下珠作为慢性HBV感染的临床治疗尚不成熟。

7篇以安慰剂或不治疗作为对照的试验中，叶下珠的阴转HBsAg效果主要来自于1篇印度的临床试验，而同一作者随后进行的1项观察性研究并未证实叶下珠的这一效果。提示多种因素可能影响叶下珠的疗效，如不同的产地、种类、收获季节和加工制作过程。仍然需要进一步的安慰剂对照试验加以验证。另一方面，叶下珠与非特异性干预如维生素比较表明其潜在的抗病毒效应。叶下珠与其他在中国广泛用于慢性乙型肝炎治疗的草药比较的6个试验中也有类似的发现。

另一个有利的发现是叶下珠与世界公认的治疗乙型肝炎的药物干扰素比较有相似的抗

病毒作用。此外，叶下珠与干扰素的联合用药对清除血清HBeAg和HBV DNA的效果优于单用干扰素治疗。提示应当鼓励进一步的试验以证实其疗效。尚没有试验比较叶下珠与拉米呋定或叶下珠加用拉米呋定与单用拉米呋定比较治疗慢性乙型肝炎。有2篇试验比较了叶下珠加用免疫调节剂胸腺肽与单用胸腺肽治疗，其结果显示叶下珠加胸腺肽对清除血清HBeAg有效。西药与叶下珠联合治疗慢性乙型肝炎可能是一种有前景的选择。

慢性乙型肝炎治疗的最终目标是预防转氨酶的复燃、进展到肝硬化和（或）肝癌，并最终延长寿命。有关这些临床相关的结局还没有来自RCTs的资料。因此，尚不能就这些重要结局得出结论。

叶下珠治疗慢性乙型肝炎临床试验的方法学质量有待进一步提高。评价叶下珠治疗慢性HBV感染的疗效尚需要严格设计的、大样本的双盲随机安慰剂对照试验。测量的结局应当包括病毒学指标、肝脏病理学改变和终点事件。长期的负性事件需要用标准化的、有效的报告系统进行监测。

致谢：感谢德国的Klaus Linde博士、丹麦的Christian Gluud博士对研究方案和系统综述提出建设性的建议和意见。

[思 考 题]

1. 如何利用meta分析的方法判断文章中存在的偏倚？
2. Cochrane系统评价都包括哪些内容？如何注册和发表？
3. 系统评价资料分析方法主要有哪些？

（刘建平）

参 考 文 献

[1] 刘建平. 中医药系统评价的步骤和方法. 中国中西医结合杂志,2002,22(1)：12-13.

[2] Jadad AR, Moore RA, Carroll D, et al. Assessing the quality of reports of randomized clinical trials: Is blinding necessary. Controlled Clin Trials,1996,17：1-12.

[3] Cooper HM, Rosenthal R. Statistical versus traditional procedures for summarizing research findings. Psychol Bull,1980,87：442-449.

[4] Altman DG, Gardner MJ. Confidence intervals for research findings. Br J Obstet Gynaecol,1992,99：90-91.

[5] Liu JP, Lin Hui, McIntosh H. Chinese medicinal herbs for asymptomatic carrier of hepatitis B virus(Cochrane Review). Oxford: The Cochrane Library, Issue 2,2001.

[6] Liu JP, Lin Hui, McIntosh H. Chinese medicinal herbs for chronic hepatitis B(Cochrane Review). Oxford: The Cochrane Library, Issue 1,2001.

[7] Whitehead A, Bailey AJ, Elbourne D. Combining summaries of binary outcomes with those of continuous outcomes in a meta-analysis. J Biopharm Stat,1999,9：1-16.

[8] Liu JP, McIntosh H, Lin H. Genus Phyllanthus for chronic hepatitis B virus infection: a systematic review. Journal of Viral Hepatitis,2001,8(5)：358-366.

[9] Liu JP, Kjaergard LL, Alnielsen B, et al. Extracorporeal liver support systems for liver failure. Liver 2001.

[10] Dickersin K. Keeping posted. Why register clinical trials? -revisited. Controlled Clin Trials,1992,13：170-

177.

[11] Egger M, Davey Smith G, Schneider M, et al. Bias in meta-analysis detected by a simple, graphical test. Br Med J, 1997, 315: 629-634.

[12] Oxman AD, Cook DJ, Guyatt GH, et al. Bias in meta-analysis detected by a simple, graphical test. Br Me, (17): 1367-1371.

[13] Oxman A. Checklists for review articles. BMJ, 1994, 309: 648-651.

[14] Song F. Checklist for Quality Assessment of Published Reviews. York: *NHS Centre for Reviews and Dissemination*, University of York, 1994.

[15] Mulrow C. Rationale for systematic reviews. In: Systematic Reviews, ed. Chalmers I. & Altman D. London: BMJ Publishing Group, 1995. 1-8.

[16] Dixon RA, Munro JF, Silcocks PB. The evidence based medicine workbook. Critical appraisal for clinical problem solving. Oxford: Butterworth-Heinemann, 1997.

[17] Greenhalgh T. How to read a paper. The basics of evidence based medicine. London: British Medical Journal Publishing, 1997.

[18] Moher D, Cook DJ, Eastwood S, et al. Improving the quality of reports of meta-analyses of randomized controlled trials: the QUOROM statement. *The Lancet*, 1999, 354(27): 1896-1900.

[19] Jadad AR, Cook DJ, Jones A, et al. Methodology and reports of systematic reviews and meta-analyses: A comparison of Cochrane reviews with articles published in paper-based journals. JAMA, 1998, 280: 278-280.

[20] WHO. Hepatitis B. Fact Sheet WHO/204, 1998, November.

[21] Purcell RH. The discovery of the hepatitis virus. Gastroenterology, 1993, 104(4): 955-963.

[22] Chinese Ministry of Health. Health News. Newspaper of Health News 22/01/1999 4th Edition.

[23] Liaw YF. Current trends in therapy for chronic viral hepatitis. J Gastroenterol and Hepatol, 1997, 12: S346-S353.

[24] Blumberg BS. Hepatitis B virus: search for plant-derived antiviral. In: Tomlinson TR and Akerele D, editors. Medical plants-their role in health and biodiversity. Philadelphia: University of Pennsylvania Press, 1998.

[25] Calixto JB, Santos ARS, Filbo VC, et al. A review of the plants of the genus Phyllanthus: their chemistry, pharmacology, and therapeutic potential. Med Res Rev, 1998, 18(4): 225-258.

[26] Venateswaran PS, Millman I, Blumberg BS. Effects of an extract from Phyllanthus niruri on hepatitis B virus and woodchuck hepatitis viruses: in vitro and in vivo studies. Proc Natl Acad Sci, 1987, 84: 274-278.

[27] Chang CW, Lin MT, Lee SS, et al. Differential inhibition of reverse transcriptase and cellular DNA polymerase-alpha activities by lignans isolated from Chinese herbs, Phyllanthus myrtifolius Moon, and tannins from Lonicera japonica Thunb and Castanopsis hystrix. Antiviral Res, 1995, 27(4): 367-374.

[28] Lee CD, Ott M, Thyagarajan SP, et al. Phyllanthus amarus down-regulates hepatitis B virus mRNA transcription and replication. Eur J Clin Invest, 1996, 26(12): 1069-1076.

[29] Ott M, Thyagarajan SP, Gupta S. Phyllanthus amarus suppresses hepatitis B virus by interrupting interactions between HBV enhancer I and cellular transcription factors. Eur J Clin Invest, 1997, 27: 908-915.

[30] Blumberg BS, Millman I, Venkateswaran PS, et al. Hepatitis B virus and primary hepatocellular carcinoma: treatment of HBV carriers with Phyllanthus amarus. Vaccine, 1990, 8(Suppl.): S86-S92.

[31] Thyagarajan S. P, Jayaram S, Valliammai T, et al. Phyllanthus amarus and hepatitis B. Lancet 1990, 336(8720):

949-950.

[32] Doshi JC, Vaidya AB, Antarkar DS, et al. A two-stage clinical trial of Phyllanthus amarus in hepatitis B carriers: failure to eradicate the surface antigen. Indian Journal of Gastroenterology, 1994, 13(1): 7-8.

[33] Liaw YF, Tsai SL. Pathogenesis and clinical significance of acute exacerbation and remissions in patients with chronic hepatitis B virus infection. Viral Hep Rev, 1997, 3: 143-154.

[34] Jadad AR, Moore A, Carroll D, et al. Assessing the quality of reports of randomized clinical trials: Is blinding necessary ?. Control Clin Trials, 1996, 17(1): 1-12.

[35] Moher D, Pham B, Jones A, et al. Does quality of reports of randomised trials affect estimates of intervention efficacy reported in meta-analyses. Lancet, 1998, 352: 609-613.

[36] Kjaergard LL, Villumsen J, Gluud C. Quality of randomised clinical trials affects estimates of intervention efficacy(abstract). In: Ⅶ Cochrane Colloquium, 1999: 57 Rome.

[37] Clarke M, Oxman AD. Cochrane Reviewers' Handbook 4. 0; Section 6. In: The Cochrane Library [CD]. The Cochrane Collaboration. Oxford: Update Software, 2000, issue 1.

[38] Schulz KF, Chalmers I, Hayes R, et al. Empirical evidence of bias. JAMA, 1995, 273(5): 408-412.

[39] Vickers A, Goyal N, Harland R, et al. Do certain countries produce only positive results? A systematic review of controlled trials. Control Clin Trials, 1998, 19: 159-166.

[40] Egger M, Davey Smith G, Schneider M, et al. Bias in meta-analysis detected by a simple graphical test. BMJ, 1997, 315: 629-634.

[41] Berk L, de Man RA, Schalm SW, et al. Beneficial effects of Phyllanthus amarus for chronic hepatitis B, not confirmed . Journal of Hepatology, 1991, 12(3): 405-406.

[42] Leelarasamee A, Trakulsomboon S, Maunwongyathi P, et al. Failure of Phyllanthus amarus to eradicate hepatitis B surface antigen from symptomless carriers. Lancet, 1990, 335(8705): 1600-1601.

[43] Milne A, Hopkirk N, Lucas CR, et al. Failure of New Zealand hepatitis B carriers to respond to Phyllanthus amarus. New Zealand Medical Journal, 1994, 107(980): 243.

[44] 彭小昌, 刘小莉, 刘士昌, 等. 草药叶下珠对HBsAg慢性携带者疗效的初步观察. 中华实验和临床病毒学杂志. 1993, 7(3): 306-307.

[45] Thamlikitkul V, Wasuwat S, Kanchanapee P. Efficacy of Phyllanthus amarus for eradication of hepatitis B virus in chronic carriers. J Med Assoc Thai, 1991, 74(9): 381-385.

[46] Thyagarajan SP, Subramanian S, Thirunalasundari T, et al. Effect of Phyllanthus amarus on chronic carriers of hepatitis B virus. Lancet, 1988, 2(8614): 764-766.

[47] Wang MX, Cheng HW, Li YJ, et al. Herbs of the genus Phyllanthus in the treatment of chronic hepatitis B: observations with three preparations from different geographic sites. Journal of Laboratory and Clinical Medicine, 1995, 126(4): 350-352.

[48] 黄志荣, 钟建平, 祝桂琅, 等. 苦味叶下珠治疗乙型肝炎的疗效观察. 临床肝胆病杂志, 1993, 9(2): 108-110.

[49] 黄昆明. 叶下珠治疗慢性乙型肝炎38例. 中医药信息, 1999, 16(6): 32.

[50] 李常青, 王新华, 李广谦, 等. 叶下珠复方治疗慢性乙型肝炎的临床观察. 新中医, 1998, 30(6): 45.

[51] 郑晓瑛, 周大桥, 高辉, 等. 乙肝3号冲剂治疗慢性乙型病毒性肝炎的临床研究. 中国中西医结合脾胃杂志, 1999, 7(1): 22-24.

[52] 曹慰祖, 刘家琴, 曹登云, 等. 安徽产叶下珠抗乙型肝炎病毒作用的临床研究. 中国中药杂志, 1998, 23

（3）：180-181.

[53] 马复兴,张芸.复方苦味叶下珠片治疗无症状乙肝病毒携带者临床观察.上海中医药杂志,1993,27（5）：8-9.

[54] 王岭,罗上武,张均倡,等.肝康治疗慢性乙型肝炎抗HBV作用研究.中西医结合肝病杂志,1999,9（4）：14-15.

[55] 张金良,何文宁,叶萍.苦味叶下珠治疗慢性HBV感染临床观察.中西医结合肝病杂志,1992,2（1）：8-10.

[56] 张建军,孙维强,王伯祥.乙肝康特胶囊治疗慢性乙型肝炎69例.中西医结合肝病杂志,1996,6（4）：33-34.

[57] 张建军,孙维强,晏雪生,等.珍珠草复方胶囊治疗慢性乙型肝炎59例临床观察.实用中西医结合杂志,1997,10（9）：870-871.

[58] 李平,黄家莉,徐毅,等.乙肝康特胶囊加胸腺肽治疗慢性乙肝病毒携带者30例.中国中西医结合脾胃杂志,1999,7（1）：42.

[59] 欧阳亮.胸腺肽联合叶下珠肝片治疗慢性乙型肝炎42例.中西医结合肝病杂志,1999,9（5）：44.

[60] 朱福明,张嘉祺,张孝秩,等.福建产叶下珠对乙肝病毒标志作用的临床观察.中西医结合肝病杂志,1992,2（2）：10-11.

[61] 王新华,李常青,郭兴伯,等.叶下珠复方联合干扰素治疗慢性乙型肝炎40例临床观察.中西医结合肝病杂志,1999,9（1）：12-13.

[62] 周大桥,郑晓瑛,高辉,等.α干扰素联合乙肝3号浸膏颗粒剂辨治慢性乙型肝炎的研究.中西医结合肝病杂志,1999,9（1）：5-7.

第十三章 循证中医临床实践指南编写的方法

[提要] 本章介绍了编制中医临床实践指南的重要性及作用,临床实践指南的概念、类型及相关资源;编写临床实践指南的步骤和方法,包括提出指南所针对的问题、成立指南编写小组、文献检索与评价、指南起草、修改、发布和更新指南,指南的报告以及指南的评价。

近20年来,许多国家特别是发达国家都面临着医疗服务手段日益多样化、复杂化,卫生服务需求不断增加,医药费用直线攀升,不同地区、医院、卫生工作者的服务存在巨大差异,卫生资源利用不平等诸多难题,从而迫使许多国家开始采取一系列措施对卫生保健系统进行调整与改革,旨在合理控制经费、加强卫生服务质量管理。于是,临床实践指南(clinical practice guideline, CPG)的开发与应用被提上工作日程,并在许多国家得到迅速的发展。目前我国的卫生保健系统同样面临着以上难题,更何况我国的基层医生、部分转型的全科医师业务素质偏低。因此,更需要应用经科学系统开发的临床指南来解决具体相关问题、规范临床服务。

临床实践指南的产生基于全球卫生保健领域迅速发展起来的"循证实践"大环境。在各种文献信息量迅速增长,同时要求卫生保健实践活动"既要有疗效,又要有效益"的背景下,临床工作者通过循证实践将在全世界收集的某一特定疾病的干预措施的各种单一研究结果进行了系统查询、严格评价、统一分析,将尽可能真实的科学结论综合后形成"临床实践指南"。提供给临床人员,以促进推广真正有效的临床干预手段,剔除尚无证据的方法,最大限度地提高卫生资源的使用效率。循证中医临床实践指南就是在此种思想指导下产生的。

第一节 临床实践指南的重要性

一、指南的概念和发展

19世纪90年代James Petrier教授首次在苏格兰提出临床实践指南这个概念。苏格兰学院间指南网络(Scottish Intercollegiate Guidelines Network, SIGN)认为临床指南(clinical guidelines),又称临床实践指南(CPG)是指"系统发展起来的陈述,以帮助在特定临床情况下,对合理的卫生保健做出决策"。即是指人们针对特定的临床情况,系统制定出的帮助临床医生和患者做出恰当处理的指导意见。临床实践指南是连接临床和证据的桥梁,反映了当时最佳的临床诊治水平。

2011年美国医学研究所(Institute of Medicine, IOM)对临床指南给出了一个新定义:即通过系统综述生成的证据以及对各种备选干预方式进行利弊评价之后提出的最优指导意见。此定义强调了制定循证指南的重要性,即强调在复习和评价现有临床证据的基础上制定指南,在没有证据的情况下通过严格共识达成一致性推荐意见。

指南成为临床实践的一个部分,最早可以追溯到60年前,但最近20余年才迅速发展并成为各临床专业的热点。曾使用过的指南同义词有:方案(protocols)、标准(standards)、实践选择(practice options)、推荐(recommendations)、规则系统(algorithms)、实践政策(practice policies)、共识性声明(consensus statements)、实践参数(practice parameters)等。早期的中医临床实践指南多以规范和标准的形式出现,后来才出现了真正意义上的临床实践指南。临床实践指南的出现和发展与以下三个因素有关:

(一)临床实践的不合理和极大的差异性

传统上,医师对于病人的诊疗决策是基于个人的专业训练和临床经验,它是建立在理论推导或多年积累的临床经验之上的。这种模式不但导致不同医生对同一病人的诊治差异,而且往往缺乏相关的证据支持。Fieldm和Lohrm的研究显示传统临床决策中只有4%具有强有力的临床研究证据支持,45%有谨慎的临床研究证据,且医生间有一定的共识,而51%不但缺乏可靠的证据,即使在医师间也缺乏共识(Institute of Medicine,1992)。例如,同是一个胃痛的病人,有的中医医生辨证为肝胃气滞型,有的辨证为瘀血内阻型,即使是辨证为同一证型,临床医生的用药也往往不同。这些差异已远远超过了人口、地域、经济、社会等差异所能解释的范围,令人不得不对这些差异的合理性和治疗措施的科学性产生怀疑。基于研究证据的临床实践指南则可缩小这些差异,从而规范医疗行为,使患者得到应有的合理的医疗服务。

(二)医疗费用问题

日益增长的医疗费用成为各国医疗卫生系统面临的难题,引起了社会的广泛关注。对绝大多数中国人来说,其收入水平难以支付不断攀升的医疗费用,由此引发了"看病贵、看病难"的社会问题。因此,应该采取有效的措施解决医疗费用的问题,首要的方法就是提高对卫生资源的利用率。对一组类似的患者,根据科学证据制定一套规范化的治疗措施,用于指导临床实践,对于合理及高效地使用有限的卫生资源具有重要意义。

(三)医疗措施的使用不当

20世纪80年代以来有研究提示在所有的医疗保健行为中,大约1/4~1/3的医疗措施是没有必要使用的,同时还存在误用或使用不足等问题。例如,抗生素对普通感冒和病毒感染导致的急性支气管炎几乎没有益处,但美国一项研究指出,半数的感冒和2/3的急性支气管炎患者接受了抗生素治疗。抗生素的滥用既增加了副作用和产生耐药性的机会,又增加了患者的经济负担。另一方面,美国新泽西州的一项调查表明,在应该使用β-受体阻滞剂的心脏病患者中,实际使用患者仅占21%。

20年来,由于发现临床实践存在极大的、难以解释的诸多问题,医疗措施明显不恰当的使用以及人们对医疗费用的关注等问题,使得制定临床实践指南成为临床医学界的关注重点。因此,十多年来,国际上制定临床实践指南成为热点,各发达国家的医学专业团体,政府机构及其他组织纷纷制定出诊治各种疾病的临床实践指南,试图借此将混乱的临床实践合理地规范起来。目前,我国政府在中医临床实践指南的制定方面给予了大力的支持,中医临床实践指南的数量和质量得到了较大的提高。

二、临床实践指南的类别

根据临床指南的性质或开发过程,临床实践指南可大体分为基于共识的临床指南(consensus based guideline)和循证临床指南(evidence-based guideline)两大类。

(一)基于共识的临床指南

基于共识的临床指南根据推荐意见的确定方式又可分为正式的(如专家咨询法等)与非正式的(集体讨论)两种。

1. 非正式的共识性方法　非正式会议法是由一组专家开讨论会,将一次或多次会议专家讨论形成的共识作为推荐意见形成指南,由专业学会或政府机构进行指南的发布。这种指南文件只包括推荐意见而缺乏形成推荐意见的证据及制定指南的背景及方法介绍。其优点是简单、快速、经济,容易为不熟悉正规分析方法学的专家们所采用。但缺陷是因为缺乏达成共识应遵循的客观标准及明确的方法和程序,而专家意见又易受很多因素的影响,导致研究的可靠性不能保证,因此,这种指南的质量和可靠性较差。而我国中医临床实践指南的制定多采用此种方法,多由政府或学会组织,专家分工撰写,共同讨论而成。

2. 正式的共识性方法　正式的共识性方法是就某一疗法给专家组提供研究证据的综述文章及可能的适应证清单。在第一次专家组会议之前,专家组成员各自对每一个可能的适应证打分评价其适用性,通常采用量表的形式进行评价,量表采用9分制,1分代表完全不适用,9分代表特别适用,5分代表可用可不用。开会时专家们将小组集体打分的情况与自己的打分相比较,讨论不一致的原因,然后再次重复打分评价过程,在会议讨论的基础上修改记分。最后的适应证打分情况反映了专家组成员关于某疗法适应证意见的一致性程度。其局限性是需要填写冗长的打分清单,使临床医生难以在实践中应用。在这种方法中,专家的主观意见仍是确定适用性的基础,虽然也考虑了研究证据,但没有将推荐意见与相关证据的质量明确地联系在一起。

以上两种方法形成的指南都只包括推荐意见而缺乏形成推荐意见的证据及形成指南的方法,由于其有效性和可靠性不高,目前已难以被广泛接受,20世纪90年代以前的指南多属于这种方法。

(二)循证临床指南

循证临床指南,是在广泛收集临床证据的基础上,按照循证医学的方法开发出的一组临床指导意见。即将推荐意见与相关的证据质量明确地联系起来,依据对现有证据进行评价的结果来确定推荐意见制定指南。

循证临床指南有严格的制定程序和方法,其推荐意见有科学客观的证据支持,同时又标注了推荐意见的强度,便于读者根据其强度决定是否遵循其推荐意见。其中A级推荐意见根据最有力的证据提出,强度最高,应该尽可能遵循;C或D级推荐意见所依据的证据可靠性最低,临床医生可结合自己的经验和判断来执行。B级推荐意见介于两者之间。目前越来越多的指南是基于临床研究证据来制定的,每条推荐意见均有相应的支持证据,证据强弱不等,最有价值的证据则是与临床结局和患者意愿密切相关的证据。

目前国际上有关干预措施证据的分级没有一个统一的标准,常用的是牛津大学循证医学中心(Oxford Centre for Evidence-based Medicine)推出的标准,治疗研究的证据按质量及可靠程度可简要分为五级。一级: 所有随机对照试验(RCT)的系统评价/meta分析;二级: 单个的样本量足够的RCT; 三级: 设有对照组但未用随机方法分组的研究; 四级: 无对照的系列病例观察; 五级: 专家意见。国际公认RCT的系统评价或RCT的结果是证明某种疗法的有效性和安全性最可靠的依据(金标准)。但是由于中医药自身的特点,真正的随机对照试验数量少且质量低,依此证据标准来衡量则中医药整体研究证据偏低,形成证据与疗效的不平衡现象。

循证临床指南已成为指南发展的主流,但是我国的临床实践指南大多属于共识的临床指南,而循证临床指南的制定尚属于探索阶段,尤其是要探索出适合中医药自身特点的证据评价体系。

三、临床实践指南的作用

临床实践指南的作用是针对临床实践中存在的具体问题,分析评价国内外现有的研究证据后提出具体的推荐意见以指导临床医生的医疗行为。一方面,临床实践指南是连接证据和临床实践的桥梁,也反映了当前最佳临床诊治水平。另一方面,临床实践指南可以指导一线临床医生特别是基层的全科医生进行临床诊治,规范临床实践。近年来,国际上也出现了以患者为对象的临床指南,旨在帮助患者做出知情的治疗选择。

总之,高质量的临床指南特别是循证指南,能够指导、帮助临床医生从事预防、诊断、治疗、康复、保健和管理工作,是国际上近年来规范服务、加强服务质量管理、控制医疗费用行之有效的做法。

第二节　循证临床实践指南制定的规范程序

由于专家共识性指南受专家个人经验和主观判断的影响较大,因此其科学性会受到一定的影响。随着循证医学的发展,采用循证的方法制定指南已经成为国际上临床指南开发的主流趋势。循证指南的开发有严格的程序要求,主要包括提出相关临床问题、系统检索文献和使用正确的方法对证据的级别进行评分,再根据证据的级别和强度提出推荐意见。其制作过程较为复杂,时间长,任务重,需要在政府部门支持下完成,现重点介绍循证指南的制定规范程序。

一、确定指南拟解决的问题

(一)确定服务对象

选择具有中医特色和疗效优势的病种且根据调查表明急需解决的问题之后,确定指南的服务对象,如指南针对的患者群体是原发性骨质疏松症的高危人群和原发性骨质疏松症患者(绝经后骨质疏松症和老年性骨质疏松症)无并发骨折者。

(二)确定编写主题

临床指南常用的选题标准: ①中医药可以改善,但目前的临床结果尚不理想; ②医疗成本较高或医源性危险较大,改进后能节省经费、降低危险;③发病率或死亡率较高,影响的人群范围较大;④患病人群易于筛查;⑤还没有现成有效的指南可以应用;⑥干预费用低廉,且简便易行;⑦国家和社区以及重点保护的人群急需解决的问题;⑧资料易于收集;⑨已经具备较为有效的绩效评价方法。当然,不要求一个选题完全符合上述所有标准,只要尽可能多地按其选择即可。另外,这些标准的优先顺序也会因不同的国家、地区,以及医生(专科医生或全科医生)、病人、卫生管理部门、医疗保险机构等各个方面所关注问题的不同而差异很大。

(三)确定编写内容和结构

选题明确之后,下一步就是要确定编写的内容和结构。《WHO西太区用于传统医学的临床实践指南》的内容涉及:①介绍:介绍指南的发展进程,目的,临床资料搜寻方法,分级系统,证据级别,分级建议;②背景:使用国际疾病分类法给疾病定义,该病的中文定义(使用汉语并且标出拼音)。流行病学及其危险因素,疾病病史,传统医学疗法的基本原理和用药程式。其他在背景中需要阐述的观点:如说明对于某些没有理想的疗法,但是传统医学可以对此加以改善,或指出治疗该疾病的重要性,如老龄人口的增加;并且列出制定临床实践指南的理由;③预防和早期监测;④临床特征:病人的病史、症状(症指的是病人的主诉和感觉;状指的是躯体上的状态);⑤诊断标准:建议查找最新的参考资料;传统医学对此类病症的应对办法;⑥管理:对传统医学疗法的唯一性、独立性和整体性进行详细阐述。如果有人们接受的常规疗法,需要加以阐述。重点放在传统医学用于治疗此类病症的方法。治疗结局应根据病人报告结局(patient reported outcome,PRO),用参数对于临床反应/有效率做出评价;⑦推荐的建议:根据证据级别、指南中引用的参考资料提出建议;⑧参考资料:参考资料的引用;如果可能,请包括引用那些质量好、准确和安全的数据,或者病人的病例。这对于传统医学疗法是很重要的,因为没有对照组(病例报告、系列病例、博士生论文、未发表的数据、教科书、专家意见),在对此类证据基础上的推荐应持谨慎态度;⑨总结;⑩附件:作者(全名、全称以及他们的荣誉情况、背景情况及其技术实力情况),以及他们所工作的机构和其他的参与者—咨询委员会;⑪词汇表;⑫方剂参考。

二、成立专门的指南制定小组

指南的制定应由一个多学科的团队来完成,指南开发组一般由15~20人组成。好的指南开发组一定是一个由多学科多领域能平衡各方利益的专家和代表组成的小组,除了卫生保健领域的人员以外,尽可能还要有与该临床指南利益相关的其他各方代表参加,如病人、医疗付费方的人员等。例如原发性骨质疏松症传统医学临床实践指南的撰写,由于原发性骨质疏松症包括绝经后骨质疏松症和老年性骨质疏松症,因此小组人员涉及中医骨伤专业、中医妇科专业、西医妇产科专业、中医老年病专业、内分泌专业、临床流行病学与循证医学专业、原发性骨质疏松症患者等多学科多领域人员,涉及的机构有国家三甲中医医院、国家三甲西医医院、国家级研究所。各机构间无利益冲突。

小组成员的构成要保证满足以下要求:①全部相关的专科、专业组都有代表,能解决所涉及的医疗保健服务各个阶段的问题;②全部有关的科学证据能被检索出来,并进行严格评价;③应用指南时有可能遇见的临床问题都能识别出来并加以处理;④指南的利益相关者代表能看到该指南是值得信赖的,愿意配合指南的实施。

由于许多疾病,尤其一些常见慢性病的问题非常复杂,可将任务进一步分解,成立若干专题小组进行工作,分别负责危险因素评价与预防、诊断、治疗、合并症的预防与处理、随访及健康教育等工作。将医疗服务分为不同的阶段,还便于评价干预措施和分析疾病管理的效果。

三、开发循证指南

循证指南的开发要严格按照一定程序制定,涉及证据的收集和合成程序,表述推荐意见和更新指南的方法,以及文献检索、证据筛选标准和明确叙述推荐意见的方法。推荐意见应和支持的证据有关联,应在指南出版前对指南进行评价并清楚说明指南更新的有关情况。这里主要归纳指南制定过程中证据的检索与筛选(评价)、推荐意见的形成两部分。

(一)证据的收集和合成

1. 文献检索 首先,根据临床指南拟解决的临床问题确定关键词,可分别针对患者或人群、干预措施或暴露因素、结局等方面提取关键词。

其次,确定检索策略,采用系统的方法检索证据。由文献专家制定科学的检索策略,系统检索方式主要以计算机检索为主,同时使用手工检索,以尽可能检出更多相关文献。中医国内文献的检索多使用CNKI、万方、中国中医药等数据库,国外文献检索通常数据库的选择顺序为MEDLINE、Cochrane Library、EBMR、CRDD、Guideline及期刊等,一般多是几个数据库联合应用。可用关键词、期刊名、作者名等作为检索词进行检索。手工检索书本式检索工具,尽可能多地阅读相关中医古典医籍、医学杂志、会议论文集、内部刊物等,逐期翻阅,然后复印检出文章的原文,并醒目标出归类的关键词或在首页上加上必要的注释。

最后,由信息专家详细审查检索结果,排除明显不相关或在方法学方面质量差的研究之后,交送到指南制定小组。

2. 文献的筛选和评价 指南制定小组制定一套明确的文献纳入与排除标准,对文章进行筛选,以决定可以纳入哪些文献。纳入、排除标准可以是对研究类型或大小、地理位置、时间或特定的临床标准等方面的限定。

进行筛选时,可以先通过阅读题目与摘要排除一些与指南制定无关的文章,对于符合标准和无法判断的文献再获取全文进行仔细阅读与再次评估。

评价文献时,可以采用一系列的标准表格制成证据表,衡量不同类型的研究(如系统评价、随机对照试验和病例对照研究)是如何完成和报告的。如MOOSE、QUOROM、CONSORT及结构摘要表等,每份表的结论就是一份质量量表或是证据的分级。可对相关文献进行整理,并对研究结果进行恰当的定量分析,如meta分析。完成上述步骤并按证据等级分级整理出的证据表在制定指南过程中极为有用,在随后的步骤中经常需要回溯这些数据表,如在推荐意见形成的过程中证据表经常被使用,它是确保推荐意见形成过程透明的重要基础。

为了避免选择证据的偏倚,每一篇文献至少应由两名指南制定小组成员进行评价,以求在其质量量表上达成一致。如果对某个重要证据质量存在分歧,则由第三者仲裁解决,第三者可以是指南制定小组相关部分的负责人或专家组成员。

(二)证据分级与推荐意见的形成

1. 证据分级 一旦文献被采用,将用方法学对文献进行评估以确保它的有效性。这种评估结果将会对证据的分级产生影响,从而影响推荐强度的确定。

循证医学问世近20多年来,其证据质量分级先后经历了牛津大学循证医学中心的"五级"和"新五级"、美国纽约州立大学下州医学中心制定的"新九级"、WHO等制定的"GRADE"四个阶段。前三者关注设计质量,对过程质量监控和转化的需求重视不够;而"GRADE"关注转化质量,从证据分级出发,整合了分类、分级和转化标准,它代表了当前对研究证据进行分类分级的国际最高水平,意义和影响重大。目前被广泛接受和使用的证据等级划分标准主要是牛津大学循证医学中心(Oxford Center for Evidence Based Medicine)的证据分级标准,以及将各个分级标准综合而形成的GRADE标准。

目前,包括WHO和Cochrane协作网等在内的28个国际组织、协会已采纳GRADE标准,GRADE同样适用于制作系统评价、卫生技术评估及指南,GRADE分级标准,分为高、中、低、极低四个等级。

通常研究设计是进行证据质量分级的起点,分为两种基本类型:随机对照试验(RCTs);观察性研究,包括断续时间序列、队列研究、病例对照研究及其他类型的研究。

证据质量最终的分级结果取决于对各个升降级因素的综合考虑。

由于中医药自身的特点,使得当前发表的中医药研究方面高质量的随机对照试验非常少,而专家经验,古代文献记载方面的文献相对较多。如果依据上述的证据分级标准,则中医药文献的整体质量低下,依据文献评价得出的结论与临床实际存在很大的差异。因此,需要采用适合中医药特点的证据评价标准,北京中医药大学刘建平教授提出了关于传统医学证据分级的建议:Ia:由随机对照试验、队列研究、病例对照研究、病例系列这四种研究中至少两种不同类型的研究构成的证据体,且不同研究结果的效应一致;Ib:具有足够把握度的单个随机对照试验;IIa:非随机对照研究或队列研究(有对照的前瞻性研究);IIb:病例对照研究;IIIa:历史性对照的系列病例;IIIb:自身前后对照的病例系列;IV:长期在临床上广泛运用的病例报告和史料记载的疗法;V:未经系统研究验证的专家观点和临床经验,以及没有长期在临床上广泛运用的病例报告和史料记载的疗法。这种证据分级标准相对比较适合传统医学文献的评价。在对文献进行具体的评价时,随机对照试验类文献质量采用Cochrane的简易法评价;meta分析类文献采用柳叶刀杂志发表的QUOROM法评价;而队列研究、病例对照研究的报告质量可以参考STROBE方法评价。

2. 推荐意见的形成　证据全面检索与严格评价的目的就是形成针对临床问题可靠而有意义的推荐意见。因此,一旦指南开发小组对证据进行检索并讨论其与临床问题的符合程度后,就需要将证据转化成推荐意见。

推荐意见必须明确且具有可操作性,并反映出PICO格式,以及说明推荐强度和证据质量。指南当中的所有推荐意见的语言都应尽可能保持一致。

3. 推荐强度的确定　在形成推荐意见后,要根据推荐意见所支持证据的质量对不同推荐意见给出相应的推荐强度,推荐强度的级别根据证据的级别进行确定。可参考GRADE工作组提出的推荐分级使用。

四、起草临床实践指南

指南的产生需要依据得到的合格证据提炼形成相应的指南推荐意见,形成的原则是依据证据级别最强的文献形成推荐性意见,形成推荐意见时要综合考虑支持证据的质量和数量间的一致性、实用性、临床可推广性等因素,判定可否选择其形成推荐意见。

证据采纳整合到指南中形成指南的推荐意见后,还要根据其证据的级别,评定推荐意见的科学性大小。如果没有证据或者证据级别很低时,则根据专家共识提出推荐意见,并描述形成推荐意见的方法。如原发性骨质疏松症分为肾阳虚证、肝肾阴虚证、脾肾阳虚证、血瘀气滞证四个证候类型就是由北京、上海、广州、福建四个地区的专家经过三轮专家会议达成共识形成的。尽管由于不同国家、不同组织在编写指南时所采用的结构不尽相同,但通常都包括以下几个方面:①编写目的说明;②相关信息及其开发情况介绍:主要包括背景信息介绍、指南开发组织及其人员简介、适用范围(患者与使用者)介绍、相关说明与致谢;③指南正文:主要包括摘要、引言、流程图及其要点说明、详细的推荐意见与推荐强度、支持的证据链接,并提供证据摘要与证据表、附录与相关说明;④参考资料:需要提供参考文献以及进行文献检索与综述中使用的其他资料。

五、临床实践指南的修改、试用及定稿

所有的临床实践指南所提出的指导意见都要得到科学证据和(或)多数专家的意见支持,都应进行严格的专业审查。指南起草完成后,首先要进行同行评议评价其在临床实践中的效度、信度和实用性。此外,要征求公认的权威性机构(学会)和专家的意见并得到他们的认可。在充分取得同行和权威机构或专家的意见后,指南制定小组集体讨论达成共识后对指南进行修改。应强调的是,在指南的修改过程中要反复听取使用者的意见,在此基础上完成对指南的修改和定稿工作。

循证临床实践指南的开发工作是一件非常复杂的任务,开发一份指南平均要用2年的时间,不仅费时、费力,还要耗费大量的资金。下面提供苏格兰学会指南工作网(SIGN)的指南开发时间表,以期对指南的开发工作有一个综合性了解。

SIGN典型的指南开发时间如下:①组建小组与人员培训阶段:第1~2个月确定指南的目标和要解决的问题。首先培训指南开发小组的负责人,全部小组成员都要接受指南开发和严格评价方法的培训;开发程序、制订计划,交流相关的知识与经验;讨论系统评价文献时需要掌握的知识与需解决的问题。②文献研究与评价阶段:第3~4个月评价文献摘要以选择适当的论文进行详细评价;明确严格评价的标准;第5~8个月详细地进行文献评价、分级与证据的合成。③指南起草阶段:第9~10个月根据证据评价结果起草推荐意见;起草全部指南;第11~12个月召开全国性公开会议讨论指南的推荐意见草稿。④同行评议阶段:第13~18个月:将全国会议反馈的意见整合到指南草案中,在SIGN办公机构的帮助下着手指南的编辑工作;第19~23个月将指南草案提交给SIGN进行外部鉴定、咨询评审,由SIGN编辑组进行同行评议。⑤发表与发行阶段:第24个月发表、出版、宣传、分发。

因为临床指南需要反映最新的证据,因此需要根据临床研究的进展,新证据的出现根据指南更新的程序不断更新指南中的相关内容。

第三节 ISO/TC249国际标准制定的基本程序

国际标准化组织/中医药技术委员会(ISO/TC249)的成立,加快了推进中医药国际标准

化的进程,同时对开展中医药国际标准化工作提供了可靠平台。ISO/TC249国际标准的制定和维护任务由ISO/TC249技术委员会负责按程序进行,分为常规程序和快速程序。常规程序即按照预阶段、提案阶段、准备阶段、委员会阶段、询问阶段、批准阶段、出版物阶段7个阶段的顺序完成国际标准的制定,快速程序即在制定国际标准的过程中,视情况省略常规程序的某些阶段。

一、常规程序

(一)预阶段

预阶段主要涉及的文件是预备工作项目(PWI),PWI是尚不完全成熟,不能进入下一个阶段的项目。

1. 分阶段流程　ISO/TC249秘书处收到PWI后,将其分派到相应的工作组(working group, WG),WG充分讨论后形成推荐建议,经技术委员会(technical committees, TC)批准后可以启动提案阶段投票。

2. 注意事项　对于所有预工作项目,TC都应该给予定期复审,如在3年内,预备项目没有进入提案阶段,则从工作项目计划中自动取消。

(二)提案阶段

提案阶段主要涉及的文件是新工作项目提案(new work item proposal, NP),成熟的PWI经TC批准后,即注册为NP。NP包括:一是新的标准项目或现行序列标准的一个新部分;二是现行标准或系列标准某部分的修订和修改。

1. 主要任务　TC的积极成员(participating member, P成员)对一个NP是否立项进行评审、投票。

2. 分阶段流程　新工作项目提案人在WG会议上进行答辩,WG通过后提交TC审议,经TC批准后即正式立项。

(三)准备阶段

1. 主要任务　项目负责人及项目组成员依据《ISO/TC249导则》第2部分要求准备(起草)工作草案(WD)。从新工作项目批准后至完成第1版WD,限期6个月。

2. 分阶段流程　项目负责人及项目组成员准备(起草)WD,在WG内部讨论修改后形成最终版WD,在TC内部投票通过后,注册为委员会草案(committee draft, CD)。

3. WD评论　第1版WD完成后,由WG召集人分发给WG的全部注册专家进行评论,专家需要填写评论和秘书处观察资料模板。

4. 注意事项　在提案阶段同时提交WD,根据对NP的投票结果,准备阶段可以省略,是否省略由WG召集人、工作项目负责人和WG专家协商一致后决定。

(四)委员会阶段

1. 主要任务　充分考虑国家成员体对第1版CD的意见,并在技术内容上协商一致。从新工作项目批准后至完成第1版CD,限期12个月。

2. 分阶段流程　ISO/TC249秘书处将CD分发给TC所有成员征求意见,P成员投票并提出意见,观察成员(observing member, O成员)提出意见,在TC内部投票通过后,注册为国际标准草案(draft international standard, DIS)。

（五）询问阶段

1. 主要任务　ISO所有国家成员对DIS进行投票。尽力解决反对票中提出的问题。从新工作项目批准后至完成DIS,限期18个月。

2. 分阶段流程　询问阶段开始,国际标准项目由中央秘书处(central secretariat, CS)负责,CS将DIS分发给ISO所有国家成员体征求意见,但仍根据ISO/TC249的P成员投票结果做出决定,通过后注册为最终国际标准草案(final draft international standard, FDIS),如果此阶段未收到反对票,则直接进入出版阶段。

（六）批准阶段

1. 主要任务　ISO所有国家成员对FDIS进行投票。

2. 分阶段流程　对于询问阶段受到反对票的国际标准项目,CS将FDIS分发给ISO所有国家成员体进行投票,根据ISO/TC249的P成员投票结果做出决定,通过后进入出版阶段。

（七）出版阶段

1. 主要任务　CS应在2个月内更正TC秘书处指出的全部错误,并且印刷和分发IS。IS出版,出版阶段即告结束。

2. 分阶段流程　ISO/TC249秘书处应指出标准草案的全部错误,由CS进行修改并出版。

（八）复审阶段和撤销阶段

1. 开始系统复审的情况

（1）负责TC提议或作为其职责,通常由于自相关文件出版或上次确认已经超出规定的期限。

（2）如果负责TC没有在规定时限内进行复审,默认由中央秘书处采取行动。

（3）一个及以上国家成员体要求复审。

（4）首席执行官(chief executive officer, CEO)要求复审。

2. 主要任务　ISO所有成员体对需要进行复审的IS进行审议。

3. 分阶段流程　CS将需要复审的IS分发给ISO所有国家成员体进行审议,决定确认、修订或撤销该标准。

二、快速程序

（一）申请快速程序的机构

相关TC的任何P成员、A类联络组织,与ISO或IEC达成正式协议的组织,以及ISO或IEC理事局承认的国际标准化机构来源的标准均可提交快速程序。

（二）申请快速程序的条件

1. 作为DIS提交投票

（1）相关TC的任何P成员及A类联络组织可建议将任何来源的现行标准作为DIS提交投票。是否采用快速程序提交现行标准由提案者决定,并应得到原组织的同意。

（2）与ISO或IEC达成正式协议的组织,在征得相关TC同意后,可建议将组织制定的标准草案作为DIS提交投票。

2. 作为FDIS提交投票　ISO或IEC理事局承认的国际标准化机构可建议将该机构制定的标准作为FDIS提交投票。

（三）快速程序的受理

提交的提案由ISO秘书长受理，并应采取以下行动：

（1）与起草提案文件的组织共同解决版权和（或）商标问题，以便不受限制地复印提案并分发提案给各国家成员体。

（2）对于相关TC的任何P成员及A类联络组织提交的DIS和与ISO或IEC达成正式协议的组织提交的DIS，与相关秘书处（其TC能够承担该提案所涉及的主题）磋商后进行评价；如果没有能够解决文件所涉及主题的TC，ISO秘书长应将提案提交技术管理局（technical management board，TMB），TMB可以要求ISO秘书长将提案提交到询问阶段，并建立一个特别工作组来解决后续产生的问题。

（3）保证与其他国际标准没有明显的矛盾。

（4）分发所提交的提案，向TC指明所提交提案归属的范围。

（四）快速程序的批准

表决期限和批准条件分别按照正常程序中DIS和FDIS的规定，如果没有TC参与此项工作，则FDIS的批准条件应为：反对票不超过投票总数的1/4。对作为FDIS提交的提案的投票期应为5个月。

对于DIS，如果符合批准条件，应进入批准阶段；如果不符合批准条件，该提案未被通过，则有关TC应进一步采取行动。

对于FDIS，如果符合批准条件，应进入出版阶段；如果不符合批准条件，该提案未被通过，则有关TC应进一步采取行动。如果没有TC参与此项工作，则由制定组织与CS讨论决定下一步行动。

如果标准已经出版，其维护工作，应由有关TC负责。如果没有TC参与此项工作，而起草组织决定申请修改标准，应重复上述规定的批准程序。

三、ISO/TC429 国际标准制定目标日期

（一）概述

当一个新工作项目（包括制修订项目）被批准后，TC秘书处向中央秘书处提交结果时，应明确该项目的制修订计划，所有目标日期都从批准工作项目（approved work item，AWI）日期，即注册NP开始，如下表（表13-1）。

表13-1　ISO/TC429国际标准制定的目标日期

时限（个月）	制定WD	制定第1版CD	制定第1版DIS	制定FDIS	出版
6	*		（		
12		*）			
18			*	（	
24			）		（
30				*	
36					*
42				）	
48					）

注:（快速程序; *常规程序; ）延期程序

TC秘书处应对项目目标日期进行持续复审,并确保在每次全体会议上进行复审确认或修改,还应复审确认该项目是否仍然具有市场相关性,如果缺乏市场相关性或未按规定时间完成导致市场参与者放弃,该项目应当取消。如在规定总时间内,项目负责人有正当理由提出调整目标日期,则修改后的目标日期应通知技术管理局。

(二)项目自动取消及恢复

2003年9月1日后批准的项目,如果DIS(40.00阶段)或FDIS(50.00阶段)注册日期超期,TC将在6个月内采取下列措施:

1. 如果技术内容是可接受和成熟的,在准备阶段或委员会阶段的项目可以做DIS提交;在询问阶段的项目,可以作为第2版DIS或FDIS提交。

2. 如果技术内容是可接受的,但是不可能足够成熟以制定未来的国际标准(international standard,IS),可以作为(technical specification,TS)出版。

3. 如果技术内容不能作为TS或者未来的IS被接受,但是公众感兴趣的,可作为技术报告(technical report,TR)出版。

4. 如果不能达成协商一致,但是利益相关很希望继续该项目,则向技术管理局提出延长申请。

5. 如果TC不能找到解决方案,则取消工作项目。

注:在6个月末没有采取上述任何行动,则由CS自动取消该项目,被自动取消的项目若重新启动需要经TMB批准。

第四节　循证中医临床路径的制定方法

临床路径(clinical pathway)是针对某一疾病建立一套标准化治疗模式与治疗程序,包括诊断、治疗、康复、护理、教育、结局评价等项目,以及完成这些工作的进度表和路线图,是一种以循证医学证据和指南为指导,以住院(或工作)日为单位来组织医疗活动和疾病管理的方法,其结果是建立一套标准化治疗模式,最终起到规范医疗行为,减少医疗措施使用的随意性,降低医疗成本,提高医疗质量的作用。目前世界卫生组织要求所有的临床实践指南包括临床路径都应当是循证的,即指南的制定依据应当来自于研究的证据,当缺乏高级别的研究证据时,也应当尽可能地采用专家共识的方法加以制定,并随着新的研究证据出现而不断更新。可以预见,临床路径的实施和发展将更加要求基于优化的循证医学证据。

循证中医临床路径的制定需要以下几个步骤。

一、临床路径编写小组的成员构成及职责

(一)临床路径组织机构

成立临床路径专家委员会,负责临床路径制定的技术和管理以及评估工作,建立临床路径编写小组,负责起草和修订临床路径工作。临床路径专家委员会可以由医院院长和分管医疗、科研工作的副院长分别担任正、副主任,相关职能部门负责人和临床路径专家成员(包括临床医学、药学、护理、检验、营养、循证医学、医院管理、卫生经济和医学信息等方面专家)

构成。临床路径实施小组由临床科室主任任组长,临床科室医疗、护理人员和相关科室的医务人员任成员。

(二)临床路径组织机构的职责

临床路径专家委员会履行以下职责:①制定本医疗机构临床路径开发与实施的规划和相关制度,制定临床路径的评价指标和评价程序;②确定实施临床路径的病种,对临床路径的开发、实施进行技术指导;③协调临床路径开发与实施过程中遇到的问题;④审核临床路径文本;⑤组织临床路径相关的培训工作;⑥对临床路径的实施效果进行评价和分析,根据评价结果提出临床路径管理的改进措施。

临床路径编写小组履行以下职责:①负责提出科室临床路径病种选择建议,负责临床路径相关资料的收集、记录、整理和评估;②负责汇集同病种相关研究证据和专家共识意见,并同药剂、检验及财务等部门共同制定临床路径的文本;③组织实施临床路径,并对实施情况及信息进行实时采集;④结合临床路径实施情况,提出临床路径文本的修订建议;⑤参与临床路径实施效果评价与分析,并根据临床路径实施的实际情况对科室医疗资源进行合理调整。

二、选择病种、探讨可行性

临床路径作为一种新的医疗模式,要进入临床实践,首先必须让参与人员有一个清楚的认识。医院的临床路径委员会首先要召集各临床路径小组开会研究,以便于大家对临床路径有充分的了解,从而能够更好地理解各自的职责,并能了解医院的实际困难与需要。同时,并非所有的医疗机构和所有的疾病都需要制定临床路径,制定原则应当基于相对比较单纯且治疗手段及效果明确、技术成熟、研究充分、证据充足,而又有待规范的病种。目前应用较多的病种有单纯性阑尾炎、胆囊切除术、疝切除术、心脏瓣膜修补、瓣膜置换术、冠状动脉旁路移植、肾切除术、先天性心脏病手术等外科病症,内科疾病包括急性心肌梗死、乳腺恶性肿瘤、脑梗死等。病种选择的一般原则是专科多发病,常见病,如专科年度收治患者例数较多的病种;治疗方案相对明确,技术相对成熟,诊疗费用相对稳定的病种;疾病诊疗过程中差异相对较少的病种。所选病种应既有诊治水平的代表性,又有较大的覆盖率。此外还应当兼顾考虑以下几点:①医院的特长和环境条件;②医生的兴趣及患者的需求;③已经开展的临床路径的医院的结果与经验;④患者付费的承受能力;⑤整体护理的开展情况;⑥系统化贯彻护理程序的情况;⑦护理人员实施护理程序的能力以及对预防结果的理解等;⑧参与人员的素质;⑨专业水平和沟通协调能力等。

因为各个医院的主客观条件不同,所以临床路径的选择要结合自身的实际情况,探讨实施的可行性和必要程度,发展适合于所在医院的临床路径。

三、制定相关管理文件并确定相关人员职责

为保证临床路径制定的有效性和完整性,必须首先建立与之相配套的管理文件。主要包括:①法律法规、医院规章制度和职责类文件;②临床诊疗规范化文件,例如:疾病诊疗常规、疾病诊断标准和出院标准、医疗技术操作常规、护理常规、护理技术操作规程和设备操作规程等;③健康宣教和患者家属培训类文件;④医院管理和评价指南类文件,例如医院评价指南等。

实施临床路径时医生的职责是决定患者是否进入或退出临床路径；执行临床路径中所列举的诊疗项目；评估路径实施的进度；分析路径实施中的差异。实施临床路径时护士的职责是患者入院后立即通知个案管理者；照顾临床路径患者；执行临床路径中所列举的护理项目；记录患者每天的治疗流程；记录与路径不相符合的差异，并及时与医生沟通讨论，修正不必要的差异。此外，协助实施临床路径的研究人员，要及时搜集和评估新的临床研究成果，及时和一线人员沟通，及时提出优化和修正建议。

临床路径编制工作启动之前，需要对临床相关的一线人员进行培训，包括循证医学、临床实践指南、临床路径概念与方法、路径记录的方法、差异（违背路径事项）的处置和评估等。

四、文献查找与评估

在制定临床路径之前，首先应该系统地检索相关病种的已有临床路径及临床研究文献，吸取国内外临床路径标准制定的方法，部分临床路径可以参考借鉴和使用。此外，还应当参考已有的临床实践指南、系统评价、临床研究成果和政策法规性文件等。

循证医学的运用应基于实证依据，如系统评价和（或）随机对照临床试验，当缺乏这类高级别和高质量的证据时，特别是对于一些中医临床综合治疗方案，应基于专家群体（专业团体）共识加以制定。参与制定临床路径的专家必须讨论并评估证据的质量以及说明如何运用到临床路径关键环节的质量控制中去。

五、确定完成临床路径标准诊疗流程需要的时间

医疗机构应根据本医院实际情况，遵循循证医学原则，确定完成临床路径标准诊疗流程所需要的时间，包括总时间和主要诊疗阶段的时间范围。临床路径委员会的专家必须讨论并评估证据的质量以及如何运用于关键环节控制。

六、设计临床路径文本

临床路径文本包括医师版临床路径表、患者版临床路径告知单和临床路径差异记录单。

（一）医师版临床路径表

医师版临床路径表是以时间为横轴、诊疗项目为纵轴的表格，将临床路径确定的诊疗任务依时间顺序以表格清单的形式罗列出来。临床路径表应包括的信息有：①患者标识符，可用患者姓名、病历号和入院日期等来表示；②疾病分类、分型与分期；③付费种类（公费、自费；全费、半费、免费）；④服务项目和内容；⑤差异报告；⑥服务质量测量指标；⑦临床结局评价指标："缺乏临床结局的评价标准，就无法评价和确认医疗质量。如果不包括结局评价，路径就会注重任务而不是患者的医疗效果"。

（二）患者版临床路径告知单

是用于向患者告知其需要接受的诊疗服务过程的表单。临床路径表的患者版以通俗易懂的语言向患者介绍具体的治疗过程，包括何时进行哪些检查、接受哪些治疗、医生何时查房以及护士查房等信息。在患者入院时将该告知单发给患者及其家属，帮助其了解从入院到出院整个诊疗过程，每天提供哪些服务、大致的住院时间以及预期的治疗效果和费用等。可以使患者提前预知住院天数和将采取的治疗护理方案，充分调动患者的主观能动性，使其主动参与到诊疗计划中来；必要时可以提供相关治疗方案的临床研究证据，开启医患

沟通新平台,通过科学的宣教及服务质量的承诺,使医患达成共识,是成功执行路径的关键所在。

(三)临床路径差异记录单

差异记录单是用于记录和分析临床路径实施过程中差异情况的表单,其内容将作为分析路径实施效果的重要参考依据。差异记录的格式可以依据所在医院的实际需要自行设计。表单内容包括:一是表头部分,主要是标题和病例标识;二是差异记录表体部分,包括差异的时间、差异的内容、差异的原因、差异对住院天数的影响以及各级医务人员的签名;三是护士长和主治医师签名,作为文书归档前的最终签名。

七、召开研讨会

征询专业小组以外的相关医疗科室和非医疗人员的意见,特别是一些非医疗人员的参与,对于更好地维护患者的利益很有意义,可以进一步完善临床路径方案。

八、对相关一线人员进行培训

包括临床路径基础理论、管理方法和相关制度、临床路径主要内容和实施方法(如:记录的方法、差异的处置等)。避免在实施过程中,由于医护人员不了解临床路径流程或因个人水平、能力不够而造成的遗漏、疏忽甚至技术性差错事故导致路径实施失败。

第五节 临床实践指南的报告

近年来,越来越多的国家或者部门投入大量的人力和物力在临床实践指南上,使其发表的数量越来越多,但是指南间的质量差异很大。为了进一步提高临床指南的质量,医学研究院曾发表了一个具有划时代性意义的报告,报告指出一项好的临床实践指南必须具备确实性、可靠性、可重复性、临床实用性、临床灵活适应性和明确的目标性、系由多学科人员参与制作的证据,且指南要有指南更新计划。Shaneyfelt和他的同事在对美国专业学会颁布的279本指南进行评价时发现指南中没有按照公认的方法学标准对文献进行评价,与此同时,Grilli和他的同事在对431本由专业学会制定的指南进行评价时发现:82%的指南没有应用明确的证据分级标准对文献进行分级,87%的指南没有交代是否进行了系统的文献检索,67%的指南没有描述参与指南制定人员的专业类型。

因此,为了规范临床实践指南的报告方式,提高临床实践指南的质量。在2004年4月由来自美国、英国、加拿大等国家的23名不同领域的指南专家组成的课题组,召开了指南标准会议(COGS),颁布了临床实践指南报告规范,发表在《内科学年鉴(Ann Inter Med)》上。

一、临床实践指南报告的规范

临床实践指南报告的规范共包括18条基本要素,可供临床实践指南的使用者对一本临床实践指南进行核对,督促指南制定者按照该规范的要求撰写临床实践指南报告。同时,指南制定者也可根据此规范的各项条目严格设计临床实践指南(表13-2)。

表13-2　临床实践指南报告规范(COGS)

条目主题注释

1　概述　提供包括指南发表日期、版本(第一稿、修改稿、更新稿)、纸质和电子版来源的结构性摘要

2　重点　描述指南中关于原发性疾病或健康状态的干预方法/卫生服务或技术,简要说明在指南制定
　　过程中是否考虑过可用于预防、诊断或治疗的替代性方法

3　目标　介绍遵循指南预期可达到的目标,包括制定此指南的指导思想

4　使用者/使用场所　描述指南的目标使用者(比如卫生保健服务提供者的类别/患者)和将会使用此
　　指南的场所和机构

5　目标人群　明确指南适用的目标人群和排除标准

6　开发者　明确制作组织的责任和提供制作指南小组里个人的姓名和资质,并阐明其中的潜在的利
　　益冲突

7　资金来源/资助者　介绍制定指南的资金来源/资助者及其在指南制定和报告中的作用,表明有无
　　潜在的利益冲突

8　证据收集　描述检索文献的方法,包括检索的时间,检索数据库的范围,和筛选证据的标准

9　推荐的等级标准　描述用于证据质量评定的证据分级标准和指南所使用的证据分级体系。推荐
　　的等级表明应遵照该项指南操作的重要程度,该等级的确定是基于证据的质量和预期的获益\伤害
　　的大小

10　合成证据的方法　描述如何由证据形成推荐意见,比如证据表、meta分析、决策分析

11　发布前预评价　介绍指南制定者在指南发布前如何进行指南评价和测试

12　更新计划　表明有无指南更新计划,如果可行,注明此版指南的终止日期

13　定义　对不常用的术语和容易引起误解而影响指南正确使用的术语给出定义

14　推荐意见和理由　详细说明指南中推荐的医疗手段及其适用条件。注明推荐意见的形成过程,每
　　条推荐意见都必须有相应的证据支持。按照第9条标准,说明证据的质量和推荐的级别

15　潜在的获益和伤害　描述遵照指南的预期获益和潜在风险

16　患者的意愿　当推荐意见里包含确凿的个人主观选择和意愿因素时,描述患者意愿会起到的作用

17　实施步骤图　尽可能根据指南描述的医疗手段的步骤和决策给出实施步骤图

18　执行过程中可能遇到的问题　描述执行指南的预期障碍,提供辅助文献及出处以资指南使用者和
　　患者参考。推荐用来评价指南执行过程中出现变化的标准

二、临床实践指南的评价

制定临床实践指南的目的是指导临床实践,但是临床实践指南的质量良莠不齐,低质量
的临床实践指南不仅不能起到临床指导作用,反而会误导临床医生。因此,对发表的指南,
读者应评价和鉴别其质量高低,以选择性的应用。世界著名临床流行病学专家、循证医学的
奠基人之一David Sackett指出,确定指南的质量主要根据两个方面:①是否收集了所有最新
(过去12月内)的有关证据,并对其进行了分析、评价以及对其真实性进行了分级? ②是否对
每一条推荐意见标注了其依据的证据级别和相关的文献出处?

当指南评价结果显示临床实践指南是真实可靠的,下一步就是要评价临床实践之间是否适合于临床实践指南的使用者(临床医生/患者)。

AGREE评估工具是由来自11个欧洲国家及加拿大临床指南经验丰富的研究者共同制定的,旨在提供一个评价临床实践指南质量的框架,评价内容包括制定指南的方法学、推荐建议的内容和相关影响因素。AGREE评估工具可以用来评价地方、国家、国际组织或联合政府组织发行的指南,该审查工具在国际上具有较高的权威性,为目前国际指南质量评价的主要工具。为进一步提高AGREE的科学性及可行性,由AGREE协作网的部分成员组建的AGREE Next Steps协会对AGREE工具开展了修订工作,并于2009年发布了《临床指南研究与评价系统》(Appraisal of Guidelines for Research and Evaluation, AGREE)的最新修正版——AGREE Ⅱ 已在国际上得到广泛应用。

AGREE Ⅱ 的结构和内容

AGREE Ⅱ 的适用对象包括:卫生保健提供者、指南制定者、卫生决策者和相关教育工作者。

AGREE Ⅱ 由一个用户手册、6个领域(23个条目)和2个总体评估条目组成。

1. 六个板块内容

(1)范围和目的(条目1~3):涉及指南的总目的、所涵盖的卫生问题和所要应用的人群。

(2)参与人员(条目4~6):重点反映指南代表的目标用户观点的程度。

(3)制定的严谨性(条目7~14):关于怎样用系统的方法检索证据、选择证据的标准、描述证据群的优势和不足、阐述形成推荐意见的方法、形成推荐意见时考虑对健康效益副作用以及风险、推荐意见和支持证据之间有明确的联系、指南在发表前经过专家的外部评审、指南的更新过程。

(4)明晰与表述(条目15~17):关于指南的语种和格式。

(5)适用性(条目18~21):关于指南应用时可能涉及的单位、操作和费用问题。

(6)编辑工作的独立性(条目22~23):关于推荐建议的独立性和对指南制定小组中各成员利益冲突的说明。

2. 具体23项关键条目

(1)明确阐述指南的总目的:应详尽描述指南的总目的,明确其对社会、患病人群及个人的潜在健康影响并落实到具体的临床问题或健康主题。

例:围生期窒息和与其相关的HIE仍然是导致足月儿获得性脑损伤的重要原因,新生儿HIE发生率为2‰ ~9‰,是目前发展中国家和欠发达国家新生儿围生期死亡和严重伤残的主要原因;国内不同医院间足月儿HIE的治疗方法存在着极大的差异,制定胎龄≥36周(近)足月儿HIE的循证治疗指南,既是对中国过分积极的足月儿HIE特殊神经保护治疗的反思,也是对未来更科学的足月儿HIE治疗方法的探索。

解读:虽然该指南没有在正文中明确提出其总目标或目的,但在背景部分较为清晰地说明了指南的总目的,建议给予5~6分。

(2)明确阐述指南所涵盖的卫生问题:应详细阐述所涉及的卫生问题,特别是主要的推荐意见(详见条目17),主要包括目标人群、干预或暴露、结局指标和卫生保健背景等。

例: P(人群):胎龄≥36周(近)足月儿HIE, I(干预措施)

支持对症治疗和特殊神经保护治疗, O(结局指标):死亡和6个月以上的严重伤残结局。

解读：虽然该指南未在正文中明确提出，但仍根据PICO原则，较为准确地定义了所涉及的卫生问题(没有明确指出C，即对照措施)，建议给予5~6分。

（3）明确阐述指南所要应用的人群(患者、公众等)：应明确阐述所涵盖的目标人群，内容包括人群的年龄、性别、临床症状和并发症等，若有明确排除的人群，则加以说明。

例：计划目标人群：胎龄≥36周(近)足月儿HIE。

解读：该指南应用人群的年龄限制于胎龄≥36周(近)，临床症状为HIE表现，且HIE的诊断须符合相关文献定义，描述充分，建议给予6~7分。

（4）指南制定组包括所有相关专业的人员：指南制定过程中的某阶段涉及的专业人员，如指导小组、筛选和评估证据的研究组、参与形成最终推荐意见的人员等，但不包括参与指南外审的人员(详见条目13)及指南的目标人群(详见条目5)。指南应列出他们的姓名、研究领域(如神经外科医生)、所在单位、地址和在指南制定小组中的职务。

例：指南工作组成员包括新生儿专家、医生，医学编辑，循证医学专家，临床流行病学专家，国际GRADE工作组中国中心成员，新生儿专业的研究生等。国际GRADE工作组中国中心对文献证据评价进行质量控制。由新生儿专业的研究生依据本指南制定的文献纳入和排除标准进行评价等。足月儿HIE循证治疗指南工作组成员：复旦大学附属儿科医院新生儿科：邵肖梅、周文浩……

解读：该指南清晰描述了参与制定指南的相关人员的姓名、研究领域和所在单位，同时介绍了相关人员的职责和工作内容，描述充分，建议给予6~7分。

（5）考虑到目标人群(患者、公众等)的观点和选择：临床指南的制定应考虑目标人群(患者、公众等)的意见。制定者可通过问卷调查、文献综述等方法获取目标人群的观点和选择，或者让他们参与到指南制定中或对草案的外审。指南应详细报告收集这些信息的方法，并记录这些结果是如何影响指南的制定和推荐意见的形成。应当有证据表明这个过程已考虑了患者、公众的观点。

例：指南的局限性和不足：……也缺少社会工作者和患儿家长的参与。

解读：该指南在局限性部分明确提出未考虑目标人群的观点和选择，故建议给予1分。

（6）指南的适用者已经明确规定：应明确其适用者，以使读者判断指南是否适用于他们。

例：计划应用人群：任何等级医院的儿科医生、新生儿科医生及其护理人员，产科医生及其护理人员。

解读：该指南明确描述了其适用者包括各级儿科、产科医护人员，描述充分，建议给予6~7分。

（7）用系统的方法检索证据：应给出搜集证据时完整的检索策略，包括检索数据库或其他证据来源、检索时间和检索词等。检索策略应尽量全面并在实施时规避潜在的偏倚，描述时也应尽量细致从而使其具有可重复性。

例：《足月儿缺氧缺血性脑病循证治疗指南(2011年标准版)》10.3项下有8条详细描述了文献检索策略，如①确定文献检索分为4个步骤……；②确定文献检索语种为英文和中文……；③确定英文检索数据库为……；④预检索不限定试验对象(人和动物)和文献类型……。

解读：该指南本部分描述充分，建议给予6~7分。

（8）明确阐述了选择证据的标准：应提供检索获得证据的纳入、排除标准，并描述上述标准及使用这些标准的根据。

例: 文献纳入标准: ①文献类型: meta分析、RCT、非随机对照试验、观察性研究和病例报告……; 文献排除标准: ①对照组除给予支持对症治疗外,还包括特殊神经保护治疗……。

解读: 该指南从文献类型、疾病诊断标准、结局指标等方面阐述了文献的纳入标准,从对照组及观察组的疗法、研究类型等方面描述了文献的排除标准。建议给予5~6分。

(9)清楚地描述证据群的优势和不足: 应明确指出证据的推荐优势和劣势。即应详细说明制定过程中是否使用了正规或非正规的工具、方法来评估证据可能存在偏倚的风险: 单个研究、基于证据群的评论或特异性结论。

例: 根据纳入和排除标准筛选出的文献均以GRADE为评价标准。国际GRADE工作组中国中心对文献证据评价进行质量控制……,GRADE证据概要……。

解读: 该指南运用GRADE评价证据群的质量,列表说明了证据质量级别的含义,阐明了影响证据质量升高和降低的因素; 同时制作了证据概要表,使读者清晰了解纳入证据的具体情况。建议给予6~7分。

(10)明确阐述形成推荐意见的方法: 应详细介绍推荐意见的制定方法以及做出最终决定的过程。如采用投票系统、非正式的共识、正规的方法(如德尔菲、Glaser方法等)。存在争议的部分以及相应的解决方法也应明确指出。

例: 干预措施的推荐强度依据GRADE中的相关内容,推荐强度的主要决定因素是治疗利弊关系,同时也要兼顾文献证据质量、患儿家长及监护人价值观和意愿、医疗成本。专家研讨会对本指南进行了充分的讨论,并对指南制定中文献检索难以找到证据或证据质量低无法被采纳的、11个重要且难以确定的足月新生儿HIE治疗问题,通过德尔菲法表决……,实际全程参与表决的专家、医生和护士共40名。

解读: 该指南较为清晰地记录和描述了基于GRADE系统形成推荐意见的方法,同时对于难以找到证据或证据质量低无法被采纳的治疗问题等,则通过德尔菲法表决,且描述了执行该方法的具体过程。建议给予5~7分。

(11)在形成推荐意见时考虑了对健康的效益、副作用以及风险: 在制定指南的推荐意见时应考虑健康效益、副作用和风险,平衡利弊后给出相应合适的推荐意见。

例: 推荐亚低温治疗足月儿中、重度HIE(1A)。

解读: 该指南对绝大多数推荐意见中的干预措施,如亚低温,就其可能的副作用和风险予以较充分的说明,建议给予5~6分。

(12)推荐意见和支持证据之间有明确的联系: 每条推荐意见应与关键证据的描述和(或)参考文献相联系,以确保指南使用者能够将不同的推荐意见对应其支持证据。

例: 足月儿HIE在对症支持治疗及其特殊神经保护治疗的GRADE证据概要表中推荐维持适当的通气和氧合(1D); 不建议别嘌呤醇治疗足月儿HIE(2C)。

解读: 该指南对纳入的证据汇总形成证据概要表,并标明证据等级。而针对每项治疗的每个结局指标,在纳入证据质量的基础上,考虑了资源和平衡利弊,得出每条推荐意见,建议给予6~7分。

(13)指南在发表前经过专家的外部评审: 指南在发布前应进行外审且制定小组的成员不能作为审核者。审核者可以是相关领域的临床专家和方法学专家以及目标人群(患者、公众等)的代表。指南应公开外审过程中采用的方法,并列出审核者的名单及信息表。

例: 2011年8月6日在上海召开了足月新生儿HIE循证治疗指南专家研讨会,研讨会的人员有来自全国18个省(自治区)和直辖市的34名新生儿专家……,研讨会对本指南进行了充分的讨论……。

解读:该指南虽然描述了指南在形成过程中征求了外部专家的意见,但未清楚报告指南完稿后是否独立送外部专家进行评审,也没有交代外审方法和专家信息,建议给予1~2分。

(14)提供指南更新的过程:提供其详细的更新过程,包括是否会被更新,更新的方法,更新时间和周期。

解读:该指南未描述关于更新的信息,其在该条目的得分为1分。足月儿HIE的研究不断开展和更新,新增的证据有可能会逆转该指南现有的推荐意见。应该描述其未来计划更新的频率、周期及更新方法。

(15)推荐意见明确不含糊:应明确阐述某推荐意见在什么情况下、对何种患者适用,并应指出有无证据支持。具体内容包括:陈述推荐、推荐意见的目的(如提高生活质量)、明确适用人群和适用条件。

例:不建议硫酸镁治疗足月儿HIE(2D)。推荐说明:1项RCT研究(n=36)采用硫酸镁治疗新生儿重度窒息,结果显示不能降低病死率(RR=1)。

解读:该指南清晰注明推荐意见及其适用人群,且内容明确不含糊,同时标明了证据来源,建议给予6~7分。

(16)明确列出针对某一情况或卫生问题不同的选择:疾病管理指南应该考虑到涉及的临床筛查、预防、诊断和治疗存在各种不同的选择,在指南中应该明确提到这些可能的选择。

例:推荐亚低温治疗足月儿中、重度HIE。

解读:该指南描述对于足月儿HIE的神经保护治疗仅有亚低温作为推荐,尚不存在不同选择情况,建议给予6~7分。

(17)主要的推荐意见清晰易辨:为便于读者查找,指南应对所有的推荐意见突出显示、分类汇总。如采用表格、流程图、加粗和下划线等方式。

例:指南推荐意见……,推荐维持适当的通气和氧合(1D)。推荐说明:来自于经典专著认为,低氧血症和重度高碳酸血症均可损害脑血流自主调节功能……。

解读:该指南在文件开头对其推荐意见进行了汇总描述,且在每条推荐意见后对该推荐进行了说明,读者能够快速获取和理解指南的推荐意见。建议给予6~7分。

(18)指南中描述了应用过程中的促进和阻碍因素

例:①有利因素:a.随着基于医学伦理学的临床研究被高度重视,也随着循证医学的思想在中国儿科医生中的普及和深入,临床医生对高质量的循证指南的需求意愿更强烈了……,②不利因素:a.本指南的语种为中文,可能限制了在非汉语国家和地区的应用……。

解读:该指南从应用性和需求性描述了应用时的促进因素,从语种、不同层次医生的知识背景和新技术推广等方面描述了应用时的阻碍因素。但同时需要注意,该指南提出其适用于各个级别医院,却并未在指南中特别提到,在一些基层医院,可能会缺乏亚低温设备及专科儿科医生,这将有可能成为指南实施的不利因素。建议给予4~5分。

(19)指南提供了推荐意见如何应用于实践的建议和(或)配套工具:为利于指南的使用和推广,指南应该提供相关的配套文件和建议,如总结文件、快速参考指南、培训工具、预试验结果、患者书面说明和计算机辅助等。

解读:该指南提供了部分相关文件如亚低温治疗新生儿HIE具体方案的获取来源,但未就其他相关文件,如文献检索的结果等,给出来源。建议给予4~6分。

（20）指南考虑了应用推荐建议时潜在的资源投入问题:要使指南的推荐意见得以应用,可能需要额外的资源投入。如更多的专业人员、新的设备和昂贵的治疗药物,这些可能增加卫生保健的预算。指南应该讨论推荐意见对资源投入的潜在影响。

解读:该指南未描述关于资源投入的信息,其在该条目的得分为1分。该指南应该对其推荐的干预措施的经济学予以阐述,以及其在推广应用时,可能会要求各个机构的配备亚低温设备和受培训的儿科医生,但并非所有机构都具备条件,这将增加潜在的资源投入。

（21）指南提供了监控和（或）审计的标准:监测推荐意见的应用有助于其持续推广使用,指南的主要推荐意见中应有明确的监控和审计的标准,这些标准可能包括过程测试、行为测试、临床或卫生结果测试。

例:推荐维持适当的血糖水平（1D）推荐说明:来自于经典专著认为,低血糖和高血糖对HIE患儿都是无益的,尤其是急性期低血糖。血糖维持在4.2~5.6mmol/L,避免低血糖加重脑损伤。推荐适量限制入液量,预防脑水肿（1D）推荐说明:来自于经典专著认为……应维持尿量＞1ml/（kg·h）。

解读:该指南描述血糖水平应维持在4.2~5.6mmol/L,让读者明确何谓适当的血糖水平;同时对于脑水肿的防治,尿量应＞1ml/（kg·h）。同时刊发了亚低温治疗新生儿缺氧缺血性脑病方案。故建议给予6~7分。

（22）赞助单位的观点不应该影响指南的内容:许多指南在制定过程中接受了外部的赞助（如政府、慈善组织、制药公司等）,这些赞助方可能会以捐款的方式支持指南的制定或其中一部分工作（如指南的印刷）。指南应明确地声明:资助机构的观点或利益不会对指南的制定产生任何影响。

例:本指南制定过程中,未接受任何来自于药商和器械商的资助,包括资金和会务服务支持。指南工作组成员、指南修改过程与药商器械商不存在任何利益关系和冲突。

解读:该指南描述在指南的制定过程中未受到任何基金、药商或机械商的资助,故基金会、药商或机械商的观点不影响指南的内容,建议给予6~7分。

（23）指南记录并考虑了制定小组成员的利益冲突:某些情况下指南制定小组成员中会存在利益冲突,例如,小组中某个成员研究的课题是指南所涉及的主题,并且该课题得到了制药公司的赞助,在这种情形下就会产生利益冲突。所以指南应明确声明每一位指南制定小组成员是否存在任何利益冲突。

例:参与本指南专家研讨会的专家医生和护士均签署书面声明,表示与药商器械商没有利益关系与冲突。

解读:该指南记录并强调了指南制定小组成员的利益冲突,建议给予6~7分。

第六节 临床实践指南的资源

（一）WHO（ http://www.who.int/en/ ）

世界卫生组织在2012年出版了指南制定手册,2013年国内翻译和出版了中文版本。WHO指南是指任何包含了有关卫生干预推荐意见的文件,这些干预涉及临床、公共卫生或卫生政策。推荐意见告诉卫生政策制定者、卫生保健提供者或患者"应该做什么",它指导我们在影响卫生保健和资源利用的不同干预之间做出选择。指南旨在为卫生保健供需双方及其他利益相关者做出知情决策提供各种推荐意见。在指南制定过程中,WHO采用了国际认可的标准与方法,确保制定的指南没有偏倚,符合公共卫生保健的需求,且遵循以下原则:推荐意见基于对现有证据的全面客观的评价;形成推荐意见的流程清晰明确。即读者可了解到推荐意见是如何制定的,由谁制定,其制定依据是什么。

（二）CMA Infobase（http://www.mdm.ca/cpgsnew/cpgs）

加拿大临床实践指南于1950年由加拿大国家、州或地区医学卫生组织、专业协会、政府机构和专家小组共同主办并获得认可。该网站收录的指南已经超过1200个。该网站的栏目有:开发者名单、最新内容、热门话题、新闻、方法与资源、其他网站链接、常见问题解答和检索。网站中一半以上的指南有全文（full text）。方法和资源栏目中有4个文件:《加拿大临床指南的指南》《1994年指南专题会议文献汇编》《临床指南的贯彻和执行——临床医生手册》和《加拿大预防医疗专题工作组——方法》。Graham等的研究显示,网站中药物治疗方面指南的质量不大理想。

（三）NGC（http://www.guideline.gov/index.asp）

是由美国医疗研究与质量控制局（Agency for Healthcare Research&Quality）、美国医学会（American Medical Association）和美国健康计划学会（American Association of Health Plans）主办的循证医学临床实践指南数据库,该网站收载的指南最多,有2500多个。网站的栏目有简介、新闻、最新内容、网站地图、指南浏览、指南比较、网站文本版、咨询、讨论、自助和检索。网站中最有特色的栏目是《指南比较》。利用它可以进行同类指南提供两条检索途径,并可对收集的指南进行比较。网站的资源主要有《注解目录》和《AHRQ》证据报告和技术评价,并设有论坛（mail listing）。网站中一般只提供指南的摘要,但可通过链接的《HSTAT》读取全文。

（四）NZGG（http://www.nzgg.org.nz）

新西兰临床指南网站于1996年由新西兰国家卫生委员会建立,1999年改制为社团机构,主要由官办的卫生基金资助。该网站有102个指南,其栏目有简介、工作机会、指南图书馆、方法和资源、指南开发的情况、新西兰循证医疗杂志、消费者与循证医疗、波利尼西亚人与循证医疗、残障人群循证医疗促进、与疾病诊疗组织的合作、自助、链接和检索。

网站将指南分为详述循证性指南（explicit evidence based）、循证性指南、归同性指南（consensus）和专家建议性指南（expert opinion）,并在每个指南中注明。方法和资源栏目中除有一本《指南开发手册》和《NZGG指南手册》外,还按照指南开发全过程中的每个环节收录或链接有比较详细的操作规范、流程图和标准等资料。另外,网站链接着一系列与临床指南的开发和评价等有关的网站,包括Cochrane协作组织、严格评价工具、循证医学、循证的方法和工具、医疗卫生技术评价、指南的指南、临床指南和证据源等网站。

（五）SIGN（http//www.sign.ac.uk/guidelines/）

为苏格兰临床网站,收录了139个指南,该网站的栏目有:简介、新闻、最新内容、指南、方法、患者、链接和检索。网站方法栏有一本《指南开发者手册》,并链接有《AGREE工具》（指南评价工具）,还列有指南选题提示或范围和指南开发的方法学标准:多学科组织开发的具有国家代表性的指南;采用系统性综述的方法搜集和严格评价证据而形成的指南;清晰地介绍推荐的建议与支持证据的关系的指南。网站还链接着许多有关临床指南开发和评价的网站。

上述5个网站基本上代表了循证指南网站的主流,目前已收录了多个临床指南,并且在不断增加,从而对临床起到参考、指导和借鉴作用。

[思 考 题]

1. 临床实践指南的概念是什么?
2. 国际上临床实践指南的相关资源有哪些?
3. 简述临床实践指南制定的步骤和程序。

（谢雁鸣）

参 考 文 献

[1] 崔树起,梁万年. 临床指南实用手册. 北京: 人民卫生出版社,2003.

[2] Scottish IntercollegiateGuidelineNetwork. 2002, CD Room 3rd Edition.

[3] Kahn CM. Primer on the Rheumatic Disease. Tenth Edition. Alanta Artheitis Foundation,1993：182.

[4] "Guidelines for Guidelines" Advisory Committee Guidelines for Guidelines: Principles to guide the evaluation of clinical practice guidelines. Auckland: Adis International,1996.

[5] Lomas J. Making clinical policy explicit: legislative policy making and lessons for developing practice guidelines. Int J Technol AssessHealth Care,1993,9：11-25.

[6] Grimshaw JM, Russell IT. Achieving health gain through clinical guidelines. I: Developing scientifically valid guidelines. Qual Health Care,1993,2：243-248.

[7] Liddle J, Williamson M, Irwig L. Methodfor evaluating research and guideline evidence. Sydney: New South Wales Department of Health,1996.

[8] 世界卫生组织指南制定手册. 杨克虎,译. 兰州: 兰州大学出版社,2013.

[9] 刘建平. 传统医学证据体的构成及证据分级的建议. 中国中西医结合杂志,2007,27（12）: 1061-1062.

[10] New Zealand Guideline Group website: Scottish Intercollegiate Guidelines Network（SIGN）. A guideline developer's handbook. Edinburgh: SIGN,2001

[11] Institute of Medicine. Guidelines for Clinical Practice: From Development to Use. Washington, DC: National Academy Pr; 1992.

[12] Shaneyfelt TM, Mayo-Smith MF, Rothwangl J. Are guidelines following guidelines? The methodological quality of clinical practice guidelines in the peer-reviewed medical literature JAMA. 1999; 281: 1900-1905.

[13] Grilli R, Magrini N, Penna A, et al. Practice guidelines developed by specialty societies: the need for a critical appraisal. Lancet,2000; 355: 103-106.

[14] Richard N. Shiffman, Paul Shekelle, J Marc Overhage, et al. Standardized Reporting of Clinical Practice Guidelines: A Proposal from the Conference on Guideline Standardization. Ann Intern Med,2003,139（6）: 493-498.

[15] 韦当,王聪尧,肖晓娟,等. 指南研究与评价（AGREE Ⅱ）工具实例解读. 中国循证儿科杂志,2013,04: 316-319.

[16] 吕爱平,王燕平,韩学杰. ISO中医药国际标准制定指南. 北京: 中国中医药出版社,2015: 34-45.

第十四章　卫生经济学评价方法及其在中医药研究中的应用

[提要] 运用经济学原理和方法研究卫生领域的成本和效益问题,产生了卫生经济学的分支学科。本章介绍了卫生经济学的基本概念、成本—效果评价的基本原则、步骤和方法,并结合中医药的研究说明其应用。

随着"看病贵、看病难"日益被社会和人们所关注,临床医生在为患者诊治时不仅仅要考虑治疗措施的有效性和安全性,而且还要考虑成本,即卫生资源的消耗和患者的支付能力问题。从而使得临床经济学问题越来越受到人们的关注。卫生经济学是经济学的一门分支学科,它是应用经济学的基本理论和方法研究卫生领域中的经济现象和经济活动,目的是揭示经济主体之间的经济关系和经济活动中的经济规律,以解决卫生领域中的经济问题,并为制定相关的卫生经济政策提供信息。

卫生经济学评价是从经济学的角度对各项卫生规划或卫生活动进行评价,为卫生资源的优化配置提供决策辅助。目前,中医临床疗效的评价方法已逐步与国际的评价方法接轨,通过对中医临床研究进行卫生经济学评价,不仅可以更客观、全面地体现中医"简、便、廉、验"的特点,而且有助于挖掘中医经济学方面的潜力和优势。

第一节　卫生经济学分析与评价概述

一、卫生经济学评价的产生

经济学的原理与医学相结合便孕育而生了卫生经济学。早在17世纪中期,英国著名古典经济学家和统计学家William Pertty就试图计量人的生命的价值。他计算出拯救生命的支出,并认为拯救的生命给国家产生的效益远远大于拯救生命所投入的成本,这就是经济学家最早用成本—效益方法进行卫生经济学评价。随后在19世纪50年代,英国的William Farr在其著作中计算了人的生命的经济价值,并运用其对人的价值的估计来处理公共政策问题。20世纪50年代后期,成本—效益和成本—效果评价的理论和方法逐步形成。1958年希尔曼·莫希金在《公共卫生报告》中就评价健康投资的经济效益时,详细讨论了3种评价方法:发育成本法、期望效益法和经济贡献法。20世纪70年代,成本—效益和成本—效果分析被许多国家用于医疗、预防、医疗器械、药品等各个方面的评价。到了80年代，成本—效用评价产生，使得卫生经济学评价又上了一个新的台阶。从以往仅注重健康情况，发展到既关注患者的健康情况，更注重患者的生存质量。IS Kristiansen等运用成本—效用方法对挪威降低人群胆固醇规划的经济评价，研究发现人群干预措施的效率最高。从此成本—效用分析广泛地存在于卫生保健项目的经济评价中。

二、卫生经济学评价的适用条件

并不是所有的中医临床研究都适于做卫生经济学评价，卫生经济学评价有一定的适用条件。

（一）适用性

一个具体的卫生经济评价项目，评价的问题有无推广应用价值，也就是它的实用性，这是非常重要的。应在文献研究和前提研究的基础上，说明本研究结果的可推广性和现在与未来潜在的应用价值，使研究的意义交代得更清楚。同时也说明课题是用于临床诊治优化方案、疾病防治决策、卫生决策决定，明确了评价课题的方向性。

（二）疗效和安全的前提

卫生经济学评价是建立在肯定中医方案或方法有效性和安全性的基础上进行的，如果一个方案或方法疗效不好，患者安全性较差，那么其卫生经济学评价再好，也没有临床意义。对于一些疑难疾病，例如对于艾滋病的研究，目前国际上仍无有效的治疗方法，研究探索有效的治疗方法就是当前最紧迫和最有意义的事情。在未明确新的治疗方法是否有效或安全的前提下，可不进行卫生经济学评价。

三、卫生经济学评价应用的领域

（一）预防保健领域

对于一种疾病可以有不同的预防措施或者不同的目标人群，通过卫生经济学评价可以选择最为经济的预防保健措施，或者最需要实施预防保健措施的目标人群，从而使资源使用获得最大的收益。

（二）技术评估领域

随着科技的快速发展，现代化的诊疗技术层出不穷，从而使得临床医生难以选择。通过卫生经济学评价可了解各项新技术的花费以及对个体健康状况的改善，从而指导临床医生选择适宜的新技术。

（三）评价并比较疾病的各种治疗方案，选择最佳方案

对于同一种疾病可以有不同的治疗方案，比如慢性肾衰竭的病人既可以采用血液透析疗法，也可以采用肾移植的疗法。利用卫生经济学评价方法，测量病人在整个治疗过程中与治疗疾病相关的所有花费、治疗后带来的寿命延长以及生存质量的改善，并且进行成本—效用分析，可以从经济学的角度得出结论选择哪种方案较为合算。

（四）药品研究领域

从经济学的角度，将治疗疾病药品的花费与治疗疗效相联系，比较可以治疗相同疾病的不同药品，或者比较治疗不同疾病的不同药品，由此得出相关结论为决策部门分配资源，为病人选择治疗方案提供依据。

四、卫生经济学评价的步骤

(一)明确待评价的方案/方法

明确待评价方案/方法的目的,即方案解决的问题,方案的组成,方案的实施周期等。

(二)明确评价目的

明确进行卫生经济学评价的目的,是论证某方案/方法的可行性,或是比较改善同一健康问题的不同方案/方法,还是比较改善不同健康问题的不同方案/方法。并且根据评价的目的选择合适的评价方法。

(三)明确投入的测量

方案/方法的投入是指为实施这项方案/方法所投入全部人力资源和物质资源,包括公共支付和私人支付,通常用货币来表示。

(四)明确产出的测量

方案/方法的产出是指通过该方案/方法的实施所获得的成果。产出可以使用效果、效益和效用等概念来表示。

在测量方案的产出时必须能够鉴别出与其他活动相关的同种产出。由于同一个产出有可能通过很多方式达到,因此我们必须明确哪些产出确定是由于待评价方案/方法的实施所引起的产出。

(五)明确评价的方法

卫生经济学评价有四种方法: 最小成本分析、成本—效果分析,成本—效益分析和成本—效用分析。应该根据待评价方案/方法的性质和评价的目的选择合适的方法进行评价,计算有关评价指标。

(六)确定方案得出结论

根据卫生经济学评价的结果,确定待评价的方案/方法是否可行,或者从多个备选方案/方法中选择一个最佳方案。

第二节　卫生经济学评价的指标

卫生经济学评价中最主要的部分是测量投入和产出,以及将投入和产出相联系进行分析评价,因而经济学评价的指标主要分为两大类: 投入指标和产出指标,其中投入指标使用成本来表示; 产出指标使用效果、效益和效用来表示。

一、成本

医疗服务成本是指医疗机构在提供医疗服务过程中所消耗的全部资源,包括人力资源、物质资源和自然资源,其价值以货币的形式表示。物质资源包括房屋、医疗设备折旧,药品、材料消耗,卫生部门进行业务活动的各项管理费用; 人力资源包括医务人员的工资、奖金等费用。

在实际工作中可以按照不同的目的和用途对成本进行分类,一般根据成本在卫生服务中与卫生服务项目的关系将成本分为直接成本和间接成本。直接成本是指提供一项卫生服务时所花费的直接费用,间接成本是指因患病而丧失的社会资源。

从患者的角度来讲,医疗服务成本一般由以下成本构成:

直接成本即卫生服务成本,是指将资源直接用于提供预防、诊断、治疗、服务等时所花费的成本,包括直接医疗成本和直接非医疗成本,具体为①患者用于诊断、治疗、预防、保健的成本,通常包括挂号费、诊查费、化验费、治疗费、药品费、监护费、床位费等;②患者因病就诊或住院所花费的非医疗服务个人成本,通常包括患者的饮食、交通、住宿、看护等,也包括患者家属因照顾患者的交通、饮食、住宿、缺勤损失的工资、奖金等费用。

需要说明的是,在计算直接成本时收费的多少并不完全等于成本,因为收费既受市场的影响也受国家经济政策的影响。但是,从患者的角度出发,用收费来代替成本使用还是能说明患者的医疗花费的,因此,在一定情况下,可以用花费的多少来代替成本。

间接成本:即社会成本,指由于疾病而丧失的社会资源,通常包括①患者因患病造成的缺勤病假损失的工资、奖金;因疾病引起的工作能力减退、疾病致残后造成劳动能力减退所造成的损失;②由于患者死亡对其家庭、社会造成的全部损失。

间接成本的计算方法通常包括人力资本法和意愿支付法。人力资本法是用工资率、失业率、期望寿命、退休年龄等计算由于伤残或死亡引起的收入减少,本法简单易行,问题是不同人群的收入不同,同时对没有收入的老人、儿童、失业者很难测定。医院支付法是将市场经济的原则用于人的生命价值,假定任何结果和生命的丧失,如某一脏器的切除,如果用钱能将此挽回的话,用某人愿意支付的金额数来估计。虽然此法符合经济理论,问题是穷人与富人愿意为健康、为减轻痛苦所愿支付的钱是不同的。当人们真正处于某一危险状态时或感到付出的多少会影响结果时,他们宁愿多付。

无形成本:是指由于疾病所致疼痛和死亡给家属带来的悲痛等精神创伤所致的非经济结果。无形成本常无法包括到直接或间接成本中,故一般不计算。

二、效果

广义地讲,效果(effectiveness)是指采用治疗性或预防性干预措施后所取得的结果,可能是好的结果,也可能是不好的结果。例如骨折患者进行手术治疗,好的结果就是骨折治愈了,不好的结果就是骨折不愈合或者发生术后感染。

狭义地讲,效果是指好的有用的结果,也就是能够满足人群需要,给人们带来好处或满足感的结果。一般情况下,在没有特殊声明时,效果指好的有用的结果。

三、效益

效益(efficiency)是将治疗性或预防性干预措施实施所获得的有用结果以货币的形式表达,卫生经济学评价中通常所指的效益多指经济效益,一般是在成果推广后才有经济效益。例如现有一个方案拟治疗慢性乙型肝炎患者,经过该方案的实施,临床疗效的提高,可以带来经济效益,使乙型肝炎患者减少就医费用,包括诊疗费,住院费,检查费,药品费等各种费用;减少由于就医所造成的额外费用,包括市内或远程交通费,额外营养费,外地住宿费等;由于一部分病人原来患病时需要专人看护,治愈后患者本人和负责看护的家庭成员都可以重返工作岗位获得收入。所有这些减少的费用和增加的收入都是该慢性乙型肝炎病人治疗规划实施所获得的效益。

四、效用

效用（utility）是指人们所获得的满足感。临床治疗的目的是延长患者的生命，但是挽救一个生命后还要看患者劳动能力的恢复情况，对其生活质量进行评价，即效果产生的社会效益，在卫生经济评价中称为效用。目前使用比较多的是通过生命年（life years），质量调整生命年（quality-adjusted life years，QALYs）和伤残调整生命年（disease-adjusted life years，DALYs），通过这些指标来反映生命的挽救，延长和生命质量的改善带给人们的满足感。

第三节　卫生经济学分析与评价方法

一、卫生经济学评价的类型

目前卫生经济学的评价方法主要有以下4种：最小成本分析（cost-minimization analysis，CMA）、成本效果分析（cost-effectiveness analysis，CEA）、成本效用分析（cost-utility analysis，CUA）和成本效益分析（cost-benefit analysis，CBA）。最小成本分析仅比较疗效相同或相似的治疗方案其成本的大小，是4种评价方法中最简单的一种，但由于要求治疗方案的疗效相同或相似，因而影响了该方法的应用，因此评价范围较为局限。成本效果分析（CEA）则克服了最小成本分析的不足，可以用于同一项目疗效不同的几个方案的评价。由于成本效果分析的理论比较成熟，而且评价方法明确，因此目前有近70%的卫生经济学评价的文章是运用该方法进行评价的。但该方法忽略了患者生存质量的改善，而且无法对不同项目进行评价。

针对以上两个问题，成本效用分析（CUA）应需而生。该方法将患者的生存质量（quality of life，QoL）通过加权转换成健康人的质量调整生命年（quality-adjusted life year，QALY）或伤残调整生命年（disable-adjusted life year，DALY），然后计算每获得一个QALY（或DALY）所耗费的成本是多少。这样使成本效果分析具有更宽广的应用领域。但成本效用分析中本身存在的一些理论方面的不足和实践操作的困难，如伤残调节生命年（DALYs）不同年龄的加权方法到目前仍未能被普遍接受。

成本效益分析（CBA）则是将治疗取得的最终疗效（如挽救生命，减少致残率等）转化为货币，这样就可以对投入与产出进行直接的比较，从而更本质地揭示了不同方案的经济价值。当然如何测量效益值，将人的价值转换成货币量是否符合伦理道德等方面问题的困扰，也是该方法在卫生经济学评价文献中所占比例较低的一个原因。

鉴于成本效果分析的理论比较成熟，而且评价方法明确，因此，目前有近70%卫生经济学评价的文章是运用该方法进行评价的，故本文主要对此方法做一介绍。

二、成本—效果分析

（一）成本—效果分析的定义

成本—效果分析是评价临床治疗方案或方法经济效果的一种方法，是分析成本消耗后得到的成果。成本一般以通用货币单位表示，效果是以某种治疗措施产生的具体结果，如避免发病或死亡的数字多少等。临床结果可以选择终末结果（如生存率、死亡率），也可选择中间结果(如糖尿病血糖下降的平均值)。

(二)成本—效果分析的基本原则

1. 临床治疗方案或方法的成本尽量低,同时取得的效果尽量好;

2. 明确临床方案的实施是否存在成本上限和期望效果下限,如果不存在成本上限,任何方案都可以随意实施,经济学评价就没有存在的必要了。有时人们期望临床方案至少达到某个效果,否则人们会认为实施这方案没有意义,没有必要去实施;

3. 成本—效果分析采用的是货币形式,而效果却采用的是健康指标、卫生问题改善指标或卫生服务利用指标等。因此,在成本效果分析过程中,不同方案之间的效果应该具有可比性。如果一个方案的效果是治愈60例慢性浅表性胃炎患者,另一个方案的效果是治愈60例骨折患者,采用成本—效果分析法无法比较这两个方案的优劣并进行取舍。

(三)成本—效果分析的步骤

1. 明确需要进行成本—效果分析的方案,了解方案的目的,打算解决的问题等;

2. 明确进行成本—效果分析的目的:可能是选择一个最佳治疗方案,也可能是选择一个最佳诊疗手段等;

3. 确定各方案是否产生效果,如果某方案根本不能产生效果,或者达不到预定的效果下限,直接予以排除;

4. 将各方案按照成本的高低进行排序,如果存在成本上限即预算约束,直接排除成本超过预算约束的方案;

5. 对于成本相等或相近的方案可以直接比较其效果,排除效果相对比较差的方案;

6. 对于成本不同的方案,可以寻找是否有效果相等或相近的方案,如果有,排除成本相对比较高的方案;

7. 如果成本效果都不同,可以比较达到单位效果所需要的平均成本,排除平均成本相对比较高的方案,选择平均成本最低的方案。

(四)成本—效果分析的方法

成本—效果分析的基本思想是以最低的成本实现效果的极大化,其具体表示方法采用成本效果比和增量比两种方式。

1. 成本效果比(cost/effectiveness, C/E)　成本效果比是成本—效果分析中的一种方法。每一医疗效果所消耗的成本,如治愈一例患者所耗费的治疗成本。平均比C/E越小,就越有效。

2. 成本—效果分析的增量分析(incremental analysis)　对两种或两种以上的措施进行比较,成本—效果的平均比例还不能充分显示两者的相互关系,在医疗实践中,常将不同水平的医疗措施综合在一起,以观察其产生的最大效果,这种效果称增量效果,所增加的成本,成为增量成本。增量分析是计算一个措施比另一个措施多花费的成本比这项措施比另一措施多得到的效果之比,即为增量比,通过增量分析可以确定每增加一个效果单位所需增加的成本,能充分说明由于附加措施导致成本增加时,其相应增加的效果是多少及是否值得。

增量比的计算公式为:(新成本−旧成本)/(新效果−旧效果)=增加的成本/增加的效果,即$\Delta C/\Delta E = (C_N - C_0)/(E_N - E_0)$。$\Delta C$表示两个方案成本之差,$\Delta E$为两个方案效果之差,$\Delta C/\Delta C$为增量比,$C_N$为新成本,$C_0$为旧成本,$E_N$为新效果,$E_0$为旧效果。

例如进行旋转手法治疗神经根型颈椎病的成本效果分析:以临床疗效评价的结果为基础,通过对成本的全面采集,采用成本效果分析评价手法治疗神经根型颈椎病的经济价值。

采用前瞻性、多中心、随机、对照临床试验设计,患者来自于2005年9月—2006年4月在中国中医科学院望京医院、北京电力医院、上海中医药大学附属岳阳中西医结合医院及广东省中医院附属珠海医院4家医院就诊,并符合神经根型颈椎病诊断标准、本次临床试验的纳入标准和排除标准,且手法组患者完成7次治疗或牵引组患者完成14次治疗。共有69名患者成为本次临床试验的研究对象。其中手法组36例,牵引组33例。手法组患者隔日治疗1次,共治疗7次,疗程14天;牵引组患者每日治疗1次,共治疗14次,疗程14天。

成本包括患者的挂号费、治疗费、交通费、误工费;效果分别为主要观察指标:颈臂疼痛、颈部压痛、颈椎活动度。次要观察指标:上肢麻木、感觉障碍、上肢肌力、肌腱反射、臂丛神经牵拉试验、椎间孔挤压试验的症状积分和总症状积分以及疗效指数的改善。成本效果比结果表明手法组在主要指标、次要指标、总指标降低分数和疗效指数的成本效果比均低于牵引组,表明手法组具有良好的经济学价值。增量分析表明手法组在主要症状、次要症状、总症状降低分数的增量成本效果比均<0,表明牵引组相对于手法组,增加成本疗效反而降低。

(五)敏感性分析(sensitivity analysis)

在初步进行经济评价得出结果后,还要考虑评价结果会受到哪些因素的影响,因为随着时间、地点等条件的变化,成本、发病率等指标会因此发生很大的变化。最初评定是有效果的措施,可能因某种因素的改变,导致出现不同的结果甚至相反的结果。因此,在经济评价中,研究哪些因素对评价结果有影响及影响的程度,称为敏感性分析。进行敏感性分析,首先要确定有无可变因素,哪些是不稳定因素,了解全部的可变因素,这些因素可能的变动范围,预期对结果能产生多大影响。

敏感性分析是检验经济评价的结果是否可靠、有无临床实用价值的重要步骤,也是卫生经济评价中最核心的问题之一。例如对上述旋转手法治疗神经根型颈椎病的成本效果分析进行敏感性分析:根据目前的医疗改革趋势,诊疗费会上升,患者的时间成本也会随着经济的发展而上升,假设诊疗费用上升15%,患者的工资水平上升10%重新计算成本,经成本效果比和增量分析后发现原结论不变,说明本次研究的结论是稳定可靠的。

(六)优缺点

成本—效果分析主要用于两个或两个以上有相同疗效指标的治疗方案/方法的比较,使两种以上不同的医疗措施之间进行比较和决策时,有相对共同的疗效指标进行评价。

其缺点在于只能运用在对同一种疾病或相同条件下对不同干预措施的比较,不能用于比较两种不同措施对不同疾病的病残或病死率的评价;另外,单纯的成本—效果分析一般很少考虑患者生存质量的改善,因而还不够全面。

在课题设计阶段,研究者就要考虑制订卫生经济学评价的方案,包括卫生经济学评价的目的、评价的角度、评价的指标、评价的方法等。其中,评价的角度涉及病人及其家属、医疗机构及医务人员、医疗费用的支付者(如单位、国家、保险公司)和国家卫生管理部门四个有关方面。在对待具体的医疗措施评价问题时,这四个方面人员常常持有不同的观点。①病人及家属希望最大限度地得到可能的医疗服务;②医疗机构及医务人员更关心医疗服务产生的效果及医疗机构自身的经济效益,而很少关心医疗服务的成本;③行政卫生主管部门考虑更多的是以有限的卫生资源为多数人提供有益的医疗服务;④支付医疗费用的单位希望医疗费用越少越好。因此,研究者的观点和立场要明确,课题应明确是从病人角度、医生角度还是社会角度出发评价,谁具体负担成本,谁是直接的受益对象。

三、卫生经济学评价方法在中医药中的应用

20世纪90年代，医学研究开展相对较多的领域是疾病的治疗措施和诊断方法，以及疾病和危险因素的流行状况调查；而近10年来，对危险因素的干预性研究和相关公共政策研究发展较快。其中仍然不足的领域是卫生经济学评价研究。广州中医药大学附属医院在治疗严重呼吸窘迫综合征（SARS）过程中，采用以中医为主的中西医结合疗法，花费最高的患者也只用了5000元人民币，不仅痊愈，而且没有后遗症；而单纯西医治疗，平均一个患者需10万元人民币，且有后遗症，说明中医药的卫生经济学评价有明显的优势。但同时中医优势病种卫生经济学评价研究的不足，是困扰中医药发展的一个重要问题。季聪华等人做的中医优势病种的卫生经济学评价的研究以病人住院期间是否发生中药饮片费用为依据，分为使用中药饮片组和不使用中药饮片组，比较两组间病人的一般特征和费用情况，得出中医药治疗的病人在病情的疑难复杂程度较高的情况下，中医药治疗在成本效益方面未见优势，有必要更深入地进行校正病情差异的成本效益分析、成本效用和成本效果分析，以揭示中医优势病种的卫生经济评价优势。

近年来，尽管很多有识之士已经认识到了中西医结合卫生经济学评价的意义，但其在临床研究中仍然相对滞后，中西医结合卫生经济学评价体系也还远未完善。开展中西医结合卫生经济学评价研究，对寻求低成本、高疗效的中西医结合治疗方案意义重大，但同时也将面临诸多问题。如何准确把握试验方法、评价方法及成本的确定等细节问题，将会直接关系到评价研究的水平和质量。

四、卫生经济学研究报告规范

随着卫生经济学研究数目的增加，研究报告撰写人、期刊编辑、审稿人对于经济学报告规范的需要也日益增加；规范的报告有助于评价经济学研究的结果。经济学的研究由于种类各异，其报告质量也参差不齐。为了保证研究报告的质量和透明性，制定和遵循统一的报告规范具有重要的意义。

为了保证研究报告的质量和透明性，国际药物经济学和结局研究学会牵头于2013年制定了CHEERS（Consolidated Health Economic Evaluation Reporting Standards statement）声明，由6个领域24个项目组成。

（一）规范内容

CHEERS声明于2013年发表，其包括标题和摘要、介绍、研究方法、研究结果、讨论以及其他共6个领域的24个项目，具体内容可在EQUATOR网上下载。

1.【条目1~2】标题和摘要：CHEERS声明建议在标题中明确为经济学评价，或者使用特定的术语如"成本效果评价"，以方便研究在数据库中被识别。同时，该声明建议卫生经济学研究的作者提供包括研究目标、角度、方法、结果和结论在内的结构化的摘要。

2.【条目3】介绍：在介绍部分，CHEERS声明要求作者提供更广泛的研究背景和目标的信息。卫生经济学研究的研究问题也可以采用类似于PICO的形式来归纳，包括Population/人群、Intervention/干预、Comparison/对照、Outcome/结局等信息。需要注意的是卫生经济学研究者比较的结局为经济学指标，相对于临床研究较为局限。CHEERS声明建议作者对研究问题与实际决策的相关性进行讨论。

3.【条目4~17】研究方法: CHEERS声明首先要求作者对研究问题的关键要素进行说明,这其中包括了目标人群和亚组(条目4)、研究的情境(条目5)、对照(条目7)、时间(条目8)和结局(条目10~13)。同时,由于卫生经济学研究的特殊性,研究的角度(条目6)、贴现率(条目9)、货币,价格日期即及兑换(条目14)、模型的选择(条目15)、研究假设(条目16)等因素也需要进行说明。这些因素会影响研究结果的准确性和外推性。研究的角度决定了需要考虑哪些成本。贴现率的使用基于这样的假设,即个体对于远期的成本和资源的估值与近期不同。贴现率影响着在一个较长的时间范围内远期成本和收益对于个体的价值。而货币单位在不同时间和国家之间的转换也对成本和资源的估计造成影响。不同的模型(例如决策树或Markov模型)具有不同的适用性,模型是对真实临床情境的模拟和简化。同时卫生经济学的研究离不开研究假设,这些假设与模型在多大程度上符合真实临床情境,将直接决定这研究结果的准确性和外推性。与其他类型的研究相似,分析方法(条目17)包括处理异质性和不确定性的方法,也是方法学部分需要重点说明的项目。

4.【条目18~21】研究结果: 经济学研究,尤其是经济学模型中,使用的参数以及参数的概率分布至关重要。多个参数的共同变异使得对结果变异范围的估计更加复杂。因此CHEERS声明要求详细报告所有参数的概率分布,用于分析不确定性分布的原因或来源。类似于其他类型的研究,成本和结局(条目19),不确定性(条目20)和异质性(条目21)也应该体现在研究结果中。

5.【条目22】讨论: CHEERS声明建议研究者在讨论部分总结关键的研究结果,描述这些结果如何支持结论,并且讨论研究结果的局限性和外推性,以及这些结果时候符合现有的知识。对于研究结果局限性和外推性的讨论能帮助读者评价研究结论是否可靠准确,以及是否适用于他们所面对的实际情况。

6.【条目23~24】其他: CHEERS声明要求作者报告研究的资助信息和利益冲突,并审查研究是否受到了这些因素的影响。

(二)总结建议

在CHEERS报告规范之前,已有一些指导性意见提出,这些意见或是一些杂志的投稿指南,或是仅适用于某些研究类型、某个疾病领域。CHEERS报告规范首次整合了之前的内容,同时适用于原始研究和经济学模型的报告规范。CHEERS报告规范的推广将有利于提升卫生经济学研究的规范性和报告质量。

[思 考 题]

简述卫生经济学评价的基本概念和成本—效果分析方法。

(谢雁鸣)

参 考 文 献

[1] 程晓明. 卫生经济学. 北京: 人民卫生出版社, 2003. 323-324.

[2] 陈英耀, 董恒进, 吕军, 等. 临床经济学概述. 中华医院管理杂志, 2000, 16(6): 376.

[3] 孙凤, 詹思延. 医学研究报告规范解读. 北京: 北京大学医学出版社, 2015: 313-314.

第十五章 国际中医药临床研究机构及基金组织介绍

一、美国补充替代医学中心（National Center For Complementary And Alternative Medicine，NCCAM）

（一）关于NCCAM

美国补充替代医学中心（NCCAM）是由美国联邦政府所领导的针对补充替代医学（CAM）的一所研究机构。它是隶属于美国卫生与人类健康服务部（U.S. Department of Health and Human Services）的27所国立卫生机构（NIH）之一。其研究成果广泛发表于各种经同行评议的高质量学术刊物（peer-reviewed journals）。在这些项目中,临床方向居多,包括中草药/植物药产品、针灸、灵气（Reiki）、脊椎指压疗法,以及各种心身疗法。补充替代医学（CAM）的临床研究中,研究对象广泛地选取了儿童、成人和老年人,男性、女性（包括妊娠期女性）,以及不同的民族和种族。NCCAM的研究也很关注CAM疗法对生育能力、胎儿以及妊娠期女性健康的影响。

1. 主要任务

（1）在科学背景之下探索补充替代医学医疗实践。

（2）培养补充替代医学研究人员。

（3）为专业人员和大众传播官方信息。

2. 重点研究领域　NCCAM资助并指导使用科学研究方法和先进技术来研究补充替代医学的所有研究。NCCAM主要有四个重点研究领域:

（1）促进科学研究: 已在全世界和美国范围里200多个科研机构资助了1200多个研究项目。

（2）培训CAM研究人员: 支持培训新的研究人员,以及鼓励有经验的研究人员研究补充替代医学。

（3）资源信息共享: 以多种途径提供及时和准确的补充替代医学科研信息,比如通过网站,信息交流中心（information clearinghouse）,信息简要（fact sheets）,优秀的系列讲座（distinguished lecture series）,继续教育,以及出版物等。

（4）支持疗效确切的补充替代医学综合治疗: NCCAM的研究有助于公众和医疗专业人员了解哪些补充替代疗法已被证明是安全和有效的。

（二）NCCAM科研

自1992年200万美元的投入到2008年的1.216亿美元的投入，NCCAM正逐年增加对补充替代医学研究的经费。主要用于致力于补充替代医学研究的科研领域和有关补充替代医学研究者的培训上。2000年以来NCCAM得到了飞速发展，其第一个五年计划2001—2005年着眼于拓展医疗卫生领域，以承诺责任制从四个方面入手：投资科研，培训研究者，扩大宣传，促进一体化。制定了一系列广泛的目标和措施。在第一个五年计划的基础上，产生了第二个五年计划。并于2005年4月5日在其网站发布了《补充替代医学中心2005—2009医疗保健拓展战略》（简称《拓展战略》）。结合医学是NCCAM的最新研究方向，需基于CAM的疗效验证与主流医学相结合的认识发展的基础之上。如下所示：

1. 任务　致力于在严格的科学背景下探索补充替代医学的治疗实践研究，为公众和专业人士提供官方信息。

2. 宗旨　将预先从研究中获得来自补充替代医学中的信息来服务公众的医疗卫生，同时使公众免受无效或不安全的医疗行为。

3. 优先考虑的研究领域

（1）能够提升身体、心理健康以及健康状态。

（2）能够治疗疼痛及其他症状，残疾和功能障碍。

（3）对某些特定疾病或功能紊乱有显著性效果。

（4）预防疾病和促进个体有预防意识。

（5）能够减少特定人群中某些特征性健康问题。

（6）此外，对于那些能够阐明补充替代医学实践行为机制的研究也是高度优先考虑的。总体原则是如果能有证据证明某种特殊补充替代医学的实践有效，应该高度优先考虑研究其起效的机制。这也是与让病人获得有关他们健康医疗知情同意的宗旨是一致的。

4. NCCAM的资金使用　NCCAM只资助获得了美国国家卫生研究所（NIH）批准申请的研究项目。和美国其他卫生机构一样，NCCAM所接收的申请项目都是基于申请者想法的研究员拟定项目。研究者可以参考资助类型（types of grants）和活动基金公告（active funding announcements）。NIH中心的科学审查组（CSR）或者是NCCAM特别强调小组科学审查小组将组建科学审查小组，进行对申请项目的有关科学性的同行评审。竞标过程是一个激烈竞争的过程，只有那些具备最好条件的申请者才能够获得资金。在2005年美国财政年度计算中，NCCAM的申请者所获资金占到了17%。筹资战略解释如何进行NCCAM资金的申请。基金策略（funding strategy）里对NCCAM如何资助申请项目做了解释。

5. NCCAM资助类型（奖励途径）　这是一个由NCCAM使用的奖励机制清单。鼓励研究者在递交申请计划书之前联系NCCAM计划工作人员。请注意，其中的一些机制，首先要获得事先批准。分为NCCAM所特有的一般奖励机制和NIH指南里的某些奖励机制。

6. 申请人要求

（1）研究补助金：NCCAM申请研究补助金的项目必须由一个能够完全遵守所有美国NIH相关要求的组织来申请。主要包括两方面的内容：遵循严格的审计和报告程序，并提供邓白数据通用编码系统[Dun and Bradstreet（D&B）Data Universal Numbering System, DUNS]号码。该组织还必须遵循所有NCCAM和NIH的相关政策，包括：人体临床试验研究；补充替代医学中生物活性剂的适用和安慰剂材料；动物保护；资源共享。合格研究机构——除非在

NCCAM主创申请项目（RFA，RFP，PA）中另有文字说明——主要包括：盈利和非盈利组织；公共和私营机构；美国和非美国机构。

（2）非美国申请者和研究机构：外国研究机构可以直接申请相关的资助途径和一些由NCCAM或者是NIH主创的项目。外国研究机构也可以通过与美国研究机构合作的形式从分包合同或者联盟协议中获得资助。有单独说明书。

此外还有特定人群的补充拨款申请，培训和工作奖励的申请，小型企业奖励的申请等。

官方网址：http://nccam.nih.gov/

联系方式：

NCCAM

National Institutes of Health

9000 Rockville Pike

Bethesda，Maryland 20892 USA

E-mail：info@nccam.nih.gov.

二、美国国家癌症研究所癌症补充与替代医学办公室（Office of Cancer Complementary and Alternative Medicine，OCCAM）

（一）关于OCCAM

OCCAM建于1998年10月，隶属于美国国立卫生研究院（National Institutes of Health，NIH）癌症研究所（National Institute of Cancer，NCI），致力于癌症在补充替代医学领域里的研究。OCCAM激励癌症领域CAM研究开发，发展癌症CAM的研究基金，同时为申请人提供科学技术支持。2004年财政年度NCI癌症CAM研究项目达300个以上，总投资8990万美元，2005年达12300万美元，比5年前增加近一倍。主管范围包括研究发展与支持计划、联络协调合作及项目评估等。其主要职责包括：研究讨论CAM发展议程；对NCI的CAM项目进行调整，提供科学的计划建议；向NCI负责联络对CAM癌症议题感兴趣的其他政府和非政府组织；与CAM癌症研究机构、CAM学会和团体保持联系。

（二）OCCAM的使命

提高癌症患者的护理质量，和提升癌症高危人群和癌症康复者的治疗水平；提高循证的补充替代医学实践及支持其的科研活动；为社区卫生保健、研究者和普通民众提供高质量医疗卫生信息。

（三）OCCAM的研究领域

1. 科研发展和支持计划（RDSP） 该项目旨在帮助研究者获得资金申请机会和为申请者提供帮助。主要涉及癌症CAM方面的研究，包括预防，诊断和治疗，癌症相关症状的改善以及常规治疗的副作用等。并提供相关科研设计方面的支持。

2. 实践评估计划（PAP） 该项目将提供有关癌症病人适用非常规治疗的回顾性和前瞻性资料。NCI最佳病例系列文献综述数据资料便是有关CAM医生适用补充替代医学诊治癌症病人的收集。该项目允许医生分享他们的成功治疗经历并对其进行常规和替代治疗相关专家评估。通过对这些病例治疗的评估NCI可以为将来这些干预研究的决策提供方向。

3. 交流和拓展计划（COP） 该项目通过OCCAM网站宣传有关NCI的资助项目信息，各种资金项目的获取途径，临床试验信息和教育材料的提供。该项目还包括对癌症研究者，癌症病人对CAM科研的各种兴趣和意见的评估,以及拓展到有关CAM研究的癌症病人社群方面的项目。此外,该项目为医生和研究者就有关癌症CAM研究问题上提供了一个对话窗口。

(四)中美合作

2006年4月中旬,OCCAM主办,中美双方联合召开的首届"传统中药与癌症研究"研讨会在国立癌症研究所(NCI)召开,这次会议标志着在肿瘤学领域,中医、中西医结合治疗已走向国际化。

网址: https://cam.cancer.gov/

联系方式:

Office of Cancer Complementary and Alternative Medicine(OCCAM)

National Cancer Institute, NIH

6116 Executive Blvd., Suite 609, MSC 8339

Bethesda, Maryland 20892

E-Mail at: ncioccam1-r@mail.nih.gov

三、加拿大跨学科网络之补充替代医学研究网(The CanadianInterdisciplinary Network for CAM Research, IN-CAM)

(一)关于IN-CAM

加拿大跨学科网络之补充替代医学研究网(The Canadian Interdisciplinary Network for CAM Research, IN-CAM)于2003年成立。该组织由两位加拿大首席CAM研究者Dr.Heather Boon和Dr. MarjaVerhoef所创建。IN-CAM的发展资金来自于加拿大卫生研究院研究(CIHR)为期5年的跨学科能力增强研究基金(ICE),这是加拿大卫生部自然健康产品局和CIHR的一个单向合作项目。IN-CAM的主要研究范围是在相关网络领域,组织机构和教育机构发展合作关系以培养良好的科研能力,发挥科研优势和推动科研进程,促进知识交流和进一步实现网络工程目标。这种创新的网络组织已为加拿大创建CAM研究团体提供了十分有利的帮助。

(二)主要任务和目标

任务是在加拿大是培养出一个可持续发展的、和谐的、高质量的补充替代医学(CAM)研究团体,该团体应该是国际公认的,并在其研究领域和有关CAM的认识和使用方面有卓越贡献的优秀团体。

目标是促进、支持和创造高质量、跨学科、多合作的CAM研究和在以下优势领域里发展CAM的科研力:创新有关CAM在疗效、安全、效率方面的科研方法;有关CAM的医疗保健和服务政策;传播相关CAM的知识和信息。具体做法如下:

1. 维持并扩大可持续网络建设,以便研究人员在网络研究前言领域研究CAM,同时为进行高质量,跨学科研究必须促进各方面密切联系。

2. 在研究者之间,医疗实践者之间,政策决策者之间以及研究资助者之间推动有关CAM的信息交流。

3. 加强与其他网络组织,和各相关组织结构以及教育组织的合作关系,以进一步推动组织发展目标和减少重复工作。

(三)基金来源

1. 2002—2007年间创始赞助商 加拿大卫生部,通过天然保健品局和加拿大卫生研究院的相关部门进行资助成立。

2. 目前IN-CAM的资助来源　主要来自于乐天＆约翰赫克特纪念基金会（Lotte & John Hecht Memorial Foundation）。

官方网址: http://www.incamresearch.ca/index.php？home&lng=en

联系方式（表15-1）：

表15-1　加拿大跨学科网络之补充替代医学研究网联系方式

Toronto, Ontario Teela Johnson	Calgary, Alberta Ania Kania
Leslie Dan Faculty of Pharmacy	Department of Community Health Sciences
University of Toronto	University of Calgary
144 College St.	3330 Hospital Drive NW
Toronto, ON, CanadaM5S 3M2	Calgary, AB, CanadaT2N 4N1
Email: info@incamresearch.ca	Email: akania@ucalgary.ca
Telephone:（416）946-7163	T Telephone:（403）210-9608
Fax:（416）978-1833	Fax:（403）270-7307

四、澳大利亚国家补充医学研究所（the National Institute of Complementary Medicine，NICM）

（一）关于NICM

澳大利亚国家补充医学研究所（the National Institute of Complementary Medicine，NICM）是由澳大利亚国家所创建,新南威尔士州（NSW）支持和西悉尼大学（Western Sydney）主管的一所有关补充替代医学的研究所。

（二）任务和目标

任务是为补充医学的研究提供战略上的导向和支持,并把所获得的研究证据运用于临床实践及其相关决策过程,以造福所有澳大利亚人的健康。

目标有如下几点:

1. 能力建设　在补充医学研究领域里培养一支优秀的能够吸引更多投资的医疗研究队伍。

2. 打通国家重点的基础性研究和转化性研究间的壁垒,并促进国内外各种合作,其中包括补充医学和主流医学研究之间的合作。

3. 促进研究成果向临床实践和决策过程转化,包括适当地与主流医学体系进行整合。

4. 寻找国内外合作伙伴,获得有利信息资源。建立有效的资源共享机制,就补充医学现有的科研活动,所获证据安全性、质量和效果等方面进行探讨。

5. 为有利于补充医学部门建立规范化研究政策和发展环境提供各种机会和建议。

6. 收集资料,提供补充医学价值所在的证据。

官方网址: http://www.nicm.edu.au/

联系方式:

Natalie McCarthy

Project/Admin Officer

National Institute of Complementary Medicine（NICM）

UWS-Bldg 7 Campbelltown Campus

Locked Bag 1797

SOUTH PENRITH DC 1797

Phone:（02）4620 3705

Fax:（02）4620 3722

E-mail: n. mccarthy@uws.edu.au

五、挪威国家补充替代医学研究中心（The National Research Center in Complementary and Alternative Medicine，NAFKAM）

（一）关于NAFKAM

NAFKAM是2000年设立在挪威Tromsø大学医学院的研究中心。该中心由挪威国家医疗卫生服务部资助成立。该中心推进、实施、协调挪威的补充替代医学研究，并强调多学科合作研究。此外，挪威国家补充替代医学研究中心还从事于教育、提供咨询服务、开展国家和国际合作及网络建设和信息交流。

（二）目的和使命

提供替代医学作为一个体系或具体的替代医学疗法所需要的知识，以及如何使用它来降低疾病的发生或疾病的经历和（或）缩短病程，如何使用它来提高生活质量和增强对疾病的控制能力。

（三）挪威—中国中医药合作项目简介

1999年挪威和中国开启在医疗领域方面的合作，2002年10月正式签署为期3年的行动计划。主要合作领域为中国传统医学（TCM）；艾滋病毒和艾滋病，公共卫生和预防医学。

网址: https: //nafkam.no

联系方式:

NAFKAM

The medical faculty

University of Tromso

9037 Tromso

Norway

电话: +47 7764 6650

传真: +47 7764 6866

六、国际补充替代医学研究协会（ISCMR）

国际补充替代医学研究协会（International Society of Complementary Medicine Research，ISCMR）成立于2003年11月22日伦敦举办的第十届补充卫生保健研讨会上，是一个联合了研究者、实施者和决策者的国际科技合作机构，发展补充替代医学研究，提供知识信息平台，促进国际交流和协作,是国际范围内非盈利的致力于多学科协作研究的专业协会。其宗旨是提供补充医学信息(包括国际相关事件、会议、出版物、基金等),为协会成员提供数据库资源,提供低价的期刊订阅和参会机会,组织国际补充医学年会,与有共同目的的个人、地区组织、专业机构和研究网络合作进一步完成相关研究和发展规划。

协会的官方杂志是《补充替代医学杂志》,内容涉及与对抗疗法以外领域疗法治疗价值有关的观察性或分析报告。

官方网站: http://www.iscmr.org

七、欧盟框架计划地平线计划（Horizon 2020）

欧盟框架计划(Research Framework Programme, FPs)是欧盟支持科技各领域研究和发展活动的主要金融工具,是由欧盟委员会提议,并由欧洲议会和理事会共同决策采纳执行的。框架计划的实施自1984年始,5年为一个阶段,FP7自2007年1月1日起实施,至2013年期满。地平线计划(Horizon 2020)自2014年1月1日起实施,值2020年期满。地平线计划的总体目标是致力于可持续发展,涵盖多个领域包括基础研究、应用技术和社会挑战三个部分,信息技术、纳米技术、新材料技术、生物技术、医疗健康、食品安全、清洁能源和气候变化等是地平线计划较为关注的领域。据统计,在2017年12月,该计划用于健康方面的研究资金投入达到了20亿欧元。

官方网站: http://ec.europa.eu/pragrammes/horizon2020

八、中药全球化联盟 CG-CM

中药全球化联盟(Consortium for Globalization of Chinese Medicine, CG-CM)于2003年12月由16个中药研究机构签署成立,是全球性质的,非盈利、非歧视性、非政治的组织。该联盟以发展中药对人类的贡献为使命,旨在通过共同努力加强中医药技术平台的发展,通过资源共享和加强中药各研究机构间的联系与合作,促进中药在国际上高质量的研究,协助致力于中药产品研制开发的企业与机构,带领中药发展成为未来药品发展的奠基石。

官方网站: http://www.tcmedicine.org/En/default.asp

九、国际中医药协会 ISCM

国际中医药协会(International Society for Chinese Medicine, ISCM)在澳门特区政府注册成立的独立非牟利学术团体,运作经费主要由澳门基金会拨款资助。自2004年初开始运作以来,致力于联合世界各地中医药研究力量,透过跨学科、跨学术及研究机构、跨地区及国界的学术交流和合作,推动中医药现代化和国际化的发展。目前学会已集合亚洲、欧洲、北美洲及澳洲从事中医药研究的著名大学、研究机构为团体会员。学会宗旨是联合世界各地中医药研究力量,透过跨学科、跨学术及研究机构、跨地区及国界的学术交流和合作,推动中医药现代化和国际化的发展。活动包括促进国际中医药学术及科研机构在论证中医药学的临床和实验研究;出版由国际学者评审的英语中医药学刊,以达研究信息的传达和交流的目的;促进中医诊治的临床规范和中药质量检测、药效及药物安全的研究规范;推动中医药管理制度的现代化;透过国际学术会议和先进的通讯设备,增强国际学者专家的紧密联系和交流。

Chinese Medicine是学会以英语出版的一本由国际学者评审的中医药学报,该学报致力于有效地把中医药的科研成果、临床疗效验证及有关发展的最新信息向国际医学界及学术界发表。Chinese Medicine网络版是由生物医学期刊出版中心、科学技术医学出版社联合发行的网络期刊,是围绕所有中医药相关的研究免费开放的网络资源。提供循证的、科学合理的、合乎伦理的研究方法、结果和结论,其内容包括中药、食品健康、营养、针灸、推拿、气功等方面,是一个为中医药、中西医结合、补充替代医学和生物医学领域的研究者、临床医生、学术机构及学生提供可靠数据、信息和知识的渠道。

官方网站: http://www.iscm.org.mo(国际中医药协会)

http://www.cmjournal.org(Chinese Medicine)

十、世界中医药学会联合会 WFCMS

世界中医药学会联合会(World Federation of Chinese Medicine Societies,以下简称世中联)是经中华人民共和国国务院批准,民政部登记注册,总部设在北京的国际性学术组织。目前,已有50个国家和地区,157个团体会员。世中联的宗旨是增进世界各国(地区)中医药团体之间的了解与合作,加强世界各国(地区)的学术交流,提高中医药业务水平,保护和发展中医药,促进中医药进入各国的主流医学体系,推动中医药学与世界各种医药学的交流与合作,为人类的健康做出更大贡献。世中联的主要任务是: 制定并发布与中医药有关的国际行业标准,推动中医药在世界各国健康有序的发展。开展各类学术活动,促进世界各国中医药团体之间的交流与合作,发展学术,培养人才,让中医药为人类健康做出更大的贡献。考试部组织的中医师、针灸医师、中药师、中医护师、技师、中医教师的资格(水平)国际考试,有利于提高从业人员的水平,确立学术地位; 世中联开展的国际培训、人才交流、远程会诊,旨在提高中医药队伍的整体素质和学术水平; 建立门户网站,开展信息咨询、信息服务,出版发行学术刊物,宣传中医药特色与优势,以促进中医药的国际传播; 举办国际会展,构建国际交流平台,以促进中药、保健品和医疗器械的国际贸易; 世中联还可以承接国际国内医药科研项目的管理,为有关组织、机构提供医药项目的技术支持和服务; 以医院、特色专科等为平台开展中医医疗技术、服务等方面的国际合作与交流; 组织评选中医药领域唯一的国际奖项 "中医药国际贡献奖",授予各国在中医药医疗、教学、科研和推动中医药立法等方面取得优秀成果,并为推动中医药学的国际传播做出突出贡献的团体和个人。

官方网站: http://www.wfcms.org

[思 考 题]

1. 资助中医药研究的主要国际机构有哪些?

2. 进行中医药研究的主要国际机构有哪些?

(刘建平)

参 考 文 献

李萍萍. 国外肿瘤替代/互补医学研究进展. 北京大学学报(医学版),2006,38(6): 579-580.

附　　录

附录1　药物临床试验质量管理规范（SFDA-GCP）

国家食品药品监督管理局令（第3号）

2003年8月6日发布

目　录

第一章　总　　则

第一条　为保证药物临床试验过程规范，结果科学可靠，保护受试者的权益并保障其安全，根据《中华人民共和国药品管理法》《中华人民共和国药品管理法实施条例》，参照国际公认原则,制定本规范。

　　第二条　药物临床试验质量管理规范是临床试验全过程的标准规定,包括方案设计、组织实施、监查、稽查、记录、分析总结和报告。

　　第三条　凡进行各期临床试验、人体生物利用度或生物等效性试验,均须按本规范执行。

　　第四条　所有以人为对象的研究必须符合《世界医学大会赫尔辛基宣言》,即公正、尊重人格、力求使受试者最大限度地受益和尽可能避免伤害。

第二章　临床试验前的准备与必要条件

　　第五条　进行药物临床试验必须有充分的科学依据。在进行人体试验前,必须周密考虑该试验的目的及要解决的问题,应权衡对受试者和公众健康预期的受益及风险,预期的受益应超过可能出现的损害。选择临床试验方法必须符合科学和伦理要求。

　　第六条　临床试验用药品由申办者准备和提供。进行临床试验前,申办者必须提供试验用药物的临床前研究资料,包括处方组成、制造工艺和质量检验结果。所提供的临床前资料必须符合进行相应各期临床试验的要求,同时还应提供试验药物已完成和其他地区正在进行与临床试验有关的有效性和安全性资料。临床试验药物的制备,应当符合《药品生产质量管理规范》。

　　第七条　药物临床试验机构的设施与条件应满足安全有效地进行临床试验的需要。所有研究者都应具备承担该项临床试验的专业特长、资格和能力,并经过培训。临床试验开始前,研究者和申办者应就试验方案、试验的监查、稽查和标准操作规程以及试验中的职责分工等达成书面协议。

第三章　受试者的权益保障

　　第八条　在药物临床试验的过程中,必须对受试者的个人权益给予充分的保障,并确保试验的科学性和可靠性。受试者的权益、安全和健康必须高于对科学和社会利益的考虑。伦理委员会与知情同意书是保障受试者权益的主要措施。

　　第九条　为确保临床试验中受试者的权益,须成立独立的伦理委员会,并向国家食品药品监督管理局备案。伦理委员会应有从事医药相关专业人员、非医药专业人员、法律专家及来自其他单位的人员,至少五人组成,并有不同性别的委员。伦理委员会的组成和工作不应受任何参与试验者的影响。

　　第十条　试验方案需经伦理委员会审议同意并签署批准意见后方可实施。在试验进行期间,试验方案的任何修改均应经伦理委员会批准;试验中发生严重不良事件,应及时向伦理委员会报告。

　　第十一条　伦理委员会对临床试验方案的审查意见应在讨论后以投票方式做出决定,参与该临床试验的委员应当回避。因工作需要可邀请非委员的专家出席会议,但不投票。伦理委员会应建立工作程序,所有会议及其决议均应有书面记录,记录保存至临床试验结束后五年。

第十二条　伦理委员会应从保障受试者权益的角度严格按下列各项审议试验方案：

（一）研究者的资格、经验、是否有充分的时间参加临床试验，人员配备及设备条件等是否符合试验要求；

（二）试验方案是否充分考虑了伦理原则，包括研究目的、受试者及其他人员可能遭受的风险和受益及试验设计的科学性；

（三）受试者入选的方法，向受试者（或其家属、监护人、法定代理人）提供有关本试验的信息资料是否完整易懂，获取知情同意书的方法是否适当；

（四）受试者因参加临床试验而受到损害甚至发生死亡时，给予的治疗和（或）保险措施；

（五）对试验方案提出的修正意见是否可接受；

（六）定期审查临床试验进行中受试者的风险程度。

第十三条　伦理委员会接到申请后应及时召开会议，审阅讨论，签发书面意见，并附出席会议的委员名单、专业情况及本人签名。伦理委员会的意见可以是：

（一）同意；

（二）作必要的修正后同意；

（三）不同意；

（四）终止或暂停已批准的试验。

第十四条　研究者或其指定的代表必须向受试者说明有关临床试验的详细情况：

（一）受试者参加试验应是自愿的，而且有权在试验的任何阶段随时退出试验而不会遭到歧视或报复，其医疗待遇与权益不会受到影响；

（二）必须使受试者了解，参加试验及在试验中的个人资料均属保密。必要时，药品监督管理部门、伦理委员会或申办者按规定可以查阅参加试验的受试者资料；

（三）试验目的、试验的过程与期限、检查操作、受试者预期可能的受益和风险，告知受试者可能被分配到试验的不同组别；

（四）必须给受试者充分的时间以便考虑是否愿意参加试验，对无能力表达同意的受试者，应向其法定代理人提供上述介绍与说明。知情同意过程应采用受试者或法定代理人能理解的语言和文字。试验期间，受试者可随时了解与其有关的信息资料。

（五）如发生与试验相关的损害时，受试者可以获得治疗和适当的保险补偿。

第十五条　经充分和详细解释试验的情况后获得知情同意书。

（一）由受试者或其法定代理人在知情同意书上签字并注明日期，执行知情同意过程的研究者或其代表也需在知情同意书上签署姓名和日期；

（二）对无行为能力的受试者，如果伦理委员会原则上同意、研究者认为受试者参加试验符合其本身利益时，则这些病人也可以进入试验，同时应由其法定监护人同意签名及注明日期；

（三）儿童作为受试者，必须征得其法定监护人的知情同意并签署知情同意书，当儿童能做出同意参加研究的决定时，还必须征得其本人同意；

（四）在紧急情况下，无法取得本人及其合法代表人的知情同意书，如缺乏已被证实有效的治疗方法，而试验药物有望挽救生命，恢复健康，或减轻病痛，可考虑作为受试者，但需要在试验方案和有关文件中清楚说明接受这些受试者的方法，并事先取得伦理委员会同意；

（五）如发现涉及试验药物的重要新资料则必须将知情同意书作书面修改送伦理委员会批准后，再次取得受试者同意。

第四章　试验方案

第十六条　临床试验开始前应制订试验方案,该方案应由研究者与申办者共同商定并签字,报伦理委员会审批后实施。

第十七条　临床试验方案应包括以下内容:

(一)试验题目;

(二)试验目的,试验背景,临床前研究中有临床意义的发现和与该试验有关的临床试验结果、已知对人体的可能危险与受益,及试验药物存在人种差异的可能;

(三)申办者的名称和地址,进行试验的场所,研究者的姓名、资格和地址;

(四)试验设计的类型,随机化分组方法及设盲的水平;

(五)受试者的入选标准,排除标准和剔除标准,选择受试者的步骤,受试者分配的方法;

(六)根据统计学原理计算要达到试验预期目的所需的病例数;

(七)试验用药品的剂型、剂量、给药途径、给药方法、给药次数、疗程和有关合并用药的规定,以及对包装和标签的说明;

(八)拟进行临床和实验室检查的项目、测定的次数和药代动力学分析等;

(九)试验用药品的登记与使用记录、递送、分发方式及储藏条件;

(十)临床观察、随访和保证受试者依从性的措施;

(十一)中止临床试验的标准,结束临床试验的规定;

(十二)疗效评定标准,包括评定参数的方法、观察时间、记录与分析;

(十三)受试者的编码、随机数字表及病例报告表的保存手续;

(十四)不良事件的记录要求和严重不良事件的报告方法、处理措施、随访的方式、时间和转归;

(十五)试验用药品编码的建立和保存,揭盲方法和紧急情况下破盲的规定;

(十六)统计分析计划,统计分析数据集的定义和选择;

(十七)数据管理和数据可溯源性的规定;

(十八)临床试验的质量控制与质量保证;

(十九)试验相关的伦理学;

(二十)临床试验预期的进度和完成日期;

(二十一)试验结束后的随访和医疗措施;

(二十二)各方承担的职责及其他有关规定;

(二十三)参考文献。

第十八条　临床试验中,若确有需要,可以按规定程序对试验方案作修正。

第五章　研究者的职责

第十九条　负责临床试验的研究者应具备下列条件:

(一)在医疗机构中具有相应专业技术职务任职和行医资格;

(二)具有试验方案中所要求的专业知识和经验;

（三）对临床试验研究方法具有丰富经验或者能得到本单位有经验的研究者在学术上的指导；

（四）熟悉申办者所提供的与临床试验有关的资料与文献；

（五）有权支配参与该项试验的人员和使用该项试验所需的设备。

第二十条　研究者必须详细阅读和了解试验方案的内容，并严格按照方案执行。

第二十一条　研究者应了解并熟悉试验药物的性质、作用、疗效及安全性（包括该药物临床前研究的有关资料），同时也应掌握临床试验进行期间发现的所有与该药物有关的新信息。

第二十二条　研究者必须在有良好医疗设施、实验室设备、人员配备的医疗机构进行临床试验，该机构应具备处理紧急情况的一切设施，以确保受试者的安全。实验室检查结果应准确可靠。

第二十三条　研究者应获得所在医疗机构或主管单位的同意，保证有充分的时间在方案规定的期限内负责和完成临床试验。研究者须向参加临床试验的所有工作人员说明有关试验的资料、规定和职责，确保有足够数量并符合试验方案的受试者进入临床试验。

第二十四条　研究者应向受试者说明经伦理委员会同意的有关试验的详细情况，并取得知情同意书。

第二十五条　研究者负责做出与临床试验相关的医疗决定，保证受试者在试验期间出现不良事件时得到适当的治疗。

第二十六条　研究者有义务采取必要的措施以保障受试者的安全，并记录在案。在临床试验过程中如发生严重不良事件，研究者应立即对受试者采取适当的治疗措施，同时报告药品监督管理部门、卫生行政部门、申办者和伦理委员会，并在报告上签名及注明日期。

第二十七条　研究者应保证将数据真实、准确、完整、及时、合法地载入病历和病例报告表。

第二十八条　研究者应接受申办者派遣的监查员或稽查员的监查和稽查及药品监督管理部门的稽查和视察，确保临床试验的质量。

第二十九条　研究者应与申办者商定有关临床试验的费用，并在合同中写明。研究者在临床试验过程中，不得向受试者收取试验用药所需的费用。

第三十条　临床试验完成后，研究者必须写出总结报告，签名并注明日期后送申办者。

第三十一条　研究者中止一项临床试验必须通知受试者、申办者、伦理委员会和药品监督管理部门，并阐明理由。

第六章　申办者的职责

第三十二条　申办者负责发起、申请、组织、监查和稽查一项临床试验，并提供试验经费。申办者按国家法律、法规等有关规定，向国家食品药品监督管理局递交临床试验的申请，也可委托合同研究组织执行临床试验中的某些工作和任务。

第三十三条　申办者选择临床试验的机构和研究者，认可其资格及条件以保证试验的完成。

第三十四条　申办者提供研究者手册，其内容包括试验药物的化学、药学、毒理学、药理学和临床的(包括以前的和正在进行的试验)资料和数据。

第三十五条　申办者在获得国家食品药品监督管理局批准并取得伦理委员会批准件后方可按方案组织临床试验。

第三十六条　申办者、研究者共同设计临床试验方案,述明在方案实施、数据管理、统计分析、结果报告、发表论文方式等方面职责及分工。签署双方同意的试验方案及合同。

第三十七条　申办者向研究者提供具有易于识别、正确编码并贴有特殊标签的试验药物、标准品、对照药品或安慰剂,并保证质量合格。试验用药品应按试验方案的需要进行适当包装、保存。申办者应建立试验用药品的管理制度和记录系统。

第三十八条　申办者任命合格的监查员,并为研究者所接受。

第三十九条　申办者应建立临床试验的质量控制和质量保证系统,可组织对临床试验的稽查以保证质量。

第四十条　申办者应与研究者迅速研究所发生的严重不良事件,采取必要的措施以保证受试者的安全和权益,并及时向药品监督管理部门和卫生行政部门报告,同时向涉及同一药物的临床试验的其他研究者通报。

第四十一条　申办者中止一项临床试验前,须通知研究者、伦理委员会和国家食品药品监督管理局,并述明理由。

第四十二条　申办者负责向国家食品药品监督管理局递交试验的总结报告。

第四十三条　申办者应对参加临床试验的受试者提供保险,对于发生与试验相关的损害或死亡的受试者承担治疗的费用及相应的经济补偿。申办者应向研究者提供法律上与经济上的担保,但由医疗事故所致者除外。

第四十四条　研究者不遵从已批准的方案或有关法规进行临床试验时,申办者应指出以求纠正,如情况严重或坚持不改,则应终止研究者参加临床试验并向药品监督管理部门报告。

第七章　监查员的职责

第四十五条　监查的目的是为了保证临床试验中受试者的权益受到保障,试验记录与报告的数据准确、完整无误,保证试验遵循已批准的方案和有关法规。

第四十六条　监查员是申办者与研究者之间的主要联系人。其人数及访视的次数取决于临床试验的复杂程度和参与试验的医疗机构的数目。监查员应有适当的医学、药学或相关专业学历,并经过必要的训练,熟悉药品管理有关法规,熟悉有关试验用药品的临床前和临床方面的信息以及临床试验方案及其相关的文件。

第四十七条　监查员应遵循标准操作规程,督促临床试验的进行,以保证临床试验按方案执行。具体内容包括:

(一)在试验前确认试验承担单位已具有适当的条件,包括人员配备与培训情况,实验室设备齐全、运转良好,具备各种与试验有关的检查条件,估计有足够数量的受试者,参与研究人员熟悉试验方案中的要求;

(二)在试验过程中监查研究者对试验方案的执行情况,确认在试验前取得所有受试者的知情同意书,了解受试者的入选率及试验的进展状况,确认入选的受试者合格;

(三)确认所有数据的记录与报告正确完整,所有病例报告表填写正确,并与原始资料一致。所有错误或遗漏均已改正或注明,经研究者签名并注明日期。每一受试者的剂量改变、治疗变更、合并用药、间发疾病、失访、检查遗漏等均应确认并记录。核实入选受试者的退出与失访已在病例报告表中予以说明;

（四）确认所有不良事件均应记录在案,严重不良事件在规定时间内作出报告并记录在案;

（五）核实试验用药品按照有关法规进行供应、储藏、分发、收回,并做相应的记录;

（六）协助研究者进行必要的通知及申请事宜,向申办者报告试验数据和结果;

（七）应清楚如实记录研究者未能做到的随访、未进行的试验、未做的检查,以及是否对错误、遗漏作出纠正;

（八）每次访视后作一书面报告递送申办者,报告应述明监察日期、时间、监查员姓名、监查的发现等。

第八章　记录与报告

第四十八条　病历作为临床试验的原始文件,应完整保存。病例报告表中的数据来自原始文件,并与原始文件一致,试验中任何观察、检查结果均应及时、准确、完整、规范、真实地记录于病历和正确地填写至病例报告表中,不得随意更改,确因填写错误,作任何更正时应保持原记录清晰可辨,由更正者签署姓名和时间。

第四十九条　临床试验中各种实验室数据均应记录或将原始报告复印件粘贴在病例报告表上,在正常范围内的数据也应具体记录。对显著偏离或在临床可接受范围以外的数据须加以核实。检测项目必须注明所采用的计量单位。

第五十条　为保护受试者隐私,病例报告表上不应出现受试者的姓名。研究者应按受试者的代码确认其身份并记录。

第五十一条　临床试验总结报告的内容应与试验方案要求一致,包括:

（一）随机进入各组的实际病例数,脱落和剔除的病例及其理由;

（二）不同组间的基线特征比较,以确定可比性;

（三）对所有疗效评价指标进行统计分析和临床意义分析。统计结果的解释应着重考虑其临床意义;

（四）安全性评价应有临床不良事件和实验室指标合理的统计分析,对严重不良事件应详细描述和评价;

（五）多中心试验评价疗效,应考虑中心间存在的差异及其影响;

（六）对试验药物的疗效和安全性以及风险和受益之间的关系作出简要概述和讨论。

第五十二条　临床试验中的资料均须按规定保存（附录2）及管理。研究者应保存临床试验资料至临床试验终止后五年。申办者应保存临床试验资料至试验药物被批准上市后五年。

第九章　数据管理与统计分析

第五十三条　数据管理的目的在于把试验数据迅速、完整、无误地纳入报告,所有涉及数据管理的各种步骤均需记录在案,以便对数据质量及试验实施进行检查。用适当的程序保证数据库的保密性,应具有计算机数据库的维护和支持程序。

第五十四条 临床试验中受试者分配必须按试验设计确定的随机分配方案进行,每名受试者的处理分组编码应作为盲底由申办者和研究者分别保存。设盲试验应在方案中规定揭盲的条件和执行揭盲的程序,并配有相应处理编码的应急信件。在紧急情况下,允许对个别受试者紧急破盲而了解其所接受的治疗,但必须在病例报告表上述明理由。

第五十五条 临床试验资料的统计分析过程及其结果的表达必须采用规范的统计学方法。临床试验各阶段均需有生物统计学专业人员参与。临床试验方案中需有统计分析计划,并在正式统计分析前加以确认和细化。若需作中期分析,应说明理由及操作规程。对治疗作用的评价应将置信区间与假设检验的结果一并考虑。所选用统计分析数据集需加以说明。对于遗漏、未用或多余的资料须加以说明,临床试验的统计报告必须与临床试验总结报告相符。

第十章 试验用药品的管理

第五十六条 临床试验用药品不得销售。

第五十七条 申办者负责对临床试验用药品作适当的包装与标签,并标明为临床试验专用。在双盲临床试验中,试验药物与对照药品或安慰剂在外形、气味、包装、标签和其他特征上均应一致。

第五十八条 试验用药品的使用记录应包括数量、装运、递送、接受、分配、应用后剩余药物的回收与销毁等方面的信息。

第五十九条 试验用药品的使用由研究者负责,研究者必须保证所有试验用药品仅用于该临床试验的受试者,其剂量与用法应遵照试验方案,剩余的试验用药品退回申办者,上述过程需由专人负责并记录在案,试验用药品须有专人管理。研究者不得把试验用药品转交任何非临床试验参加者。

第六十条 试验用药品的供给、使用、储藏及剩余药品的处理应接受相关人员的检查。

第十一章 质 量 保 证

第六十一条 申办者及研究者均应履行各自职责,并严格遵循临床试验方案,采用标准操作规程,以保证临床试验的质量控制和质量保证系统的实施。

第六十二条 临床试验中有关所有观察结果和发现都应加以核实,在数据处理的每一阶段必须进行质量控制,以保证数据完整、准确、真实、可靠。

第六十三条 药品监督管理部门、申办者可委托稽查人员对临床试验相关活动和文件进行系统性检查,以评价试验是否按照试验方案、标准操作规程以及相关法规要求进行,试验数据是否及时、真实、准确、完整地记录。稽查应由不直接涉及该临床试验的人员执行。

第六十四条 药品监督管理部门应对研究者与申办者在实施试验中各自的任务与执行状况进行视察。参加临床试验的医疗机构和实验室的有关资料及文件(包括病历)均应接受药品监督管理部门的视察。

第十二章 多中心试验

第六十五条 多中心试验是由多位研究者按同一试验方案在不同地点和单位同时进行的临床试验。各中心同期开始与结束试验。多中心试验由一位主要研究者总负责，并作为临床试验各中心间的协调研究者。

第六十六条 多中心试验的计划和组织实施要考虑以下各点：

（一）试验方案由各中心的主要研究者与申办方共同讨论认定，伦理委员会批准后执行；

（二）在临床试验开始时及进行的中期应组织研究者会议；

（三）各中心同期进行临床试验；

（四）各中心临床试验样本量大小及中心间的分配应符合统计分析的要求；

（五）保证在不同中心以相同程序管理试验用药品，包括分发和储藏；

（六）根据同一试验方案培训参加该试验的研究者；

（七）建立标准化的评价方法，试验中所采用的实验室和临床评价方法均应有统一的质量控制，实验室检查也可由中心实验室进行；

（八）数据资料应集中管理与分析，应建立数据传递、管理、核查与查询程序；

（九）保证各试验中心研究者遵从试验方案，包括在违背方案时终止其参加试验。

第六十七条 多中心试验应当根据参加试验的中心数目和试验的要求，以及对试验用药品的了解程度建立管理系统，协调研究者负责整个试验的实施。

第十三章 附则、附录1 世界医学大会赫尔辛基宣言 人体医学研究的伦理准则、附录2 临床试验保存文件（略）

附录 2 草药的安全性和疗效评价的研究指南

（WHO/EDM/TRM/2000.1_Annex Ⅱ, p: 27-32）

一、术语的定义

（一）草药

指一种来源于植物的原料,或具有疗效的药物制剂,或来源于一种或多种植物中天然的未经加工的或经过加工处理的与人类健康利益有关的原料或制剂。有些来源于无机物或动物体的传统草药也可能被包含在内。

（二）化合物特性

植物药局部的纯天然成分可能被用来确保鉴定或量化植物药制剂,但这并不能充分说明该植物药的生物或治疗活性。

（三）生物活性

指一种通过服用试验物质后造成动物基本功能或部分机体功能的改变。

（四）治疗活性

指以人类疾病表现形式的改善为结局指标的一种干预措施。

（五）植物原料的加工

指通过传统的制作方法去改进它们的安全性、疗效或便捷临床的使用方法,或制作成药物制剂。

（六）植物原料的药物制剂

药物制剂包括下列一种或多种: 植物原料的粉剂、提取物、纯化提取物,或从植物原料中分离出活性物质的部分纯化提取物。在某些情况下,这些制剂可能也包括来源于动物或矿物质的原料。

二、草药毒性研究的指南

这些指南旨在说明与草药安全性评价有关的非临床的毒理学研究的标准方法。对于人体研究而言,并非每一种草药都必须做所有的试验。

急性毒性试验

1. 动物的种类　一些审核机构要求至少使用两类动物,其中一类从啮齿类中选择,另一类则从非啮齿类中选择。

2. 性别 至少有一类动物应该包含雄性和雌性。

3. 动物的数量 对于啮齿类动物,每1组每1性别应该至少包括5只动物。对于非啮齿类动物,每1组每1性别应该至少包括2只动物。

4. 给药途径 通常采用的方法是口服给药,因为这种方法是常规的临床给药方法。但是,一些审核机构建议可以增加一种肠道外的给药方法。

如果建议对人类采用肠道外用药的给药方法,那么对于动物试验只需采用这种给药途径可能就足够了。

5. 剂量水平 对于啮齿类动物,能够测定近似致死的剂量水平才是足够的。对于非啮齿类动物,能够观察到明显的中毒症状的剂量水平才是足够的。

6. 给药频率 24小时内应该给一次或多次试验物质。

7. 观察报告 中毒的症状及严重度、中毒的发作、中毒过程和症状的消失及与之相关的剂量和时间都应该被观察和记录下来。一般说来,这些动物都应该至少被观察7~14天。

在观察期间内死亡的动物,及在观察结束时还存活的啮齿类动物都应该做尸检。

如果必要的话,还应该对在尸检中肉眼见到发生病变的器官或组织进行组织病理学检查。

三、长期毒性试验

1. 动物的种类 许多审核机构要求至少使用两类动物,一种是啮齿类,另一种是非啮齿类。

2. 性别 通常,雄性和雌性动物各半。

3. 动物的数量 对于啮齿类动物,每1组应该至少包括10只雄性和10只雌性动物。对于非啮齿类动物,每1组应该至少包括3只雄性和3只雌性动物。

如果在试验中还安排了一些检查,那么动物的数量应该相应地增加。

4. 给药途径 通常,临床中预期的给药途径都应该在长期毒性试验中使用。

5. 服用周期 动物试验物质的服用周期将依赖于预期的临床应用周期。由于个体差异,毒性研究的服用周期可能各个国家都不相同。

下面这张表反映了通常的服用周期范围:

附表2-1 服用周期范围

预期的临床使用周期	毒性研究的服用周期
至少1周单独给药或重复给药	2周~1个月
1~4周中重复给药	4周~3个月
1~6个月中重复给药	3~6个月
6个月以上长期重复给药	9~12个月

通常的规律是试验物质应该一周服用7天。在每次试验结果中,必须记录毒性研究的服用周期。

6. 剂量水平 试验组至少要使用三种不同的剂量水平。第一种剂量水平,即不应该引起毒性改变(无反应剂量);第二种剂量水平,即能产生明显的毒性反应。第三种剂量水平是介于前两种剂量水平范围之间的,即增加相应的剂量将增加毒性剂量反应关系观察的可能性。所有的研究都应该包括一个试验动物的载体对照组。

7. 观察和检查　观察和检查应该按照以下的条目来操作(1~6条):

(1)全身症状、体重、食物和水的摄入量:对于所有的实验动物而言,应每天观察全身症状,定期测量体重和食物的摄入量。如果必要的话,也应该测定水的摄入量。测量的频率通常按照以下的原则:

体重的测量:①开始给药之前;②给药后的前3个月至少每周1次;③然后每4周至少1次。

食物摄入量的测量:①开始给药之前;②给药后的前3个月至少每周1次;③然后每4周至少1次。如果试验物质被混在食物中服用,那么食物的摄入量应该每周测量1次。

(2)血液学的检查:对于啮齿类动物,应该在尸检前采集血标本。对于非啮齿类动物,血标本则应在开始服用药物之前采集1次,服药期间至少采集1次(对于研究周期超过1个月),开始尸检前还得采集1次。

对于血液学和血液生化的检查,期望尽可能多地包含起限定性作用的指标。

(3)肾功和肝功试验:由于肝脏和肾脏是新陈代谢和排泄的常用器官,潜在的毒性物质很容易影响它们,因此在长期毒性试验中应检测它们的功能。

对于啮齿类动物,应该在每组中选择固定数量的动物,在开始给药之前和给药期间至少进行1次尿液分析。

(4)其他功能性试验:如果可能的话,心电图、视觉和听觉试验都应该进行。对于啮齿类动物来说,在给药期间每组中应有固定数量的动物至少做一次眼科的检查;对于非啮齿类动物来说,所有的动物在开始给药之前和给药期间至少有一次,都应该做这些检查。

(5)在检查期间死亡的动物应尽可能早地做尸检。器官和组织都应该做显微镜检。此外,为了判定死亡的原因和毒性改变的属性(严重度和程度),如果可能的话,器官重量的测量和病理组织学的检查都应该做。

(6)为了将从给药期间获得的有用的信息最大化,所有奄奄一息的动物都应该处死它们而不是允许它们自然死亡。为了便于血液学和血液生化的分析,在处死它们之前,应该记录临床观察资料和收集血液标本。在尸检时,应该记录器官和组织的显微镜检结果及器官重量。为了描述所有毒性改变的属性(严重度),应该做完整的组织病理学检查。

所有存活的动物在服药结束期或在血液学(包括血液生化)检查的血液标本采集后的恢复期都应该做尸检;器官和组织都应该做显微镜检,同时应测量器官的重量。如果在给很少剂量动物的器官和组织中所有的检查或显微镜检发现了改变,或如果在最大剂量组中发现了显著性改变,对这些动物器官和组织也应做组织病理学检查,另一方面,对于所有啮齿类动物的组织病理学检查将有利于进一步提高毒性的检出率。

8. 毒性的恢复　为了研究毒性改变的恢复,应该对所有停止服用试验物质的被允许存活不同时间长度的动物进行检查。

附录3 草药随机对照试验的报告标准

草药随机对照临床试验的报告: CONSORT声明细则

文章结构	项目	描述信息
标题和摘要	1	参加者如何被分配入组(例如:"随机") 标题和摘要中至少有一处标出该试验中所应用的草药产品的拉丁名,入药部位和剂型
引言		
背景	2	科学背景和原理解释 包括简短说明进行此项试验的理由和使用该特定草药制品的依据,如果可行的话,请报告是否有关于此药物适用症的新的或传统的研究
方法		
受试者	3	参加者的入选标准、数据收集的场所和地点 如果要检验的是传统适用症,那么就要对这种传统理论和观念进行描述。例如:参加者纳入标准应该反映出支持这一传统适用症的理论和观念
干预	4	详细描述每组的干预措施,包括给药时间和方法
	4A: 草药产品名称	1. 每种草药成分的拉丁双语名、植物学权威名和科名;常用名 2. 正确的商品名(例如:商标名称)或提取物名称(例如: EGb-761),制造商名称 3. 该药品在试验实施地是否经过认证(注册,登记)
	4B: 草药产品的特征	1. 生产该药品或提取物所采用的植物部位 2. 药品类型 [生药(鲜或干),提取物] 3. 提取所用溶剂的类型和浓度(例如: 80%酒精,100%水,90%甘油等);草药提取比例(例如2:1) 4. 生药材的鉴定方法(例如:如何鉴定,鉴定人是谁)和批号。说明是否贮存了凭证标本(例如:保留样品)及其贮存地和编号
	4C: 给药方案和定量描述	1. 用药剂量、疗程及其依据 2. 所有的定量草药产品(含生药和添加剂)的每单位剂量药物的重量、浓度等指标(适当时,可用范围来表示)。添加剂材料,例如黏合剂、辅料和其他赋形剂(如17%麦芽糊精,3%二氧化硅/片),也需要在文中列出

341

文章结构	项目	描述信息
		3. 标准化产品,必须列出活性/标志性成分的每单位药剂量
4D: 定性检验		1. 产品的化学指纹及其检测方法(设备和化学参比标准品)和检测者(如试验室名称),是否贮存了产品样品(如保留样品)及贮存地
		2. 描述进行过的全部特殊检验/纯度测定(如重金属或其他污染物测定),报告去除了哪些物质,及去除方法
		3. 标准化 被标准化的对象(如产品中哪种化学成分)和方法(如化学过程或生物/功能性活性测定)
4E: 安慰剂/对照组		对照/安慰剂的说明
4F: 研究人员		描述研究人员情况(如培训和实践经验)
目的	5	特定目的和假说
结局	6	清楚定义了主要和次要结局指标,并且如果适合的话,说明进行过的任何用以提高测量质量的方法(如多次观测和结局评价者培训)
		如果适合的话,结局指标应反映干预措施和适应证的基础理论
样本量	7	样本量如何决定的,如果适合的话,解释所有的期间分析和终止条件
随机		
序列产生	8	产生随机序列的方法,包括任何限制的细节描述(如区组、分层)
分配隐藏	9	执行随机分配序列的方法(如有编码的序列信封或中心电话),说明序列是否直到干预措施分配结束之前都一直处于隐藏状态
实施	10	说明分配序列制作人,受试者登记人,受试者分配人
盲法(掩饰)	11	对受试者,干预措施实施者和结局评估者是否使用盲法,如使用了盲法,如何评价盲法的成功
统计方法	12	用于比较组间主要结局的统计学方法;附加分析方法,如亚组分析和校正分析
结果		
参与者流程	13	推荐用流程图报告各阶段受试者流程。特别是报告参加随机分组、接受治疗、完成研究方案、参加主要结果分析的受试者数目。描述实际研究情况与研究方案之间变异的情况及其原因
募集受试者	14	明确定义募集受试者的时间和随访的时间
基线资料	15	基线人口统计学和临床特征
		包括联合使用的医疗措施,草药和替代治疗
数据分析	16	纳入每一分析的受试者数(分母),是否采用了意向性分析。如可能,采用绝对数字来表述结果(如10/20而不是50%)
结局和效应值	17	对每一个主要和次要结局给出每组汇总的结果,效应估计值及其精确性(如95%置信区间)
辅助分析	18	报告所进行的其他任何分析以说明方法的多样性,包括亚组分析、校正分析。指出哪些是预先制定的,哪些是临时添加的分析

文章结构	项目	描述信息
不良事件	19	各组所有重要不良事件或副作用
讨论		
解释	20	结果解释应考虑研究假设、潜在偏倚和不精确的原因,及与结果和分析的多样性相关的危险因素
		根据产品/给药方案解释结果
可推广性	21	试验结果和结论的可推广性(外部真实性)
		可能时,讨论本试验所用的草药产品和给药方案与在自我保健和(或)临床实践中应用的关系
综合证据	22	根据当前证据,概括解释结果
		联系其他产品的试验,讨论本试验结果

注: 普适的22项CONSORT为宋体,草药CONSORT对其的补充为楷体。

针对修改最大的第4项"干预",该小组对其进行了有针对性的细化,并举例说明了在实际的试验报告中应该如何高质量地应用每个建议。

《草药随机对照临床试验的报告: CONSORT声明细则》清单第4项的建议细则

文章结构	项目	描述信息
方法		
干预	4	
	4A: 草药产品名称	1. 每种草药成分的拉丁双语名、植物学权威名和科名; 常用名 2. 正确的商品名(例如: 商标名称)或提取物名称(例如EGb-761)及制造商 3. 该药品在试验实施地是否经过认证(注册,登记)
	4B: 草药产品的特征	1. 生产该药品或提取物所采用的植物部位 2. 药品类型 [生药(鲜或干),提取物] 3. 如产品属于提取制剂,则需描述: 提取所用溶剂的类型和浓度(例如: 80%酒精,100%水,90%甘油等); 草药提取比例(例如2∶1) 4. 生药材的鉴定方法(例如: 如何鉴定,鉴定人是谁)和批号。说明是否贮存了凭证标本(例如: 保留样品)及其贮存场所和编号
	4C: 给药方案和定量描述	1. 用药剂量、疗程及其依据 2. 所有定量草药产品(含生药和添加剂)每单位剂量的重量、浓度等指标(适当时,可用范围来表示)。添加剂材料,例如黏合剂、辅料和其他赋形剂(如17%麦芽糊精,3%二氧化硅/片),也需要在文中列出 3. 标准化产品,必须列出活性/标志性成分的每单位剂量
	4D: 定性检验	1. 产品的化学指纹及其检测方法(设备和化学参比标准品)和检测者(如试验室名称),产品样品(如保留样品)是否被保贮存,及贮存地 2. 描述进行过的全部特殊检验/纯度测定(如重金属或其他污染物测定),报告去除了哪些物质,及去除方法

续表

文章结构	项目	描述信息
	3. 标准化	被标准化的对象(如产品中哪种化学成分)和方法(如化学过程或生物/功能性活性测定)
4E: 安慰剂/对照组		对照/安慰剂的说明
4F: 研究人员		描述研究人员情况(如培训和实践经验)

#未标注参考文献的范例并非来自真实发表的文章,它们仅仅是为了实现为每一项建议提供最特异和准确的范例而被虚构出来的。所有的范例都是针对同一种提取物的试验/实验研究而设,为了满足所有范例的连贯性,此表中标注参考文献的位置与原文有轻微变动。

带有"如果适合"字样的建议表明:该建议所要求报告的全部信息可能在某些类型的草药干预试验中不适用。例如,一种仅仅用来当药茶饮用或作为水煎剂服用的含有生药材(例如,叶和枝干)的草药产品不需要描述"所用溶剂类型和浓度,及草药的提取比例"(第4B.3项)。同样,也不是所有的草药干预手段都有最终的产品或提取物名称或生产厂家(第4A.2项),它们可能只是试验实施人员为该项研究而特制的。在这种情况下,试验报告者必须报告所有用来炮制和制备该药品的方法。与此相似的还有,当草药试验中,试验实施人员不参与施加干预时,则不需要报告第4F项。除了以上这些特例以外,该小组建议所有草药试验都要报告本文列表中的所有信息。

[出处: 费宇彤,刘建平. 国际草药CONSORT声明及中药临床试验报告规范化问题思考. 中国中药杂志,2008,33(1): 89-94.]

附录4 中药复方临床随机对照试验报告的检查清单

论文章节/主题	条目号	CONSORT声明的检查条目	中药复方扩展版
文题、摘要和关键词	1a	文题能识别是临床随机试验	说明中药临床试验是针对某个中医证型、某个西医定义的疾病或某个具有特定中医证型的西医定义的疾病(如适用)
	1b	结构性摘要,包括试验设计、方法、结果、结论几个部分(具体的指导建议参考"CONSORT for abstracts"	说明复方的名称、剂型及所针对的中医证型(如适用)
	1c		确定适当的关键词,包括"中药复方"和"随机对照试验"
引言			
背景和目的	2a	科学背景和对试验理由的解释	基于生物医学理论和(或)传统中医学理论
	2b	具体目的或假设	说明中药临床试验是针对某个中医证型、某个西医定义的疾病或某个具有特定中医证型的西医定义的疾病(如适用)
方法			
试验设计	3a	描述试验设计(诸如平行设计、析因设计),包括受试者分配入各组的比例	
	3b	试验开始后对试验方法所做的重要改变(如合格受试者的挑选标准),并说明原因	
受试者	4a	受试者合格标准	如招募特定中医证型的受试者,应详细说明其诊断标准和纳入、排除标准。须使用公认的诊断标准,或提供参考出处,使读者能查阅其详细解释

续表

论文章节/主题	条目号	CONSORT声明的检查条目	中药复方扩展版
	4b	资料收集的场所和地点	
干预措施	5	详细描述各组干预措施的细节以使其他研究者能重复试验，包括各干预措施实际上是如何及何时实施的	不同类型的中药复方，应包括以下的内容：

5a. 固定组成的中药复方
1. 复方的名称、出处和剂型（如汤剂、颗粒剂、散剂）
2. 复方中所有组成药物的名称、产地、炮制方法和剂量。中药名称最少以2种文字表示：中文（拼音）、拉丁文或英文，同时建议注明入药部位
3. 说明每种药物的认证方法，以及何时、何地，由何人或何机构、如何进行，说明有无保留样本。如有，说明在何处保存及可否获得
4. 组方原则、依据及方解
5. 支持复方疗效的参考数据（如有）
6. 复方药理研究（如有）
7. 复方制作方法（如有）
8. 每种药物及复方的质量控制方法（如有）。包括任何定量和（或）定性测试方法，以及何时、何地、如何和由何人或何机构进行，原始数据和样品在何处保存，可否获得
9. 复方安全监测，包括重金属和有毒元素试验、农药残留试验、微生物限量试验、急性/慢性毒性试验（如适用）。如有监测，在何时、何地、如何和由何人或何机构进行，原始数据和样本在何地保存，可否获得
10. 复方剂量及其制定依据
11. 给药途径（如口服、外用）

5b. 个体化中药复方
1. 参见5a第1~11项的报告内容
2. 附加资料：复方如何、何时和由何人进行加减

5c. 中成药
1. 组成、剂量、疗效、安全性及质量控制方法等具体内容可参照已公开的文献资料（如药典）

论文章节/主题	条目号	CONSORT声明的检查条目	中药复方扩展版
			2. 说明复方的详细资料包括：①产品名称(即商品名)，②生产厂家，③生产批号，④生产日期及有效期，⑤辅料在成品中的比例，⑥是否有附加的质量控制方法 3. 说明中成药在本试验中所针对适应证是否与已公开的资料相同 5d. 对照组 安慰剂对照 1)每种成分的名称和剂量 2)描述安慰剂和试验中药从颜色、气味、味道、外观和包装等的相似程度 3)质量控制和安全监测的标准和方法(如有) 4)给药途径、疗程和剂量 5)生产数据，包括：何地、何时、由何人或何机构制作阳性对照 *中药复方可参见5a~5c的内容 *化学药品可参考CONSORT声明中条目5的内容
结局指标	6a	完整而确切地说明预先设定的主要和次要结局指标,包括它们是在何时、如何测评	详细报告与中医证候相关的结局指标
	6b	试验开始后对结局指标是否有任何更改,并说明原因	
样本量	7a	如何确定样本量	
	7b	必要时,解释期中分析和试验中止原则	
随机方法			
序列的产生	8a	产生随机分配序列的方法	
	8b	随机方法的类型,任何限定的细节(如怎样分区组和各区组样本多少)	
分配隐藏机制	9	用于执行随机分配序列的机制(例如按序编码的封藏法),描述干预措施分配之前为隐藏序列号所采取的步骤	

论文章节/主题	条目号	CONSORT声明的检查条目	中药复方扩展版
实施	10	谁产生随机分配序列,谁招募受试者,谁给受试者分配干预措施	
盲法	11a	如果实施了盲法,分配干预措施之后对谁设盲(例如受试者、医护提供者、结局评估者),以及盲法是如何实施	
	11b	如有必要,描述干预措施的相似之处	
统计学方法	12a	用于比较各组主要和次要结局指标的统计学方法	
	12b	附加分析的方法,诸如亚组分析和校正分析	
结果			
受试者流程(极力推荐使用流程图)	13a	随机分配到各组的受试者例数,接受已分配治疗的例数,以及纳入主要结局分析的例数	
	13b	随机分组后,各组脱落和被剔除的例数,并说明原因	
招募受试者	14a	招募期和随访时间的长短,并说明具体日期	
	14b	为什么试验中断或停止	
基线资料	15	用一张表格列出每一组的基线数据,包括人口学资料和临床特征	
纳入分析的例数	16	各组纳入每一种分析的受试者数目(分母),以及是否按最初的分组分析	
结局和估计值	17a	各组每一项主要和次要结局指标的结果	
	17b	对于二分类结局,建议同时提供相对效应值和绝对效应值	
辅助分析	18	所做的其他分析的结果,包括亚组分析和校正分析,指出哪些是预先设定的分析,哪些是新尝试的分析	

论文章节/主题	条目号	CONSORT声明的检查条目	中药复方扩展版
危害	19	各组出现的所有严重危害或意外效应(具体的指导建议参考"CONSORT for harms")	(此条目无扩展)
讨论			
局限性	20	试验的局限性,报告潜在偏倚和不精确的原因,以及出现多种分析结果的原因(如果有这种情况的话)	
可推广性	21	试验结果被推广的可能性(外部可靠性、实用性)	讨论中药复方于不同中医证候和疾病的作用
解释	22	与结果相对应的解释,权衡试验结果的利弊,并且考虑其他相关证据	以传统中医学理论作解释
其他信息			
试验注册	23	临床试验注册号和注册机构名称	
试验方案	24	如果有的话,在哪里可以获取完整的试验方案	
资助	25	资助和其他支持(如提供药品)的来源,提供资助者所起的作用	

背景部分包括：

　问题的定义

　假说的陈述

　研究结局的描述

　暴露或干预的类型

　研究设计类型

　研究人群

检索策略部分包括：

　检索人的资格（例如，图书管理员或调查研究员）

　检索策略包括时间段、关键词及其组合

　力求纳入所有可获得的研究，包括与作者联系所获取的研究

　检索资料库和注册资料库

检索所用的软件名称和版本，包括其特殊的功能（例如，主题词扩大检索）

　手工检索的运用（包括检索获得文章的参考文献）

　列出获取文献的题录，包括排除的文献及其理由

　说明获得非英语发表文章的方法

　处理摘要和未发表研究的方法

　描述任何与作者联系的情况

方法部分包括：

　描述所收集的评估检验假设的研究的相关性和适当性

　选择和编排数据的合理性（例如，按一定的临床原则或者简便标准）

　分类和编排数据的记载（例如，多人评估，盲法和评估者间的可靠性检验）

　混杂因素的评估（例如，在恰当的情况下，评估研究中病例和对照间的可比性）

　研究质量的评估，包括质量评估者采用盲法，对可能影响研究结果的因素进行分层或回归分析

　异质性的评估

　统计方法的描述（例如：对固定或随机效应模型的完整描述，以及针对研究结果预测因素所选择模型
　　的合理性，剂量效应模型或累积meta分析）应足够的详细，以便可被重复。

　提供适当的图表

结果部分包括：

　　图解归纳单个研究的效应值或汇总的效应值

　　列表描述每个纳入研究的信息

　　敏感性检验的结果（例如，亚组分析）

　　表明调查结果的统计学不确定性指征

讨论部分包括：

　　定量评估偏倚（例如，发表偏倚）

　　排除的理由（例如，排除非英语文献）

　　纳入研究的质量评估

结论部分包括：

　　对观察结果进行多种解释

　　结论的推广应用性（即根据列出的资料和文献评估来决定）

　　对以后研究的指导意义

　　公布资助来源

附录6 诊断性试验报告的国际标准（STARD）

（BMJ, 2015, 351 : h5527）

STARD清单

章节与主题	序号	条目
标题与摘要	1	标题或摘要中能够判断出至少一种诊断准确性的测量方法（如灵敏度、特异度、预测值或AUC）
摘要	2	包括研究设计、方法、结果和结论的结构化摘要（具体指南参见STARD摘要）
前言	3	科学和临床背景,包括拟评价诊断方法的预期用途和临床角色
	4	研究目的和假说
方法		
研究设计	5	是否在试验诊断和参照标准应用之前对资料收集方法进行描述（前瞻性研究）,或事后进行收集（回顾性研究）
对象	6	纳入与排除标准
	7	如何识别潜在的合格研究对象（症状、之前的检查结果、包含在注册登记数据库）
	8	何时、何地招募潜在的合格研究对象（机构、场所和日期）
	9	研究对象是否是连续、随机地入组还是选取方便连续样本
方法	10a	充分描述拟评价诊断方法的细节,使研究可重复
	10b	充分描述参考标准的细节,使研究可重复
	11	选择参考标准的理由（如果有其他备选的参考标准）
	12a	描述拟评价诊断方法的阳性临界值或结果分类的定义和理由,并区分是否为预先设定的还是探索性的
	12b	描述参考标准的阳性临界值或结果分类的定义和理由,并区分是否为预先设定的还是探索性的
	13a	拟评价诊断方法的检查人员/读取结果人员是否能利用到临床信息和参考标准的结果
	13b	参考标准的评价人员是否能利用临床资料和拟评价诊断方法的结果
统计分析	14	评估或比较诊断准确性的计算方法

章节与主题	序号	条目
	15	如何处理拟评价诊断方法或参考标准的不确定结果
	16	如何处理拟评价诊断方法或参考标准中的缺失数据
	17	任何关于诊断准确性差异的分析,区分是否为预先设定的还是探索性的
	18	预先设定的样本量及其测算依据
结果		
对象	19	使用流程图报告受试者的流程
	20	研究对象的基线人口学和临床特征
	21a	纳入研究对象所关注疾病的严重程度分布
	21b	未纳入研究对象所关注疾病的严重程度分布
	22	拟评价诊断方法和参考标准的时间间隔以及采取的任何临床干预措施
试验结果	23	用四格表展示拟评价诊断与参考标准方法的结果(或分布)
	24	诊断准确性的估计值及其精度(如95%置信区间)
	25	拟评价诊断方法或参考标准实施期间出现的任何不良事件
讨论	26	研究的局限性,包括潜在偏倚的来源,统计的不确定性及外推性
	27	对实践的指导意义,包括拟评价诊断方法的预期用途和临床角色
其他信息	28	注册号及注册名
	29	完整研究方案应从哪里获取
	30	研究经费的来源和其他支持; 赞助者的角色

附录7 诊断准确性研究流程示意图

（Clinical Chemistry，2003，49：7~18）

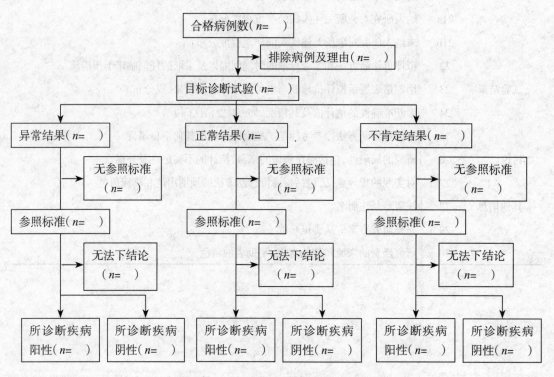

附图7-1 诊断准确性研究流程示意图

附录8 临床试验干预措施报告的国际标准(STRICTA)

临床试验干预措施报告的国际标准

(Standards for Reporting Interventions in Controlled Trials of Acupuncture, STRICTA)

一、STRICTA 清单

针刺临床试验干预措施报告的标准(STRICTA)

干预措施	条目	说明
针刺理论依据	1	针刺种类
		针刺治疗(如辨证、脊髓节段、扳机点等)的理论依据,及采用个体化治疗的理论依据
		针刺治疗原理的文献依据
针刺措施的细节	2	所用腧穴(单/双侧)
		进针数量
		进针深度(如针灸针所至的解剖组织层面、毫米或寸)
		针刺反应(如得气或肌肉抽动)
		针刺刺激方式(如手针或电针)
		留针时间
		针具类型(规格、长度、生产厂家和材质)
治疗方案	3	疗程
		治疗频次
辅助干预措施	4	联用的其他干预措施(如灸法、拔罐、草药、锻炼、生活方式干预等)
针灸师的资历	5	接受相关培训的时间

续表

干预措施	条目	说明
		临床实践时间
		在试验目标疾病领域的专业技能
对照干预措施	6	对照干预手段的预期作用及其适宜用来治疗试验目标疾病的依据。如果对受试者实施了盲法，需要报告施盲方法（如有治疗作用的对照干预，有微量治疗作用的刺入性或非刺入性假针灸，或无治疗作用的对照措施）
		提供给受试者的治疗方法信息和对照方法信息
		对照组干预的细节（包括对上面第2条内容的详细描述；如果使用了其他对照措施，则需要补充说明其相应详细实施方法）
		选择对照措施的文献依据

二、STRICTA 文字说明

1. 针刺理论依据　报告中应陈述所使用的针刺类型，如是传统的中国针灸还是西方针灸，此外还需要说明选择治疗手段的理论依据，包括诊断、选穴和治疗。无论标准化治疗或个体化治疗，都应提供治疗的依据（出处）和原则，如依据于文献报道、专家临床经验、研究结果或针灸师调查问卷及其各种依据的组合等。

2. 针刺的细节　包括使用的腧穴（国际标准名称或解剖定位表述、单侧或双侧取穴）、进针的数目（总数或数目变化的范围）、进针的深度（如针灸学度量单位"寸"，解剖组织层次，如皮下组织、筋膜、肌肉、骨膜，或以毫米表示）、针刺的反应（如"得气"或肌肉抽动）、针刺刺激方式（如手针所用的提插捻转手法；电针所用的电流强度和频率）、留针时间（固定时间或均值和变异范围）、使用针具的类型[包括规格、长度、生产厂家和（或）材质]。

3. 治疗方案　包括治疗的频次和疗程。如不同受试者有不同的治疗频次和疗程，则应当报道均数和变异范围。

4. 辅助干预措施　报告所有针刺以外的辅助治疗措施，如灸法、拔罐、梅花针、中药、锻炼（气功）、生活方式干预（如食疗）等。所有这些都应当清楚、如实地报道。

5. 针灸师的资历　针刺治疗的效果与针灸师的技术和经验有直接的关系。临床试验应当报告针灸师接受针灸培训的时间、临床经验的多少、在试验目标疾病领域的专业技能和其他可能相关的背景资料。

6. 对照干预　报告对照措施的选择依据和预期效果。如果选择假针灸作为对照，必须详尽描述假针灸的方法和使用目的（例如是为了检验腧穴特异性，还是为了筛选刺激类型和治疗时程）。对照干预可以包括有治疗作用的对照措施，如物理疗法。无论是刺入性假针灸还是非刺入性假针灸，都属于有微量治疗作用的对照干预，因为它们可能引起神经生理反应和（或）神经化学反应。此外，没有打开开关的电针治疗仪本身属于没有治疗作用的对照，因为其不会引起受试者类似接受针刺治疗时产生的心理反应。提供给受试者的治疗方法信息和对照方法信息也非常容易影响试验的结果。如将假针灸解释为"一种针刺方法"或"不是针刺方法，但会引起类似于接受针刺治疗的体验"就可能会引起试验结果的改变。所以应该报告必要的原文。假针灸对照组的有效性往往建立在纳入没有接受针刺经历的受试者的基础之上。总之，对照组干预的细节必须详细报告。

[官方网址：www.stricta.info，汉语翻译出处：费宇彤，刘建平. 针刺临床试验中有关治疗措施的报告—— STRICTA标准介绍及评价. 中医杂志，2007，48（11）：983-985.]

附录9　系统综述报告的质量评价标准及流程图（PRISMA 声明）

PRISMA声明:(meta分析报告标准)清单

PRISMA(preferred reporting items for systematic reviews and meta-analyses,系统综述和meta分析优先报告的条目)声明由27个条目组成的清单(以及一个四阶段的流程图组成。该声明的目的在于帮助作者改进系统综述和meta分析的撰写和报告。此声明主要针对的是随机对照试验的系统综述,但是PRISMA也适合作为其他类型研究系统综述报告的基础规范,尤其是对干预措施进行评价的研究。PRISMA也可以用于已发表系统综述的严格评价。然而,PRISMA清单并非测量系统综述质量的工具。

一、标题

1. 题目　能鉴定出是否为系统综述或meta分析,抑或两者皆是。

二、摘要

2. 结构式摘要　提供结构化摘要,按照实际情况包含以下部分: 背景、目的、资料来源、纳入标准、研究人群、干预措施、质量评价方法和合并方法、结果、局限性、结论和对主要结果的分析、系统评价注册号。

三、引言

3. 原理　描述综述所使用的已知原理。
4. 目的　使用PICOS,即研究对象、干预措施、对照措施、结果、研究设计类型明确问题。

四、方法

5. 方案和注册　是否有研究方案,在什么地方能获得研究方案(如网址),如有可能,提供包括注册号在内的注册信息。
6. 纳入标准　使用纳入研究的方法学特征(如PICOS,随访时间)和报告特征(如发表年份、语言、发表状态)作为可靠、合理的标准。

358

7. 信息来源 在检索策略中列出所有的信息来源（如使用的数据库、与研究作者联系获得详细信息）和最后检索日期。

8. 检索 至少提供一个数据库的完整检索方式，包括对检索的限制，这个策略是否能被重复使用。

9. 研究筛选 表明研究筛选过程（如筛查、可靠性、是否在系统综述中，如有可能是否在meta分析中）。

10. 资料提取过程 描述从研究中提取资料的过程（如，导向表格、独立地、复制地），调查者获得或确定数据的过程。

11. 资料类型 定义和列出所有的资料类型（如PICOS，资金来源），任何假设和简化。

12. 单个研究的偏倚 描述用于评价每个研究的偏倚危险的方法（提供是在实施阶段或结局阶段），在数据合成过程中是如何使用这些方法的。

13. 合成方法 描述主要的合成方法（如危险度、均差）。

14. 合成结果 描述数据处理方法和合成的结果，在每个meta分析中进行异质性检验（I^2）。

15. 研究间的偏倚 注明任何可能影响合成证据的偏倚（如发表偏倚、研究内选择偏倚）。

16. 补充分析 描述任何补充分析（敏感性分析，亚组分析、meta回归分析），是否是预先计划的。

五、结果

17. 研究筛选 提供检索、纳入标准、质量评价后的纳入研究的数目，每个阶段给出排除理由，最好提供流程图。

18. 研究特征 对于每个研究，列出数据提取的特征（如样本量、PICOS、随访时间），并提供引用来源。

19. 研究内的偏倚 提供每个研究偏倚的数据，如有可能，对结局的评价（参见12）。

20. 每个研究的结果 对于所有呈现的结局（危害、有益），每个研究提供：①每个干预组的简单总结表；②估计效应值和置信区间，最好提供森林图。

21. 合成结果 提供每个meta分析的结果，包括置信区间和异质性检验。

22. 研究间的偏倚 提供评价研究间的偏倚信息（参见15）。

23. 补充分析 提供补充分析的结果（敏感性分析，亚组分析、meta回归分析）（参见16）。

六、讨论

24. 总结证据 总结发现的证据，包括每个主要结局的关联度，考虑到结果对主要利益相关者的影响（医护人员、用户、决策者）。

25. 不足 讨论在研究和结局上的限制（偏倚）和综述水平的限制（检索不全面、发表偏倚）。

26. 结论 联合其他证据解释结果，提出改进意见。

七、资金来源

27. 资金来源 提供为本系统综述和其他数据的资金来源（如附加数据），资金提供者所扮演的角色。

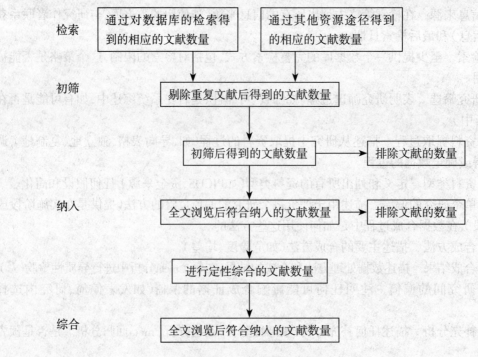

附图9-1 四阶段的流程图

PRISMA声明: http://www.prisma-statement.org/

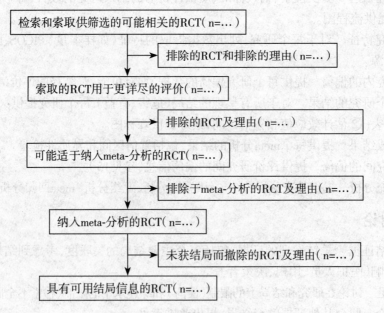

附图9-2 系统综述报告的流程图

附录 10 定性研究的报告标准

定性研究统一报告标准（COREQ）: 32项清单

编号	项目	提示性问题/描述
第一部分: 研究团队和过程反映		
研究者个人特征		
1	访谈者/组织者	哪位/些文章作者实施的访谈或焦点组访谈
2	学位/学历	研究者的学位是什么？例如: 哲学博士（Ph.D.）或医学博士（M.D.）
3	职业	在研究进行时,研究者的职业是什么
4	性别	研究者是男性还是女性
5	经验和培训	研究者的经验和培训情况如何
研究者与参与者的关系		
6	关系建立	与参与者的关系是在开始研究前就建立了吗
7	参与者对访谈者的了解	参与者了解访谈者的哪些信息？如个人目标及研究依据和理由
8	访谈者特征	文中报告了访谈者/组织者的哪些特征？如偏倚、研究结果猜测、进行研究的原因和兴趣
第二部分: 研究设计		
理论框架		
9	方法学观念和理论	文章报告了何种在研究中被应用的方法学观念、理论何方法？如扎根理论、话语分析、人种学和内容分析
选择参与者		
10	抽样	如何选择参与者？如: 目的性抽样、便利性抽样、连续性抽样、滚雪球抽样
11	与参与者沟通的方法	如何与参与者沟通？如面对面、电话、信件或电子邮件
12	样本量	研究中有多少参与者
13	拒绝参加研究或中途脱落	多少人拒绝参加研究或中途脱落？原因何在
场所		
14	资料收集场所	在哪里收集的资料？如家里、诊所、工作场所

编号	项目	提示性问题/描述
15	在场的非参与者	除了参与者与访谈者外,是否还有其他人在场
16	样本描述	样本的主要特征都是什么? 如人口学信息、日期
收集资料		
17	访谈提纲	访谈中所用到的问题、提示和提纲等是否由文章作者提供? 是否经过预访谈检验
18	重复访谈	是否进行过重复访谈? 如果进行过,有多少次
19	音/像录制	研究是否通过录音或录像收集资料
20	场记	在个体访谈/焦点组访谈过程中和(或)结束后是否做了场记
21	时长	个体访谈或焦点组访谈的时长是多少
22	信息饱和	是否讨论了信息饱和问题
23	转录文字返还	访谈转录成文字后是否返还给参与者征询意见和(或)纠正错误
第三部分: 分析和结果		
分析资料		
24	资料编码的数量	共用了多少个代码对资料进行编码
25	描述编码树	作者是否描述了编码树
26	主题来源	主题是预设的,还是源自获得的资料
27	软件	如果用了软件来管理资料,软件的名称和必要信息是什么
28	参与者检查	参与者是否提供了对研究结果的反馈
报告		
29	报告引文	是否用了参与者引文来说明主题/结果? 每条引文是否都有身份标记? 如参与者编号
30	资料和结果的一致性	根据报告的资料能否得出研究的结果
31	重要主题的清晰报告	研究结果中是否清晰报告了重要主题
32	次要主题的清晰报告	是否有对特殊案例的描述和对次要主题的讨论

COREQ内容的文字介绍(翻译自COREQ英文原文)

第一部分: 研究团队和过程反映

　　个人特征　定性研究者密切参与研究过程,与参与者密切接触,所以无法彻底消除个人偏倚。因此,研究者应该清楚报告他们的身份、学历/学位、职业、性别、经历和培训情况。这样做可以帮助读者评价以上这些因素可能对研究者研究过程(观察、分析和结果形成)的影响,提高结果的可信性。

与参与者的关系　因为研究者与参与者之间的关系既可以影响参与者的反应,也可以影响研究者对现象的理解,所以需要对其进行报告。例如,以医生身份进行访谈的研究人员虽然对患者的病情有深刻的了解,但是由于患者会担心访谈中所说的话会影响医生对他们的治疗,所以这种关系反而阻碍了两者间开诚布公的讨论。为了增加研究的透明性,研究人员应该报告自己对研究的预期和个人兴趣。

第二部分: 研究设计

理论框架　研究人员应该清楚地报告研究所用的理论框架,以便读者了解研究方法和目的。定性研究的理论框架包括: 扎根理论——从资料中构建理论; 人种学——了解具有某一共同特征的群体的文化; 现象学——描述经验和体验的含义和意义; 话语分析——分析语言表达; 内容分析——将资料系统地分配到结构化表格中。

选择参与者　研究者应该报告选择参与者的方法。多数定性研究采用目的性抽样。目的性抽样可以选择有特殊特征的参与者和(或)很有可能提供丰富、多样信息的参与者。便利性抽样可能会漏掉那些难以被接触到的人们的资料,所以较之目的性抽样而言稍欠理想。参与者募集方法,以及参与者拒绝参加研究或中途脱落的原因都必须严格报告,以减小做出无证据支持论断的可能性。研究者应该报告研究的样本量,以便读者了解研究对象的多样性。

场所　研究者应该报告资料收集时的相关背景资料。因为这些背景资料可能会导致参与者对相同问题有不同的反应。例如: 处于医院环境下的参与者在接受访谈时可能会更加保守,甚至丧失主见。个体访谈和焦点组访谈时是否有非参加访谈的人员在场也应该报告,因为这也可能会影响参与者表达自己的观点。例如,在访谈父母时,如果有孩子在场,他们可能不愿意谈论敏感的话题。文章应该报告参与者的特征(如基本的人口学资料),以便读者可以判断研究结果与自己所处环境的相关性。这样也便于读者判断该研究中是否包括了不同人群(如医生和患者)的观点和态度。

收集资料　资料收集过程中使用到的问题和提示均需要在文章中报告出来,以便读者了解研究人员的关注点,和评价研究过程中参与者是否被鼓励开放性地表达他们自己的观点。因为重复访谈可以增强访谈者与参与者之间的亲密关系,有助于获得更为丰富的资料,所以报告中也应该清楚说明是否进行了重复访谈。报告中应该说明记录参与者话语的方法。通常,较之研究者的同期笔记,录音和转录的方法可以更为准确地反映参与者的观点,如果再让参与者检查自己谈话的转录文字,就可以更加准确地反映他们的观点。个人访谈或焦点组访谈的时长可以影响研究获得的信息量,所以也应该体现在报告中。研究人员也应该清楚地说明是否是在等到信息饱和(纳入再多的新的参与者也不能够再提供新的观点)时才停止继续纳入参与者。

第三部分: 分析和结果

分析资料　用多位编码人员或三角模式(不同研究者对同一研究问题进行的独立现场观察、访谈和焦点组访谈,三者的研究结果共同为同一研究问题提供解释)可以为现象提供更广博和复杂的理解。详细描述编码(从参与者的话中选择出有意义的片段)和主题的来源和确定过程,可以增加研究结果的可信性。对于编码和备忘的描述可以清楚说明研究者如何认识、审视和延伸他们对资料的理解。有的时候,研究人员借助软件来储存、检索和编码定性资料。此外,从参与者处获得研究结果的反馈可以确保参与者的意思和态度被准确表达,而并没有被研究者的个人研究方案和知识所削减,可以增加研究结果的可信性。

报告　如果报告中出现了引文,研究者就应该报告来自不同参与者的引文以增强研究结果和对研究现象的解释的透明性和可信性。读者应该可以评价报告的资料和研究结果(包括重要主题和次要主题)之间的一致性。定性研究文章中应该清楚地说明研究结果的概要、对研究现象的解释和由此产生的理论。

[费宇彤,刘建平,于河,等. 报告定性研究个体访谈和焦点组访谈的统一标准(COREQ)介绍. 中西医结合学报,2008,6(2): 115-118.]

附录11 观察性研究的报告标准

STROBE申明: 观察性研究报告的必需条目清单第4版(2007年10月)

内容与主题	条目	描述
标题与摘要	1	①题目或摘要中要有常用专业术语表述研究设计 ②摘要内容要丰富,并且能准确流畅地表述研究中做了什么、发现了什么
前言		
背景/原理	2	对所报告的研究背景和原理进行解释
目标	3	对所报告的研究背景和原理进行解释
方法		
研究设计	4	在论文中较早陈述研究设计的要素
研究现场	5	描述研究现场、具体场所和相关时间范围(包括研究对象征集、暴露、随访和数据收集时间)
研究对象	6	①队列研究: 描述选择研究对象的合格标准、源人群和选择方法,描述随访方法;病例对照研究: 描述选择确诊病例和对照的合格标准、源人群和选择方法,描述选择病例和对照的原理; 横断面研究: 描述选择研究对象的合格标准、源人群和选择方法 ②队列研究—配对研究: 描述配对标准和暴露与非暴露数目;病例对照研究—配对研究: 描述配对标准和每个病例对应的对照数目
研究变量	7	明确定义结局、暴露、预测因子、潜在的混杂因子和效应修饰因子(如果可能,给出诊断标准)
数据来源/测量	8[1]	对每个关心的变量,描述其数据来源和详细的判定(测量)方法(如果有多组,还应描述各组之间判定方法的可比性)
偏倚	9	描述和解释潜在偏倚的过程
样本大小	10	解释样本大小的确定方法
计量变量	11	解释分析中如何处理计量变量(如果可能,描述怎样选择分组及分组原因)
统计学方法	12	①描述所有统计学方法,包括控制混杂方法。②描述亚组和交互作用检查方法。③描述缺失值处理方法。④队列研究: 如果可能,解释失访的处理方法; 病例对照研究: 如果可能,解释病例和对照的匹配方法; 横断面研究: 如果可能,描述根据抽样策略确定的统计方法。⑤描述敏感度分析

续表

内容与主题	条目	描述
结果		
研究对象	13[1]	①报告研究的各个阶段研究对象的数量,如可能合格的数量、被检验是否合格的数量、证实合格的数量、纳入研究的数量、完成随访的数量和分析的数量;②描述各个阶段研究对象未能参与的原因;③考虑使用流程图
描述性资料	14[1]	①描述研究对象的特征(如人口学、临床和社会特征)以及关于暴露和潜在混杂因子的信息;②指出每个关心的变量有缺失值的研究对象数目;③队列研究:总结随访时间(如平均时间及总时间)
结局资料	15[1]	队列研究:报告发生结局事件的数量或根据时间总结发生结局事件的数量;病例对照研究:报告各个暴露类别的数量或暴露的综合指标;横断面研究:报告结局事件的数量或总结暴露的测量结果
主要结果	16	①给出未校正的和校正混杂因子的关联强度估计值和精确度(如95%CI),阐明根据哪些混杂因子进行调整以及选择这些因子的原因。②当对连续性变量分组时报告分组界值。③如果有关联,可将有意义时期内的相对危险度转换成绝对危险度
其他分析	17	报告进行的其他分析,如亚组和交互作用分析及敏感度分析
讨论		
重要结果	18	概括与研究假设有关的重要结果
局限性	19	结合潜在偏倚和不精确的来源,讨论研究的局限性;讨论潜在偏倚的方向和大小
解释	20	结合研究目的、局限性、多因素分析、类似研究结果和其他相关证据,谨慎给出一个总体的结果解释
可推广性	21	讨论研究结果的可推广性(外推有效性)
其他信息		
资助	22	给出当前研究的资助来源和资助者(如果可能,给出原始研究的资助情况)

注: 1. 在病例对照研究中分别给出病例和对照的信息; 如果可能, 在队列研究和横断面研究里给出暴露组和未暴露组的信息

[出处: 詹思延.第三讲: 如何报告观察性流行病学研究——国际报告规范STROBE解读. 中国循证儿科杂志,2010, 5(3): 223-227.]

附录 12　国际临床实践指南的质量评价标准（AGREE Ⅱ）

　　AGREE Ⅱ工具包括6个领域23个主要条目，以及2个总体评估条目，每个领域针对指南质量评价的一个特定问题。

六个领域内容为：

　　领域1，范围和目的：涉及指南的总目的，特定卫生问题和目标人群（1~3条）；

　　领域2，参与人员：涉及指南开发小组成员组成的合理程度，并能代表目标使用人群的观点（4~6条）；

　　领域3，严谨性：涉及证据的收集和综合过程、陈述和更新推荐建议的方法（7~14条）；

　　领域4，清晰性：涉及指南的语言、结构及表现形式（15~17条）；

　　领域5，应用性：涉及指南实施过程中的有利条件和潜在不利因素及其改进策略，以及应用指南涉及的相关资源问题（18~21条）；

　　领域6，独立性：涉及指南推荐建议的产生不受相关利益竞争的影响和左右（22~23条）。

23项主要条目为：

　　1. 明确描述指南的总目的

　　要求说明：涉及指南对社会和患病人群可能的健康影响。应该详细描述指南的目的，指南预期得到的益处应针对明确的临床问题或卫生项目。

　　2. 明确描述指南涵盖的卫生问题

　　要求说明：涉及指南所涵盖的卫生问题，即使没有必要以提问的形式来表达，也必须详细描述有关的卫生问题，尤其是关键的推荐建议。

　　3. 明确描述指南适用的人群（患者、公众等）

　　要求说明：对指南涵盖的人群（患者、公众等）应有明确描述，应提供年龄范围、性别、临床类型及共病。

　　4. 指南开发小组包括了所有相关专业的人员

　　要求说明：该条目是关于指南开发过程中涉及的专业人员，可以包括发起小组，筛选和评估证据的研究组，以及参与形成最终推荐建议的个人，但不包括对指南进行外部评估的个人和目标人群代表；同时，应提供指南开发小组的组成、原则和有关专家经验方面的信息。

　　5. 收集目标人群（患者，公众等）的观点和选择意愿

　　要求说明：临床指南的开发应考虑目标人群对卫生服务的体验和期望，在指南开发的不

同阶段可以采取多种方法保证做到这一点。

6. 明确规定指南的使用者

要求说明：指南中必须明确规定指南的适用者，以便读者迅速判断该指南是否适合他们使用。

7. 应用系统方法检索证据

要求说明：应提供检索证据的详细策略，包括使用的检索词、信息来源、文献涵盖的时间。

8. 清楚描述选择证据的标准

要求说明：应提供检索时纳入和排除证据的标准。这些标准及排除、纳入证据的理由都应该很清楚地描述出来。例如，指南的作者可能决定只纳入随机对照试验的证据并且排除非英文文献。

9. 清楚描述证据的强度和局限性

要求说明：应该明确说明证据强度和局限性，使用正式的或非正式的工具/方法去评估单个研究偏倚产生的风险和（或）特殊的结局，和（或）评价合并所有研究的证据体，这可以用不同的方式来呈现。

10. 清楚描述形成推荐建议的方法

要求说明：应当描述形成推荐建议的方法和如何得出最终的决定。方法很多，比如投票法、非正式共识法、正式共识会议（如德尔菲法、Glaser方法），还应该说明有争议的地方和解决争议的方法。

11. 形成推荐建议时考虑了对健康的益处、副作用以及危险

要求说明：指南在开发推荐建议时应考虑对健康的益处，不良反应和危险。

12. 推荐建议和支持证据之间有明确的联系

要求说明：指南中推荐建议和支持证据之间应当有明确的联系。指南用户能识别与每个推荐建议相关的证据。

13. 指南在发布前经过外部专家评审

要求说明：指南在发表前应经过专家的外部评审。评审人员不应该是指南开发小组成员，评审人员应包括临床领域的专家、方法学专家，目标人群代表（患者、公众等）也可以包括在内，并对外部评审的方法学进行描述，包括评审人员名单和他们的机构。

14. 提供指南更新的步骤

要求说明：指南需要反映当今最新的研究成果，应提供一个关于指南更新步骤的清楚陈述。如给出一个时间间隔或成立一个工作小组，这个小组能定期接受更新文献研究并按要求进行相应的更新。

15. 推荐建议明确，不含糊

要求说明：正如证据主体报告的那样，指南应具体精确地描述推荐建议是在什么情况下、针对何种人群的。

16. 明确列出不同的选择或卫生问题

要求说明：目标为一种疾病管理的指南将考虑临床筛查、预防、诊断或治疗存在各种不同的选择，在指南中应该明确提到这些可能的选择。

17. 容易识别重要的推荐建议

要求说明：用户能容易发现最相关的推荐建议。这些推荐建议能回答指南包括的主要

问题,且能以不同的方法识别。如可以总结在一个方框中,或是用黑体字、下划线标出,用流程图、运算式等表示。

18. 指南描述了应用时的促进和阻碍因素

要求说明:指南应用过程中可能存在某些促进或阻碍因素影响指南推荐建议的实施。

19. 指南提供应用推荐建议的意见和(或)工具

要求说明:要使一个指南更为有效,需要一些附加的材料使之易于推广实施。包括:简介,快速参考手册,教具,来自于探索试验的结果,患者活页,计算机支持,以及提供任何和指南一起的附加材料。

20. 指南考虑了推荐建议应用时潜在的相关资源

要求说明:推荐建议可能需要应用额外的资源。例如,可能需要一个更专业的团队,新的设备,昂贵的药物治疗。这可能与卫生预算费用相关,应在推荐建议可能对资源影响的指南中讨论。

21. 指南提供了指导、监督实施者

22. 资助单位的观点不影响指南的内容

要求说明:许多指南开发时使用外部资助(比如政府,专业团体,慈善小组,制药公司)。支持可能以财政捐款的形式对整个开发进行支持,也可能是部分的(如指南的印刷)。这应有一个明确的声明:资助单位的观点或利益不会影响最终推荐建议的形成。

23. 指南开发小组成员的利益冲突要记载并公布

要求说明:指南开发小组成员可能会存在利益冲突。如由制药公司资助的指南与这个开发小组成员有关。所以,必须明确指出参与指南开发小组的所有成员都应声明他们是否存在利益冲突。

总体评估条目在指南全面评价中的应用

1. 指南总体质量的评分由指南质量方法学专家评审组的4位专家各自独立提出对指南总体质量的评分。

2. 愿意推荐使用该指南

要求说明:全面评价要求AGREE Ⅱ用户针对指南的质量全面考虑评价过的所有条目,做一个综合判断。

[汉语翻译出处:汪受传,赵霞,虞舜,等. 循证性中医临床诊疗指南的质量评价——AGREE Ⅱ工具及其应用. 中华中医药杂志,2016,(8):2963-2967.]

附录13 WHO/TDR 操作指南：支持草药产品临床试验所必需的信息

1. 序言　草药和其他传统药物治疗在全球范围内广泛使用。这种广泛使用提示、但并不确定传统药物具有良好的风险收益比。更确切地说，传统药物可能被认为是潜在的、引人注目的治疗方法的丰富来源。实际的风险与收益需要通过由现代临床科学原则支持并据此实施的临床试验来加以评价。

常规药物临床试验的合理性涉及四个方面的问题：化学—生产—控制（CMC）问题，非临床问题，临床问题和伦理问题。草药产品的两个特征是多成分的混合物、正式研究之前大量的人体使用。这些特征对化学—生产—控制、非临床、临床和伦理问题产生了重要的影响。

一些国际组织和国家当局已发表声明，支持草药产品的临床试验，其中常规药物临床试验必备的合理性因传统药物的特殊情况而做了调整。

这些声明往往范围宽泛，非常详细，通常是过时的。此外，国家声明侧重于各国的管理要求，且只使用本国语言。因此，国际组织（如WHO-TDR）有必要对评价草药产品诊断或治疗疾病的临床试验所必需的数据发布简洁明确的建议。

本建议的目标读者主要为希望评价草药产品的风险与收益的临床研究者，其次是国家的主管部门。本建议涉及广泛，既对临床研究者有用，也顺应全球管理趋势。希望这些建议能够促进有良好支持的草药产品临床试验获得国家主管部门的批准，因而有更大的机会确定哪些草药产品对临床疾病的治疗是有效而安全的。

2. 草药产品的化学—生产—控制（CMC）问题　化学药品通常考虑的问题是药物活性成分（API）的合成和（或）纯化，用于病人的药品的生产，以及这些过程的控制，以使得药物的活性成分与药品的生产是可重复的。由于草药产品产自植物原料，因此，上述化学—生产—控制所考虑问题的术语定义必须适合植物来源的药物。

（1）草药产品临床试验所必需的化学—生产—控制的依据概述

1）不同于标准的化学药品，草药产品在临床试验评价之前已有大量的人体使用。评价草药产品的研究方案应充分利用这些信息，重要的是草药产品的化学、生产与控制应模仿传统处方的制备。

2）另外，不同于常规药物的是，草药产品是混合物，至少有部分成分性质不明。假定混合物具有治疗优势，是因为其中的未知成分可能会与已知成分以相加或协同方式结合，从而比单独使用已知成分更有效。因此，草药产品的评价不必试图将药物纯化至已知或单一化学成分。

3）对于草药产品来说，"活性药物成分的分析"最好采用下列方式：分析一种或多种假定活性成分；分析在总成分中相对含量较大的某一化学成分；以及分析所有成分的化学指纹图谱。后两种方法是用于分析未知的有效成分的替代方法。

4）可接受的产品规格含量应反映现有的最高标准。对于草药产品来说，不同批次的含量差异可能是一个问题，因此，可能需要多批次的分析对成分进行适当的定量。

5）因为草药产品来源于植物，必须特别注明污染性除草剂、杀虫剂和其他有毒污染物的水平。还应考虑到是否有掺杂物。

6）事实上，许多草药产品是由多种草药组成的。所用植物可能在提取之前就混合了，或者将提取物进行混合。无论何种情况，都必须收集每一种单一植物种类的信息。

7）旨在用于人体临床试验的草药产品，应当按照GMP原则进行生产。事实上，在许多国家，生产企业必须获得有效的GMP证书。

（2）支持草药产品临床试验所必需的信息

草药产品Ⅰ/Ⅱ期研究所必需的信息：Ⅰ/Ⅱ期研究是在严格医学监控下对少量受试者的研究。试验产品规格与质量控制的详细资料是必要的，但有关化学—生产—控制的GMP标准在此阶段一般不做要求。

草药物质：

①植物描述：种属，种类（凡是栽培品种，必须指明）；原产地和原产国；收割时间；收割部位。

②植物加工：干燥，机械粉碎，溶解提取（水溶剂，有机溶剂，或其他）。

③分析程序

④规格

⑤储存条件/保存期限

草药产品：

①活性成分含量

②赋形剂清单

③产品类型（片剂、胶囊等）和生产方法

④通过化学或生物学参数分析的假定活性成分

⑤分析某种含量较高的化学成分（分析混合物中的标记物）

⑥通过化学指纹图谱分析（分析标记物群）

⑦分析无杀虫剂、除草剂、重金属、人工合成掺杂物、微生物、毒素等的污染

⑧溶出度研究

⑨储存条件和试验期间的稳定性

⑩临床试验之前应获得产品质量检验报告

（3）草药产品Ⅲ期研究所必需的信息

Ⅲ期研究使用大量的病人，通常在药物注册和普遍使用之前进行。因此，Ⅲ期研究之前必须有GMP标准。在实践中，这通常意味着执行Ⅰ/Ⅱ期研究相同的程序，但是程序更加详尽且有更严密的监督。

草药物质：如上述Ⅰ/Ⅱ期试验

附加：

①声明植物种植符合《草药种植管理规范》（Good Agricultural Practices，GAP），或采收符合《野生草药采收管理规范》（Good Wildcrafting Practices，GWP）

②参照批次

草药产品：如上述 I/Ⅱ期试验

附加：环境影响声明

3. 草药产品的非临床问题

（1）引言：常规药物所必需的信息：支持常规药物临床研究所必需的非临床信息通常包括有效性、毒性和药代动力学数据。

有效性是通过体外和动物模型的酶/受体分析来证明。

毒性研究：

①体外和小鼠的遗传毒性评价

②体外细胞毒性评价

③通过啮齿动物评估单剂量的急性毒性和最大耐受剂量

④通过一种啮齿动物模型和一种非啮齿动物模型来研究重复剂量（1、3、6、9个月）的毒性效应

⑤通过一种啮齿动物模型和兔子来评价生殖毒性

⑥通过大鼠来评估致癌性

药物代谢动力学分析：

①口服等方式给药后药物在肠道的吸收，或注射后的药物分布

②API在体内的分布

③药物代谢率，涉及的代谢酶，以及代谢产物的性质

（2）支持草药产品临床试验所必需的信息

1）有效性：建议检索相应的文献资源寻找有关有效性的所有已知证据。文献资源包括医学和科学期刊、药典和关于传统药物的文章。只有当信息存在明显差异或数据总量不足时，才有必要进行新的有效性实验。

2）毒理：必须进行有关文献资源（如上）检索以回顾既往人体使用或现有动物数据的草药产品毒性。临床试验之前是否还要进行非临床研究取决于以下几点：

①新老制剂在产品特点与临床使用方面的相似性

②临床研究的规模与体内浓度（剂量与给药频率）程度

③任何已知毒性的发生率和严重性

因此，一般而言，非临床研究要求的可能范围如下：已经广泛使用且没有已知安全性问题的相同制剂的早期、小型研究可以无需毒性研究，相对较新产品的大型Ⅲ期研究需要完整的常规毒性研究。对于许多的草药产品来说，某些非临床研究可能是必需的，但是可以和临床试验同时进行。

3）药物代谢动力学：由于API经常是未知的，可能还存在着大量的API，因此，本领域的工作在技术上存在困难。而且，临床试验的剂量可以从传统方法加以推断，而不是从动物药代动力学加以推断。所以，非临床的药代动力学不是绝对必需的。

4. 草药产品的临床问题　GCP应适用于各阶段临床研究，以保证临床试验的质量和伦

理要求得以满足。如果有传统医学执业者,熟悉研究产品的传统医学执业者应成为方案制定小组中必不可少的一员。所有临床试验都应该咨询生物统计学家以保证样本量能满足主要终点/目标。

（1）引言：标准干预所必需的信息

Ⅰ期研究是Ⅱ期和Ⅲ期试验的先导,旨在确定递增剂量对健康志愿者的安全性。另外,Ⅰ期研究还研究不同状态下的毒性和血药浓度可能发生的变化:餐前和餐后,肝脏或肾脏损害。Ⅰ期研究还研究作用机制。

Ⅱ期研究评价不同剂量用于患者的有效性。典型的Ⅱ期研究的初始剂量为Ⅰ期健康志愿者研究所确定的最大耐受剂量。如果该剂量有效,则可以降低剂量进行研究。如果Ⅰ期研究得出的剂量无效,可能略高的剂量会显示有效,并只有轻度的不耐受,则可以增加剂量进行研究。Ⅱ期剂量探索研究的每一剂量组采用少量病人。可以包括安慰剂组和标准干预组。如果Ⅱ期研究使用了替代指标而不是疾病终点指标,Ⅲ期研究采用更为有效的疾病终点重复剂量探索可能是必要的。

Ⅲ期研究是安全性和有效性的扩大试验,是在获得了干预有效性的初步证据后进行的,目的在于收集有效性和安全性的更多信息,以评价干预措施总体风险—收益比,并为常规临床使用提供充分的证据。Ⅲ期研究通常包括大量的受试者(成百上千),纳入标准较Ⅱ期试验更宽,并涉及与标准干预和(或)安慰剂干预的统计对照。

Ⅰ、Ⅱ、Ⅲ期试验的要点:一般来说,传统草药无需进行健康志愿者的Ⅰ期研究。草药以往大量人体使用的经验通常给予人们合理的信心:草药及其传统使用剂量在Ⅱ期试验严格监控情况下,用于少数受试者是安全的。

应当注意Ⅲ期试验不能过早地进行,只有在获得Ⅱ期剂量探索的数据之后才能开始。临床试验的目的是评价对某种临床状况的干预。阳性(或阴性)数据可能导致推荐使用(或不使用)该治疗。使用非最佳剂量虽然安全但无效,并不能满足社会的需要。尽管试验仅仅显示该干预方法的特定剂量无效,但是社会可能会得出该干预方法的所有剂量都无效的结论,病人将不能从该干预方法中得到可能的收益。"因为在Ⅲ期试验之前没有进行Ⅱ期试验,导致在Ⅲ期试验使用次佳剂量",从而造成不适当地拒绝草药干预是常见的。

对有些草药产品,可能先前的研究已经确定了一种最佳的治疗剂量。而对于其他的草药产品,在开始扩大规模的Ⅲ期研究之前,则需要进行Ⅱ期剂量探索研究。因此,如果科学文献并没有包含科学有效的剂量探索数据,研究人员应当首先进行Ⅱ期试验以获得这些数据。

对于剂量探索研究,临床研究者应当向生物统计学家咨询剂量探索方案的案例,并确定哪种方案最适合特定临床问题的需要。

（2）支持Ⅱ期试验所必需的信息:虽然先前人体使用的数据可能提示对产品临床安全有信心,但是在Ⅱ期试验病人中证实耐受性很重要。不论是文献综述还是研究方案的实施规定,都应当注重临床安全性参数的完整评估。安全性参数举例如下:

器官系统	安全性参数
神经系统	没有神经系统症状
皮肤	没有过敏反应的临床证据

器官系统	安全性参数
肌肉骨骼系统	没有关节炎或肌痛，CPK值正常
胃肠道系统	胃肠道耐受的临床证据
肝脏	SGOT或SGPT、碱性磷酸酶、总胆红素值正常
肾脏	BUN或肌酐值正常
内分泌和代谢系统	白蛋白或总蛋白、尿酸、葡萄糖、胆固醇、淀粉酶或脂肪酶、钠/钾、钙值正常
心血管系统	EKG和血压正常
造血系统	全血细胞计数正常
其他	对产品可能有特别影响的器官系统进行深入研究

（3）支持Ⅲ期试验所必需的信息

1）安全性数据如4.2.所述。如果Ⅲ期试验受试人群的纳入标准比前期试验更宽，前期试验在有限的受试人群所显示的有利的安全性结果未必适用于Ⅲ期扩大的人群。应当说明产品在扩大的人群中使用是否安全存在争议，因此Ⅲ期临床方案应当包括安全性参数的重新检测。在Ⅲ期临床试验中重新检测安全性参数的另一个理由是Ⅲ期临床试验更多的病例数可以有更大的机会发现罕见不良事件。

2）Ⅱ期临床试验的初步有效性数据。

3）剂量探索试验的证据显示：所选择的剂量在安全性和有效性方面可能是最佳选择。

5. 草药产品临床试验的伦理问题　涉及人体试验研究的所有基本伦理原则都同样适用于草药疗法和涉及这些混合物的研究。必须获得知情同意，必须公平选择受试者，必须权衡风险和收益，且风险/收益比对受试者必须有利，研究设计必须科学合理。

特别适用于草药产品临床试验的问题包括：

（1）产品掺合物（是否已备案？）

（2）草药疗法和其他物质之间的相互作用（很少知道）

（3）生殖和器官毒性数据（可能很少）

（4）前期剂量研究结果（可能是不完全的）

这些问题的不确定性必须向所有相关人员明确说明，特别是在知情同意过程中。

在世界上的许多地区，认为草药是有益和安全的强烈信念可能会带来偏见。通过仔细关注研究的设计，包括适当的对照组，可以使这些偏见的影响最小化。只要可能，在研究过程中应当咨询发明药物的社会团体，并且研究的结果和获益也应当和该社会团体共享。

如同其他类型的研究，具有伦理观念的研究者是参加研究患者安全的最好保障。因此，应当选择有经验的临床医生作为研究者，以确保及时观察发现任何的不良事件或原有疾病状况的恶化，并给予适当治疗。伦理委员会对草药研究必须和常规药物治疗保持同样的警惕态度。

（世界卫生组织，日内瓦，2005年）

[引自：汪秀琴翻译，熊宁宁，卜擎燕，居文正审校. WHO/TDR操作指南：支持草药产品临床试验所必需的信息. 中国临床药理学与治疗学，2007，12（5）：582-585.]

附录 14　WHO 针灸临床研究指南

世界卫生组织西太区《针灸临床研究指南》
（Guidelines for Clinical Research in Acupuncture）

针灸临床研究规范（Guidelines for Clinical Research in Acupuncture），最初是在1994年6月日本青森召开的针灸临床研究方法学工作组会议上提出的，由世界卫生组织西太区1995年2月发表。

该规范的发表旨在鼓励和发展针灸在实验室研究和临床研究中系统的应用，以验证针灸的疗效，促进其在现代医学的可接受性，将针灸作为一种简单、经济、有效的疗法扩展应用。

指南的建立结合了科学的研究步骤和针灸疗法特殊的性质，同时回应了对针灸疗法应用的意愿和通过可靠可比的临床数据验证其应用的需求。

规范全文共分为六个部分，包括背景简介、名词术语解释、目标与目的、概论、研究的方法学及使用。不仅扼要介绍了针灸的背景及特点，还主要阐释了现代研究的方法学如何在针灸疗效研究中得以体现。从研究方案撰写，研究类型选择，实验设计实施等方面说明了针灸临床或实验室研究的步骤及注意事项，意在促进针灸界的科研与临床工作者的工作，并为尽力支持针灸临床研究的人士提供参考，适用于科研学术机构，相关期刊对于文献的评价，行业法规的制定，及针灸治疗适应证的规定等方面。

该规范自1995年发表，于1998年正式由《中国针灸》杂志组织中文翻译，并将译文全篇连载于《中国针灸》1998年第8期到1999年第1期。目前在我国广泛应用的就是这版译文，内容包括：

- 1. 总论
  - ➤ 1.1　背景
  - ➤ 1.2　针灸研究
  - ➤ 1.3　针灸临床评价对本规范之需求
- 2. 术语解释
  - ➤ 2.1　与临床评价方法有关的词汇
  - ➤ 2.2　与针灸研究特别有关的词汇

- 3. 本规范之目的与目标
- 4. 总体考虑
  - ➤ 4.1 法律方面
  - ➤ 4.2 道德方面
  - ➤ 4.3 针灸的性质特点
  - ➤ 4.4 临床研究
  - ➤ 4.5 实验室研究
  - ➤ 4.6 动物研究
  - ➤ 4.7 教育
- 5. 研究方法
  - ➤ 5.1 文献回顾
  - ➤ 5.2 术语与技术
  - ➤ 5.3 研究人员
  - ➤ 5.4 临床研究的设计与针灸的合理应用
  - ➤ 5.5 随机对照临床试验的设计
  - ➤ 5.6 研究方案的形成
  - ➤ 5.7 与研究有关的知识
  - ➤ 5.8 病例报告方式
  - ➤ 5.9 数据资料管理
  - ➤ 5.10 伦理审查委员会
  - ➤ 5.11 统计学分析
  - ➤ 5.12 研究的监察
  - ➤ 5.13 研究报告
  - ➤ 5.14 实施
  - ➤ 5.15 结论
- 6. 本规范的使用

目前,WHO西太区正在组织对该规范进行更新,可能第2版针灸临床研究规范会在近期发表。

参 考 文 献

[1] 针灸临床研究规范(续完). 中国针灸,1999,(1): 61-63.

[2] 杜巍. 针灸临床研究规范(续3). 中国针灸,1998,(11): 59-60.

[3] 杜巍,庄鼎,刘炜宏. 针灸临床研究规范(续2)(世界卫生组织,1995年出版). 中国针灸,1998,(10): 58-59.

[4] 杜巍,庄鼎,刘炜宏. 针灸临床研究规范(续1). 中国针灸,1998,(09): 62-63.

[5] 杜巍,庄鼎,刘炜宏. 针灸临床研究规范. 中国针灸,1998,(08): 61-62.

官方网页: http://www. wpro. who. int/publications/pub_9290611146/en/

附录 15　常用统计学用表

附表 15-1　随机数字表

编号	1~10					11~20					21~30					31~40					41~50				
1	22	17	68	65	84	68	95	23	92	35	87	02	22	57	51	61	09	43	95	06	58	24	82	03	47
2	19	36	27	59	46	13	79	93	37	55	39	77	32	77	09	85	52	05	30	62	47	83	51	62	74
3	16	77	23	02	77	09	61	87	25	21	28	06	24	25	93	16	71	13	59	78	23	05	47	47	25
4	78	43	76	71	61	20	44	90	32	64	97	67	63	99	61	46	38	03	93	22	69	81	21	99	21
5	03	28	28	26	08	73	37	32	04	05	69	30	16	09	05	88	69	58	28	99	35	07	44	75	47
6	93	22	53	64	39	07	10	63	76	35	87	03	04	79	88	08	13	13	85	51	55	34	57	72	69
7	78	76	58	54	74	92	38	70	96	92	52	06	79	79	45	82	63	18	27	44	69	66	92	19	09
8	23	68	35	26	00	99	53	93	61	28	52	70	05	48	34	56	65	05	61	86	90	92	10	70	80
9	15	39	25	70	99	93	86	52	77	65	15	33	59	05	28	22	87	26	07	47	86	96	98	29	06
10	58	71	96	30	24	18	46	23	34	27	85	13	99	24	44	49	18	09	79	49	74	16	32	23	02
11	57	35	27	33	72	24	53	63	94	09	41	10	76	47	91	44	04	95	49	66	39	60	04	59	81
12	48	50	86	54	48	22	06	34	72	52	82	21	15	65	20	33	29	94	71	11	15	91	29	12	03
13	61	96	48	95	03	07	16	39	33	66	98	56	10	56	79	77	21	30	27	12	90	49	22	23	62
14	36	93	89	41	26	29	70	83	63	51	99	74	20	52	36	87	09	41	15	09	98	60	16	03	03
15	18	87	00	42	31	57	90	12	02	07	23	47	37	17	31	54	08	01	88	63	39	41	88	92	10
16	88	56	53	27	59	33	35	72	67	47	77	34	55	45	70	08	18	27	38	90	16	95	86	70	75
17	09	72	95	84	29	49	41	31	06	70	42	38	06	45	18	64	84	73	31	65	52	53	37	97	15
18	12	96	88	17	31	65	19	69	02	83	60	75	86	90	68	24	64	19	35	51	56	61	87	39	12
19	85	94	57	24	16	92	09	84	38	76	22	00	27	69	85	29	81	94	78	70	21	94	47	90	12
20	38	64	43	59	93	98	77	87	68	07	91	51	67	62	44	40	98	05	93	78	23	32	65	41	18
21	53	44	09	42	72	00	41	86	79	79	68	47	22	00	20	35	55	31	51	51	00	83	63	22	55
22	40	76	66	26	84	57	99	99	90	37	36	63	32	08	58	37	40	13	68	97	87	64	81	07	83

编号	1~10					11~20					21~30					31~40					41~50				
23	02	17	79	18	05	12	59	52	57	02	22	07	90	47	03	28	14	11	30	79	20	69	22	40	98
24	95	17	82	06	53	31	51	10	96	46	92	06	88	07	77	56	11	50	81	69	40	23	72	51	39
25	35	76	22	42	92	96	11	83	44	80	34	68	35	48	77	33	42	40	90	60	73	96	53	97	86
26	26	29	13	56	41	85	47	04	66	08	34	72	57	59	13	82	43	80	46	15	38	26	61	70	04
27	77	80	20	75	82	72	82	32	99	90	63	95	73	76	63	89	73	44	99	05	48	67	26	43	13
28	46	40	66	44	52	91	36	74	43	53	30	82	13	54	00	78	45	63	98	35	55	03	36	67	68
29	37	56	08	18	09	77	53	84	46	47	31	91	18	95	58	24	16	74	11	53	44	10	13	85	57
30	61	65	61	68	66	37	27	47	39	19	84	83	70	07	48	53	21	40	06	71	95	06	79	88	54
31	93	43	69	64	07	34	18	04	52	35	56	27	09	24	86	61	85	53	83	45	19	90	70	99	00
32	21	96	60	12	99	11	20	99	45	18	48	13	93	55	34	18	37	79	49	90	65	97	38	20	46
33	95	20	47	97	97	27	37	83	28	71	00	06	41	41	74	45	80	09	39	84	51	67	11	52	49
34	97	86	21	78	73	10	65	81	92	59	58	76	17	14	97	04	76	62	16	17	17	95	70	45	80
35	69	92	06	34	13	59	71	74	17	32	27	55	10	24	19	23	71	82	13	74	63	52	52	01	41
36	04	31	17	21	56	33	73	99	19	87	26	72	39	27	67	53	77	57	68	93	60	61	97	22	61
37	61	06	98	03	91	87	14	77	43	96	43	00	65	98	50	45	60	33	01	07	98	99	46	50	47
38	85	93	85	86	88	72	87	08	62	40	16	06	10	89	20	23	21	34	74	97	76	38	03	29	63
39	21	74	32	47	45	73	96	07	94	52	09	65	90	77	47	25	76	16	19	33	53	05	70	53	30
40	15	69	53	82	80	79	96	23	53	10	65	39	07	16	29	45	33	02	43	70	02	87	40	41	45
41	02	89	08	04	49	20	21	14	68	86	87	63	93	95	17	11	29	01	95	80	35	14	97	35	33
42	87	18	15	89	79	85	43	01	72	73	08	61	74	51	69	89	74	39	82	15	94	51	33	41	67
43	98	83	71	94	22	59	97	50	99	52	08	52	85	08	40	87	80	61	65	31	91	51	80	32	44
44	10	08	58	21	66	72	68	49	29	31	89	85	84	46	06	59	73	19	85	23	65	09	29	75	63
45	47	90	56	10	08	88	02	84	27	83	42	29	72	23	19	66	56	45	65	79	20	71	53	20	25
46	22	85	61	68	90	49	64	92	85	44	16	40	12	89	88	50	14	49	81	06	01	82	77	45	12
47	67	80	43	79	33	12	83	11	41	16	25	58	19	68	70	77	02	54	00	52	53	43	37	15	26
48	27	62	50	96	72	79	44	61	40	15	14	53	40	65	39	27	31	58	50	28	11	39	03	34	25
49	33	78	80	87	15	38	30	06	38	21	14	47	47	07	26	54	96	87	53	32	40	36	40	96	76
50	13	13	92	66	99	47	24	49	57	74	22	25	43	02	17	10	97	11	69	84	99	63	22	32	98

摘自Fisher R A and Yates F: Statistical Tables for Biological, Agricultural and Medical Research, P128. Oliver and Boyd, 1957

附表15-2　φ值表(完全随机设计的多个样本均数比较时所需样本例数的估计用表)

$\alpha=0.05, \beta=0.1$

v_2	v_1																
	1	2	3	4	5	6	7	8	9	10	15	20	30	40	60	120	∞
2	6.80	6.71	6.68	6.67	6.66	6.65	6.65	6.65	6.64	6.64	6.64	6.63	6.63	6.63	6.63	6.63	6.62
3	5.01	4.63	4.47	4.39	4.34	4.30	4.27	4.25	4.23	4.22	4.18	4.16	4.14	4.13	4.12	4.11	4.09
4	4.40	3.90	3.69	3.58	3.50	3.45	3.41	3.38	3.36	3.34	3.28	3.25	3.22	3.20	3.19	3.17	5.15
5	4.09	3.54	3.30	3.17	3.08	3.02	2.97	2.94	2.91	2.89	2.81	2.78	2.74	2.72	2.70	2.68	2.66
6	3.91	3.32	3.07	2.92	2.83	2.76	2.71	2.67	2.64	2.61	2.53	2.49	2.44	2.42	2.40	2.37	2.35
7	3.80	3.18	2.91	2.76	2.66	2.58	2.53	2.49	2.45	2.42	2.33	2.29	2.24	2.21	2.19	2.16	2.13
8	3.71	3.08	2.81	2.64	2.54	2.46	2.40	2.35	2.32	2.29	2.19	2.14	2.09	2.06	2.03	2.00	1.97
9	3.65	3.01	2.72	2.56	2.44	2.36	2.30	2.26	2.22	2.19	2.09	2.03	1.97	1.94	1.91	1.88	1.85
10	3.60	2.95	2.66	2.49	2.37	2.29	2.23	2.18	2.14	2.11	2.00	1.94	1.88	1.85	1.82	1.78	1.75
11	3.57	2.91	2.61	2.44	2.32	2.23	2.17	2.12	2.08	2.04	1.93	1.87	1.81	1.78	1.74	1.70	1.67
12	3.54	2.87	2.57	2.39	2.27	2.19	2.12	2.07	2.02	1.99	1.88	1.81	1.75	1.71	1.68	1.64	1.60
13	3.51	2.84	2.54	2.36	2.23	2.15	2.08	2.02	1.98	1.95	1.83	1.76	1.69	1.66	1.62	1.58	1.54
14	3.49	2.81	2.51	2.33	2.20	2.11	2.04	1.99	1.94	1.91	1.79	1.72	1.65	1.61	1.57	1.53	1.49
15	3.47	2.79	2.48	2.30	1.17	2.08	2.01	1.96	1.91	1.87	1.75	1.68	1.61	1.57	1.53	1.49	1.44
16	3.46	2.77	2.46	2.28	2.15	2.06	1.99	1.93	1.88	1.85	1.72	1.65	1.58	1.54	1.49	1.45	1.40
17	3.44	2.76	2.44	2.26	2.13	2.04	1.96	1.91	1.86	1.82	1.69	1.62	1.55	1.50	1.46	1.41	1.36
18	3.43	2.74	2.43	2.24	2.11	2.02	1.94	1.89	1.84	1.80	1.67	1.60	1.52	1.48	1.43	1.38	1.33
19	3.42	2.73	2.41	2.22	2.09	2.00	1.93	1.87	1.82	1.78	1.65	1.58	1.49	1.45	1.40	1.35	1.30
20	3.41	2.72	2.40	2.21	2.08	1.98	1.91	1.85	1.80	1.76	1.63	1.55	1.47	1.43	1.38	1.33	1.27
21	3.40	2.71	2.38	2.20	2.07	1.97	1.90	1.84	1.79	1.75	1.61	1.54	1.45	1.41	1.36	1.30	1.25
22	3.39	2.70	2.38	2.19	2.05	1.96	1.88	1.82	1.77	1.73	1.60	1.52	1.43	1.39	1.34	1.28	1.22
23	3.39	2.69	2.37	2.18	2.04	1.95	1.87	1.81	1.76	1.72	1.58	1.50	1.37	1.37	1.32	1.26	1.20
24	3.37	2.68	2.35	2.16	2.02	1.93	1.85	1.79	1.74	1.70	1.56	1.48	1.39	1.34	1.28	1.23	1.16
25	3.37	2.68	2.35	2.16	2.02	1.93	1.85	1.79	1.74	1.70	1.56	1.48	1.39	1.34	1.28	1.23	1.16

v_2	v_1																
	1	2	3	4	5	6	7	8	9	10	15	20	30	40	60	120	∞
26	3.37	2.67	2.35	2.15	2.02	1.92	1.84	1.78	1.73	1.69	1.54	1.46	1.37	1.32	1.27	1.21	1.16
27	3.36	2.66	2.34	2.14	2.01	1.91	1.83	1.77	1.72	1.68	1.53	1.45	1.36	1.31	1.26	1.20	1.13
28	3.36	2.66	2.33	2.14	2.00	1.90	1.82	1.76	1.71	1.67	1.52	1.44	1.35	1.30	1.24	1.18	1.11
29	3.36	2.65	2.33	2.13	1.99	1.89	1.82	1.75	1.70	1.66	1.51	1.43	1.34	1.29	1.23	1.17	1.10
30	3.35	2.65	2.32	2.12	1.99	1.89	1.81	1.75	1.70	1.65	1.51	1.42	1.33	1.28	1.22	1.16	1.08
31	3.35	2.64	2.32	2.12	1.98	1.88	1.80	1.74	1.69	1.64	1.50	1.41	1.32	1.27	1.21	1.14	1.07
32	3.34	2.64	2.31	2.11	1.98	1.88	1.80	1.73	1.68	1.64	1.49	1.41	1.31	1.26	1.20	1.13	1.06
33	3.34	2.63	2.31	2.11	1.97	1.87	1.79	1.73	1.68	1.63	1.48	1.40	1.30	1.25	1.19	1.12	1.05
34	3.34	2.63	2.30	2.10	1.97	1.87	1.79	1.72	1.67	1.63	1.48	1.39	1.29	1.24	1.18	1.11	1.04
35	3.34	2.63	2.30	2.10	1.96	1.86	1.78	1.72	1.66	1.62	1.47	1.38	1.29	1.23	1.17	1.10	1.02
36	3.33	2.62	2.30	2.10	1.96	1.86	1.78	1.71	1.66	1.62	1.47	1.38	1.28	1.22	1.16	1.09	1.01
37	3.33	2.62	2.29	2.09	1.95	1.85	1.77	1.71	1.65	1.61	1.46	1.37	1.27	1.22	1.15	1.08	1.00
38	3.33	2.62	2.29	2.09	1.95	1.85	1.77	1.70	1.65	1.61	1.45	1.37	1.27	1.21	1.15	1.08	0.99
39	3.33	2.62	2.29	2.09	1.95	1.84	1.76	1.70	1.65	1.60	1.45	1.36	1.26	1.20	1.14	1.07	0.99
40	3.32	2.61	2.28	2.08	1.94	1.84	1.76	1.70	1.64	1.60	1.44	1.36	1.25	1.20	1.13	1.06	0.98
41	3.32	2.61	2.28	2.08	1.94	1.84	1.76	1.69	1.64	1.59	1.44	1.35	1.25	1.19	1.13	1.05	0.97
42	3.32	2.61	2.28	2.08	1.94	1.83	1.75	1.69	1.63	1.59	1.44	1.35	1.24	1.18	1.12	1.05	0.96
43	3.32	2.61	2.28	2.07	1.93	1.83	1.75	1.69	1.63	1.59	1.43	1.34	1.24	1.18	1.11	1.04	0.95
44	3.32	2.60	2.27	2.07	1.93	1.83	1.75	1.68	1.63	1.58	1.43	1.34	1.23	1.17	1.11	1.03	0.94
45	3.31	2.60	2.27	2.07	1.93	1.83	1.74	1.68	1.62	1.58	1.42	1.33	1.23	1.17	1.10	1.03	0.94
50	3.31	2.59	2.26	2.06	1.92	1.81	1.73	1.67	1.61	1.56	1.41	1.31	1.21	1.15	1.08	1.00	0.90
60	3.30	2.58	2.25	2.04	1.90	1.79	1.71	1.64	1.59	1.54	1.38	1.29	1.18	1.11	1.04	0.95	0.85
80	3.28	2.56	2.23	2.02	1.88	1.77	1.69	1.62	1.56	1.51	1.35	1.25	1.14	1.07	0.99	0.90	0.77
120	3.27	2.55	2.21	2.00	1.86	1.75	1.66	1.59	1.54	1.49	1.32	1.22	1.09	1.02	0.94	0.83	0.68
240	3.26	2.53	2.19	1.98	1.84	1.73	1.64	1.57	1.51	1.46	1.29	1.18	1.05	0.97	0.88	0.76	0.56
∞	3.24	2.52	2.17	1.96	1.81	1.70	1.62	1.54	1.48	1.43	1.25	1.14	1.01	0.92	0.82	0.75	0.00

附表15-3　λ值表(多个样本率比较时所需样本例数的估计用表)

v	$\alpha=0.05$								
	β								
	0.9	0.8	0.7	0.6	0.5	0.4	0.3	0.2	0.1
1	0.43	1.24	2.06	2.91	3.84	4.90	6.17	7.85	10.51
2	0.62	1.73	2.78	3.83	4.96	6.21	7.70	9.63	12.65
3	0.78	2.10	3.30	4.50	5.76	7.15	8.79	10.90	14.17
4	0.91	2.40	3.74	5.05	6.42	7.92	9.68	11.94	15.41
5	1.03	2.67	4.12	5.53	6.99	8.59	10.45	12.83	16.47
6	1.13	2.91	4.46	5.96	7.50	9.19	11.14	13.62	17.42
7	1.23	3.13	4.77	6.35	7.97	9.73	11.77	14.35	18.28
8	1.32	3.33	5.06	6.71	8.40	10.24	12.35	15.02	19.08
9	1.40	3.53	6.33	7.05	8.81	10.71	12.89	15.65	19.83
10	1.49	3.71	5.59	7.37	9.19	11.15	13.40	16.24	20.53
11	1.56	3.88	5.83	7.68	9.56	11.57	13.89	16.80	21.20
12	1.64	4.05	6.06	7.97	9.90	11.98	14.35	17.34	21.83
13	1.71	4.20	6.29	8.25	10.23	12.36	14.80	17.85	22.44
14	1.77	4.36	6.50	8.52	10.55	12.73	15.22	18.34	23.02
15	1.84	4.50	6.71	8.78	10.86	13.09	15.63	18.81	23.58
16	1.90	4.65	6.91	9.03	11.16	16.03	16.03	19.27	24.13
17	1.97	4.78	7.10	9.27	11.45	16.41	16.41	19.71	24.65
18	2.03	4.92	7.29	9.50	11.73	16.78	16.78	20.14	25.16
19	2.08	5.05	7.47	9.73	12.00	17.14	17.14	20.56	52.65
20	2.14	5.18	7.65	9.96	12.26	17.50	17.50	20.96	26.13
21	2.20	5.30	7.83	10.17	12.52	15.01	17.84	21.36	26.60
22	2.25	5.42	8.00	10.38	12.77	15.30	18.17	21.74	27.06
23	2.30	5.54	8.16	10.59	13.02	15.59	18.50	22.12	27.50
24	2.36	5.66	8.33	10.79	13.26	15.87	18.82	22.49	27.94
25	2.41	5.77	8.48	10.99	13.49	16.14	19.13	22.85	28.37

续表

v	β								
	0.9	0.8	0.7	0.6	0.5	0.4	0.3	0.2	0.1
26	2.46	5.88	8.64	11.19	13.72	16.41	19.44	23.20	28.78
27	2.51	5.99	8.79	11.38	13.95	16.67	19.74	23.55	29.19
28	2.56	6.10	8.94	11.57	14.17	16.93	20.04	23.89	29.60
29	2.60	6.20	9.09	11.75	14.39	17.18	20.33	24.22	29.99
30	2.65	6.31	9.24	11.93	14.60	17.43	20.61	24.55	30.38
31	2.69	6.41	9.38	12.11	14.82	17.67	20.89	24.87	30.76
32	2.74	6.51	9.52	12.28	15.02	17.91	21.17	25.19	31.13
33	2.78	6.61	9.66	12.45	15.23	18.15	21.44	25.50	31.50
34	2.83	6.70	9.79	12.62	15.43	18.38	21.70	25.80	31.87
35	2.87	6.80	9.93	12.79	15.63	18.61	21.97	26.11	32.23
36	2.91	6.89	10.06	12.96	15.82	18.84	22.23	26.41	32.58
37	2.96	6.99	10.19	13.12	16.01	19.06	22.48	26.70	32.93
38	3.00	7.08	10.32	13.28	16.20	19.28	22.73	26.99	33.27
39	3.04	7.17	10.45	13.44	16.39	19.50	22.98	27.27	33.61
40	3.08	7.26	10.57	13.59	16.58	19.71	23.23	27.56	33.94

附表15-4 两样本均数比较(t检验)时所需样本含量

δ/s	单侧: $\alpha=0.005$ 双侧: $\alpha=0.01$					单侧: $\alpha=0.01$ 双侧: $\alpha=0.02$					单侧: $\alpha=0.025$ 双侧: $\alpha=0.05$					单侧: $\alpha=0.05$ 双侧: $\alpha=0.10$					δ/s
	$1-\beta$=0.99	0.95	0.9	0.8	0.5	0.99	0.95	0.9	0.8	0.5	0.9	0.95	0.9	0.8	0.5	0.99	0.95	0.9	0.8	0.5	
0.05																					0.05
0.10																					0.10
0.15																					0.15
0.20																				137	0.20
0.25															124					88	0.25
0.30										123					87					61	0.30
0.35					110					90					64				102	45	0.35
0.40					85					70				100	50			108	78	35	0.40
0.45				118	68				101	55			105	79	39		108	86	62	28	0.45

续表

δ/s	单侧: α=0.005 双侧: α=0.01					单侧: α=0.01 双侧: α=0.02					单侧: α=0.025 双侧: α=0.05					单侧: α=0.05 双侧: α=0.10					δ/s
	1-β=0.99	0.95	0.9	0.8	0.5	0.99	0.95	0.9	0.8	0.5	0.9	0.95	0.9	0.8	0.5	0.99	0.95	0.9	0.8	0.5	
0.50				96	55			106	82	45		106	86	64	32		88	70	51	23	0.50
0.55			101	79	46		106	88	68	38		87	71	53	27	112	73	58	42	19	0.55
0.60		101	85	67	39		90	74	58	32	104	74	60	45	23	89	61	49	36	16	0.60
0.65		87	73	57	34	104	77	64	49	27	88	63	51	39	20	76	52	42	30	14	0.65
0.70	100	75	63	50	29	90	66	55	43	24	76	55	44	34	17	66	45	36	26	12	0.70
0.75	88	66	55	44	26	79	58	48	38	21	67	48	39	29	15	57	40	32	23	11	0.75
0.80	77	58	49	39	23	70	51	43	33	19	59	42	34	26	14	50	35	28	21	10	0.80
0.85	69	51	43	35	21	62	46	38	30	17	52	37	31	23	12	45	31	25	18	9	0.85
0.90	62	46	39	31	19	55	41	34	27	15	47	34	27	21	11	40	28	22	16	8	0.90
0.95	55	42	35	28	17	50	37	31	24	14	42	30	25	19	10	36	25	20	15	7	0.95
1.00	50	38	32	26	15	45	33	28	22	13	38	27	23	17		33	23	18	14	7	1.00
1.1	42	32	27	22	13	38	28	23	19	11	32	23	19	14	8	27	19	15	12	6	1.1
1.2	36	27	23	18	11	32	24	20	16	9	27	20	16	12	7	23	16	13	10	5	1.2
1.3	31	23	20	16	10	28	21	17	14	8	23	17	14	11	6	20	14	11	9	5	1.3
1.4	27	20	17	14	9	24	18	15	12	8	20	15	12	10	6	17	12	10	8	4	1.4
1.5	24	18	15	13	8	21	16	14	11	7	18	13	11	9	5	15	11	9	7	4	1.5
1.6	21	16	14	11	7	19	14	12	10	6	16	12	10	8	5	14	10	8	6	4	1.6
1.7	19	15	13	10	7	17	13	11	9	6	14	11	9	7	4	12	9	7	6	3	1.7
1.8	17	13	11	10	6	15	12	10	8	5	13	10	8	6	4	11	8	7	5		1.8
1.9	16	12	11	9	6	14	11	9	8	5	12	9	8	6	4	10	7	6	5		1.9
2.0	14	11	10	8	6	13	10	9	7	5	11	8	7	6	4	9	7	6	4		2.0
2.1	13	10	9	8	5	12	9	8	7	5	10	8	6	5	3	8	6	5	4		2.1
2.2	12	10	8	7	5	11	9	7	6	4	9	7	6	5		8	6	5	4		2.2
2.3	11	9	8	7	5	10	8	7	6	4	9	7	6	5		7	5	5	4		2.3
2.4	11	9	8	6	5	10	8	7	6	4	8	6	5	4		7	5	4	4		2.4
2.5	10	8	7	6	4	9	7	6	5	4	8	6	5	4		6	5	4	3		2.5
3.0	8	6	6	5	4	7	6	5	4	3	6	5	4	4		5	4	3			3.0
3.5	6	5	5	4	3	6	5	4	4		5	4	4	3		4	3				3.5
4.0	6	6	4	4		5	4	4	3		4	4	3			4					4.0

附表15-5 两样本率比较时所需样本含量（双侧）

上行：$\alpha=0.05$，$1-\beta=0.80$
中行：$\alpha=0.05$，$1-\beta=0.90$
下行：$\alpha=0.01$，$1-\beta=0.95$

较小率（%）	δ=两组率之差（%）													
	5	10	15	20	25	30	35	40	45	50	55	60	65	70
5	420	130	69	44	31	24	20	16	14	12	10	9	9	7
	570	175	93	59	42	32	25	21	18	15	13	11	10	9
	960	300	155	10	71	54	42	34	28	24	21	19	16	14
10	680	195	96	59	41	30	23	19	16	13	11	10	9	7
	910	260	130	79	54	40	31	24	21	18	15	13	11	10
	1550	440	220	135	92	68	52	41	34	28	23	21	18	15
15	910	250	120	71	48	34	26	21	17	14	12	10	9	8
	1220	330	160	95	64	46	35	27	22	19	16	13	11	10
	2060	560	270	160	110	78	59	47	37	31	25	21	19	16
20	1090	290	135	80	53	38	28	22	18	15	13	10	9	7
	1460	390	185	105	71	51	38	29	23	20	16	14	11	10
	2470	660	310	180	120	86	64	50	40	32	26	21	19	15
25	1250	330	150	88	57	40	30	23	19	15	13	10	9	—
	1680	440	200	115	77	54	40	31	24	20	16	13	11	—
	2840	740	340	200	130	92	68	52	41	32	26	21	18	—
30	1380	360	160	93	60	42	31	23	19	15	12	10	—	—
	1840	480	220	125	80	56	41	31	24	20	16	13	—	—
	3120	810	370	210	135	95	69	53	41	32	25	21	—	—
35	1470	380	170	96	61	42	31	23	18	14	11	—	—	—
	1970	500	225	130	82	57	41	31	23	19	15	—	—	—
	3340	850	380	215	140	96	69	52	40	31	23	—	—	—
40	1530	390	175	97	61	42	30	22	17	13	—	—	—	—
	2050	520	230	130	82	56	40	29	22	18	—	—	—	—
	3480	880	390	220	140	95	68	50	37	28	—	—	—	—
45	1560	390	175	96	60	40	28	21	16	—	—	—	—	—

续表

较小率	$\delta=$两组率之差（%）													
（%）	5	10	15	20	25	30	35	40	45	50	55	60	65	70
	2100	520	230	130	80	54	38	27	21	—	—	—	—	—
	3550	890	390	215	135	92	64	47	34	—	—	—	—	—
	1560	390	170	93	57	38	26	19	—	—	—	—	—	—
50	2100	520	225	125	77	51	35	24	—	—	—	—	—	—
	3550	880	380	210	130	86	59	41	—	—	—	—	—	—